Bryan E. Anderson
Netter Collection
Medizinischer Atlas – Haut und Hautanhangsgebilde

Bryan E. Anderson, MD (Hrsg.)

Netter Collection Medizinischer Atlas Haut und Hautanhangsgebilde

1. Auflage

Bryan E. Anderson, MD
Associate Professor of Dermatology
Pennsylvania State University
College of Medicine
Hershey, Pennsylvania

Zeichnungen
Frank H. Netter, MD
Carlos A. G. Machado, MD
Mitarbeitende Zeichner
Tiffany S. DaVanzo, MA, CMI
John A. Craig, MD
James A. Perkins, MS, MFA
Anita Impagliazzo, MA, CMI

Deutsche Übersetzung
Dr. med. Sibylle Tönjes

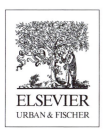

URBAN & FISCHER   München

Zuschriften an:
Elsevier GmbH, Urban & Fischer Verlag, Hackerbrücke 6, 80335 München

Titel der Originalausgabe
Bryan E. Anderson: The Netter Collection of Medical Illustrations – Integumentary System
2. Auflage 2012, ISBN 978-1-4377-5654-8
© 2012 Saunders, an Imprint of Elsevier Science Limited.
Alle Rechte vorbehalten

Wichtiger Hinweis für den Benutzer
Die Erkenntnisse in der Medizin unterliegen laufendem Wandel durch Forschung und klinische Erfahrungen. Herausgeber und Autoren dieses Werkes haben große Sorgfalt darauf verwendet, dass die in diesem Werk gemachten therapeutischen Angaben (insbesondere hinsichtlich Indikation, Dosierung und unerwünschter Wirkungen) dem derzeitigen Wissensstand entsprechen. Das entbindet den Nutzer dieses Werkes aber nicht von der Verpflichtung, anhand weiterer schriftlicher Informationsquellen zu überprüfen, ob die dort gemachten Angaben von denen in diesem Werk abweichen, und seine Verordnung in eigener Verantwortung zu treffen. **Für die Vollständigkeit und Auswahl der aufgeführten Medikamente übernimmt der Verlag keine Gewähr.** Geschützte Warennamen (Warenzeichen) werden in der Regel besonders kenntlich gemacht (®). Aus dem Fehlen eines solchen Hinweises kann jedoch nicht automatisch geschlossen werden, dass es sich um einen freien Warennamen handelt. Hinweise zu Diagnose und Therapie können sich von den in Deutschland üblichen Standards unterscheiden. Achtung: Die bei den genannten Arzneimitteln angegebenen Dosierungen und Anwendungshinweise können von der deutschen Zulassung abweichen.

Bibliografische Information der Deutschen Nationalbibliothek
Die Deutsche Nationalbibliothek verzeichnet diese Publikation in der Deutschen Nationalbibliografie; detaillierte bibliografische Daten sind im Internet über http://www.d-nb.de/ abrufbar.

Alle Rechte vorbehalten
1. Auflage 2013
© Elsevier GmbH, München
Der Urban & Fischer Verlag ist ein Imprint der Elsevier GmbH.

13 14 15 16 17   5 4 3 2 1

Das Werk einschließlich aller seiner Teile ist urheberrechtlich geschützt. Jede Verwertung außerhalb der engen Grenzen des Urheberrechtsgesetzes ist ohne Zustimmung des Verlages unzulässig und strafbar. Das gilt insbesondere für Vervielfältigungen, Übersetzungen, Mikroverfilmungen und die Einspeicherung und Verarbeitung in elektronischen Systemen.

Planung und Lektorat: Martina Braun, München
Projektmanagement: Sonja Frankl, München
Übersetzung und Redaktion: Dr. med. Sibylle Tönjes, Kiel
Herstellung: Ulrike Schmidt, München
Satz: abavo GmbH, Buchloe/Deutschland; TnQ, Chennai/Indien
Druck und Bindung: Aprinta, Wemding
Umschlaggestaltung: Nicola Neubauer, Puchheim

ISBN Print   978-3-437-21605-3
ISBN e-Book 978-3-437-29102-9

Aktuelle Informationen finden Sie im Internet unter **www.elsevier.de** und **www.elsevier.com**

Über die Serie

Dr. Frank H. Netter war ein einzigartiger Arzt, Künstler und Lehrer und was noch wichtiger ist: er vereinte diese drei Berufe. Netter begann die Arbeit an seinen Atlanten immer mit einer akribischen Recherche der Körperformen, einer Philosophie, die Basis seines breiten und tiefen medizinischen Wissens war. Er sagte oft: „Zu vermitteln ist das Ziel. Wie schön eine medizinische Zeichnung auch sein mag, ist sie von geringem Wert, wenn sie den Sachverhalt nicht deutlich darstellt." Seine größte Herausforderung und sein größter Erfolg war die Integration von künstlerischer Klarheit und Komplexität der Lehrinhalte, was sich auch in dieser Serie widerspiegelt, von der Anfang 1948 als erster Band der umfassenden Sammlung von Netter-Arbeiten ein einzelnes Volume von CIBA Pharmaceuticals veröffentlicht wurde. Es war so erfolgreich, dass die Sammlung in den nachfolgenden 40 Jahren zu einer achtbändigen Serie erweitert wurde, bei der jeder Band einem Körpersystem gewidmet ist.

Wir freuen uns, dass wir Ihnen Netters zeitlose Arbeit in dieser zweiten Auflage der legendären Serie mit neuem Gesicht durch moderne Textverarbeitung und untermauert durch die radiologische Bildgebung und durch Beiträge von auf dem Gebiet führenden Ärzten und Lehrern aus weltbekannten medizinischen Einrichtungen präsentieren dürfen. Netters Zeichnungen wurden um neue Zeichnungen von Künstlern ergänzt, die seine Tradition fortführen. Zwischen den klassischen grünen Buchdeckeln finden Studenten und Ärzte im einzigartigen Stil von Frank Netter hunderte Originalkunstwerke des menschlichen Körpers, aktuelles medizinisches Fachwissen und neueste Entwicklungen.

Der bemerkenswerte medizinische Künstler, Dr. Carlos Machado, der das Haupterbe von Frank Netter angetreten hat und seine Tradition fortsetzt, ist von den „Grünen Büchern" besonders angetan: Das Fortpflanzungssystem ist für all jene von besonderer Bedeutung, die wie ich die Arbeit von Dr. Netter bewundern. In diesem Band gelingt ihm die Darstellung der Beschaffenheit unterschiedlicher Oberflächen, was ich als „Pinselstrichrhythmus" bezeichne, da Dimension, die Richtung und der Abstand der Pinselstriche die Illusion der jeweiligen Oberflächen erzeugen: Die äußeren Oberflächen der Organe und die Auskleidungen ihrer Hohlräume sowie die Beschaffenheit ihres Parenchyms werden realistisch dargestellt. Dieser Band legte den Stil der sich anschließenden Bände der Netter Kollektion fest – jeder für sich die einzigartige Kombination meisterhafter Zeichnungen und präziser wissenschaftlicher Informationen."

Obwohl die Wissenschaft und die Lehre der Medizin zu Änderungen von Terminologie, Praxis und Befunden geführt haben, bleibt manches immer gleich. Ein Patient ist ein Patient. Ein Lehrer ist ein Lehrer. Und die Bilder von Dr. Netter – er nannte sie Bilder, niemals Zeichnungen – bleiben dieselben und wunderschöne und lehrreiche Quellen, die seit mehr als einem halben Jahrhundert die Hände von Ärzten geführt und ihr Vorstellungsvermögen genährt haben.

Die Originalserie wäre ohne die Hingabe all derer, die als Redakteure, Autoren oder auf andere Weise beteiligt waren ebenso wenig möglich gewesen, wie ohne die Expertise von Dr. Netter. Auch bei dieser zweiten Auflage gilt unser Dank den Autoren, Redakteuren, Beratern und Künstlern, die unermüdlich daran mitarbeiteten, dieses zeitlose Werk mittels reliabler Referenzen an die aktuelle ärztliche Ausbildung und Praxis zu adaptieren. Wir alle, die wir zum Netter-Team von Elsevier gehören, danken Ihnen dafür.

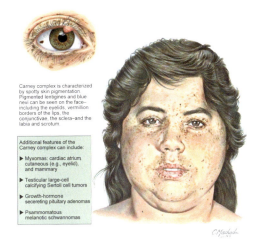
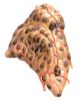
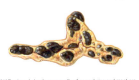

Brandneue Zeichnung von Dr. Carlos Machado für *Das Endokrine System*, Band 2, 2. Auflage

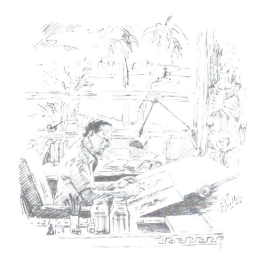

Selbstportrait: Frank Netter bei der Arbeit

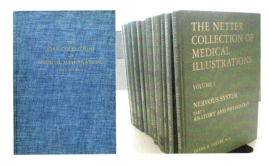

Der Einzelband „Blaues Buch" der den Weg geebnet hat für die mehrbändige *Netter Collection – Atlas der Krankheiten*, die liebevoll als „Grüne Bücher" bezeichnet werden.

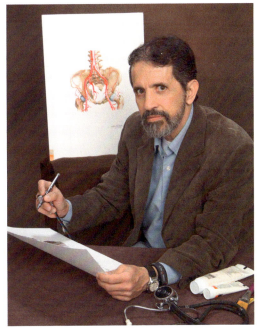

Dr. Carlos Machado bei der Arbeit

Über den Autor

Bryan E. Anderson, MD, ist außerordentlicher Professor für Dermatologie am Pennsylvania State University College of Medicine. Er studierte an der Ohio State University, an der er auch seinen Abschluss in Medizin machte. Anschließend war er als Assistenzarzt am Pennsylvania State University College of Medicine in Hershey, Pennsylvania, tätig, wo er auch seine Facharztausbildung in Dermatologie abschloss und im Jahr 2002 Fakultätsmitglied der Abteilung für Dermatologie wurde. Er ist dort als Arzt, Dozent und Wissenschaftler tätig. Derzeit ist Dr. Anderson Dermatology Residency Program Director und Direktor einer multidisziplinären ambulanten Spezialklinik. Außerdem gehört er zur Hershey Medical Centers Cancer Institute's Multidisciplinary Skin Oncology Clinic. Seine Forschungs- und Interessenbereiche sind Assistenzarztausbildung und Hautkrebserkrankungen, insbesondere das maligne Melanom. Er ist aktives Mitglied der berufsständischen Vereinigung seines Bundesstaats, der American Academy of Dermatology und der American Contact Dermatitis Society. Dr. Anderson hat zahlreiche Zeitschriftenartikel und Buchkapitel verfasst und ist Mitherausgeber einer großen dermatologischen Online-Quelle. Derzeit lebt er mit seiner Frau Susan und seinen beiden Töchtern Rachel und Sarah in Hershey. In seiner Freizeit widmet er sich Holzarbeiten, dem Anfeuern seiner Alma mater und seiner Familie.

Vorwort

Es war für mich eine Ehre und eine große Herausforderung, die Autorenschaft des Bandes *The Netter Collection: Haut- und Hautanhangsgebilde* zu übernehmen, wie es der Netter Collection mit ihrer zeitlosen Qualität und dem fortgesetzten Beitrag zur medizinischen Ausbildung gebührt. Am schwierigsten war die Entscheidung über die Zusammenstellung der relevanten Themen im Sinne dieser Reihe. Ich hoffe, dass sowohl erfahrene Dermatologen dieses Buch schätzen werden, als auch jene, die erst am Beginn ihres lebenslangen Bildungswegs stehen, was in meinen Augen eine zutreffende Bezeichnung der medizinischen Welt ist.

Mein besonderer Dank gilt den Menschen hinter den Kulissen bei Elsevier, insbesondere Marybeth Thiel, sowie den Künstlern, die zum Nutzen von Arzt und Patient auch die kleinste Kleinigkeit zum Leben erwecken konnten. Obwohl es bislang keinen Band gab, der sich ausschließlich mit der Haut und den Hautanhangsgebilden befasste, habe ich versucht, möglichst viele der Originalbilder von Frank Netter aufzunehmen. In vielen Fällen war dies leider nicht möglich, weswegen ich die Ehre und das Vergnügen hatte, mit Carlos Machado, MD, und Tiffany S. DaVanzo, MA, CMI, zusammenzuarbeiten, deren Talent ich hier ausdrücklich hervorheben möchte. Dafür, dass sie auf ihren Bildern die Feinheiten der Haut und der Hautanhangsgebilde einfingen, bin ich ihnen für immer dankbar.

Außerdem möchte ich all denen danken, die mich positiv beeinflusst, ausgebildet und betreut haben, vor allem Jeffrey Miller, MD, Warren Heymann, MD, der verstorbene John Stang, MD, und James Marks, MD – ihr Einfluss auf meine Karriere war unermesslich. Natürlich ist diese Liste nicht vollständig. Ich hatte das Vergnügen, dass sich meine Wege mit denen von so vielen wertvollen Menschen kreuzten, dass ich sie hier unmöglich alle auflisten kann. Mein besonderer Dank gilt Ruth Howe und Cheryl Hermanson für ihre unglaubliche Hilfe; ich weiß eure Unterstützung zu würdigen. Daneben möchte ich meinen Kollegen am Milton S. Hershey Medical Center für ihren Zuspruch und die Unterstützung danken, die immer ein Teil unserer Kultur waren.

Schließlich möchte ich meiner Familie danken: meinen Eltern und Schwestern, Onkel Lou und meiner liebevollen Großmutter Ermandina. Ihr gebt mir den Rückhalt und die Unterstützung, um ein Projekt wie dieses überhaupt in Angriff zu nehmen. Während ich dies geschrieben habe, gehört meine Frau Susan zu der Gruppe ausgewählter Menschen, die wirklich jedes Wort in diesem Buch gelesen haben. Ich kann ihr für ihre Unterstützung, Geduld und Liebe nicht genug danken; du bist das Kostbarste in meinem Leben. Zum Schluss muss ich mich noch bei meinen beiden Töchtern Rachel und Sarah bedanken, auf die ich sehr stolz bin. Euer Opfer, dass ihr mehr als ein Jahr lang auf eure Abende verzichtet habt, damit ich konzentriert und produktiv arbeiten konnte, werde ich niemals vergessen.

Bryan E. Anderson, MD

Über den Künstler

Frank H. Netter, MD (1906–1991)
„Der Michelangelo der Medizin"

Der als wichtigster medizinischer Illustrator des menschlichen Körpers und seiner Funktionen gefeierte Dr. Frank H. Netter begann seine Karriere in den 1930er Jahren, als er im Auftrag von CIBA Pharmaceutical Abbildungen der wichtigsten Organe und ihrer Pathologie anfertigte. Die unglaublich detaillierten, naturgetreuen Darstellungen fanden so viel Anklang in der medizinischen Fachwelt, dass CIBA sie in einem Buch veröffentlichte. Auf diese erste erfolgreiche Veröffentlichung im Jahr 1948 folgten eine Reihe weiterer Bände, die jetzt den Namen Netter tragen, *The Netter Collection of Medical Illustrations*. Auch noch Jahre nach seinem Tod gilt Dr. Netter weiterhin als einer der wichtigsten medizinischen Illustratoren. Seine anatomischen Zeichnungen sind der Maßstab, an dem sich alle anderen medizinischen Darstellungen messen lassen müssen.

„Kunst studiere ich, soweit ich mich erinnern kann, schon seit ich ein kleiner Knirps war", sagte Dr. Netter in einem Interview im Jahr 1986. Zu der Zeit wurde er von der New York Times als „Der Michelangelo der Medizin" gefeiert. „Schon immer wollte ich nur Bilder machen", sagte er. Der 1906 in New York geborene Dr. Netter war bereits in den 1920er Jahren ein etablierter Werbegrafiker, schlug dann aber auf Wunsch seiner Eltern einen anderen Berufsweg ein. „Auf Drängen meiner Familie gab ich die Kunst auf", sagte er. „Ihrer Ansicht nach führten Künstler ein sehr ausschweifendes Leben, was natürlich nicht zutraf."

Um etwas „Zuverlässiges" zu beginnen, trat Dr. Netter der New York University Medical School bei. Aber auch während seiner Ausbildung zum Chirurgen stellte er fest, dass es leichter für ihn war, Notizen in Bildern statt in Worten zu verfassen. „Ich betrachte alles aus zeichnerischer Sicht. Meine Notizblöcke waren mit Bildern vollgestopft. Das war die einzige Möglichkeit, um mir etwas zu merken." Schon bald erkannten seine Lehrer sein künstlerisches Talent und Dr. Netter fing an, seine medizinische Ausbildung durch die Anfertigung von Bildern für Vorträge und Lehrbücher zu finanzieren.

Als Jungarzt in der Zeit der Depression stellte Dr. Netter fest, dass das Interesse an seinen medizinischen Kunstwerken größer war als das Interesse an seinen chirurgischen Fähigkeiten. „Ich dachte, ich könnte Zeichnungen machen, bis ich mit meiner Praxis auf eigenen Füßen stehe", erinnert er sich, „aber die Nachfrage nach meinen Bildern wuchs sehr viel schneller als die Nachfrage nach meinen Operationen. Daher gab ich meine Praxis ganz auf."

Im Jahr 1938 erhielt Dr. Netter von der CIBA Pharmaceutical Company den Auftrag zur Gestaltung eines Werbeflyers für ein Herzmedikament. Er entwarf einen Ordner in Herzform mit aufwändiger Darstellung eines Herzens, der an die Ärzte versandt wurde. Überraschenderweise forderten viele der Ärzte mehr Herz-Flyer an – aber ohne Werbetexte. Anschließend fertigte Dr. Netter ähnliche Produktwerbung für andere Organe an, die jeweils auf sehr große Resonanz stießen. Nach dem Ende des Projekts wurde Dr. Netter beauftragt, kleine Ordner mit pathologischen Bildern anzufertigen, aus denen später die erste *CIBA Collection of Medical Illustrations* wurde.

Nach diesen erfolgreichen Projekten wurde Dr. Netter gebeten, eine Reihe von Atlanten zu illustrieren, die sein Lebenswerk wurden. Die einzelnen Bände befassen sich jeweils mit einzelnen Organsystemen sowie deren Anatomie, Embryologie, Physiologie, Pathologie und wichtigen klinischen Merkmalen von Krankheiten. Dr. Netter beendete die Bände über Nervensystem, Fortpflanzungssystem, unteren und oberen Verdauungstrakt, Leber, Gallenwege und Bauchspeicheldrüse, endokrines System, Niere, Harnleiter, Harnblase, Atmungsorgane und Bewegungsapparat.

Die wunderschönen Bücher von Dr. Netter finden sich inzwischen in jeder medizinischen Bibliothek des Landes sowie in vielen Arztpraxen auf der ganzen Welt. Seine Arbeit hat dazu beigetragen, Generationen von Ärzten auszubilden. Im Jahr 1988 bezeichnete die New York Times Netter als „einen Künstler, der wahrscheinlich stärker zur medizinischen Ausbildung beigetragen hat als die meisten der weltweiten Anatomieprofessoren zusammen".

Dr. Netters Karriere vollzog sich während des revolutionärsten halben Jahrhunderts der Medizingeschichte. Er war Zeitzeuge der Entwicklung von Operationsverfahren am offenen Herzen, Organtransplantationen und Gelenkersatz. Um Krankheiten und deren Auswirkungen auf den Körper aus erster Hand kennenzulernen, bereiste Dr. Netter die gesamte Welt. In den frühen 1980er Jahren bat ihn Dr. William Devries, bei der ersten Transplantation eines künstlichen Herzens anwesend zu sein, die Netter detailgetreu darstellte. Außerdem setzte Dr. Netter einige ungewöhnliche medizinische Kunstprojekte um, darunter den Bau der zwei Meter großen *Transparent Woman* für die San Francisco Golden Gate Exposition, die den Menstruationszyklus, die Entwicklung und die Geburt eines Kindes sowie die körperliche und sexuelle Entwicklung der Frau darstellt.

Auf die Frage, ob er die Aufgabe seiner chirurgischen Praxis bereue, antwortete Dr. Netter, dass er sich selbst als Arzt mit dem Fachgebiet der gesamten Medizin verstehe. Er sagte: „Mein Fachgebiet deckt alles ab. Ich muss in jedem Fachgebiet ein Spezialist sein und ich muss in der Lage sein, mit allen Ärzten in ihren eigenen Worten zu sprechen. Ich studiere wahrscheinlich mehr als irgendjemand sonst auf der Welt".

Dr. Netter fertigte Bleistiftzeichnungen an, die er dann kopierte, übertrug und farbig gestaltete, um die makroskopische Anatomie, die mikroskopische Anatomie, Röntgenbefunde und Patienten darzustellen. „Wann immer möglich, versuche ich lebende Patienten darzustellen", so Dr. Netter, „schließlich sehen Ärzte Patienten und wir müssen uns daran erinnern, dass wir den ganzen Menschen behandeln."

Auch jenseits des 70. Lebensjahres fertigte Dr. Netter noch medizinische Illustrationen an und fügte sie dem Portfolio aus Tausenden von Zeichnungen hinzu, die in seiner langen und illustren Karriere entstanden sind. Im Jahr 1991 verstarb Dr. Netter, aber seine Arbeit lebt in Büchern und elektronischen Produkten, die auch weiterhin zur Ausbildung von Millionen von Ärzten beitragen, weiter.

Wissenschaftlicher Beirat

Walter H. C. Burgdorf, MD
Dozent
Klinik und Poliklinik für Dermatologie und Allergologie
Ludwig-Maximilians-Universität
München, Deutschland

William D. James, MD
Paul R. Gross Professor of Dermatology
Department of Dermatology
University of Pennsylvania
Philadelphia, Pennsylvania

Dott. Bianca Maria Piraccini, MD, PhD
Professor
Department of Internal Medicine, Aging and Nephrological Diseases, Dermatology
University of Bologna
Bologna, Italien

Eduardo Cotecchia Ribeiro, MD, PhD
Associate Professor
Morphology and Genetic Department
Federal University of Sao Paulo – School of Medicine
São Paulo, Brasilien

Inhaltsverzeichnis

1	Anatomie, Physiologie und Embryologie	1
	Embryologie der Haut	2
	Normale Anatomie der Haut	3
	Normale Histologie der Haut	4
	Hautphysiologie: die Keratinisierung	5
	Normale Hautflora	6
	Vitamin-D-Stoffwechsel	7
	Fotobiologie	8
	Wundheilung	9
	Effloreszenzen	10

2	Benigne Tumoren	13
	Fibroma molle	14
	Becker-Nävus	15
	Dermatofibrom (Histiozytom)	16
	Ekkrines Porom	17
	Spiradenom	18
	Syringom	19
	Epheliden und Lentigines	20
	Epidermalzyste	22
	Epidermaler Nävus	23
	Fibrofollikulom	24
	Fibröse Papel	25
	Ganglion	26
	Glomustumor (Glomangiom)	27
	Hidradenoma papilliferum	28
	Hidrozystom	29
	Keloid und hypertrophische Narbe	30
	Leiomyom	31
	Lichenoide Keratose	32
	Lipom	33
	Mediane Raphezyste	34
	Melanozytäre Nävi	35
	Milien	38
	Neurofibrom	39
	Naevus lipomatodes cutaneus superficialis	40
	Nävus Ota und Nävus Ito	41
	Naevus sebaceus	42
	Osteoma cutis	43
	Umkapseltes Neurom	44
	Trichilemmalzyste	45
	Porokeratose	46
	Granuloma pyogenicum	47
	Retikulohistiozytom	48
	Seborrhoische Keratose	49
	Nävus Spitz	50

3	Maligne Tumoren	51
	Adnexkarzinome der Haut	52
	Angiosarkom	53
	Basalzellkarzinom	54
	Bowen-Krankheit	56
	Bowenoide Papulose	57
	Hautmetastasen	58
	Dermatofibrosarcoma protuberans	59
	Mammäre und extramammäre Paget-Krankheit	60
	Kaposi-Sarkom	61

	Keratoakanthom	62
	Melanom	63
	Merkel-Zell-Karzinom	65
	Mycosis fungoides	66
	Talgdrüsenkarzinom	68
	Plattenepithelkarzinom	69

4	Exantheme	71
	Acanthosis nigricans	72
	Akne	73
	Folliculitis scleroticans nuchae	75
	Akute febrile neutrophile Dermatose (Sweet-Syndrom)	76
	Allergisches Kontaktekzem	77
	Atopische Dermatitis	79
	Autoinflammatorische Syndrome	81
	Insektenbisse und -stiche	83
	Kalziphylaxie	85
	Kutaner Lupus erythematodes	86
	Cutis laxa	89
	Dermatomyositis	90
	Disseminierte intravasale Koagulopathie	92
	Elastosis perforans serpiginosa	93
	Eruptive Xanthome	94
	Erythema e calore	96
	Erythema anulare centrifugum	97
	Erythema exsudativum multiforme, Stevens-Johnson-Syndrom und toxische epidermale Nekrolyse	98
	Erythema nodosum	100
	Angiokeratoma corporis diffusum	101
	Fixiertes Arzneimittelexanthem	102
	Gicht	103
	Graft-versus-Host Disease	105
	Granuloma anulare	106
	Basedow-Krankheit und prätibiales Myxödem	107
	Hidradenitis suppurativa (Acne inversa)	108
	Toxisches Kontaktekzem	109
	Keratosis follicularis	110
	Langerhans-Zell-Histiozytose	111
	Leukozytoklastische Vaskulitis	113
	Lichen planus	114
	Lichen simplex chronicus	115
	Venöse Insuffizienz und arterielle Verschlusskrankheit	116
	Mastozytose	117
	Zirkumskripte Sklerodermie	119
	Myxödem	120
	Necrobiosis lipoidica	121
	Nekrobiotisches Xanthogranulom	122
	Neutrophile ekkrine Hidradenitis	123
	Ochronose	124
	Orale Manifestationen von hämatologischen Erkrankungen	126
	Wiesengräser-Dermatitis	127
	Purpura pigmentosa progressiva	128
	Pityriasis rosea	129
	Pityriasis rubra pilaris	130
	Polyarteriitis nodosa	131
	Polymorphe Schwangerschaftsdermatose	132
	Pseudoxanthoma elasticum	133

Psoriasis	134	
Strahlendermatitis	137	
Reaktive Arthritis (Reiter-Syndrom)	138	
Rosazea	139	
Sarkoidose	140	
Sklerodermie (progressive systemische Sklerose)	142	
Seborrhoisches Ekzem	143	
Hautmanifestationen entzündlicher Darmerkrankungen	144	
Stauungsdermatitis	146	
Urtikaria	147	
Vitiligo	148	

5 Autoimmune bullöse Erkrankungen ... 149
- Basalmembran, Hemidesmosom und Desmosom ... 150
- Bullöses Pemphigoid ... 152
- Vernarbendes Pemphigoid ... 153
- Dermatitis herpetiformis ... 154
- Epidermolysis bullosa acquisita ... 155
- Lineare IgA-Dermatose ... 156
- Paraneoplastischer Pemphigus ... 157
- Pemphigus foliaceus ... 158
- Pemphigus vulgaris ... 159

6 Infektionskrankheiten ... 161
- Aktinomykose ... 162
- Blastomykose ... 163
- Ulcus molle ... 164
- Kokzidioidomykose ... 165
- Kryptokokkose ... 166
- Kutane Larva migrans ... 167
- Dermatophytosen ... 168
- Herpes-simplex-Virus ... 171
- Histoplasmose ... 174
- Lepra ... 175
- Pediculosis ... 176
- Lyme-Krankheit ... 178
- Lymphogranuloma venereum ... 179
- Meningokokkämie ... 180
- Molluscum contagiosum ... 182
- Parakokzidioidomykose ... 183
- Skabies ... 184
- Sporotrichose ... 185
- Dermale Staphylococcus-aureus-Infektionen ... 186

- Syphilis ... 188
- Varizellen (Windpocken) ... 191
- Zoster (Gürtelrose) ... 192
- Verrucae (Warzen) ... 194

7 Erkrankungen von Haaren und Nägeln ... 197
- Alopecia areata ... 198
- Alopecia androgenetica ... 199
- Häufige Nagelerkrankungen ... 200
- Haarschaftveränderungen ... 203
- Normaler Aufbau und Funktion des Haarfollikels ... 204
- Normaler Aufbau und Funktion des Nagelapparats ... 205
- Telogenes und anagenes Effluvium ... 206
- Trichotillomanie ... 207

8 Ernährungs- und stoffwechselbedingte Erkrankungen ... 209
- Beriberi ... 210
- Hämochromatose ... 212
- Stoffwechselkrankheiten: Niemann-Pick-Krankheit, Von-Gierke-Krankheit, Galaktosämie ... 213
- Pellagra ... 214
- Phenylketonurie ... 216
- Skorbut ... 218
- Vitamin-A-Mangel ... 220
- Vitamin-K-Mangel und Vitamin-K-Antagonisten ... 221
- Wilson-Krankheit ... 223

9 Genodermatosen und Syndrome ... 225
- Addison-Krankheit ... 227
- Amyloidose ... 228
- Gorlin-Goltz-Syndrom ... 229
- Carney-Komplex ... 230
- Cushing-Syndrom und Cushing-Krankheit ... 231
- Cushing-Syndrom: Pathophysiologie ... 232
- Down-Syndrom ... 234
- Ehlers-Danlos-Syndrom ... 235
- Marfan-Syndrom ... 236
- Neurofibromatose ... 237
- Tuberöse Sklerose ... 239

Literatur ... 241

Register ... 251

KAPITEL 1
Anatomie, Physiologie und Embryologie

Embryologie der Haut

Die menschliche Haut entwickelt sich aus dem embryonalen Ektoderm und Mesoderm. Dabei entsteht die Epidermis aus dem Ektoderm, Dermis und Subkutangewebe aus dem Mesoderm. Die Interaktionen bei der Entwicklung zwischen Mesoderm und Ektoderm legen die Art der menschlichen Haut fest. Neben der Epidermis entstammt auch das Neuralgewebe dem Ektoderm und die kalziumabhängige Signalgebung entscheidet darüber, welches dieser Gewebe sich schlussendlich daraus entwickelt.

Etwa in der 4. Entwicklungswoche ist eine Lage Ektoderm vorhanden, die eine dickere Schicht aus Mesoderm umgibt. Zwei Wochen später hat sich die Ektodermschicht in zwei Komponenten geteilt: das äußere Periderm und die innere Basalschicht, die mit dem darunterliegenden Mesoderm verbunden ist. In der 8. Entwicklungswoche hat die Epidermis drei Schichten entwickelt: das Periderm, eine Intermediärschicht und die Basalzellschicht. Nun beginnt die Entwicklung des dermalen Subkutangewebes, sodass am Ende der 8. Entwicklungswoche eine dermale Subkutangrenze zu erkennen ist. In der 10.–15. Entwicklungswoche bilden sich allmählich die Hautanhangsgebilde.

Die Bildung der *Haarfollikel* wird durch einen komplexen genetischen Mechanismus ausgelöst, durch den sich bestimmte basale Epidermiszellen in der Dermis zusammenlagern und rudimentäre Haarfollikel bilden. Dieser hochorganisierte Prozess beginnt am behaarten Kopf und schreitet nach kaudal zu den unteren Extremitäten fort. Gleichzeitig entwickeln sich die Haarfollikel und die dermalen Papillen. Die Haarfollikel differenzieren sich während des 2. Trimenons weiter, sodass der Fetus am Ende der 20. Entwicklungswoche Haare besitzt. Dieses erste Haar wird als Lanugo-Behaarung bezeichnet und fast immer vor der Geburt abgestoßen.

Die *Finger- und Zehennägel* entstehen in der 14. Entwicklungswoche aus dem Ektoderm, das sich in das darunterliegende Mesoderm eingestülpt hat. Im 5. Entwicklungsmonat besitzt der Fetus vollständig entwickelte Finger- und Zehennägel, wobei die Entwicklung der Fingernägel etwas eher abgeschlossen ist.

Melanozyten sind spezialisierte Zellen, die entlang dem Neuralrohr aus dem Gewebe der Neuralleiste hervorgehen. Sie wandern in einem typischen Muster nach lateral und dann entlang des Rumpfes nach außen. Melanozyten finden sich etwa in der Mitte des 1. Trimenons in der Epidermis, sind aber erst am Ende des 2. Trimenons voll funktionsfähig. Die Dichte der Melanozyten ist in der Fetalzeit am höchsten und sinkt anschließend bis ins junge Erwachsenenalter. Etwa im 5. Entwicklungsmonat beginnen die Melanozyten mit der Bildung von Melanosomen und können Melanin in die benachbarten Keratinozyten übertragen. Ihre volle Funktion erhalten die Melanozyten erst bei der Geburt. Langerhans-Zellen sind spezialisierte Immunzellen, die etwa 40 Tage nach der Konzeption in der Epidermis auftauchen. Im Gegensatz zu den Melanozyten steigt die Dichte der Langerhans-Zellen mit der Zeit.

Gegen Ende des 2. Trimenons schilfert das Periderm allmählich ab, sodass die *Vernix caseosa* (Käseschmiere) entsteht, die als weißliches, käseartiges Material den Fetus bedeckt und vermutlich eine Schutzfunktion hat. Zu Beginn der 3. Trimenons sind die einzelnen Schichten der Epidermis zu erkennen: Stratum basale, granulosum, spinosum und corneum. Die Keratinisierung beginnt im 2. Trimenon zunächst an den Hautanhangsgebilden und dann in der Epidermis. Die Dicke der Epidermis beim Neugeborenen entspricht nahezu der eines Erwachsenen. Der entscheidende Unterschied besteht darin, dass die Barrierefunktion der Haut beim Neugeborenen noch nicht voll entwickelt ist, sodass es leichter zu Infektionen und Verletzungen kommt.

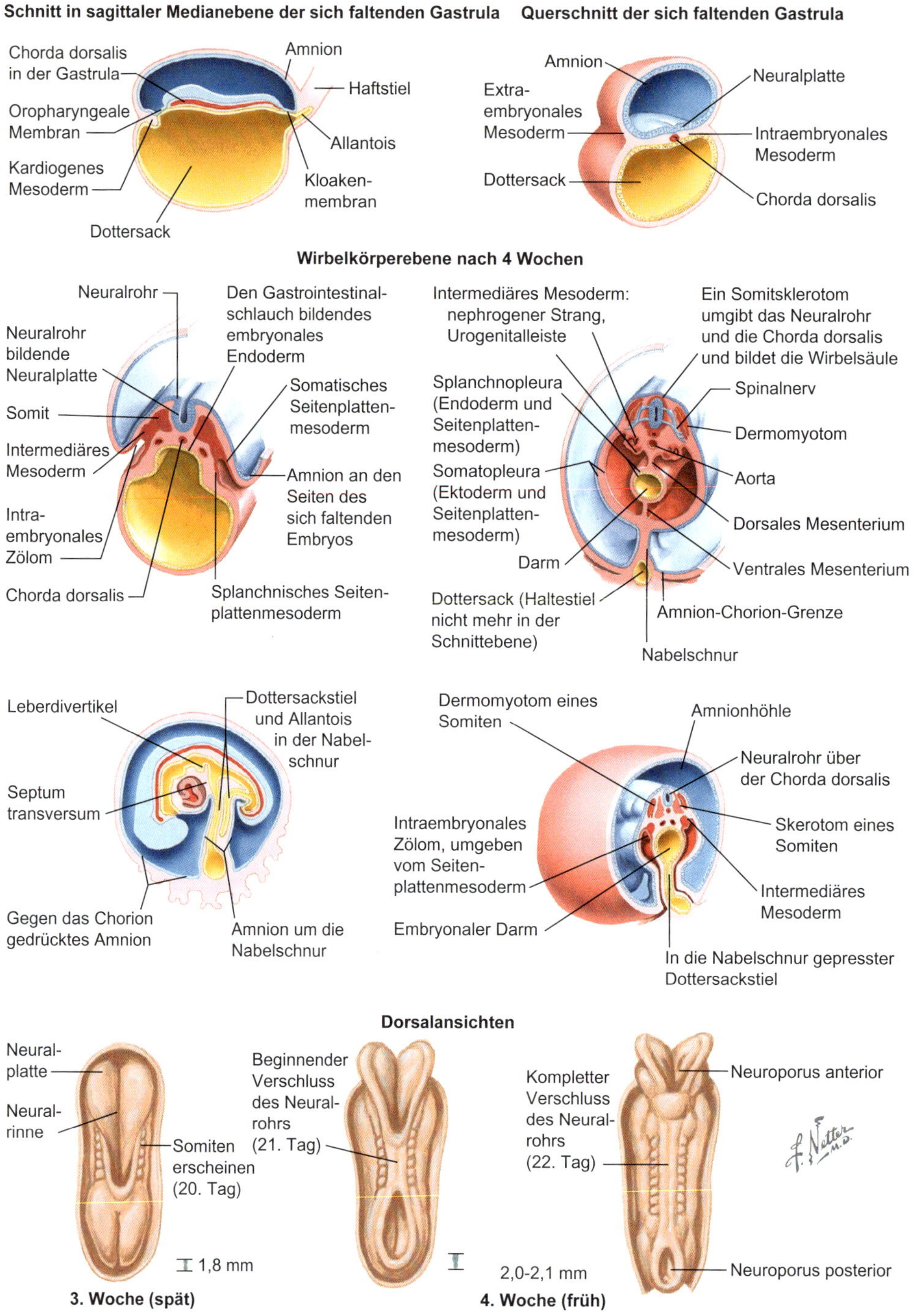

Anhand der Embryologie der Haut lassen sich die Mechanismen einiger genetischer Erkrankungen erklären, unter denen die kongenitalen bullösen Erkrankungen am besten untersucht sind. Die verschiedenen Formen der Epidermolysis bullosa entstehen jeweils durch genetische Defekte in den Adhäsionsproteinen der Keratinozyten. Das Verständnis der Pathogenese dieser Erkrankungen sowie die Entwicklung von diagnostischen und therapeutischen Verfahren setzen eine umfangreiche Kenntnis der Embryologie der Haut voraus.

Abb. 1.1

Normale Anatomie der Haut

Die Haut ist das größte Organ des menschlichen Körpers. Sie wiegt durchschnittlich 4–5 kg und ist lebensnotwendig. Die Haut besteht aus drei Einzelschichten: Epidermis, Dermis und Subkutangewebe; gelegentlich wird das Subkutangewebe der Dermis zugerechnet und beides als Hypodermis bezeichnet. Jede dieser Schichten spielt eine wichtige Rolle bei den Alltagsfunktionen der Haut. Ihre wichtigste Aufgabe, den Schutz des Körpers vor der Umwelt, erfüllt sie in vielfacher Weise: Sie wirkt als semipermeable Barriere für hydrophile und hydrophobe Substanzen, bildet die erste immunologische Verteidigungslinie gegen eindringende Mikroorganismen und enthält viele Anteile des angeborenen und erworbenen Immunsystems. Außerdem besitzt sie zahlreiche physiologische Aufgaben, wie den Vitamin-D-Stoffwechsel.

Die *Epidermis* besteht überwiegend aus Keratinozyten sowie in kleineren Mengen aus Melanozyten, Langerhans-Zellen und Merkel-Zellen. Die Epidermis enthält keine Gefäße; sie wird aus dem oberflächlichen Gefäßplexus der papillären Dermis mit Nährstoffen versorgt.

Die aus der Neuralleiste stammenden *Melanozyten* bilden die Familie der Melaninpigmente, die in Melanosomen verpackt sind. Melanozyten kommen bei allen Menschen mit der gleichen Dichte vor, wobei dunkelhäutige Menschen eine höhere Dichte von Melanosomen aufweisen, was auch zu den interindividuellen Farbunterschieden der Haut beiträgt. Eumelanin, das vorherrschende Melaninprotein, ist für die Braun- und Schwarzfärbung verantwortlich. Pheomelanin ist eine Melaninvariante, die nur bei Rothaarigen vorkommt.

Die Haut geht übergangslos in die gastrointestinale *Schleimhaut* über, wie die orale und die anale Mukosa. An diesen Punkten finden sich typische Übergangszonen. Außerdem grenzt die Haut an die konjunktivale Mukosa des Auges und die nasale Mukosa. Die Haut und ihre benachbarten Epithelkomponenten bilden eine durchgängige Schutzschicht, die den Körper vor der Außenwelt schützt.

In der Haut finden sich zahlreiche Hautanhangsgebilde. Die wichtigsten sind die Haarfollikel, ihre Talgdrüsen und die Schweißdrüsen. Der Großteil der Haut ist mit Haaren, überwiegend mit feinen Vellushaaren, bedeckt. Die weitaus dickeren Terminalhaare bilden das Haupthaar, Augenbrauen und Wimpern; sie finden sich in Achselhöhlen und Leiste und bilden beim Mann den Bart. Unbehaarte Haut ohne Haarfollikel findet sich an der Vermiliongrenze der Lippen, den Handflächen, den Fußsohlen, der Glans penis und den Labia minora.

Am dicksten ist die menschliche Haut am Rücken, am dünnsten an Augenlidern und Skrotum. Unabhängig von ihrer Dicke besitzt die Haut überall dieselbe immunologische und Barrierefunktion.

In einigen Hautregionen kommen bestimmte Hautanhangsgebilde in höherer Dichte vor. Talgdrüsen finden sich vor allem im Gesicht, am oberen Thorax und am Rücken und spielen eine entscheidende Rolle bei der Pathogenese der Acne vulgaris. Da Talgdrüsen an Haarfollikeln befestigt sind, kommen sie nur an der behaarten Haut vor. Ekkrine Schweißdrüsen hingegen sind überall vorhanden. Am größten ist ihre Dichte palmoplantar. Die anderen wichtigen Schweißdrüsen der Haut, die apokrinen Drüsen,

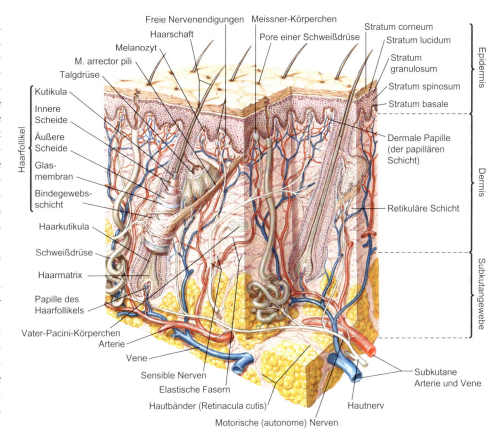

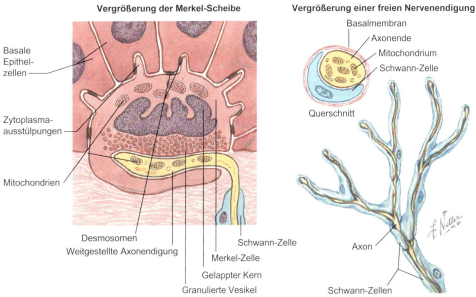

Abb. 1.2

finden sich fast nur in Achselhöhlen und Leisten. Ebenso wie die Talgdrüsen kommen apokrine Schweißdrüsen nur gemeinsam mit Haarfollikeln vor.

Nägel bestehen aus spezialisierten Keratinproteinen, die eine harte Nagelplatte bilden, die zum Schutz, zum Greifen und zur Verteidigung wichtig ist. Finger- und Zehennägel bestehen aus gleicher Weise aus derselben Keratinstruktur. Sie unterscheiden sich lediglich darin, dass Fingernägel etwas schneller wachsen als Zehennägel. Der Daumennagel erneuert sich durchschnittlich innerhalb von 6 Monaten, der Großzehennagel durchschnittlich innerhalb von 8–12 Monaten.

Außerdem dient die Haut der zwischenmenschlichen Kommunikation. Der Berührungssinn wird von bestimmten Hautrezeptoren vermittelt. Die Bedeutung dieser Funktion für die Bildung zwischenmenschlicher Beziehungen sollte nicht unterschätzt werden.

Normale Histologie der Haut

Das Integument aus Haut und Hautanhangsgebilden besteht aus zahlreichen zusammenarbeitenden Untereinheiten. Die Haut besitzt drei Hauptschichten: Epidermis, Dermis und Subkutangewebe. Die Epidermis enthält überwiegend Keratinozyten sowie in geringerer Zahl Melanozyten, Merkel-Zellen und Langerhans-Zellen. Die Dermis ist stark vaskularisiert und enthält überwiegend Fibroblasten, die Kollagen zur mechanischen Stützung der Haut herstellen. Das subkutane Fettgewebe liegt unmittelbar unter der Dermis und besteht überwiegend aus Adipozyten.

Am dicksten ist die menschliche Epidermis am Rücken, am dünnsten an Augenlidern und Skrotum. Sie lässt sich in fünf Komponenten unterteilen: Stratum basale, spinosum, granulosum, lucidum und corneum. Das Stratum lucidum findet sich nur palmoplantar. Jede Schicht der Epidermis hat wichtige anatomische und physiologische Aufgaben.

Das *Stratum basale* ist die am tiefsten liegende Schicht. Es besteht aus einer Lage zylindrischer Zellen auf einer Balsalmembran und enthält die proliferierenden Keratinozyten, die sich kontinuierlich teilen, um die darüberliegende Epidermis zu ersetzen. Es dauert etwa 28 Tage, bis ein Keratinozyt von der Basalmembran zur äußersten Schicht des Stratum corneum gelangt ist. Außerdem enthält das Stratum basale Melanozyten und Merkel-Zellen. Melanozyten sind pigmentbildende Zellen, die Pigment in die benachbarten Keratinozyten übertragen. Merkel-Zellen sind modifizierte Nervenendigungen und wichtige Mechanorezeptoren.

Das *Stratum spinosum* enthält viele Zelllagen und ist an den interzellulären Verbindungen der Keratinozyten, die im Lichtmikroskop als feine Stacheln erscheinen, zu erkennen. Die Keratinozyten werden von den unteren zu den oberen Schichten des Stratum spinosum immer flacher.

Das *Stratum granulosum* besteht aus 2–4 Zelllagen Keratinozyten, die zahlreiche basophile Keratohyalingranula enthalten. Diese bestehen überwiegend aus dem Protein Profilaggrin und haben einen Durchmesser von 1–4 μm. Profilaggrin ist der Vorläufer von Filaggrin, einem für die Integrität der darüberliegenden Epidermis essenziellen Protein.

Das durchscheinende eosinophile *Stratum lucidum* kommt nur in der palmoplantaren Haut vor und besteht aus eng gepackten, verhornten Keratinozyten.

Das *Stratum corneum*, die äußerste Hautschicht, enthält kernlose, verhornte Keratinozyten. Das Erscheinungsbild des Stratum corneum beruht auf dem komplexen Vorgang der Keratinisierung (Verhornung). Beim Durchwandern des Stratum corneum werden die Zellen als Schuppen abgestoßen.

Die *Dermis* besteht überwiegend aus Kollagen, das von Fibroblasten hergestellt wird. Dieser Anteil der Haut enthält ein großes Gefäßnetz für die Ernährung und die Temperatursteuerung der Haut, zu dem ein tiefer dermaler Gefäßplexus und ein oberflächlicher Gefäßplexus, der für die Temperatursteuerung verantwortlich ist, gehören. Er kontrahiert bei Kälte und dilatiert bei Wärme. Die Dermis kann in zwei Bereiche aufgeteilt werden: den papillären und den retikulären. Die papilläre Dermis liegt der darüberliegenden Epidermis an und ist mit ihr verzahnt. Beide

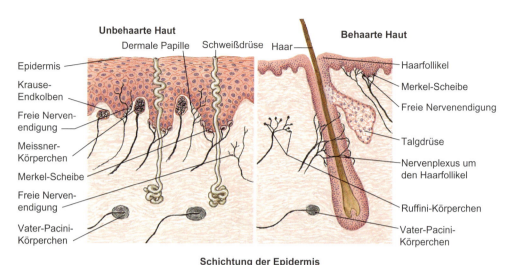
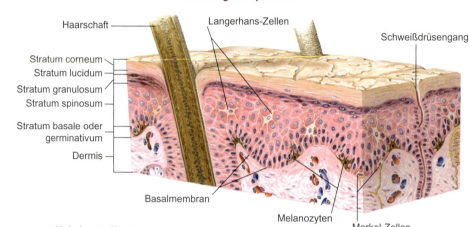
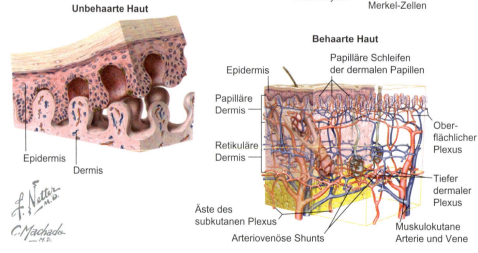

Abb. 1.3

sind miteinander über die Basalmembranzone verbunden. Sie enthält spezielle Proteine, die Angriffspunkte für die verschiedenen Autoantikörper der bullösen Autoimmunerkrankungen sind.

Das *Subkutangewebe* besteht aus Adipozyten. Seine Hauptfunktionen sind Energiespeicherung, Isolierung und Polsterung. Die Adipozyten liegen eng gepackt mit Blutgefäßen und Nervenendigungen in einem Bindegewebsseptum.

Es gibt zahlreiche Hautanhangsgebilde, wie Haarfollikel, Talgdrüsen, ekkrine und apokrine Schweißdrüsen, sowie verschiedene Nervenendigungen.

Hautphysiologie: die Keratinisierung

Die Keratinisierung oder Verhornung findet nur im Epithel der Haut statt und ist von entscheidender Bedeutung, da der Mensch dadurch auf dem trockenen Land leben kann. Die Keratinisierung beginnt in der Basalschicht der Epidermis, schreitet nach oben hin fort und ist im Stratum corneum abgeschlossen. Funktion und Sinn der Keratinisierung ist die Bildung des Stratum corneum.

Das Stratum corneum ist eine hochorganisierte Hautschicht mit relativ hoher Widerstandskraft gegenüber physikalischen und chemischen Verletzungen. Diese Schicht trägt entscheidend zur Abwehr von Mikroorganismen bei, ist die erste Verteidigungslinie gegen ultraviolette Strahlung und enthält viele Enzyme, die von außen einwirkende Chemikalien abbauen und entgiften können. Außerdem ist das semipermeable Stratum corneum für verschiedene hydrophile und lipophile Substanzen durchgängig. Der vordergründigste und am besten untersuchte Aspekt des Stratum corneum ist jedoch der Schutz vor dem übermäßigen Verlust von Wasser und Elektrolyten. Es bildet eine Barriere gegen Chemikalien, hält jedoch – was fast wichtiger ist – Wasser und Elektrolyte im Körper zurück. Die Perspiratio insensibilis nimmt bei Schäden des Stratum corneum zu. Die für den Schutz vor Wasserverlusten wichtigsten Lipide sind Ceramide und Sphingolipide, da sie viele Wassermoleküle binden können.

Auf ihrer Wanderung vom Stratum basale durch die Schichten der Epidermis durchlaufen die Keratinozyten typische morphologische und biochemische Veränderungen. Sie werden flacher sowie kompakter und vielflächig. Die entstehenden Hornzellen werden wie die Steine einer Wand gestapelt, sind aber weiterhin durch Desmosomen, die nun als Korneodesmosomen bezeichnet werden, miteinander verbunden.

Die Bezeichnung Stratum granulosum beruht auf dem Aussehen der vielen basophilen Keratohyalingranula in den Keratinozyten, die überwiegend aus dem Protein Profilaggrin bestehen. Aus Profilaggrin wird durch eine interzelluläre Endoproteinase Filaggrin, das – wie sein Name schon sagt – Filamentaggregate bildet. Im Laufe der Zeit wird Filaggrin in den Natural Moisturizing Factor (NMF) und Urocaninsäure abgebaut. NMF verlangsamt die Wasserverdunstung aus den Hornzellen.

Der Interzellulärraum enthält Lipide und Wasser. Die Lipide stammen aus Lamellenkörpern (Odland-Körperchen), die überwiegend Ceramide sowie in geringeren Mengen freie Fettsäuren, Cholesterinester und Proteasen enthalten. Die Lamellenkörper verschmelzen unter Einfluss von Transglutaminase I mit der Zelloberfläche und geben ihren Inhalt in den Interzellulärraum ab.

Gleichzeitig entwickelt sich die Hornhülle, deren Proteine Envoplakin, Loricrin, Periplakin, kleine prolinreiche Proteine und Involucrin durch die Transglutaminase I und Transglutaminase III untereinander sowie mit dem Zellgerüst verbunden werden, sodass entlang der inneren Zellmembranfläche des Keratinozyten ein fester Panzer entsteht. Bei der Wanderung nach oben verliert der Keratinozyt seine Zellmembran, sodass sich die freigesetzten Ceramide mit den Proteinen der Hornhülle verbinden. Die Zellen wandern weiter zur Hautoberfläche und verlieren ihren Kern sowie die Zellorganellen. Der Verlust dieser Or-

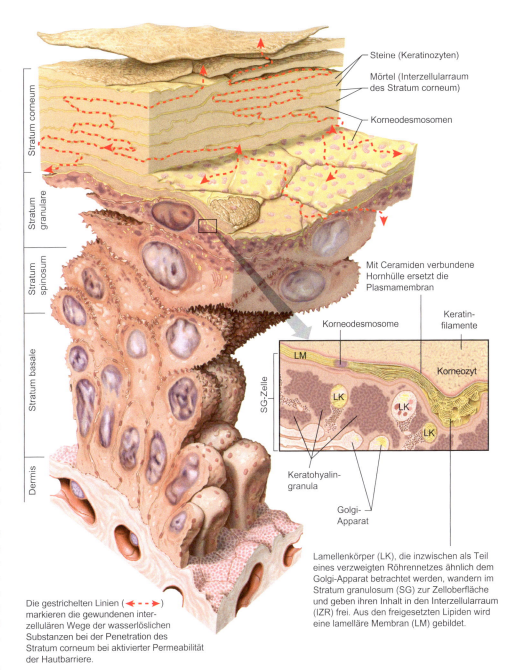

Die gestrichelten Linien (◀---▶) markieren die gewundenen interzellulären Wege der wasserlöslichen Substanzen bei der Penetration des Stratum corneum bei aktivierter Permeabilität der Hautbarriere.

Lamellenkörper (LK), die inzwischen als Teil eines verzweigten Röhrennetzes ähnlich dem Golgi-Apparat betrachtet werden, wandern im Stratum granulosum (SG) zur Zelloberfläche und geben ihren Inhalt in den Interzellulärraum (IZR) frei. Aus den freigesetzten Lipiden wird eine lamelläre Membran (LM) gebildet.

Abb. 1.4

ganellen wird durch die Aktivierung bestimmter Proteasen, die Proteine, DNA, RNA und Kernmembran rasch abbauen können, vermittelt.

Sobald die Zellen die Außenschichten des Stratum corneum erreichen, werden sie abgestoßen. Ein Keratinozyt verweilt durchschnittlich 2 Wochen im Stratum corneum, bevor er abgeworfen wird (Desquamation). Die Ablösung erfolgt durch den endgültigen Abbau der Korneodesmomen durch Proteasen, die das Desmoglein-1-Protein zerstören.

Von besonderer Bedeutung ist die Keratinisierung bei Verhornungsstörungen. An vielen Hauterkrankungen sind Defekte in einem oder mehreren der für die Keratinisierung entscheidenden Proteine beteiligt. Beispiele dafür sind die Ichthyosis lamellaris, die durch einen Defekt der Transglutaminase I entsteht, und das Vohwinkel-Syndrom (Keratoma palmoplantaris mutilans), das aus einer Mutation des für Loricrin kodierenden Gens mit gestörter Hornhüllenbildung hervorgeht.

Normale Hautflora

Die Haut aller Menschen ist von einer normalen Mikroflora besiedelt. Vermutlich gibt es auf der Hautoberfläche des Menschen mehr Bakterien als Zellen im Körper. Zur normalen Hautflora gehören *Staphylococcus epidermidis*, *Corynebacterium* spp., *Propionibacterium acnes*, *Micrococcus* spp. und *Acetobacter* spp. Demodexmilben sind die einzigen zur normalen Flora gehörenden Parasiten und *Pityrosporum* spp. die einzigen Pilze.

Meist verursachen die zur normalen Hautflora gehörenden Mikroorganismen keine Krankheiten. Sie vermehren sich und halten eine gesunde Population aufrecht und leben in Harmonie mit ihrem Wirt. Die transiente Hautflora wächst hingegen nur unter bestimmten Bedingungen. Transiente Mikroorganismen erzeugen keine langlebigen, gesunden, reproduktiven Populationen und sind daher nicht permanent vorhanden. Einige Beispiele für Mikroorganismen der transienten Hautflora sind *Staphylococcus aureus*, einschließlich methicillinresistenter *S. aureus* (MRSA), *Enterobacter coli*, *Pseudomonas aeruginosa*, *Streptococcus pyogenes* und einige *Bacillus* spp. Die normale und die transiente Flora können unter bestimmten Bedingungen pathogen werden.

Die normale bakterielle Kolonisierung beginnt unmittelbar nach der Geburt. Sobald ein Neugeborenes der Umwelt ausgesetzt ist, wird es sofort mit Bakterien besiedelt. Oft ist *S. epidermidis* die erste Spezies, die häufig bei Neugeborenen nachgewiesen wird.

Die Fähigkeit von Bakterien zur Kolonisierung der menschlichen Haut hängt von zahlreichen Faktoren ab. Die Verfügbarkeit von Nährstoffen, der pH-Wert, die Hydrierung, die Temperatur und die Exposition gegenüber ultravioletten Strahlen tragen dazu bei, dass bestimmte Bakterien ein synergistisches Gleichgewicht erreichen. Die normale Hautflora setzt diese Faktoren zu ihrem Vorteil ein (Wettbewerbsvorteil gegenüber der transienten Flora) und lebt in Symbiose mit der menschlichen Haut.

Unter bestimmten Bedingungen kann die normale Hautflora pathogen werden und zu Hauterkrankungen führen. Durch übermäßiges Wachstum von *Pityrosporum ovale (Malassezia furfur)* entsteht die Pityriasis versicolor, eine ausgesprochen häufige oberflächliche Pilzinfektion, an deren Pathogenese eine warme, feuchte Umgebung beteiligt ist. Die Pityriasis versicolor manifestiert sich mit feinen, schuppenden hyper- oder hypopigmentierten Flecken. Andere *Malassezia* spp. verursachen vermutlich die neonatale zephale Pustulose, die Pityrosporumfollikulitis und die seborrhische Dermatitis.

Das weit verbreitete Hautbakterium *S. epidermidis* ist ein grampositiver Kokke, der unter bestimmten Umständen pathogen werden kann. Begünstigend dafür sind die Gabe immunsuppressiver Medikamente, eine Immunschwäche (z. B. Infektion mit dem Human Immunodeficiency Virus) sowie länger liegende Venenkatheter. *S. epidermidis* erzeugt einen Biofilm auf dem Katheter, der bei Immunschwäche sowie gelegentlich auch bei Immunkompetenz zu einer transienten Bakteriämie und Sepsis führen kann.

Das grampositive *P. acnes* kommt im Follikel-Talgdrüsen-Komplex vor. Diese Bakterien treten in den talgreichen Regionen von Gesicht, Brust und Rücken in hoher Dichte auf und sind die wichtigsten Erreger bei der Pathogenese der Acne vulgaris. Bei Immunschwäche können sie Abszesse auslösen.

Corynebacterium spp. können in feucht-warmer Umgebung die Terminalhaare in Achselhöhle und Leiste überwuchern, sodass es zur Trichobacteriosis axillaris kommt. Die verschiedenen Kolonien dieses Bakteriums erzeugen oberflächlich rote, gelbe oder schwarze Knoten entlang der Schäfte der Terminalhaare. Außerdem verursacht *Corynebacterium* das Keratoma sulcatum, eine oberflächliche Infektion der plantaren äußeren Epidermisschichten.

Die einzigen normalerweise auf menschlicher Haut vorkommenden Parasiten sind Demodexmilben, die in verschiedenen Anteilen der Follikel-Talgdrüsen-Komplex leben. *Demodex brevis* lebt in den Talgdrüsengängen, *Demodex folliculorum* im Infundibulum des Haarfollikels. Demodexmilben verursachen eine Demodexfollikulitis, eine oberflächliche Infektion der Haarfollikel mit Pustelbildung auf den Follikeln.

Bezüglich der pathogenen Potenz ist die transiente Mikroflora der Haut von besonderer Bedeutung. Am besten bekannt ist *S. aureus*, der zu Follikulitiden, Furunkeln, Abszessen und einer bakteriellen Sepsis führen kann und eine wichtige Ursache von Morbidität und Mortalität ist.

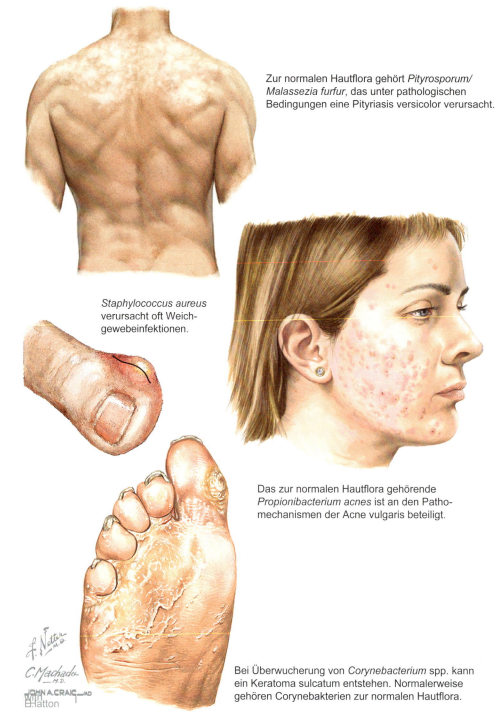

Zur normalen Hautflora gehört *Pityrosporum/Malassezia furfur*, das unter pathologischen Bedingungen eine Pityriasis versicolor verursacht.

Staphylococcus aureus verursacht oft Weichgewebeinfektionen.

Das zur normalen Hautflora gehörende *Propionibacterium acnes* ist an den Pathomechanismen der Acne vulgaris beteiligt.

Bei Überwucherung von *Corynebacterium* spp. kann ein Keratoma sulcatum entstehen. Normalerweise gehören Corynebakterien zur normalen Hautflora.

Abb. 1.5

Vitamin-D-Stoffwechsel

Die Haut spielt eine entscheidende Rolle bei der Produktion von Vitamin D und somit im Kalzium- und Phosphathaushalt. In der Epidermis wird Provitamin D_3 (7-Dehydrocholesterin) durch Interaktion mit ultravioletter B-Strahlung (UVB) in Vitamin D_3 (Cholecalciferol) umgewandelt. Die Keratinozyten in der Epidermis enthalten Enzyme, die Vitamin D_3 in 25-Hydroxyvitamin-D_3 umwandeln. Außerdem kann die Haut 1,25-Dihydroxyvitamin D_3 (Kalzitriol) herstellen. Dieser biologisch aktive Metabolit ist entscheidend für Kalziumstoffwechsel, Knochenstoffwechsel und neuromuskuläre Überleitung und spielt vermutlich eine wichtige Rolle bei der Steuerung des Immunsystems von DNA-Schäden durch UV-Strahlen. Vitamin D_2 (Ergocalciferol) und Vitamin D_3 werden jeweils im Gastrointestinaltrakt resorbiert und oft als Vitamin D bezeichnet.

Sobald die Haut dem Sonnenlicht ausgesetzt ist, produziert sie Vitamin D_3. Die ultraviolette Strahlung, vor allem UVB (290–320 nm), interagiert mit den Keratinozyten, sodass sie Provitamin D_3 (das auch ein wichtiger Vorläufer der Cholesterinproduktion ist) zu Prävitamin D_3 umbauen. Prävitamin D_3 wird über eine spontane endotherme Reaktion weiter zu Vitamin D_3 umgebaut. Das in der Haut produzierte Vitamin D_3 kann lokal wirken oder in den Blutkreislauf aufgenommen werden, wo es dann gemeinsam mit dem aus der Nahrung aufgenommenen Vitamin D_3 vorliegt. Ein erhöhter Serumspiegel von Vitamin D_3 erhöht die Kalzium- und Phosphatabsorption im gesamten Gastrointestinaltrakt, erhöht die Mobilisierung von Kalzium aus den Knochenspeichern und verstärkt die Freisetzung von Parathormon (PTH), das den Serumspiegel von Phosphat senkt.

Das früheste Zeichen des *Vitamin-D-Mangels* ist eine oft leichte und vorübergehende Abnahme des Serumkalziumspiegels. Aufgrund dieser Abnahme setzt die Hypophyse Parathormon frei, das die Osteoklastenaktivität und die renale Kalziumreabsorption erhöht und die renale Phosphatretention senkt. Durch die Zunahme der Osteoklastenaktivität steigt auch der Serumkalziumspiegel. Der Vitamin-D-Mangel manifestiert sich durch einen normalen Kalziumspiegel, einen erhöhten Parathormonspiegel und einen reduzierten Phosphatspiegel im Serum.

Die Vitamin-D_3-Synthese der Haut hängt von der Einwirkung von UVB-Strahlung ab. Sonnenschutzmittel, Kleidung und Glas blockieren die UVB-Strahlung und reduzieren die lokale Produktion von Vitamin D_3 in der Haut. Zu den immunologischen Funktionen von 1,25-Vitamin D_3 gehört die Steuerung der Reifung der dendritischen Zellen, der Monozyten und der T-Lymphozyten. Vitamin D und seine Analoga hemmen vermutlich die Proliferation und lösen die Apoptose der Tumorzellen aus. Da der Vitamin-D-Rezeptor (VDR) mit dem Retinoid-X-Rezeptor (RXR) und anderen Retinoidrezeptoren Heterodimere bildet, ist schlussendlich die Kombination von Vitamin-D- und Vitamin-A-Analoga für die immunologischen Effekte dieser beiden Vitamine verantwortlich.

Die *Rachitis* entsteht in der Kindheit durch einen schweren Vitamin-D-Mangel. Im 21. Jahrhundert ist sie in den Industrienationen eher selten, kommt aber noch oft in den Entwicklungsländern vor. Beim Erwachsenen manifestiert sich der Vitamin-D-Mangel meist als *Osteomalazie*, die weltweit auftritt. Der Mangel reduziert die Knochenmineralisierung und kann zu Osteopenie und Osteoporose führen. Der Normalspiegel von Vitamin D im Serum wird mit 35–200 nmol/l angegeben.

Der Vitamin-D-Rezeptor gehört zur Familie der Kernrezeptoren. 1,25-Vitamin D_3 tritt in die Zelle ein, bindet im Zytoplasma an den Rezeptor und tritt dann in den Zellkern ein. Dort interagiert der Komplex mit der zellulären DNA durch Bindung an Regulationsstellen, sodass Vitamin D_3 und der Vitamin-D-Rezeptor die Gentranskription verändern. Außerdem bildet der VDR Heterodimere mit anderen Kernrezeptoren, allen voran dem RXR. Die Signalgebung des VDR erfolgt überwiegend durch diese heterodimere Form.

Vitamin D ist ein fettlösliches Vitamin, das in vielen Nahrungsmitteln, wie Lebertran, vielen Fischen, Eigelb und Leber, vorkommt. Weitaus häufiger wird Vitamin D der Nahrung künstlich zugesetzt, z. B. in Milch, Broten und Cerealien. Orale Vitamin-D-Präparate sind frei verkäuflich und werden gut vertragen.

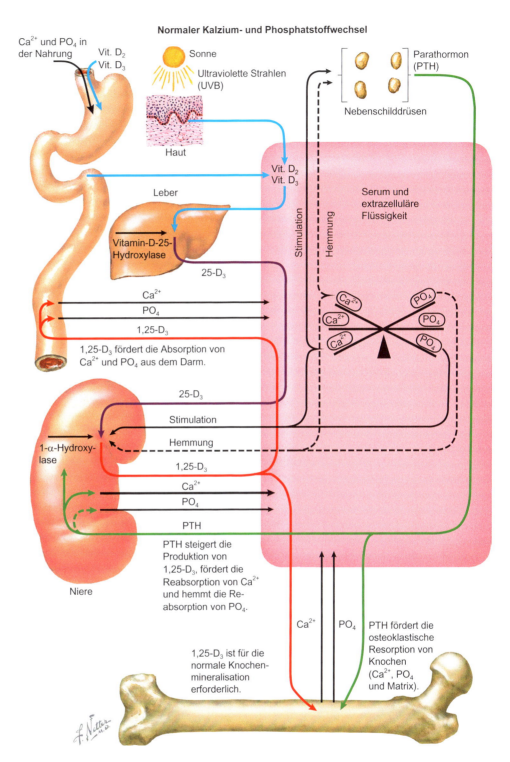

Abb. 1.6

Fotobiologie

Die Haut interagiert täglich mit irgendeiner Form von Licht. Der am weitesten verbreitete und physiologisch relevante Anteil des Lichtspektrums ist die ultraviolette (UV) Strahlung (200–400 nm). Die Ozonschicht verhindert, dass UVC-Strahlung (200–280 nm) die Erdoberfläche erreicht, sodass zum physiologisch relevanten Bereich nur UVB- (280–320 nm) und UVA-Strahlung (320–400 nm) gehören. *UVB-Strahlen* sind 1.000-mal potenter als UVA-Strahlen, werden von der Epidermis absorbiert und sind für den Sonnenbrand verantwortlich. Vermutlich sind 300 nm die potenteste Wellenlänge zur Herstellung von DNA-Fotoprodukten. Das Erythem tritt 2–6 Stunden nach UVB-Exposition auf und erreicht sein Maximum nach 10 Stunden.

Das *UVA-Spektrum* wird unterteilt in UVA II (320–340 nm) und UVA I (340–400 nm). UVA-II-Strahlen führen zur vorübergehenden Sofortpigmentierung. Sie veranlassen die Melanozyten zur Freisetzung bereits gebildeter Melanosomen, sodass die Hautpigmentierung leicht zunimmt, aber innerhalb eines Tages wieder abnimmt. UVA-I-Strahlen führen zur länger anhaltenden, aber etwas verzögert auftretenden Pigmentierung. Die Wirkungen des sichtbaren Lichts auf die Haut werden auch weiterhin untersucht und definiert.

Neben der Sonne produzieren auch künstliche Quellen UV-Strahlung. Eine umfassende Anamnese sollte auch die berufliche und andere Tätigkeiten mit Exposition erfassen. Schweißer sind oft UVC-Strahlen ausgesetzt und können bei unzureichendem Schutz schwere Verbrennung von Haut und Kornea entwickeln.

UV-Strahlen interagieren in vielfacher Weise mit der Haut. Die wichtigste Interaktion besteht zwischen UV-Strahlen (vor allem UVB) und der DNA von Keratinozyten. Da UVB-Strahlung nur begrenzt in die Epidermis eindringen kann, wirkt sie nur auf Keratinozyten, Melanozyten und Langerhans-Zellen. Die Photonen des UV-Lichts interagieren mit der zellulären DNA, sodass einige spezifische und unspezifische Effekte auftreten. Diese Interaktionen können zu DNA-Fotoprodukten führen, die zwischen benachbarten Pyrimidinnukleosidbasen auf einem DNA-Strang gebildet werden. Die häufigsten Fotoprodukte sind Zyklobutanpyrimidindimere und das Pyrimidin-Pyrimidon-6,4-Fotoprodukt. Die weit verbreitete Zyklobutanpyrimidindimermutation ist hochspezifisch für UV-Schäden. Diese Fotoprodukte reduzieren die DNA-Replikation und führen zur Mutagenese und schließlich Kanzerogenese.

Der Zellkern besitzt eine gute Ausstattung, um DNA-Schäden durch Fotoprodukte zu beheben. Die DNA wird ständig von zahlreichen Reparaturproteinen überwacht. Sobald ein Fotoprodukt entdeckt wird, wird der DNA-Reparaturmechanismus ausgelöst. Es sind mindestens 7 Proteine bekannt, die am Erkennen und Entfernen des Schadens sowie an der Reparatur des DNA-Strangs beteiligt sind. Diese 7 Proteine wurden nach Studien an zahlreichen Patienten mit erhöhter Lichtempfindlichkeit, Xeroderma pigmentosum, als XPA bis XPG bezeichnet. Jedes ist für einen bestimmten Abschnitt des DNA-Reparaturmechanismus verantwortlich und Defekte in jedem dieser XP-Proteine führen zu einem anderen Phänotyp von Xeroderma pigmentosum. Patienten mit Xeroderma pigmentosum

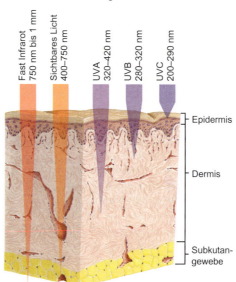

Vergleich der Eindringtiefe von Strahlung unterschiedlicher Wellenlänge in die menschliche Haut

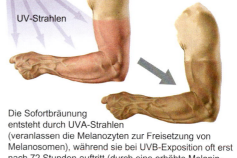

Beginn und Dauer von Erythem und Bräunung hängen von der Wellenlänge ab. UVA führt zu einem vorübergehenden Erythem. Das Erythem durch UVB entwickelt sich nach 6–24 Stunden und bleibt länger bestehen.

Die Sofortbräunung entsteht durch UVA-Strahlen (veranlassen die Melanozyten zur Freisetzung von Melanosomen), während sie bei UVB-Exposition oft erst nach 72 Stunden auftritt (durch eine erhöhte Melaninproduktion).

Nukleotidexzisionsreparatur (NER). Ein wichtiger DNA-Reparaturmechanismus eukaryotischer Zellen zur Beseitigung von DNA-Läsionen z.B. durch UV-Strahlung, wie das Thymin-Thymin-Dimer oder die am häufigsten auftretende Zyklobutanpyrimidindimermutation. Die NER läuft in folgenden Schritten ab:

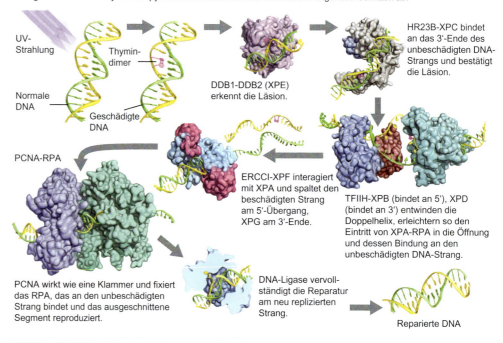

XP (XPA, XPB, XPC ...) = Xeroderma pigmentosum (A, B, C ...), **HR23B** oder **hHRD23B** = human Homologue of Yeast Rad23, **DDB** = Damaged DNA-binding Protein, **TFIIH** = Transkriptionsfaktor iih, **PCNA** = Proliferating Cell Nuclear Antigen, **RPA** = Replikationsprotein A, **ERCC** = Exzision Repair Cross-complementing

Abb. 1.7

entwickeln bereits im jungen Alter zahlreiche Hautkrebserkrankungen.

Auch intrazelluläre Proteine können durch UV-Strahlen geschädigt werden; so werden die Aminosäuren Histidin und Cystein sehr oft nach UV-Einwirkung oxidiert. Auch Melaninpigment absorbiert UV-Strahlen und ist eine der wichtigsten Verteidigungsstrategien der Haut gegen Schäden durch UV-Strahlung. Die Absorption der UV-Strahlen durch Zellmembranen, Organellen, RNA und andere Komponenten der lebenden Zelle kann zu oxidativem Stress und Zellschäden führen.

Nach Exposition gegenüber UV-Strahlung erhöht die Haut die Melaninproduktion und dadurch den Lichtschutz. Zur zusätzlichen Neutralisierung der schädigenden Effekte von UV-Strahlen an der Haut wurden viele organische und anorganische Substanzen eingesetzt. Die wichtigsten Schutzmechanismen sind Absorption, Reflexion und physikalische Blockade.

Wundheilung

Die Wundheilung ist ein komplexer Prozess, an dem eine festgelegte Abfolge von Interaktionen zwischen zahlreichen Zellarten und Gewebestrukturen beteiligt sind. Die Wundheilung besteht aus drei klassischen Phasen: Entzündung, Gewebeneubildung und Matrixbildung sowie Remodeling. In jeder dieser Phasen spielt eine andere Zellart die Hauptrolle.

Unmittelbar nach der Beschädigung der Hautbarriere wird eine Kaskade von Entzündungsmediatoren freigesetzt und die Wundheilung beginnt. Durch die Unterbrechung der dermalen Blutgefäße tritt Blut in das Gewebe aus, anschließend kommt es zur sofortigen Vasokonstriktion. Die Thrombozyten beginnen mit der Gerinnselbildung und leiten die erste Entzündungsphase ein. Das frühe Blutgerinnsel bildet die Grundlage für die Migration weiterer Zellen in den Wundbereich. In dieser initialen Phase werden viele Entzündungsmediatoren freigesetzt. Nach dem Erzielen der Hämostase geben die Thrombozyten den Inhalt ihrer Alpha-Granula in den Extravasalraum ab. Die Alpha-Granula enthalten Fibrinogen, Fibronektin, Von-Willebrand-Faktor, Faktor VIII und viele andere Proteine. Fibrinogen wird zu Fibrin umgewandelt, das zur Bildung des Fibringerinnsels beiträgt. Außerdem spielen die Thrombozyten eine wichtige Rolle bei der Freisetzung von Wachstumsfaktoren und Proteasen. Der bekannteste davon ist der Platelet-Derived Growth Factor (PDGF), der an der Bildung des Granulationsgewebes beteiligt ist.

Gegen Ende der Entzündungsphase tauchen erstmals Leukozyten, überwiegend Neutrophile, auf. Sie werden durch verschiedene Zytokine in den Bereich gelockt, binden an das aktivierte Gefäßendothel und gelangen durch die sogenannte Diapedese in den Extravasalraum. Diese ersteintreffenden Neutrophile rekrutieren weitere Neutrophile und beginnen mit der Abtötung von Bakterien durch ihr internes Myeloperoxidasesystem. Durch die Erzeugung freier Radikale können Neutrophile sehr viele Bakterien abtöten. Die Neutrophile sind nur wenige Tage aktiv, sofern die Wunde nicht mit Bakterien kontaminiert ist. Sobald sie die Wunde von Bakterien und anderen Fremdpartikeln gereinigt haben, werden Monozyten in die Wunde rekrutiert und zu Makrophagen aktiviert, welche die Wunde von Neutrophilen sowie von zellulärem und bakteriellem Debris befreien. Makrophagen können Stickoxid produzieren, das Bakterien abtöten kann und die Virusreplikation reduziert. Außerdem geben sie verschiedene Zytokine ab, wie PDGF, Interleukin 6 und Granulozytenkolonie-stimulierenden Faktor (G-CSF), die noch mehr Monozyten und Fibroblasten in die Wunde locken und rekrutieren.

Zu diesem Zeitpunkt hat auch die Gewebeneubildung, die proliferative Phase der Wundheilung, begonnen, die üblicherweise am 3. Tag nach der Verletzung einsetzt und nach etwa 14 Tagen abgeschlossen ist. Sie geht mit einer Reepithelialisierung und der Bildung von Granulationsgewebe einher. Die Reepithelialisierung erfolgt durch das langsame Einwandern von Epithelzellen vom freien Wundrand in die Wunde. Diese basalen Keratinozyten entstehen vermutlich durch die niedrige Kalziumkonzentration in der Wunde aus den normalen Keratinozyten. PDGF ist ein wichtiges Stimulanz der Keratinozyten und

Heilung einer genähten Schnittwunde der Haut

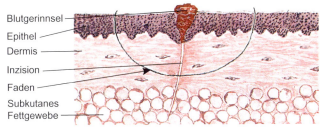

Unmittelbar nach der Inzision
In der Wunde bildet sich ein Blutgerinnsel mit einem feinen Fibrinnetz. An den Wundrändern verdickt sich das Epithel.

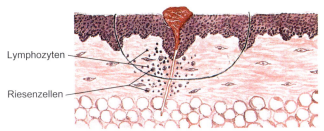

24–48 Stunden
Das Epithel beginnt entlang der Schnittränder und des Fadengangs in die Tiefe zu wachsen. Es tritt ein Leukozyteninfiltrat auf, das überwiegend aus Rundzellen (Lymphozyten) und wenigen Riesenzellen besteht und Bakterien und nekrotisches Gewebe entfernt.

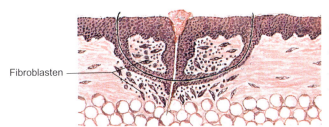

5–8 Tage
Fortschreitendes Epithelwachstum in die Tiefe. Aus tieferen Geweben wachsen Fibroblasten ein und geben Kollagenvorläufer und Glykoproteine in die Matrix ab. Die Zellinfiltration nimmt weiter zu.

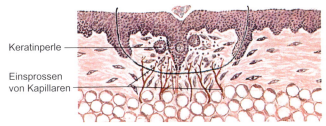

10–15 Tage
Vom Subkutangewebe aus sprossen Kapillaren ein und bilden Granulationsgewebe. Die Inzision wird vom Epithel überbrückt; das in die Tiefe gewachsene Epithel zieht sich bis auf einige Keratinperlen zurück. Das fibrosierte Gerinnsel (Schorf) wird nach außen geschoben. Die Kollagenbildung schreitet fort und das Zellinfiltrat verschwindet allmählich.

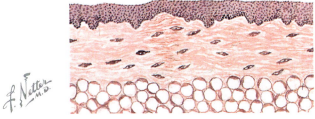

3 Wochen–9 Monate
Das Epithel ist dünner und fast wieder normal. Der Zugwiderstand des Gewebes ist durch die Produktion und Vernetzung der Kollagenfasern erhöht; die elastischen Fasern werden später repariert.

Abb. 1.8

z. T. für deren Wanderung über die Wunde verantwortlich. Die wandernden Keratinozyten enthalten die Keratinpaare 5,14 und 6,16. Sie sezernieren Vascular Endothelial Growth Factor, der die Bildung dermaler Blutgefäße fördert. Während der Keratinozytenmigration synthetisieren die darunterliegenden Fibroblasten eine Strukturmatrix, die überwiegend aus Typ-III-Kollagen und einigen Proteoglykanen besteht. Einige der Fibroblasten werden von PDGF und Tumor Growth Factor-β1 in Myofibroblasten umgewandelt. Diese Myofibroblasten sind wichtig, da sie zur Kontraktur der Wunde führen und dadurch deren Oberfläche verkleinern.

Die Schlussphase der Wundheilung umfasst die Narbenreifung und das Gewebe-Remodeling. Diese Phase überschneidet sich mit den ersten beiden Phasen; sie beginnt vermutlich mit der Bildung des Granulationsgewebes. Diese Phase dauert mehrere Monate und ist beendet, wenn der Großteil von Kollagen III und Fibronektin durch reifes Typ-I-Kollagen ersetzt sind. In der endgültigen Narbe verlaufen die Kollagenfasern in großen Bündeln senkrecht zur Basalmembran. Die Narbe besitzt nur 80 % der Zugfestigkeit der unverletzten Haut.

Effloreszenzen

Als allererstes muss ein Student der Dermatologie lernen, wie Hautveränderungen korrekt beschrieben werden. Die Hautmorphologie wurde im Laufe der Jahre gut beschrieben und ist die Grundlage aller Besprechungen von Hauterkrankungen. Bevor Differenzialdiagnosen abgewogen werden können, müssen die Läsionen korrekt beschrieben werden. Sobald z. B. festgestellt wurde, dass ein Exanthem makulös ist, lassen sich alle blasenbildenden und nodulären Exantheme von vornherein ausschließen. Um die Dermatologie fest in den Griff zu bekommen, müssen Morphologie und Beschreibung sitzen. Nachfolgend werden die häufigsten Läsionsbegriffe des dermatologischen Lexikons besprochen.

Man unterscheidet primäre und sekundäre Effloreszenzen und Exantheme. Primäre Effloreszenzen sind Maculae, Papeln, Komedonen, Flecken, Plaques, Noduli, Tumoren, Quaddeln, Bläschen, Blasen und Pusteln. Sekundäre Effloreszenzen lassen sich am besten als Schuppen, Krusten, Erosionen, Exkoriationen, Ulzerationen, Fissuren, Narben, Lichenifikation und Gänge beschreiben.

Zur besseren Beschreibung der Bezeichnungen der primären und sekundären Effloreszenzen, zur Erleichterung der Differenzialdiagnostik und zur Diagnosesicherung werden viele Adjektive verwendet. Besonders wichtig ist die Farbe, die grundsätzlich bei jeder Hautläsion angegeben wird. So würde die gute Beschreibung eines Melanoms unter Berücksichtigung von Farbe, Größe, Umrandung und Primärmorphologie lauten: „schwarze, unregelmäßig umrandete Macula mit zentralem Nodulus".

Andere beschreibende Begriffe, die oft in der Dermatologie verwendet werden, betreffen die Konfiguration der Läsionen, wie linear oder anulär. Auch Wörter wie girlandenförmig, polyzyklisch, nummulär und aggregiert werden häufig verwendet. Manche Exantheme folgen bestimmten Hautlinien, meist den Langer-Linien (Hautspaltlinien) und Blaschko-Linien (embryologische Spaltungslinien).

Auch die Verteilung von Effloreszenzen ist wichtig, weil manche Hauterkrankungen bevorzugt in bestimmten Körperbereichen auftreten. Ein klassisches Beispiel ist Akne, die typischerweise Gesicht, oberen Rücken und Brust befällt. Bei einem Exanthem von Händen oder Füßen wäre Akne somit als Differenzialdiagnose von vornherein ausgeschlossen.

Primäre Effloreszenzen Eine *Macula* ist in der Regel ein gut abgegrenzter, flacher Hautbereich mit einer bestimmten Farbveränderung. Sie kann regelmäßig oder unregelmäßig begrenzt sein. Maculae sind nicht erhaben und grundsätzlich nicht tastbar. Makuläre Läsionen finden sich z. B. bei Vitiligo.

Eine *Papel* ist eine gut abgegrenzte, kleine (Durchmesser < 5 mm) Hauterhebung unterschiedlicher Farbe. Papeln sind solide und dürfen nicht mit Bläschen verwechselt werden. Sie sind flach oder eingedellt und weich oder fest. Ein Beispiel für eine eingedellte Papel sind die Läsionen bei Molluscum contagiosum.

Komedonen kommen bei Akne und einigen selteneren Krankheiten vor. Sie können offen oder geschlossen sein. Offene Komedonen werden auch als Mitesser bezeichnet. Jeder Komedo entspricht einem dilatierten follikulären Infundibulum mit Ansammlung von oxidiertem Keratin. Geschlossene Komedonen imponieren als feine weiße Pa-

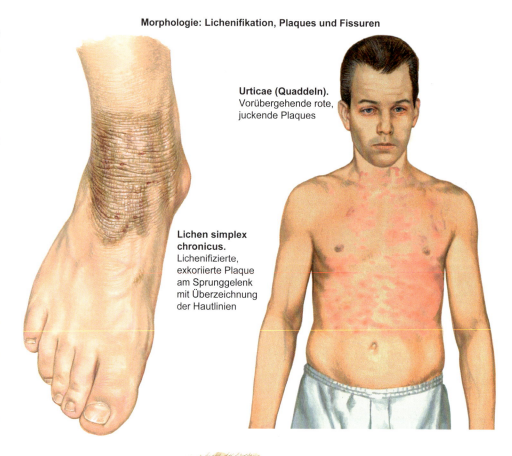

Morphologie: Lichenifikation, Plaques und Fissuren

Urticae (Quaddeln). Vorübergehende rote, juckende Plaques

Lichen simplex chronicus. Lichenifizierte, exkoriierte Plaque am Sprunggelenk mit Überzeichnung der Hautlinien

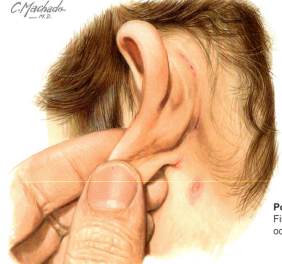

Postaurikuläre Fissuren. Fissuren sind lineare, schmale Erosionen oder Ulzera entlang der Hautlinien.

Abb. 1.9

peln und entstehen, wenn das Follikelepithel verklebt und dadurch die Follikelöffnung verschließt.

Das Wort *Fleck* wird gelegentlich zur Beschreibung einer großen Macula verwendet. Präziser handelt es sich um einen nicht erhabenen Hautbereich mit Oberflächenveränderungen, wie Schuppen oder Krusten. Ein Beispiel dafür ist die Tinea corporis.

Eine *Plaque* ist eine gut abgegrenzte Läsion mit plateauartiger Anhebung und einem Durchmesser von in der Regel > 5 mm. Außerdem werden damit konfluierende Papeln beschrieben. Die Psoriasis geht z. B. mit Plaques einher.

Ein *Nodulus* ist eine dermale oder subkutane Raumforderung, deren Breite in der Regel ihre Höhe übersteigt. Oberflächenveränderungen sind möglich. Es besteht allgemeine Übereinkunft darüber, dass Noduli normalerweise einen Durchmesser > 1 cm haben und weitaus größer werden können.

(Fortsetzung)

Ein *Tumor* besitzt im Allgemeinen einen Durchmesser > 2 cm. Der Begriff sollte möglichst nur für maligne Neoplasien verwendet werden. Die Begriffe *Tumor* und *Nodulus* werden manchmal synonym verwendet, was zu Verwirrung führen kann. Tumoren können über das Hautniveau erhaben sein, vollständig in der Epidermis liegen oder als intradermale oder subkutane Raumforderungen imponieren. Aufgrund ihrer Malignität nekrotisieren Tumoren oft. Ein typisches Beispiel für einen Hauttumor findet sich bei Mycosis fungoides.

Quaddeln werden auch als Urticae bezeichnet. Diese Begriffe beschreiben flüchtige, livide, juckende Plaques, die spontan auftreten und innerhalb von 24 Stunden wieder verschwinden. Meist gehen sie mit einem ausgeprägten Juckreiz einher. Oft besteht gleichzeitig Dermatographismus.

Die Läsionen der häufigen blasenbildenden Krankheiten sind *Bläschen* (Vesiculae) oder *Blasen* (Bullae). Ein Bläschen ist eine flüssigkeitsgefüllte Erhebung mit einem Durchmesser < 1 cm. Eine Blase ist ein flüssigkeitsgefüllter epidermaler Hohlraum mit einem Durchmesser > 1 cm. Beide enthalten oft seröse Flüssigkeit, können aber auch mit eitrigem Exsudat oder einem hämorrhagischen Infiltrat gefüllt sein. Die Blasen werden oft als schlaff oder fest und intakt beschrieben.

Pusteln sind kleine Erhebungen in der Epidermis, die mit neutrophilem Debris gefüllt sind. Das pustuläre Infiltrat kann steril oder infektiös sein. Ein Beispiel für eine sterile Pustel sind die Läsionen bei Psoriasis pustulosa; infektiöse Pusteln finden sich bei Follikulitis.

Sekundäre Effloreszenzen Sie sind im dermatologischen Alltag häufig und bei der Beschreibung von Hautläsionen und Exanthemen von besonderer Bedeutung. Als *Schuppe* (Squama) werden sich abschilfernde Keratinozyten bezeichnet, die sich in solcher Menge angesammelt haben, dass es zu einer sichtbaren Oberflächenveränderung der Haut gekommen ist. Normalerweise werden täglich Keratinozyten abgeschilfert, sodass sich immer eine kleine Menge an Schuppen auf der menschlichen Haut findet. Die Ansammlung größerer Mengen kann als Schuppe bezeichnet werden. Schuppen müssen von Krusten abgegrenzt werden. Eine *Kruste* entsteht durch das Trocknen von Blut, Serum oder Eiterdrainage. Häufig wird eine Kruste als Schorf bezeichnet.

Exkoriationen entstehen durch wiederholtes Kratzen. Sie sind meist linear, können aber bizarre Formen haben.

Erosionen finden sich bei vielen Hautkrankheiten, meist bei oberflächlichen blasenbildenden Erkrankungen, bei denen die oberen Schichten der Epidermis entfernt wurden, sodass flache, denudierte Erosionen zurückbleiben. Erosionen sind Unterbrechungen der Epidermis. Im Gegensatz dazu ist das *Ulkus* eine Hautunterbrechung, die bis in Dermis oder Subkutangewebe oder in schweren Fällen bis in die Muskulatur reicht. *Fissuren* finden sich oft palmoplantar. Dabei handelt es sich um Vollschichtunterbrechungen der Epidermis entlang der Hautlinien. Fissuren sind sehr scharf begrenzt und in der Regel nur wenige Zentimeter lang.

Morphologie: Maculae, Flecken und vesikuläre Pusteln

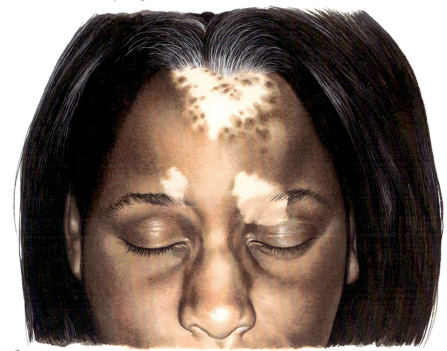

Vitiligo. Depigmentierte Maculae

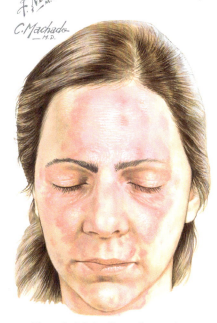

Tinea faciei. Anuläre, schuppende Flecken mit randbetonter Schuppung

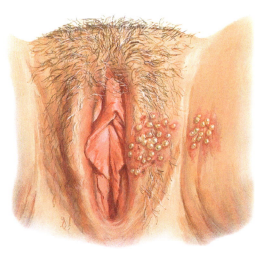

Herpes simplex genitalis. Schmerzhafte vesikuläre Pusteln auf gerötetem Untergrund

Abb. 1.10

Eine *Narbe* bezeichnet eine abgeheilte Wunde oder einen Entzündungsprozess im Endstadium in Epidermis und Dermis, meist in einem linearen oder geografischen Muster. Frische Narben sind in der Regel livide bis rot. Im Laufe der Zeit flachen sie ab und werden blasser.

Eine *Lichenifikation* entsteht bei chronischer Hautreizung durch Scheuern, wodurch die Hautlinien prominent und dick werden. Ein klassisches Beispiel für eine Lichenifikation ist der Lichen simplex.

Gänge sind feine, unregelmäßig geschlängelte oder lineare Schuppen, die oft an einem Ende einen winzigen schwarzen Punkt besitzen. Sie sind pathognomonisch für die Skabies; der winzige schwarze Punkt ist die Krätzmilbe.

KAPITEL 2

Benigne Tumoren

Fibroma molle

Das Fibroma molle ist besser bekannt als weiches Fibrom oder Hautanhängsel. Es kommt weltweit bei allen Menschen vor. Vermutlich besitzt jeder Erwachsener irgendwo am Körper an der Hautoberfläche ein weiches Fibrom. Zwar treten Hautanhängsel gelegentlich syndromal auf, überwiegend sind sie aber klinisch irrelevant und werden ignoriert.

Klinisches Bild: Weiche Fibrome finden sich bei allen Erwachsenen unabhängig von Geschlecht und Alter. Sie sind benigne und besitzen keinerlei malignes Potenzial. Häufig befinden sie sich in den Axillen, am Hals, in der Leiste und an den Augenlidern, seltener auch an anderen Stellen. Bei Kindern sind weiche Fibrome äußerst selten und sollten biopsiert werden, um ein Basalzellkarzinom und ein Gorlin-Goltz-Syndrom, das durchaus bei Kindern auftreten kann und dann Ähnlichkeit mit Hautanhängseln hat, auszuschließen.

Die meisten weichen Fibrome sind winzig klein mit einer Länge von 1–1,5 mm und hautfarben bis leicht hyperpigmentiert. Es handelt sich um gestielte Papeln, die als Hautausstülpungen imponieren. Sie sind weich und nicht schmerzhaft. Gelegentlich finden sich größere weiche Fibrome mit verdicktem oder ohne Stiel. Sie können bis 1–1,5 cm lang werden und eine Basis von 5 mm erreichen. Oft sind mehrere weiche Fibrome vorhanden, manchmal sogar Hunderte.

Gelegentlich kann ein weiches Fibrom schmerzhaft und nekrotisch sein. Ursache ist meist ein Trauma durch Drehen oder Ziehen am Fibrom mit Unterbrechung der Durchblutung und nachfolgender Nekrose. In diesen Fällen sollte es entfernt werden. Bei untypischem Erscheinungsbild und/oder Anamnese sollte eine pathologische Untersuchung erfolgen.

Es gibt zahlreiche Untersuchungen mit widersprüchlichen Ergebnissen über die Zusammenhänge zwischen weichen Fibromen und medizinischen Grunderkrankungen. Bei multiplen Fibromen besteht ein höheres Risiko für eine Glukoseintoleranz, einige Studien wiesen sogar ein erhöhtes Risiko für Kolonpolypen nach, was jedoch noch Gegenstand der Diskussion ist.

Pathogenese: Weiche Fibrome entstehen vermutlich durch eine fokale übermäßige Vermehrung der Fibroblasten in der Dermis. Da sie eventuell während Schwangerschaften häufiger sind und vermehrt bei Übergewicht auftreten, wurde vielfach Insulin-Like-Growth-Faktor-1 als Auslöser der Fibrombildung verdächtigt. Der auslösende Faktor ist noch unzureichend verstanden.

Histologie: Die darüberliegende Epidermis ist meist normal. Die Fibropapillome sind Auswüchse der Haut. Die Dermis imponiert normal und es besteht allenfalls ein geringfügiges entzündliches Infiltrat. Thrombosierte oder strangulierte Fibropapillome weisen eine Nekrose von Dermis und Epidermis sowie eine Thrombose ihrer oberflächlichen Blutgefäße auf. Es finden sich keine Atypien.

Behandlung: Diese außerordentlichen häufigen Hauttumoren müssen nicht behandelt werden. Sie werden bei der Untersuchung in der Regel ignoriert und nicht dokumentiert. Die seltenen strangulierten oder thrombosierten weichen Fibrome lassen sich nach Lokalanästhesie leicht mit Spezialschere und Pinzette entfernen. Zur Entfernung aus kosmetischen Gründen wird die Haut mit Alkohol oder Chlorhexidin gereinigt und die weichen Fibrome mit Pinzette und Scherenschlag entfernt. Die anschließende oberflächliche Blutstillung erfolgt durch die Applikation von Aluminiumchlorid.

Das Screening von Patienten mit weichen Fibromen auf Störungen des Glukosestoffwechsels oder auf Kolonpolypen wird kontrovers beurteilt, sollte aber bei zusätzlich darauf hinweisenden Befunden oder anamnestischen Angaben erfolgen.

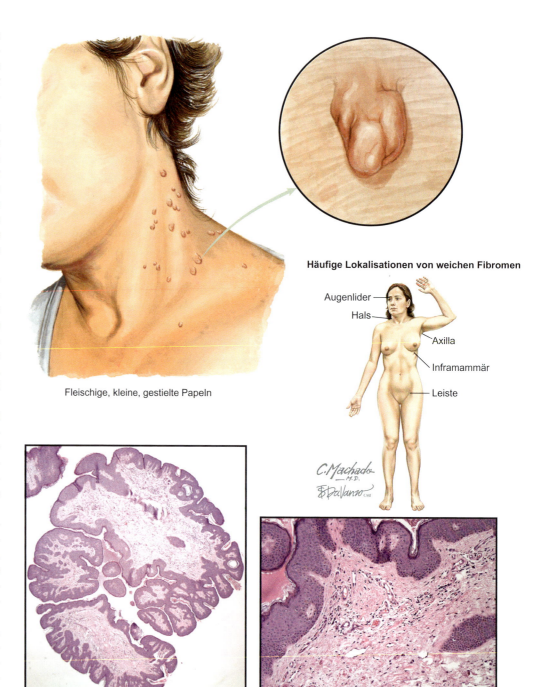

Fleischige, kleine, gestielte Papeln

Häufige Lokalisationen von weichen Fibromen
Augenlider – Hals – Axilla – Inframammär – Leiste

Schwache Vergrößerung. Horizontalschnitt durch ein weiches Fibrom. Es wirkt symmetrisch mit vielen kleinen dermalen Kapillaren, die von Kollagenbündeln umgeben sind.

Starke Vergrößerung. Über einer vaskularisierten Dermis mit reichlich Kollagen liegt eine leicht akanthotische Epidermis.

Abb. 2.1

Becker-Nävus

Becker-Nävi treten meist bei präpubertären Jungen auf der Schulter oder am Schultergürtel auf. Diese recht häufige benigne Veränderung betrifft bis zu 0,5 % der männlichen Population. Bei Frauen ist sie seltener. Becker-Nävi sind erworbene Nävi. Sie treten häufig bei unter 10-Jährigen auf. Der Becker-Nävus ist ein glattmuskuläres Hamartom. Es enthält keine melanozytären Näviszellen und ist kein Näviszellnävus. Benannt ist es nach seinem Erstbeschreiber, dem Dermatologen Samuel Becker.

Klinisches Bild: Becker-Nävi sind zunächst schlecht abgegrenzte, leicht hyperpigmentierte Maculae des Schultergürtels. Im Laufe der Zeit (durchschnittlich 1 Jahr) entwickelt der hyperpigmentierte Bereich die typische Hypertrichose. Becker-Nävi können überall am menschlichen Körper auftreten, häufig finden sie sich jedoch auf den Schultern, der Brust oder dem oberen Rücken. Die Hypertrichose ist auf den hyperpigmentierten Bereich begrenzt. Klinische Relevanz erlangt der Becker-Nävus durch seine Abgrenzung gegenüber großen kongenitalen Nävi und Café-au-lait-Flecke. Becker-Nävi erhöhen nicht das Risiko für das maligne Melanom und gehen nur selten mit Grunderkrankungen einher. Die häufigste begleitende Veränderung ist eine unilaterale Mammahypoplasie, die nur von geringer klinischer Relevanz ist. Selten besteht eine Hypoplasie von Knochen und Weichgeweben unbekannter Ursache. Differenzialdiagnosen sind der kongenitale Riesennävus und ein Café-au-lait-Fleck. Diese beiden Veränderungen lassen sich recht leicht vom Becker-Nävus unterscheiden, da sie beide in der Regel seit der Geburt oder kurz danach vorhanden sind, während der Becker-Nävus meist im Alter von etwa 10 Jahren auftritt.

Die Diagnose erfolgt normalerweise klinisch, bei ungewöhnlicher anatomischer Lage kann eine Diagnosesicherung mittels Hautbiopsie, am besten in Form einer Stanzbiopsie, erforderlich sein.

Histologie: Das Biopsat zeigt ein glattmuskuläres Hamartom. In der Dermis finden sich zahlreiche Bündel glatter Muskulatur. Das Verhältnis von Terminalhaaren zu Vellushaaren ist erhöht und es fehlen die Zellen eines Näviszellnävus. Die Hyperpigmentierung ist Folge einer vermehrten Pigmentbildung in den Melanozyten des Stratum basale, wobei die Anzahl der Melanozyten konstant bleibt. Außerdem bestehen eine unterschiedlich starke Akanthose und Hyperkeratose.

Pathogenese: Die Pathogenese des Becker-Nävus ist unbekannt. Vermutlich entsteht er durch das Vorhandensein hamartomatöser glatter Muskelzellen in der Dermis. Untersuchungen haben gezeigt, dass das Gewebe in den Becker-Nävi übermäßig viele Androgenrezeptoren aufweist. Möglicherweise interagieren die in der Pubertät erhöhten Androgenspiegel mit den übermäßig vielen Androgenrezeptoren und lösen so die Veränderung aus.

Der Becker-Nävus ist die häufigste dermale Form des ansonsten in der Haut seltenen glattmuskulären Hamartoms. Andere glattmuskuläre Hamartome finden sich meist bei der Geburt oder kurz darauf und manifestieren sich irgendwo am Körper als kleine, fleischfarbene Plaque. Alle glattmuskulären Hamartome weisen irgendwann das Pseudo-Darier-Zeichen auf. Dazu wird das Hamartom vorsichtig gerieben; bei glattmuskulärer Aktivität faszikuliert

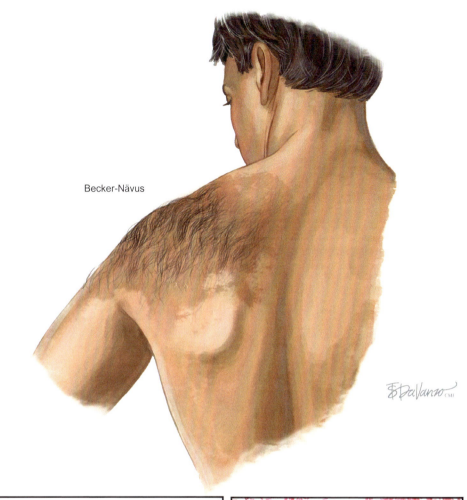

Becker-Nävus

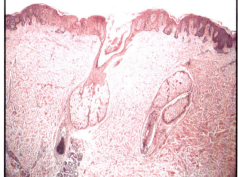
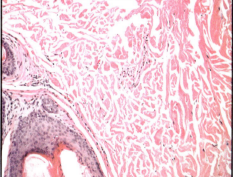

Schwache Vergrößerung. Becker-Nävus. Leichte Akanthose mit Hyperpigmentierung der Basalzellschicht und prominenten Talgdrüsen.

Starke Vergrößerung. Becker-Nävus. Die prominenten Drüsen sind von Kollagenbündeln umgeben.

Abb. 2.2

es oder es entsteht eine Quaddel. Ursache ist nicht etwa die Freisetzung von Histamin, sondern eine neural vermittelte Kontraktion des darunter befindlichen hamartomatösen glattmuskulären Gewebes.

Behandlung: Es ist keine Therapie erforderlich. Bei operativer Exzision bleibt eine entstellende Narbe zurück, sofern der Nävus nicht außergewöhnlich klein ist. Die Hypertrichose lässt sich aus kosmetischen Gründen auf vielfache Weise, wie Laserung, Rasur und Elektrolyse, behandeln. Die meisten Patienten wünschen jedoch keine Behandlung.

Dermatofibrom (Histiozytom)

Dermatofibrome oder Histiozytome gehören zu den häufigsten benignen Hauttumoren. Sie treten meist an den Extremitäten, vorzugsweise an den Beinen, auf. Es ist weiterhin unklar, ob es sich um eine echte Neoplasie oder um eine entzündliche Reaktion handelt.

Klinisches Bild: Dermatofibrome kommen ohne ethnische Prädilektion ausschließlich bei Erwachsenen und etwas häufiger bei Frauen als bei Männern vor und erreichen einen Durchmesser von 2 mm bis 2 cm. Sie sind rund oder oval. Meist treten sie einzeln auf, gelegentlich auch multipel. Dermatofibrome sind in der Regel kleine (4–5 mm), feste, rote bis leicht livide Papeln, die beim Zusammendrücken mit zwei Fingern in die Tiefe abtauchen (Pastillenaspekt), wodurch sie sich klinisch gut von anderen Tumoren abgrenzen lassen. Klinisch unterscheidet man viele verschiedene Dermatofibrome. Möglich sind erhabene, kuppelförmige Papeln oder Plaques mit schuppender oder nicht schuppender Oberfläche und mit oder ohne Hyperpigmentierung. Dermatofibrome an den Beinen von Frauen werden oft beim Rasieren verletzt, weswegen die Patientinnen dann beim Arzt vorstellig werden. Häufig sind Dermatofibrome asymptomatisch, selten kann ein leichter Juckreiz bestehen.

Bei zahlreichen Dermatofibromen in unterschiedlichen Körperbereichen muss ein zugrunde liegender Immundefekt ausgeschlossen werden. Es gibt Berichte über multiple eruptive Dermatofibrome bei systemischem Lupus erythematodes, Infektionen mit dem Human Immunodeficiency Virus und anderen Immunschwächesyndromen. Bei diesen Patienten enthalten die Dermatofibrome mehr Mastzellen.

Das Dermatofibrom hat zahlreiche Differenzialdiagnosen. Wenn es bei Seitendruck keine Delle bildet, erfolgt zur Abgrenzung gegenüber Nävuszellnävi, Melanomen, Basalzellkarzinomen, dem Dermatofibrosarcoma protuberans (DFSP), Prurigo nodularis und anderen epidermalen und dermalen Tumoren eine Biopsie.

Histologie: Dermatofibrome bestehen aus zahlreichen dermalen spindelförmigen Fibroblasten sowie verstreuten Histiozyten und Myofibroblasten. Das Synonym *sklerosierendes Hämangiom* drängt sich auf, wenn das Dermatofibrom zahlreiche extravasale Erythrozyten aufweist. Die darüberliegende Epidermis ist in der Regel akanthotisch mit Verbreiterung der Reteleisten, die leicht hyperpigmentiert sind und gelegentlich als „schmutzige Füße" oder „schmutzige Finger" bezeichnet werden. Dieser Befund erklärt die klinisch imponierende Hyperpigmentierung.

Dermatofibrome färben positiv für Faktor XIIIa und negativ für CD34; beim Dermatofibrosarcoma protuberans ist es umgekehrt. Auch die immunhistochemische Färbung erlaubt eine Unterscheidung zwischen dem benignen Dermatofibrom (das mit Stromelysin-3 anfärbt) und dem malignen Dermatofibrosarcoma protuberans (das nicht anfärbt). Im Gegensatz zum Dermatofibrosarcoma protuberans infiltrieren Dermatofibrome nicht das darunterliegende Fettgewebe, sondern drücken es nur nach unten oder ersetzen es. Es gibt zahlreiche histologische Varianten des Dermatofibroms.

Pathogenese: Auslösender Faktor bei der Entwicklung eines Dermatofibroms ist vermutlich ein oberflächliches Trauma, wie ein Insektenstich, der das fibröse Gewebe zur Proliferation veranlasst. Die genaue Ätiologie ist unbekannt.

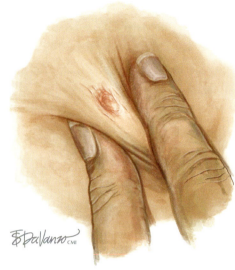

Dermatofibrom. Pastillenaspekt beim Zusammendrücken mit zwei Fingern

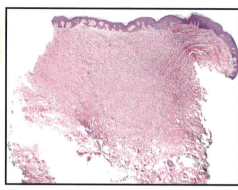

Schwache Vergrößerung. Proliferation spindelförmiger Fibroblasten in der Dermis. Die Epidermis weist zentral eine Akanthose und eine basiläre Hyperpigmentierung auf. Die Tumorzellen erreichen nicht das Subkutangewebe.

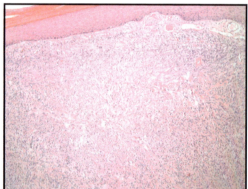

Starke Vergrößerung. Knäuelförmige Anordnung der multiplen spindelförmigen Fibroblasten

Dermatofibrosarcoma protuberans. Der Tumor ist schlecht abgegrenzt. Die Tumorzellen wachsen spiralnebel- oder strohmattenartig. Durch die Invasion des Subkutangewebes unterscheidet sich dieser maligne Tumor vom benignen Dermatofibrom.

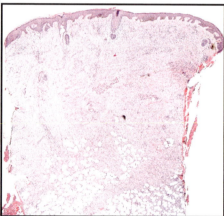

Abb. 2.3

Behandlung: Die meisten Dermatofibrome werden nicht behandelt. Kurativ ist die Exzision mit einem minimalen Rand von 1–2 mm, wobei die so entstehende Narbe oft auffälliger ist als das initiale Dermatofibrom. Es gibt keine Evidenz für das routinemäßige Entfernen dieser häufigen Tumoren zur Prävention einer Entartung zum Dermatofibrosarcoma protuberans.

Ekkrines Porom

Ekkrine Porome sind die häufigsten Tumoren der Poromfamilie der Hauttumoren, zu der auch das poroide Hidradenom und das Hidroakanthom gehören. Das ekkrine Porokarzinom ist das seltene maligne Gegenstück des ekkrinen Poroms. Das ekkrine Porom entsteht aus den Hautanhangsgebilden. Der übergeordnete Begriff *Porom* ist zutreffender, als es den Anschein hat, da nicht alle dieser Tumoren von ekkrinen Strukturen ausgehen. Es gibt unbestätigte Belege dafür, dass die Ausgangszellen apokriner Art sind. Weitere mögliche Quellen der Ursprungszellen sind die Talgdrüsen und das Follikelepithel.

Klinisches Bild: Ekkrine Porome sind bei Männern und Frauen seltene Hauttumoren, die fast nur Erwachsene betreffen. Die Tumoren sind in der Regel klein (5–20 mm) und finden sich meist palmplantar. Bis zu 50–60 % der Tumoren finden sich auf den Fußsohlen, prinzipiell können sie aber überall vorkommen. Die häufigsten Symptome sind Schmerzen und Blutungen. Ekkrine Porome imponieren oft vaskulär und manifestieren sich als rötliche oder livide Papel oder Knoten. Sie treten fast immer solitär auf und bluten schon bei geringen Verletzungen. Bei der Inspektion ist das ekkrine Porom insbesondere auf den Akren oft von einer leichten Eindellung umgeben, die den aufmerksamen Arzt auf die Differenzialdiagnose eines ekkrinen Poroms hinweist. Eine klinische Diagnosesicherung ist nicht möglich. Zu den Differenzialdiagnosen gehören Gefäßtumoren, Metastasen (insbesondere vaskuläre Metastasen des Nierenzellkarzinoms), das pyogene Granulom und das Melanom, weil manche ekkrinen Porome pigmentiert sind. Die Diagnose erfolgt durch histologische Untersuchung nach Biopsie.

Histologie: Ekkrine Porome weisen eine unterschiedlich gute duktale Differenzierung auf. Sie sind gut abgegrenzt und besitzen typische Merkmale. Die Keratinozyten sind kuboidal, klein und besitzen ein im Verhältnis zum zytoplasmatischen Volumen erhöhtes nukleäres Volumen. Oft ist der Tumor teilweise nekrotisch. Die duktalen Tumoranteile sind von einer eosinophilen Schicht oder Kutikula ausgekleidet. Das Stroma des Tumors enthält viele vaskuläre Komponenten, die auch für das rote Erscheinungsbild verantwortlich sind. Das ekkrine Porom lässt sich ebenso wie andere Tumoren der Poromfamilie an der Haut anhand seiner Lokalisation histologisch klassifizieren. So ist das Hidroakanthom, ein Mitglied dieser Familie, als ekkrines Porom mit ausschließlich epidermaler Lage definiert.

Das ekkrine Porokarzinom ist ausgesprochen selten. Histologisch ist der Tumor schlecht abgegrenzt und tritt oft gemeinsam mit einem ekkrinen Porom auf. Diagnoseweisend sind Zellen mit multiplen großen Kernen und multiplen Mitosen. Ekkrine Porokarzinome können metastasierten Adenokarzinomen ähneln, sodass zur Diagnosesicherung eine immunhistochemische Färbung erforderlich ist.

Behandlung: Trotz ihrer Benignität müssen die oft an Fußsohlen oder Handflächen lokalisierten ekkrinen Porome oft aus funktionellen Gründen entfernt werden. Die operative Exzision mit einem kleinen (1–2 mm) konservativen Sicherheitsabstand ist kurativ. Die Rezidivrate nach Exzision ist äußerst gering. Auch Elektrodissektion und Kürettage wurden erfolgreich eingesetzt. Ekkrine Porokarzinome müssen operativ entfernt und engmaschig nachkontrolliert werden. Die Chemotherapie bleibt metastasierten Fällen vorbehalten. Die Bedeutung der Sentinel-Lymphknotenbiopsie bei diesen Tumoren ist noch unklar.

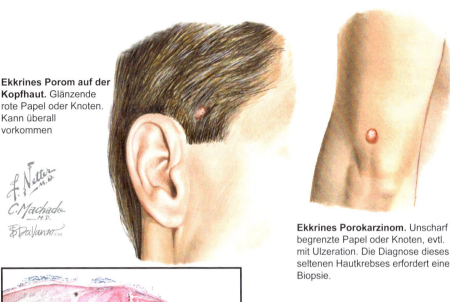

Ekkrines Porom auf der Kopfhaut. Glänzende rote Papel oder Knoten. Kann überall vorkommen

Ekkrines Porokarzinom. Unscharf begrenzte Papel oder Knoten, evtl. mit Ulzeration. Die Diagnose dieses seltenen Hautkrebses erfordert eine Biopsie.

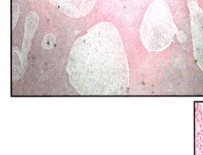

Schwache Vergrößerung. Der Tumor imponiert als Verlängerung der Epidermis. Die fingerförmigen Projektionen der Tumorzellen reichen bis in die Dermis. Die Keratinozyten lassen sich klar von den kleineren Tumorzellen unterscheiden. Im Tumorstroma finden sich zahlreiche Blutgefäße.

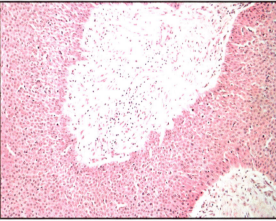

Starke Vergrößerung. Deutlichere Darstellung der Blutgefäße im Stroma. Die Tumorzellen sind von gleicher Form und Größe.

Abb. 2.4

Spiradenom

Ekkrine Spiradenome sind seltene benigne Hauttumoren, die meist solitär auftreten, aber beim Brooke-Spiegler-Syndrom auch in Zusammenhang mit Zylindromen. Sie kommen überall am menschlichen Körper vor, häufig aber an Kopf und Hals sowie etwas seltener am ventralen Rumpf. An den Extremitäten sind diese Tumoren ungewöhnlich. Spiradenome treten meist im Alter zwischen 15 und 40 Jahren auf, können aber in jeder Altersgruppe vorkommen. Äußerst selten kommt es zur Entartung, die oft tödlich verläuft.

Klinisches Bild: Spiradenome manifestieren sich in der Regel als solitäre dermale Noduli oder Papeln mit einem Durchmesser von 5–20 mm (im Mittel etwa 10 mm). Sie sitzen tief in der Dermis und sind oft extrem druckschmerzhaft. Die Tumoren wachsen sehr langsam und bleiben abgesehen von den Schmerzen lange Zeit unbemerkt. Diese Schmerzen, die an- und abschwellen, sind meist der Grund für die Konsultation eines Arztes. Die darüberliegende Epidermis ist fast immer unauffällig. Gelegentlich nimmt der dermale Knoten eine livide oder bläuliche Farbe an.

Das *Brooke-Spiegler-Syndrom* ist eine autosomal-dominante Hauterkrankung durch einen Defekt des CYLD-Gens. Typisch für dieses Syndrom sind multiple Zylindrome, Spiradenome und Trichoepitheliome. Die Tumoren treten in der Regel ab dem 20. Lebensjahr auf und nehmen im Laufe des Lebens an Anzahl und Größe zu. Das CYLD-Gen auf dem langen Arm von Chromosom 16 kodiert für ein Tumorsuppressorprotein und ist ein wichtiger Deaktivator des Signalwegs des nukleären Faktors NF-κB. Der klinische Phänotyp hängt von der Art der Genmutation ab. Auch Patienten mit familiärer Zylindromatose weisen Defekte in diesem Gen auf.

Das ekkrine Spiradenom gehört zu den Tumoren, die schmerzhafte dermale Noduli erzeugen. Zu dieser Gruppe gehören auch die differenzialdiagnostisch infrage kommenden Angiolipome, Neurome, Glomustumoren und Leiomyome. Bei asymptomatischen Noduli gehören Lipome und andere Adnextumoren zu den Differenzialdiagnosen.

Die Ursprungszelle der Spiradenome ist weiterhin unbekannt. Ursprünglich wurde angenommen, dass sie von ekkrinem Gewebe ausgehen, inzwischen gibt es aber immer mehr Belege für einen apokrinen Ursprung.

Histologie: Histologischer Leitbefund des Spiradenoms sind große basophile Zellnester in der Dermis. Epidermale Veränderungen finden sich nicht, da die multilobulären Tumoren nicht bis in die Epidermis reichen, weswegen sie auch als „blaue Bälle in der Dermis" bezeichnet werden. Das Spiradenom besteht aus zwei Zellarten. Es überwiegen große, blasse Zellen, die von Aggregaten aus kleineren basophilen Zellen mit hyperchromatischen Kernen umgeben sind. Der Tumor ist gut abgegrenzt und von einer fibrösen Kapsel umgeben.

Behandlung: Die operative Exzision ist kurativ. Die Exzision mit einem Karbondioxidlaser war ebenfalls sehr erfolgreich. Beim Brooke-Spiegler-Syndrom ist aufgrund der Anzahl und Größe der Tumoren ein multidisziplinäres Vorgehen erforderlich. Oft werden diese Tumoren primär von plastischen Chirurgen entfernt.

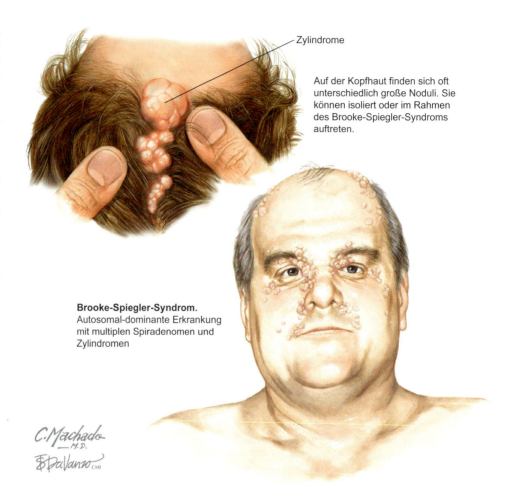

Zylindrome

Auf der Kopfhaut finden sich oft unterschiedlich große Noduli. Sie können isoliert oder im Rahmen des Brooke-Spiegler-Syndroms auftreten.

Brooke-Spiegler-Syndrom. Autosomal-dominante Erkrankung mit multiplen Spiradenomen und Zylindromen

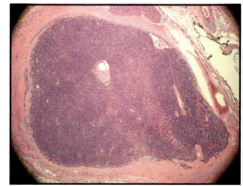

Schwache Vergrößerung. Gut abgegrenzter basophiler Nodulus in der Dermis

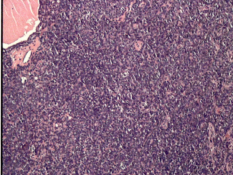

Starke Vergrößerung. Es finden sich zwei Zellpopulationen: große blasse Zellen und peripher kleinere basophile Zellen.

Abb. 2.5

Syringom

Ekkrine Syringome sind extrem seltene benigne Hautgeschwulste, die meist an den Unterlidern und im Jochbeinbereich von Erwachsenen vorkommen. Diese kleinen Tumoren sind klinisch nicht relevant und werden in der klinischen Praxis routinemäßig ignoriert.

Klinisches Bild: Ekkrine Syringome gehören zu den häufigsten benignen Hauttumoren des Menschen. Vermutlich sind sie bei Frauen etwas häufiger als bei Männern. Sie manifestieren sich in der Regel im Erwachsenenalter als fleischfarbene, kleine (2–4 mm) Papeln auf den Unterlidern oder im oberen Wangenbereich. Sie treten meist multipel und symmetrisch auf und sind gelegentlich gelblich oder bräunlich gefärbt. Seltener finden sie sich an den Oberlidern, am Hals und auf der Brust, wurden aber in allen Körperregionen beschrieben.

Auf der Stirn können plaqueartige Syringome auftreten, die als fleischfarbene bis hellgelbe, breite, flache Plaque mit fast keinen Oberflächenveränderungen imponieren und recht groß werden können (Durchmesser 4–5 cm). Sie sind generell asymptomatisch, gelegentlich jucken sie hin und wieder oder nehmen bei körperlicher Anstrengung an Größe zu. Ursache dafür ist vermutlich der ekkrine Ursprung des Tumors: Unter körperlicher Belastung kommt es zum vermehrten Schwitzen, sodass die Tumoren sich vorübergehend zu vergrößern scheinen. Bestimmte Varianten treten bei Patienten mit Diabetes mellitus und bei Down-Syndrom auf. Es gibt eine Form des eruptiven Syringoms, das die vordere Rumpfwand und den Penisschaft betrifft. Lineare Syringome, die einseitig an einer Extremität auftreten, werden als *unilaterale lineare nävoidale Syringome* bezeichnet.

Bei symmetrischen kleinen Papeln auf den Unterlidern gibt es kaum klinische Differenzialdiagnosen, während das solitäre Syringom zahlreiche Differenzialdiagnosen hat, wie andere Adnextumoren und das Basalzellkarzinom. Am schwierigsten ist die histologische Beurteilung eines nur oberflächlich biopsierten Syringoms. Wenn das pathologische Präparat nicht dick genug ist, hat das Syringom starke Ähnlichkeit mit einem mikrozystischen Adnexkarzinom. Diese beiden Tumoren, von denen der eine benigne und der andere maligne ist, weisen in der oberflächlichen Dermis oft die gleichen Merkmale auf. Manchmal ermöglicht erst die Vollschichtbiopsie eine pathologisch zuverlässige Diagnose.

Histologie: Die darüberliegende Epidermis ist normal. Der scharf abgegrenzte Tumor liegt in der Dermis. Das Syringom dringt in der Regel nur bis in das obere Drittel der Dermis ein. Im gesamten Tumor finden sich Cluster von Zellen mit blassem Zytoplasma vor einem Hintergrund aus sklerotischem Stromagewebe. Ein typischer Befund ist der kommaförmige, dilatierte duktale ekkrine Drüsenapparat, der für das Syringom pathognomonisch ist. Bei Diabetes mellitus finden sich Klarzellvarianten. Ein mikrozystisches Adnexkarzinom ist schlecht abgegrenzt, asymmetrisch und infiltriert die darunterliegende Subkutis.

Pathogenese: Vermutlich entstehen Syringome durch ein unkontrolliertes Wachstum der Gänge des ekkrinen Schweißdrüsenapparats. Untersuchungen weisen darauf hin, dass diese Proliferation als entzündliche Reaktion auf ein noch unbekanntes Antigen auftritt. Die genaue Pathogenese des Syringoms ist unklar. Das familiäre Auftreten lässt zwar eine genetische Prädisposition vermuten, bei den meisten Patienten liefert die Familienanamnese aber keine Hinweise auf eine genetische Übertragung.

Behandlung: Es besteht keine Therapieindikation. Wenn der Patient eine Behandlung wünscht, sollte sie sehr vorsichtig erfolgen, weil es nur Erfahrungen aus Einzelfallberichten gibt und die entstehende Narbe ästhetisch störender sein kann als das Syringom selbst. Elektrokauterisierung, leichte Kryotherapie, chemisches Peeling, Laser Resurfacing, Dermabrasion und Exzision wurden mit unterschiedlichem Erfolg durchgeführt.

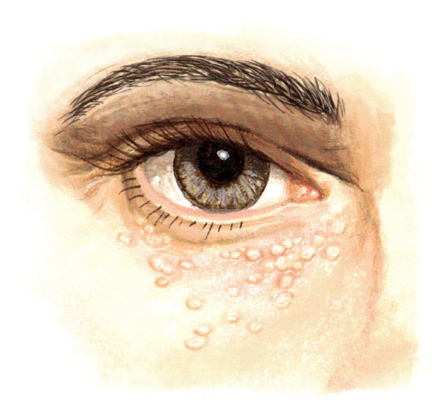

Syringom. Meist treten Syringome am Unterlid auf.

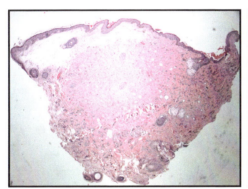

Schwache Vergrößerung. Die darüberliegende Epidermis ist normal. Der Tumor liegt in der oberflächlichen Dermis und besteht aus kommaförmigen, dilatierten duktalen ekkrinen Drüsen.

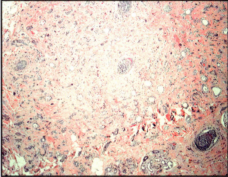

Starke Vergrößerung. Im gesamten Tumor finden sich Cluster aus Zellen mit blassem Zytoplasma vor einem Hintergrund aus sklerotischem Stroma. Gut zu erkennen ist der kommaförmige, dilatierte duktale ekkrine Drüsenapparat.

Abb. 2.6

Epheliden und Lentigines

Epheliden oder Sommersprossen sind benigne und häufig. Sie manifestieren sich in der Regel in der Kindheit bei hellhäutigen Kindern, insbesondere bei Rothaarigen und Blonden. Epheliden werden meist autosomal-dominant von Generation zu Generation weitergegeben.

Lentigines sind sonneninduzierte Proliferationen von Melanozyten, die vorzugsweise bei älteren Menschen, aber nach wiederholter Sonnenexposition auch bei Jüngeren auftreten. Sie lassen oft nur schwer von Epheliden unterscheiden. Solare Lentigines haben viele Synonyme, wie Sonnenflecken, Leberflecken und Lentigo senilis.

Klinisches Bild: Epheliden treten bei sehr jungen Kindern auf und werden in der Regel autosomal-dominant vererbt. Besonders gut zu erkennen sind sie in sonnenexponierten Regionen, insbesondere an Kopf, Hals und Unterarmen. Durch Exposition gegenüber der Sonne oder anderen ultravioletten Lichtquellen werden Epheliden dunkler und sind deutlicher zu erkennen. Auf der Mundschleimhaut treten sie nicht auf. Sie sind normalerweise gleichmäßig gefärbt und von unterschiedlicher Form und Größe. Manche sind rund oder oval, andere abgewinkelt oder bizarr geformt. Oft sind sie hell- bis dunkelbraun, aber niemals schwarz. Sie besitzen kein malignes Potenzial. Patienten mit multiplen Epheliden haben ein leicht erhöhtes Hautkrebsrisiko, da sie eine vermehrte Exposition gegenüber ultraviolettem Licht anzeigen. Differenzialdiagnosen sind lediglich Lentigines und gewöhnliche erworbene Nävi. Klinische Lage, Alter beim Auftreten, Familienanamnese und Hauttyp ermöglichen in der Regel eine zuverlässige Diagnose. Schwierigkeiten entstehen bei der Unterscheidung zwischen einem solitären Lentigo und einer Ephelide beim erwachsenen Patienten.

Die *Lentigo solaris* tritt am häufigsten in der erwachsenen Population und geschlechtsunabhängig auf. Sie betrifft alle Menschen, ist aber bei Hellhäutigen häufiger. Die Anzahl der Lentigines nimmt mit dem Alter zu. Sie werden durch ultraviolette Strahlen induziert, meist bei chronischer Lichtexposition. Bei ultravioletter Lichtexposition werden Lentigines dunkler, nach deren Ende wieder heller, verschwinden aber im Gegensatz zu Epheliden niemals vollständig. Form und Größe der Lentigines sind beim selben Patienten klinisch hochgradig uniform. Sie können klein sein (1–5 mm), gelegentlich aber auch weitaus größer (2–3 cm). Häufig befinden sie sich in sonnenexponierten Bereichen, bei manchen Syndromen aber auch überall am Körper, auch auf den Schleimhäuten. Im Laufe der Zeit verschmelzen manche Lentigines zu größeren Lentigines.

Es gibt mehrere wichtige Varianten von Lentigines. Die *Lentigo simplex* und die *retikuläre Lentigo* sind zwei häufige Formen. Erstere tritt in jedem Alter auf und hängt nicht oder nur geringfügig mit der Lichtexposition zusammen. Die Läsionen finden sich am gesamten Körper. Retikuläre Lentigines sind Varianten des Lentigo simplex mit typischer dunkelbrauner oder fast schwarzer Färbung. Bei dermatoskopischer Untersuchung besitzen sie ein typisches uniformes Pigmentnetz mit starker Pigmentanreicherung in den Reteleisten. Sie werden auch als *Ink-Spot-Lentigines* bezeichnet, weil sie wie ein Tintentropfen auf der Haut aussehen. Keiner dieser beiden Lentigines besitzt ein malignes Potenzial.

Epheliden

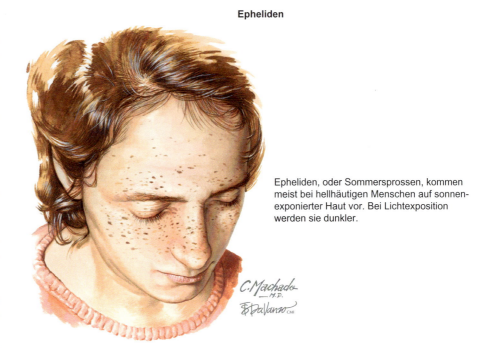

Epheliden, oder Sommersprossen, kommen meist bei hellhäutigen Menschen auf sonnenexponierter Haut vor. Bei Lichtexposition werden sie dunkler.

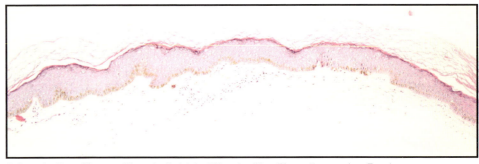

Schwache Vergrößerung. Biopsat mit gleichmäßiger basilärer Pigmentierung ohne Zunahme der Melanozytendichte

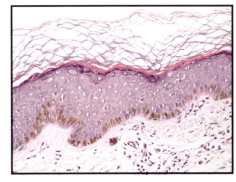

Starke Vergrößerung. Begrenzung der Pigmentierung auf die Basalschicht. Zu erkennen ist ein korbförmiges Stratum corneum mit gut ausgebildetem Stratum granulosum.

Abb. 2.7

Eine der wichtigeren Varianten der Lentigines entsteht iatrogen nach PUVA (Psoralen und Ultraviolett-A-Strahlung). Nach Langzeittherapie mit PUVA besteht ein hohes Risiko für *PUVA-Lentigines*. Diese dunkel pigmentierten Maculae treten bei mehr als der Hälfte der PUVA-Patienten in PUVA-exponierten Körperbereichen auf. Am häufigsten sind sie bei Patienten mit heller Haut, selten hingegen bei dunkelhäutigen Patienten. PUVA-Lentigines sind permanent und können verheerende kosmetische Auswirkungen haben. Wie alle Patienten unter ultravioletter Lichttherapie müssen auch sie lebenslang engmaschig überwacht werden, weil durch die chronische PUVA-Behandlung ein erhöhtes Risiko für das maligne Melanom und nicht melanomatösen Hautkrebs besteht.

(Fortsetzung)

Beim *Peutz-Jeghers-Syndrom* finden sich zahlreiche Lentigines auf der Mundschleimhaut, den Lippen und den Händen. Gleichzeitig besteht ein erhöhtes Risiko für gastrointestinale Karzinome, vor allem das Kolonkarzinom. Das Peutz-Jeghers-Syndrom wird autosomal-dominant vererbt und entsteht durch einen Defekt des STK11/LKB1-Tumorsuppressorgens.

Das *LEOPARD-Syndrom* ist ein weiteres, gut beschriebenes genetisches Syndrom mit Lentigines. Es umfasst **L**entigines, **e**lektrokardiografische Veränderungen, **o**kulären Hypertelorismus, **P**ulmonalstenose, **a**normale Genitalien, Wachstums**r**etardierung und Taubheit (engl.: **d**eafness) und entsteht durch eine Mutation in dem für ein Tyrosinphosphataseprotein kodierenden PTPN11-Gen.

Histologie: Eine Möglichkeit zur Unterscheidung zwischen Lentigo und Ephelide ist die histopathologische Untersuchung, die allerdings nur selten aus diesem Grund erfolgt, sondern eher zur Unterscheidung zwischen der benignen Lentigo und ihrem malignen Gegenstück, dem Lentigo-maligna-Melanom (Melanoma in situ).

Histopathologisch ist bei Epheliden die Epidermis ebenso wie die Anzahl der Melanozyten unverändert. Die einzigen Veränderungen sind eine Zunahme der Melaninmenge und die vermehrte Übertragung von Melanosomen aus den Melanozyten in die Keratinozyten.

Bei Lentigines hingegen finden sich vermehrt Melanozyten im betroffenen Bereich. Die Hyperpigmentierung ist an der keulenförmigen Verlängerung der Reteleisten zu erkennen. Allerdings bilden die vermehrt vorhandenen Melanozyten keine Nester, wie es bei melanozytären Nävi der Fall ist. Bei der Lentigo solaris zeigt die Dermis oft Anzeichen einer chronischen Lichtschädigung mit Ausdünnung der Dermis und Solarelastose. Gelegentlich ist auch die Epidermis ausgedünnt.

Die Lentigo maligna enthält weitaus mehr Melanozyten, die teilweise groß und bizarr geformt sind. Die Melanozyten breiten sich pagetoid aus und die Läsion ist asymmetrisch. Außerdem weist die Lentigo simplex im Gegensatz zum Melanom keine Defekte des BRAF-Gens auf, wodurch sich beide unterscheiden lassen.

Pathogenese: Epheliden werden vermutlich dominant vererbt, sie werden bei Lichtexposition dunkler und verblassen bei geringerer Exposition gegenüber ultraviolettem Licht. Die Pigmentzunahme beruht auf einem Anstieg der Melaninproduktion und einem vermehrten Übertrag von Melanosomen aus Melanozyten in Keratinozyten. Die Anzahl der Melanozyten bleibt hingegen unverändert. Die genauen Gründe dafür sind unbekannt.

Lentigines entstehen durch die lokal vermehrte Proliferation von Melanozyten in der Haut. Bei der Lentigo solaris wird diese Proliferation höchstwahrscheinlich durch ultraviolettes Licht ausgelöst, bei der Lentigo simplex ist die Ursache unbekannt. Durch die Vermehrung der Melanozyten steigt schließlich auch die produzierte Melaninmenge, sodass es zur sichtbaren Hyperpigmentierung kommt.

Bei manchen genetischen Erkrankungen entstehen die Lentigines vermutlich durch den auslösenden Gendefekt. Der genaue Pathomechanismus wird derzeit noch untersucht. Das bessere Verständnis der Bildung von Lentigines bei bestimmten genetischen Syndromen dürfte auch die echte Pathogenese der Lentigo solaris und der Lentigo simplex klären.

Behandlung: Abgesehen von Meidung der Sonne, Verwendung von Sonnenschutzmitteln und nachfolgenden routinemäßigen Hautuntersuchungen ist keine Therapie erforderlich. Aus kosmetischen Gründen können Lentigines entfernt werden, wofür es unzählige Verfahren gibt. Die leichte Kryotherapie ist effektiv und einfach. Da bei dieser Behandlung hypopigmentierte Bereiche zurückbleiben können, sollte sie bei dunkelhäutigen Patienten zurückhaltend eingesetzt werden. Zur Abschwächung von Lentigines wurden zahlreiche chemische Peelings und Dermabrasionsverfahren eingesetzt. Inzwischen wurden in der Dermatologie medizinische Lasergeräte entwickelt, deren Wellenlängen gezielt das Melanin von Lentigines angreifen. Diese Lasergeräte haben zu vielversprechenden Ergebnissen bei der Aufhellung und dem Entfernen von Lentigines solares geführt.

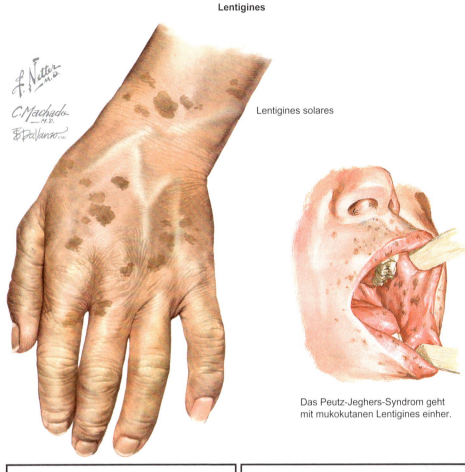

Das Peutz-Jeghers-Syndrom geht mit mukokutanen Lentigines einher.

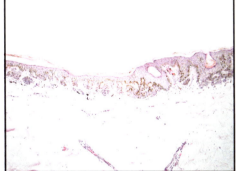

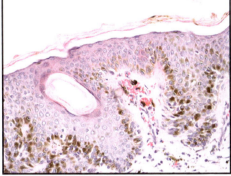

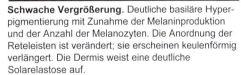

Schwache Vergrößerung. Deutliche basiläre Hyperpigmentierung mit Zunahme der Melaninproduktion und der Anzahl der Melanozyten. Die Anordnung der Reteleisten ist verändert; sie erscheinen keulenförmig verlängert. Die Dermis weist eine deutliche Solarelastose auf.

Starke Vergrößerung. Deutliche Zunahme der Anzahl der Melanozyten ohne pagetoide Ausbreitung. In der Dermis liegen vereinzelt Makrophagen.

Abb. 2.8

Epidermalzyste

Epidermalzysten sind die häufigsten von der Haut ausgehenden benignen Zysten. Sie werden auch als Epidermoidzysten, Atherome oder Follikelzysten bezeichnet sowie als Talgdrüsenzyste, wobei dieser Begriff unzutreffend ist, da Epidermalzysten nicht vom Talgdrüsenepithel ausgehen. Abgesehen von Handflächen, Fußsohlen, Glans und Lippenrotgrenze kommen diese Zysten überall am Körper vor.

Klinisches Bild: Meist imponieren Epidermalzysten als subkutane Knoten mit einer Größe von 5 mm bis > 5 cm. Es gibt keine ethnische, wohl aber eine Geschlechtsprädilektion, da Männer etwas häufiger betroffen sind. Epidermalzysten treten oft im 3. Lebensjahrzehnt auf. Über den Noduli befindet sich in der Regel ein zentraler Porus, aus dem oft weißes, käsiges Material abgesondert wird, das angesammeltem mazeriertem Keratindebris entspricht. Die meisten kleinen Epidermalzysten sind asymptomatisch und verursachen kaum Beschwerden.

Größere Epidermalzysten können gereizt werden und sich entzünden. Bei ausreichend schwerer Entzündung rupturiert die Zystenwand. Sobald der Zysteninhalt in die Dermis gelangt, löst das Keratin eine massive Entzündungsreaktion aus, die sich klinisch mit Ödem, Rötung und Schmerzen manifestiert und den Patienten oft zum Arzt führt.

Die wichtigste Differenzialdiagnose einer rupturierten Epidermalzyste ist ein Furunkel. Rupturierte Epidermalzysten sind fast nie infiziert; bei für längere Zeit unbehandelter rupturierter Zyste ist jedoch eine Superinfektion möglich. Die wichtigste Differenzialdiagnose der nicht rupturierten, nicht entzündeten Epidermalzyste ist die Trichilemmalzyste, die sich leicht durch den fehlenden zentralen Porus abgrenzen lässt. Trichilemmalzysten kommen zudem häufiger am behaarten Kopf vor. Milien sind vermutlich winzige Epidermalzysten.

Histologie: Die Epidermalzyste ist eine echte Zyste, deren Wand aus geschichtetem Plattenepithel mit Ausbildung eines Stratum granulosum besteht. Die Zentralhöhle ist mit Keratindebris gefüllt.

Pathogenese: Die Epidermalzyste geht vom Infundibulum des Haarfollikels aus. Außerdem treten Epidermalzysten durch das Verschleppen von Epidermis in die darunterliegende Dermis auf; von dort aus wächst die Epidermalkomponente weiter zur Zystenwand. Es gibt zahlreiche Untersuchungen zur ätiologischen Bedeutung von ultravioletter Strahlung und Infektionen mit dem humanen Papillomavirus, die jedoch bislang nicht zu eindeutigen Ergebnissen geführt haben.

Behandlung: Kleine asymptomatische Zysten müssen nicht behandelt werden. Allerdings sollten die Patienten angewiesen werden, sie nicht zu manipulieren oder „auszudrücken". Derartige Traumen können zur Ruptur der Zystenwand führen und eine Entzündungsreaktion auslösen. Bei kleinen Zysten ist die komplette Exzision mit Entfernung der gesamten Zystenwand kurativ. Wenn auch nur ein kleiner Teil der Zystenwand in situ verbleibt, kommt es mit hoher Wahrscheinlichkeit zum Rezidiv.

Entzündete Zysten sollten zunächst mit Inzision und Drainage behandelt werden. Dazu erfolgt nach Lokalanästhesie eine Stichinzision mit einem 11er-Skalpell. Der

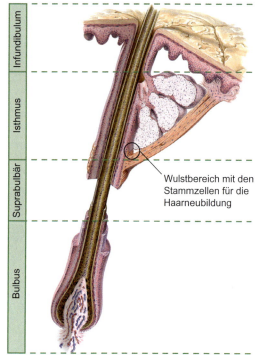

Ursprung von Zysten der Follikel-Talgdrüsen-Einheit

Infundibulum / Isthmus / Suprabulbär / Bulbus

Wulstbereich mit den Stammzellen für die Haarneubildung

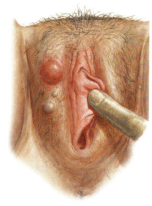

Epidermalzysten. Die obere Zyste ist gerötet und entzündet, die untere ist nicht entzündet und weist einen zentralen Porus auf.

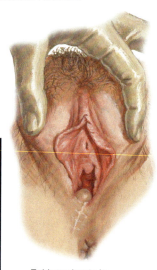

Epidermalzyste im Bereich einer Narbe

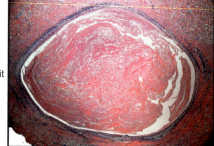

Schwache Vergrößerung. Gut abgegrenzte Zyste in der Dermis. Die Zystenwand besteht aus geschichtetem Plattenepithel mit Ausbildung eines Stratum granulosum. In der Umgebung der Zyste findet sich eine geringfügige dermale Entzündung.

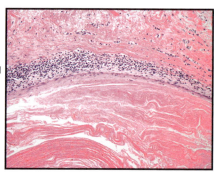

Starke Vergrößerung. Bei dieser höheren Vergrößerung ist das geschichtete Plattenepithel besser dargestellt. Außerdem ist ein intaktes Stratum granulosum zu erkennen. Der Zysteninhalt imponiert als wellenförmiges eosinophiles Material.

Abb. 2.9

käsigweiße, mazerierte Keratindebris wird durch lateralen Druck entfernt und etwaige Kammerungen mit einer Kürette entfernt. Das drainierte Material riecht streng. Die verbleibende Zystenhöhle kann tamponiert oder bis zur endgültigen Zystenentfernung mittels Exzision nach 2–3 Wochen offen gelassen werden. Die intraläsionale Gabe von Triamcinolon reduziert effektiv die Entzündung und die Schmerzen. Bei lange bestehenden Zysten sollte eine Kultur angelegt werden und der Patient entsprechend der Kulturergebnisse behandelt werden.

Epidermaler Nävus

Epidermale Nävi sind benigne epidermale hamartomatöse Veränderungen, die meist als kleine Plaques auftreten. Gelegentlich treten sie auch ausgedehnt auf und sind mit systemischen Befunden assoziiert. Epidermale Nävi folgen oft den gut definierten bogenförmigen embryonalen Blaschko-Linien. Die Gründe dafür sind nicht vollständig verstanden, vermutlich geschieht dies jedoch infolge einer Unterbrechung der normalen epidermalen Migration während der Embryogenese.

Klinisches Bild: Der epidermale Nävus manifestiert sich in der Regel in der Kindheit unabhängig von Geschlecht und ethnischer Zugehörigkeit als solitäre lineare Plaque. Er ist nichtmelanozytär und besteht aus proliferierten Keratinozyten. Die Oberfläche des Nävus ist zunächst glatt und wird erst im Laufe der Zeit höckerig oder verrukös. Häufig treten epidermale Nävi an Kopf und Hals auf, können aber prinzipiell überall am Körper vorhanden sein. Nach der Pubertät verändern sie sich kaum noch. Die meisten Nävi sind fleischfarben oder leicht hyperpigmentiert. Auf der Kopfhaut kann ein epidermaler Nävus einen Naevus sebaceus nachahmen und mit Haarausfall einhergehen, meist verursacht er aber keine Alopezie.

Der epidermale Nävus ist in der Regel klein und leicht länglich. Manchmal ist er größer und nimmt die gesamte Länge einer Extremität ein oder er bedeckt einen Großteil der Körperoberfläche. Nur selten ist die Mundschleimhaut betroffen. Diese großen epidermalen Nävi gehen mit höherer Wahrscheinlichkeit mit systemischen Symptomen, wie Knochenveränderungen, deren häufigste die unilaterale Verkürzung einer Extremität ist, einher.

Das *Schimmelpenning-Feuerstein-Mims-Syndrom* ist eine seltene Erkrankung mit einem großen oder ausgedehnten epidermalen Nävus und einer Konstellation aus vielen systemischen Befunden. Die Kinder weisen oft neurologische Auffälligkeiten, wie Krampfanfälle, und eine Entwicklungsverzögerung auf. Möglich sind zahlreiche Knochenveränderungen, Katarakte und Glaukome. Ein ausgedehnter epidermaler Nävus bei einem Säugling sollte immer den Verdacht auf dieses Syndrom lenken und zu einem multidisziplinären Vorgehen veranlassen.

Pathogenese: Der epidermale Nävus ist eine hamartomatöse Proliferation epidermaler Komponenten unbekannter Ursache. Vermutlich entstehen die Läsionen durch eine ektodermale Entwicklungsstörung. Das Schimmelpenning-Feuerstein-Mims-Syndrom zeigt kein nachweisliches Vererbungsmuster und tritt vermutlich sporadisch auf. Der Gendefekt ist unbekannt, vermutlich handelt es sich um ein Mosaik. Die Beteiligung von Fibroblast Growth Factor wurde ohne eindeutige Ergebnisse untersucht. Die Melanozyten in diesen Läsionen sind nicht verändert.

Histologie: Alle Befunde dieser Krankheit betreffen die Epidermis. Im Vordergrund stehen eine signifikante Akanthose und Hyperkeratose mit Papillomatose. Die beteiligten Keratinozyten sind zwar unterschiedlich stark pigmentiert, trotzdem handelt es sich nicht um eine melanozytäre Erkrankung und die Anzahl der Melanozyten ist normal. Das Stratum granulosum ist verbreitert. Es sind viele histologische Varianten dieser Nävi beschrieben.

Behandlung: Kleine, solitäre epidermale Nävi lassen sich mittels Shave-Exzision entfernen. Sie haben bei diesem Verfahren eine hohe Rezidivrate, allerdings erst nach mehreren Jahren. Der Vorteil dieser Exzisionstechnik ist, dass sie recht einfach, nichtinvasiv und schnell ist und die Gelegenheit zur histopathologischen Gewebeuntersuchung auf Anzeichen einer epidermolytischen Hyperkeratose bietet. Nachteilig ist, dass sie nur für kleine epidermale Nävi geeignet ist. Die Kryotherapie mit flüssigem Stickstoff wurde ebenfalls erfolgreich eingesetzt, hinterlässt aber bei dunkelhäutigen Patienten oft unansehnliche Hypopigmentierungen und sollte daher zurückhaltend verwendet werden.

Bei kleinen epidermalen Nävi ist die vollständige operative Exzision kurativ. Allerdings hinterlässt sie eine Narbe, die auffälliger sein kann als der Nävus selbst. Auch Laser Resurfacing, Dermabrasion und chemisches Peeling wurden zum Abmildern epidermaler Nävi verwendet.

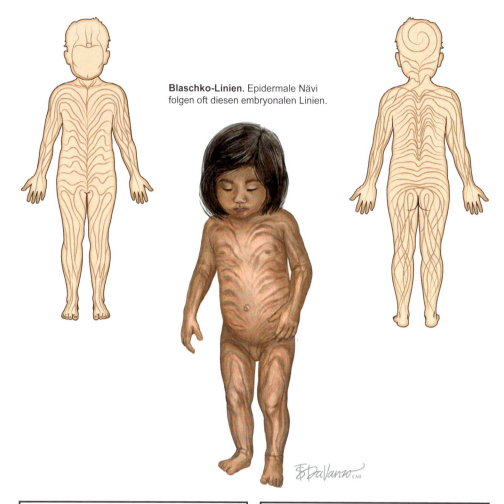

Blaschko-Linien. Epidermale Nävi folgen oft diesen embryonalen Linien.

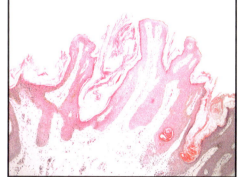

Schwache Vergrößerung. Epidermaler Nävus mit deutlicher Hyperkeratose, Akanthose, Papillomatose und basilärer Hyperpigmentierung.

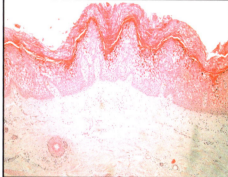

Schwache Vergrößerung. Epidermolytische Hyperkeratose mit demselben Aufbau wie ein epidermaler Nävus. Allerdings finden sich in der Epidermis deutliche Vakuolen.

Abb. 2.10

Fibrofollikulom

Fibrofollikulome sind seltene benigne Hauttumoren, die vom Follikelepithel ausgehen und eine typische Hüllendifferenzierung besitzen. Bei multiplem Auftreten besteht der Verdacht auf ein Birt-Hogg-Dubé-Syndrom.

Klinisches Bild: Diese Tumoren treten oft solitär an Kopf und Hals auf. Sie sind klein (2–5 mm) und fleischfarben bis bräunlich gelb und tauchen meist im 3. oder 4. Lebensjahrzehnt auf. Sie sind asymptomatisch und nur selten kommt es zur Entzündung oder spontanen Blutung. Gelegentlich befindet sich in Läsionsmitte ein kleines Haar. Die wichtigsten klinischen Differenzialdiagnosen sind der Compound-Nävus, das Basalzellkarzinom, eine fibröse Papel und andere Adnextumoren. Die Diagnosesicherung setzt eine histologische Untersuchung voraus. Solitäre Fibrofollikulome werden in der Regel zufällig bei einer Routineuntersuchung der Haut entdeckt. Bei manchen Patienten manifestieren sie sich als sich langsam vergrößernde, neue Papel, sodass sie befürchten, an Hautkrebs erkrankt zu sein.

Beim *Birt-Hogg-Dubé-Syndrom* finden sich multiple Fibrofollikulome. Dieses Syndrom entsteht durch einen genetischen Defekt in dem Tumorsuppressorgen Follikulin (FLCN) auf dem kurzen Arm von Chromosom 17. Weitere kutane Manifestationen dieses autosomal-dominanten Syndroms sind Trichodiskome und weiche Fibrome. Der wichtigste Aspekt bei der Frühdiagnose dieses Syndroms ist das Screening der Patienten auf benigne und maligne Nierentumoren; die häufigsten Malignome sind dabei renale Onkozytome sowie das sonst seltene chromophobe Nierenzellkarzinom. Dieser sehr seltene Tumor ist bei Patienten mit Birt-Hogg-Dubé-Syndrom häufiger als in der Allgemeinbevölkerung. Er verläuft weniger aggressiv als andere Formen des Nierenzellkarzinoms. Außerdem haben Patienten mit diesem Syndrom ein erhöhtes Risiko für einen Spontanpneumothorax. Gelegentlich wird behauptet, dass Trichodiskome dieselbe Tumorform sind wie das Fibrofollikulom und dass der histologische Unterschied ein Artefakt durch Probenahme und Verarbeitung ist (d. h. dass identische Tumoren auf unterschiedlichem Gewebeniveau präpariert werden).

Pathogenese: Fibrofollikulome gehen vermutlich vom oberen Anteil des Follikelepithels aus. Die Tumoren sind hamartomatöse Prozesse, die sich in der Dermis entwickeln. Oft finden sich mantelartige Strukturen, wie sie in Talgdrüsen vorkommen, als Abkömmlinge dieser Tumoren. Manche Autoren zählen das Mantelom (einen extrem seltenen benignen Hauttumor) zum selben Spektrum von Tumoren wie das Fibrofollikulom und das Trichodiskom.

Histologie: Der Tumor umgibt einen gut ausgebildeten Terminalhaarschaft, dessen oberer Anteil leicht dilatiert ist. Aus dem zentralen Haarschaftepithel reichen Bänder oder Epithelstränge bis in die umliegende Dermis. Sie verbinden sich an vielen Stellen und bilden ein wellenartiges Muster. Trichodiskome enthalten keinen Haarschaft; sie entsprechen einer Proliferation aus fibrovaskulärem Stroma ähnlich einem Angiofibrom entlang des Haarfollikels. Es wird behauptet, dass diese beiden Tumoren tatsächlich identisch sind und nur aufgrund der Routineverarbeitung und Probenahme aus unterschiedlichem Gewebeniveau als eigenständige Entitäten imponieren.

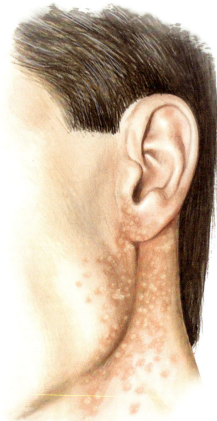

Fibrofollikulome. Beachte die periaurikuläre und retroaurikuläre Lage der monomorphen Papeln. Häufig treten sie im Rahmen des Birt-Hogg-Dubé-Syndroms auf.

Hautbefunde beim Birt-Hogg-Dubé-Syndrom
1. Fibrofollikulome
2. Weiche Fibrome
3. Trichodiskome
4. Lipome
5. Angiolipome
6. Angiofibrome

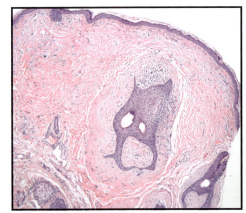

Schwache Vergrößerung. Der Tumor besteht aus einem zentralen basophilen Tumorlapen, in dem sich ein Haarschaft zu bilden scheint.

Abb. 2.11

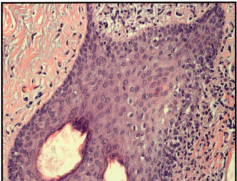

Starke Vergrößerung. Die Nahaufnahme zeigt den basophilen Tumorlappen und den feinen Haarschaft mit Keratin.

Behandlung: Solitäre Fibrofollikulome lassen sich vollständig durch das Shave-Verfahren entfernen. Das kosmetische Ergebnis ist ausgezeichnet und es besteht kaum ein Rezidivrisiko. Multiple Tumoren sind schwieriger zu entfernen; hier wurden mit unterschiedlichem Ergebnis Laser Resurfacing, Dermabrasion und chemisches Peeling eingesetzt. Das Vorhandensein multipler Fibrofollikulome oder Trichodiskome macht ein Screening auf das Birt-Hogg-Dubé-Syndrom erforderlich.

Fibröse Papel

Fibröse Papeln gehören zu den häufigsten benignen Hauttumoren und werden bei der Hautuntersuchung in der Regel ignoriert. Die genaue Inzidenz ist unbekannt, sie dürften aber extrem häufig sein. Meist finden sie sich an der Nase, können aber auch andernorts am Körper oder im Gesicht vorkommen.

Klinisches Bild: Fibröse Papeln sind normalerweise klein (0,5–5 mm), leicht oval und kuppelförmig mit glatter Oberfläche. Häufig sind sie fleischfarben bis leicht hyper- oder hypopigmentiert und fast immer asymptomatisch. Gelegentlich gehen sie mit einem leichten Juckreiz einher, noch seltener sind spontane Blutungen oder Blutungen nach geringer Verletzung. Fibröse Papeln treten meist solitär und seltener multipel auf und sind bei jungen Erwachsenen (20–50 Jahre) besonders häufig. Vielfach ist das Gesicht, meist Nase und Kinn, betroffen.

Fibröse Papeln werden zu den Angiofibromen gezählt. Wenn gleichzeitig multiple Angiofibrome vorliegen, spricht man vom *Tuberöse-Sklerose-Syndrom,* das bei einem Teenager mit multiplen Angiofibromen immer zur Differenzialdiagnose gehört. Solitäre fibröse Papeln sind aber extrem häufig und rechtfertigen keine Syndromsuche. Perlenförmige penile Papeln sind kleine, kuppelförmige 1–2 mm große Papeln entlang der Corona glandis. Sie unterscheiden sich histologisch nicht von den fibrösen Papeln und werden ebenfalls zu den Angiofibromen gezählt.

Die fibröse Papel hat zahlreiche Differenzialdiagnosen, sodass zur Diagnosesicherung oft eine Shave-Biopsie erforderlich ist. Wichtigste Differenzialdiagnosen sind erworbene Nävuszellnävi und das Basalzellkarzinom.

Histologie: Die fibröse Papel ist ein Angiofibrom und hat zahlreiche histologische Varianten. Fibröse Papeln sind meist kuppelförmig und klein (≤ 5 mm Durchmesser) und weisen in einem Stroma aus fibrotischem kollagenisiertem Material eine Fibroblastenproliferation auf. In den Papeln finden sich oft dilatierte Blutgefäße. Auch ein geringes entzündliches Infiltrat ist nicht selten. Die Kombination aus klinischen und typischen histologischen Befunden ist diagnoseweisend.

Es gibt zahlreiche histologische Varianten, wie pleomorphe, pigmentierte, granulärzelluläre, hyperzelluläre und Klarzellvarianten, die aber vermutlich weitaus seltener sind als die klassische fibröse Papel.

Pathogenese: Fibröse Papeln sind eine benigne Proliferation von Fibroblasten und Blutgefäßen in einem kollagenreichen Stroma. Laut der immunhistochemischen Färbung ist der dermale Dendrozyt die wahrscheinlichste Vorläuferzelle der abnormalen Fibroblasten in den fibrösen Papeln. Die Ursache ist jedoch unbekannt. Die multiplen Angiofibrome bei tuberöser Sklerose sind mit einem Defekt im Tumorsuppressorgen Tuburin (TSC2-Gen) assoziiert und finden sich periungual sowie zu Hunderten oder Tausenden symmetrisch auf Gesicht und Nase.

Behandlung: Eine Therapie ist nicht erforderlich, wobei die kleine Shave-Biopsie oft bereits zur Entfernung mit ausgezeichnetem kosmetischem Ergebnis ausreicht. Oft werden fibröse Papeln entfernt, weil sie mit einem fokalen Basalzellkarzinom verwechselt werden, jucken oder bluten.

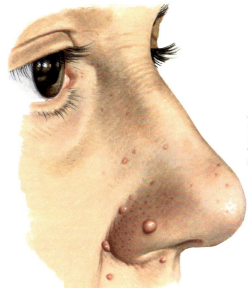

Angiofibrome. Auch als *fibröse Papeln* bezeichnet. Können solitär vorkommen. Multiple Angiofibrome bei tuberöser Sklerose werden auch als Adenoma sebaceum bezeichnet.

Adenoma sebaceum (multiple Angiofibrome) auf beiden Wangen und dem Nasenrücken bei tuberöser Sklerose

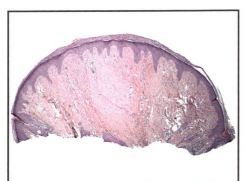

Schwache Vergrößerung. Gut abgegrenzter dermaler Tumor mit zahlreichen kleinen Blutgefäßen in fibrösem Stroma

Abb. 2.12

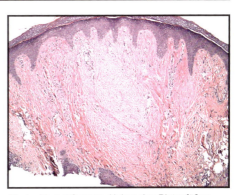

Starke Vergrößerung. Neben den Blutgefäßen finden sich als vorherrschender Zelltyp Fibroblasten.

Ganglion

Ganglien sind in der Allgemeinbevölkerung weit verbreitet. Die flüssigkeitsgefüllten Höhlen finden sich meist auf dem Handrücken und gehen vermutlich von der Synovialis der Sehnen aus. Ganglien sind in der Regel asymptomatische, weiche, gummiartige Knoten unter der Haut.

Klinisches Bild: Ganglien sind häufige gutartige Tumoren, die meist distal an den oberen Extremitäten, überwiegend auf dem Handrücken und der Streckseite des Handgelenks, auftreten. Ganglien sind fast immer solitär, können aber auch multipel vorhanden sein oder miteinander verschmelzen. In der Regel sind sie mit einem Durchmesser von 1 cm eher klein, können aber auch recht groß werden (2–3 cm). Die darüberliegende Epidermis ist normal und die Zyste liegt im Subkutanraum unter dem Fettgewebe. Ganglien sind glatte, kuppelförmige, flüssigkeitsgefüllte, leicht komprimierbare Zysten und eine direkte Verlängerung der Synovialis einer Sehne. Die Zysten entstehen durch verschiedene Mechanismen und füllen sich mit Synovia. Diese Flüssigkeit ist das normale Gleitmittel des Sehnenraums, reduziert die Reibung und ermöglicht der Sehne ein leichtes Gleiten in ihrer Synovialisscheide. Die Zysten können in jedem Alter auftreten, meist jedoch bei jüngeren Menschen (20–40 Jahre). Frauen sind weitaus häufiger betroffen als Männer.

Die meisten Zysten sind asymptomatisch. Mögliche Symptome sind Schmerzen und Beeinträchtigungen bei sehr großen Zysten oder bei Druck auf darunterliegende Strukturen. Selten sind Taubheitsgefühl oder Muskelschwäche durch Nervenkompression. Es gibt kaum Differenzialdiagnosen, sodass die Diagnose meist klinisch gestellt werden kann. Gelegentlich ist eine Biopsie zur Abgrenzung vom Riesenzellsynovialom erforderlich, der jedoch weitaus fester ist. Ganglien entarten nicht. In Zweifelsfällen kann ein Ultraschall erfolgen, der die flüssigkeitsgefüllten Zysten mit hoher Sensitivität nachweist.

Pathogenese: Ganglien entstehen vermutlich als Reaktion auf ein Trauma als Auswuchs der Synovialis der Sehnenscheide. Patienten mit Arthritis haben durch das wiederholte mechanische Trauma der Synovialis beim Reiben gegen den arthritisch veränderten Knochen ein erhöhtes Risiko für Ganglien.

Histologie: Ganglien sind keine echten Zysten, da sie nicht vollständig von einer Epithelauskleidung umgeben sind. Stattdessen sind sie von einer lockeren Ansammlung von faserigem Bindegewebe, das überwiegend aus Kollagen besteht, ausgekleidet. Oft ist die Zystenauskleidung multilobulär und nicht mit der darunter befindlichen Gelenkkapsel oder Sehnenscheide verbunden. Der Inhalt der Zyste besteht aus Mukopolysacchariden.

Behandlung: Kleine, asymptomatische Ganglien müssen nicht behandelt werden. Wünscht der Patient die Exzision oder verursacht die Zyste Beschwerden, wie Schwäche und Taubheitsgefühl, erfolgt oft zunächst eine Nadelaspiration mit anschließendem Druckverband, um eine erneute Ausdehnung der Zyste zu verhindern. Die anschließende Vernarbung der Zystenauskleidung durch die intraläsionale Injektion von Triamcinolon führt zu ausgezeichneten Ergebnissen. Sind Aspiration und Injektion erfolglos, wird eine operative Exzision erforderlich. Sie sollte aufgrund der Nähe zu zahlreichen wichtigen Nerven und Sehnenstrukturen durch einen Handchirurgen erfolgen.

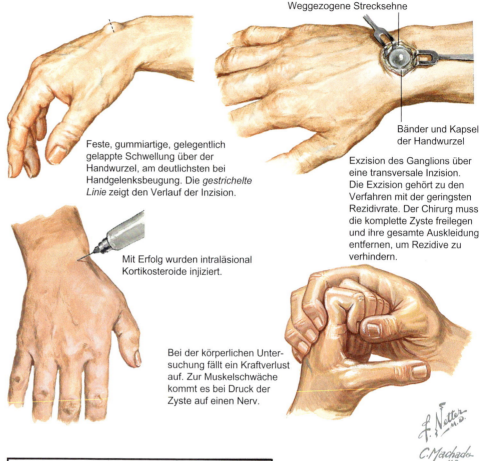

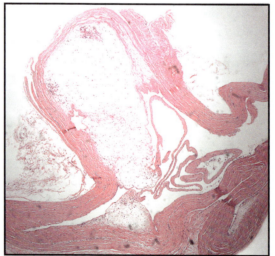

Abb. 2.13

Glomustumor (Glomangiom)

Glomustumoren sind benigne Tumoren des Glomus cutaneum, einem Teil der vaskulären thermoregulatorischen Einheit. Diese Tumoren sind bei jungen Erwachsenen am häufigsten und finden sich meist an den Fingern. Glomustumoren sind solitär; glomuvenöse Tumoren werden als *Glomangiome* bezeichnet. Sie manifestieren sich in der Regel als kongenitale Defekte bei Säuglingen und Kleinkindern und imponieren als multifokale Gruppierung oder Tumorkonvolute.

Klinisches Bild: Solitäre Glomustumoren finden sich meist subungual am Finger. Beide Geschlechter sind gleich häufig betroffen. Läsionen wurden in allen Hautbereichen sowie extrakutan beschrieben. Die Tumoren sind klein, gut abgegrenzt und fast immer druckempfindlich oder schmerzhaft. Der Glomustumor gehört zu den Differenzialdiagnosen schmerzhafter dermaler Knoten. Bei der Untersuchung imponiert er als 1–2 cm großer, gut abgegrenzter, blauer bis dunkellivider Nodulus, der druckschmerzhaft ist und oft auf Änderungen der Umgebungstemperatur ebenfalls mit Schmerzen reagiert.

Glomangiome treten häufig kongenital auf und manifestieren sich als multifokaler Cluster blauer bis dunkellivider Noduli und Papeln. Gelegentlich ist die Oberfläche der Tumoren verändert. Mit dem *Hildreth-Zeichen* lässt sich die Diagnose bestätigen. Es ist positiv, wenn die Schmerzen des Glomustumors beim Aufpumpen einer Blutdruckmanschette proximal des Tumors über den systolischen Blutdruck des Patienten nachlassen oder verschwinden. Glomangiome werden oft mit Hämangiomen oder anderen Gefäßfehlbildungen verwechselt. Zur Differenzialdiagnose solitärer Glomustumoren gehören Angiolipome, Neurome, Spiradenome, Leiomyome und Gefäßtumoren, zur Differenzialdiagnose des Glomangioms zählen Hämangiome und andere Gefäßfehlbildungen.

Histologie: Der Tumor manifestiert sich als gut abgegrenzter Nodulus aus Glomuszellen, die mehrere kleine Kapillaren umgeben. Die Glomuszellen sind gleichförmig und typischerweise rund mit rundem Zellkern. Das spärliche Zytoplasma ist eosinophil. Das umgebende Stroma ist myxoid und oft ist der gesamte Tumor von einer fibrösen Kapsel umgeben.

Pathogenese: Glomustumoren gehen vom Hoyer-Grosser-Organ aus: Arteriovenöse Shunts der kleinen Hautgefäße, die mit hoher Dichte in den Blutgefäßen der Finger vorkommen und für die Thermoregulation sowie das Shunting von Blut bei neurologischen und Temperaturreizen verantwortlich sind. Der auslösende Faktor ist unbekannt. Einzelfallberichte über posttraumatische Glomustumoren haben zu Mutmaßungen über traumatische Ursachen geführt und könnten die bevorzugte Lage an den Fingern, die zu Verletzungen neigen, erklären. Allerdings dürfte die Ursache wohl kaum traumatisch sein, weil diese Tumoren recht selten sind, Fingertraumen hingegen aber sehr häufig.

Manche Glomangiome werden autosomal-dominant vererbt. Ursache ist eine Deletion in dem für Glomulin kodierenden GLMN-Gen auf dem kurzen Arm von Chromosom 1. Die genaue Funktion von Glomulin und wie sein Defekt zu Glomangiomen führt, ist weiterhin unbekannt.

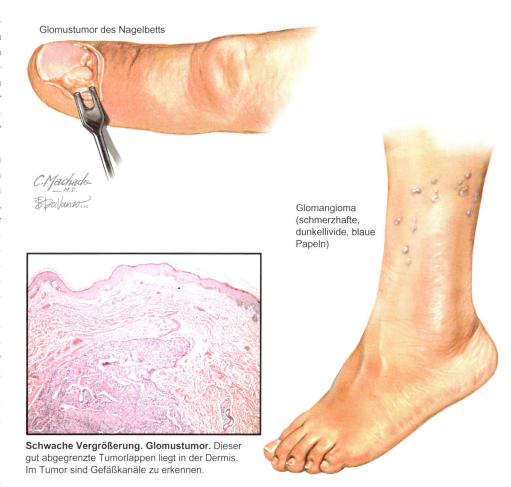

Glomustumor des Nagelbetts

Glomangioma (schmerzhafte, dunkellivide, blaue Papeln)

Schwache Vergrößerung. Glomustumor. Dieser gut abgegrenzte Tumorlappen liegt in der Dermis. Im Tumor sind Gefäßkanäle zu erkennen.

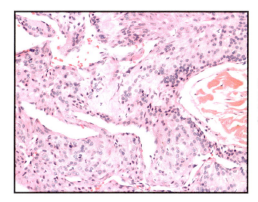

Starke Vergrößerung. Glomustumor. Die Gefäßstruktur ist von gleichförmigen Glomuszellen umgeben. Glomuszellen sind eosinophile Zellen mit basophilem Kern.

Abb. 2.14

Behandlung: Bei Glomustumoren ist die vollständige operative Exzision kurativ. Aufgrund ihrer Größe werden Glomangiome in mehreren Sitzungen oder mithilfe von Gewebeexpandern exzidiert. In der Literatur finden sich zudem Berichte über die durchaus erfolgreiche Behandlung mittels Laserablation, Elektrokauterisierung und Sklerotherapie.

Hidradenoma papilliferum

Das Hidradenoma papilliferum ist ein extrem seltener benigner Tumor der Genital- und Perianalregion. Meist betrifft er die Vulva, seltener auch andere Lokalisationen, von Frauen zwischen 30 und 50 Jahren. Diese kleinen Tumoren haben in der Regel einen Durchmesser von wenigen Millimetern, können aber manchmal auch groß werden. Es besteht keine Verbindung zur darüberliegenden Epidermis oder Mukosa.

Klinisches Bild: Das Hidradenoma papilliferum ist ein benigner Tumor in der Dermis, der fast nur bei Frauen mittleren Alters und fast immer im Genitalbereich vorkommt. Es manifestiert sich mit asymptomatischen Noduli, die zufällig entdeckt werden. Die Epidermis ist in der Regel nicht verändert und der Tumor gut abgegrenzt, frei verschieblich und fest. Es besteht keine Verbindung zum Deckepithel. Selten ist der Tumor druckschmerzhaft, juckt, blutet oder ulzeriert. Meist werden diese Tumoren bei der gynäkologischen Routineuntersuchung entdeckt. Häufigste Lokalisation sind die Labia majora. Da solitäre, feste dermale Noduli im Genitalbereich zahlreiche Differenzialdiagnosen haben, ist zur Diagnosesicherung immer eine Biopsie zur histopathologischen Untersuchung erforderlich. Dermatologen und Gynäkologen müssen mit diesem Tumor und seinen bevorzugten Lokalisationen vertraut sein.

Pathogenese: Das Hidradenoma papilliferum geht vermutlich vom apokrinen Gewebe aus und gilt daher als apokrines Adenom. Apokrine Drüsen finden sich im Anogenitalbereich in höherer Dichte, was zu ihrer ungleichen kutanen Verteilung beitragen dürfte. Der Tumor ist benigne und nahe mit einem anderen benignen Adnextumor verwandt, dem Syringocystadenoma papilliferum, das bevorzugt am Kopf – insbesondere am behaarten Kopf – und Hals auftritt. Histologisch sind diese beiden Tumoren fast identisch. Wichtigstes Unterscheidungsmerkmal ist die Verbindung des Syringocystadenoma papilliferum mit dem Deckepithel. Klinisch manifestiert sich das Syringocystadenoma papilliferum in der Regel als ulzerierte Papel oder Plaque. Beide Tumoren können in einem Naevus sebaceus entstehen.

Histologie: Das Hidradenoma papilliferum ist ein gut abgegrenzter dermaler Tumor. Das darüberliegende Epithel ist fast nie verändert. Das Syringocystadenoma papilliferum hingegen hat Verbindung mit der darüberliegenden Epidermis. Beide Tumoren entstehen oft in einem Naevus sebaceus. Bei näherer Betrachtung besteht das Hidradenoma papilliferum aus papillären Gefäßprojektionen in das Zentrum des Tumorläppchens. Diese Projektionen sind von zylindrischen Zellen apokrinen Ursprungs ausgekleidet. Oft findet sich in einigen Tumorbereichen eine apokrine Sekretion (Dekapitationszeichen) sowie eine dünne Schicht myoepithelialer Zellen. Das Stroma der papillären Projektionen besteht aus vielen Gefäßlumen und Lymphozyten.

Das Syringocystadenoma papilliferum sieht nahezu identisch aus. Im Vergleich zum Hidradenoma papilliferum besteht aber ein dichteres Plasmazellinfiltrat und eine Verbindung zum Deckepithel, meist in Form einer Invagination der Epidermis in den Tumorlappen.

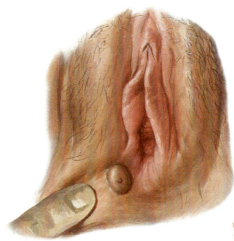

Das Hidradenoma papilliferum ist der häufigste Tumor der äußeren weiblichen Geschlechtsorgane.

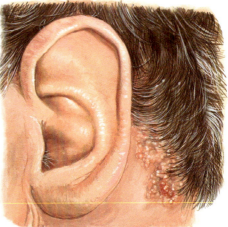

Das Syringocystadenoma papilliferum entsteht in einem Naevus sebaceous. Oft verwandelt sich der Naevus sebaceous nach der Pubertät in verschiedene Tumoren, wie das Syringocystadenoma papilliferum oder das Basalzellkarzinom.

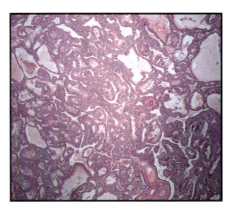

Schwache Vergrößerung. Symmetrischer dermaler Tumor mit zahlreichen papillären Projektionen

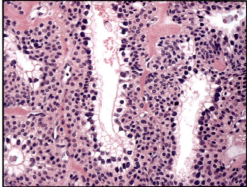

Starke Vergrößerung. Vergrößerung der papillären Projektionen, die mit apokrinen Zellen ausgekleidet sind. In einigen Tumorbereichen ist oft eine apokrine Sekretion (Dekapitationszeichen) vorhanden.

Abb. 2.15

Behandlung: Die vollständige Exzision ist kurativ und diagnostisch. Oft erfolgt zur Diagnosesicherung eine Biopsie mit nachfolgender kurativer vollständiger Exzision. Diese Tumoren sind selten und benigne. Entartungen sind beschrieben, aber extrem selten.

Hidrozystom

Hidrozystome, oder ekkrine Hidrozystome, sind häufige benigne Hauttumoren, die meist am Lidrand auftreten. Sie haben ein typisches Aussehen und kein malignes Potenzial. Meist manifestieren sie sich als solitäre asymptomatische Papeln.

Klinisches Bild: Ekkrine Hidrozystome imponieren als solitäre, durch die Haut schimmernde, blasse, klare bis blaue oder hell livide Papeln. Sie besitzen eine glatte Oberfläche, sind kuppelförmig und weich und erwecken den Eindruck, dass sie bei Druck leicht platzen würden. Bei Punktion der Zyste mit einer 30-Gauge-Nadel drainiert eine wässrige Flüssigkeit. Diese Tumoren sind fast immer asymptomatisch. Sie treten unabhängig von Geschlecht und ethnischer Zugehörigkeit in allen Altersgruppen auf, bevorzugt aber bei über 40-Jährigen. Die Läsionen sind in der Regel klein (Durchmesser 5 mm bis 1 cm) und können ihre Größe immer wieder verändern. Oft berichten die Patienten, dass sich der Tumor bei körperlicher Belastung vergrößert und nach einigen Tagen wieder verkleinert. Bei Ruptur tritt aus den Tumoren eine wässrige Flüssigkeit aus und kollabiert die Zystenhöhle. Für gewöhnlich treten sie zwar solitär auf, es sind aber auch Patienten mit mehreren Hundert Hidrozystomen sowie große ekkrine Hidrozystome mit atypischer Lokalisation beschrieben.

Die wichtigste Differenzialdiagnose des ekkrinen Hidrozystoms ist das Basalzellkarzinom. Zystische Basalzellkarzinome sehen fast identisch aus, unterscheiden sich aber hinsichtlich der Anamnese. Typisch für Basalzellkarzinome ist, dass sie mit der Zeit größer werden und ulzerieren, sodass es zur Blutung aus der ulzerierten Papel kommt. Hidrozystome ulzerieren und bluten allenfalls selten. Wenn sie nicht manipuliert werden, vergrößern sie sich nur vorübergehend und erreichen niemals einen Durchmesser > 1 cm; normalerweise sind sie weitaus kleiner. Diagnosesichernd ist eine Biopsie mit pathologischer Untersuchung.

Pathogenese: Hidrozystome entstehen aus dem ekkrinen Apparat. Vermutlich verschließt sich ein Teil des Schweißdrüsengangs in der Dermis, sodass sich proximal der Blockade ekkrine Sekrete ansammeln. Sobald sich ausreichend Flüssigkeit angesammelt hat, entsteht auf der Haut eine durchscheinende Papel. Es wurden keine genetischen Veränderungen des beteiligten Schweißdrüsengangs ermittelt; vermutlich entsteht diese Zyste durch ein oberflächliches Trauma der Haut und der darunterliegenden Schweißdrüsengänge. Angeschuldigt wurden auch Sonnenlichtschäden der Schweißdrüsengänge, was jedoch bislang noch unbestätigt ist.

Histologie: In der Dermis findet sich ein solitärer zystischer Raum. Die Zyste ist gut abgegrenzt und von zwei Lagen kuboiden Zellen mit eosinophilem Zytoplasma ausgekleidet. Die Zellwand besitzt keine myoepitheliale Zellkomponente. Die Zysten liegen in der Nähe von Schweißdrüsenanteilen. Es gibt ein minimales bis gar kein entzündliches Infiltrat im Zystenbereich. Die Zentralhöhle der Zyste enthält eine kleine Menge leicht eosinophilen Materials, das den Sekreten der ekkrinen Drüsen entspricht. Es gibt keine Belege für Sekrete von Talgdrüsen oder apokrinen Drüsen oder deren Abkömmlingen.

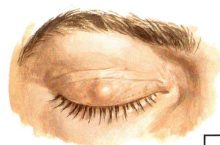

Hidrozystome des Augenlids ähneln einem Hagelkorn oder einem Basalzellkarzinom. Sie können durchscheinend sein und leicht rupturieren. Sie sind fast immer asymptomatisch.

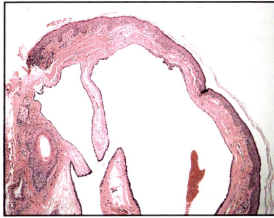

Schwache Vergrößerung. Gut abgegrenzte zystische Auskleidung in der Dermis. Geringfügiges umgebendes entzündliches Infiltrat

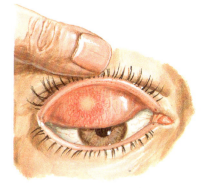

Hagelkorn; evertiertes Lid. Schmerzhafter Knoten im Augenlid

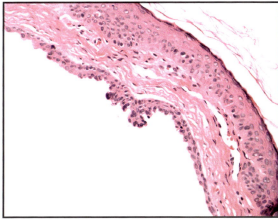

Starke Vergrößerung. Die Auskleidung besteht aus zwei Lagen kuboider Epithelzellen. Zwischen der Zyste und der darüberliegenden Epidermis befindet sich ein schmaler Streifen Dermis.

Abb. 2.16

Behandlung: Meist werden ekkrine Hidrozystome biopsiert, um sie von Basalzellkarzinomen abzugrenzen. Nach der Biopsie rezidivieren sie nur selten und falls dies geschieht, ist keine Behandlung erforderlich. Die operative Exzision ist kurativ. Hidrozystome rezidivieren fast nie nach Exzision.

Keloid und hypertrophische Narbe

Keloide sind häufige benigne Hauttumoren aus überschüssigem Narbengewebe, das nach traumatischen oder entzündlichen Hauterkrankungen, wie der Acne vulgaris, auftritt. Das Keloid proliferiert unkontrolliert und überschreitet den ursprünglichen Narbenbereich. Hypertrophische Narben hingegen entstehen durch überschießende Narbenbildung und sind auf den ursprünglichen Narbenbereich begrenzt.

Klinisches Bild: *Keloide* sind oft große Auswüchse des Narbengewebes, die sich über die Grenzen der durch das schädigende Ereignis erzeugten Narbe hinaus ausbreiten und noch normal erscheinende Haut betreffen. Sie können überall am Körper auftreten, bevorzugt aber an Ohrläppchen, Thorax und Oberarmen. Sie betreffen alle Altersgruppen und beide Geschlechter mit gleicher Häufigkeit. Bei dunkelhäutigen Menschen ist die Inzidenz von Keloidvernarbungen höher. Fast alle Keloide treten nach einem Trauma, wie einer Schnittwunde, Ohrenpiercing, Verbrennungen oder operativer Exzision, auf. Zu den zahlreichen anderen Auslösern gehören Akneläsionen und Insektenstiche. Keloide sind zunächst oft kleine, rote, juckende Papeln, die sich rasch zu Plaques und Noduli vergrößern. Sie haben in der Regel eine glatte Oberfläche und sind von fester Konsistenz. Juckreiz ist häufig und geht dem Wachstum oft voraus. Keloide werden bei entsprechender Anamnese klinisch diagnostiziert. Zur Differenzialdiagnose früher Keloide gehören die hypertrophischen Narben. Schwierig wird die Diagnose bei einer festen, sich vergrößernden Plaque oder einem Nodulus ohne erinnerliches Trauma. In diesen Fällen muss mittels Biopsie ein Dermatofibrosarcoma protuberans ausgeschlossen werden, was histopathologisch problemlos möglich ist.

Hypertrophische Narben entstehen nach Traumen im Bereich der ursprünglichen Verletzung oder Narbe. Im Gegensatz zu Keloiden breiten sie sich nicht auf die angrenzende normale Haut aus. Sie sind meist livide bis rot gefärbt, jucken und können recht groß sein, erreichen aber niemals die Ausdehnung von Keloiden, sodass sie etwas einfacher zu behandeln sind. Hypertrophische Narben werden klinisch anhand der Traumaanamnese und den typischen klinischen Befunden diagnostiziert.

Pathogenese: Keloide sind bei dunkelhäutigen Menschen unter 30 Jahren besonders häufig. Es besteht eventuell ein bislang noch unbekannter genetischer Zusammenhang. Bestimmte Hautbereiche, wie Brust und Ohrläppchen, neigen eher zur Keloidbildung als andere. Vermutlich wird ihre Bildung von bestimmten lokalen Hautzytokinen gefördert, weswegen biologische Studien mit zahlreichen Zytokinen erfolgten; die Konzentration von Transforming Growth Factor-β (TGF-β) ist in Keloiden erhöht. TGF-β rekrutiert Fibroblasten in den Bereich und regt sie zur vermehrten Kollagenproduktion an. Die lokale Blockade dieses Zytokins ist für künftige Therapieansätze vielversprechend.

Histologie: Keloide zeigen eine vermehrte Produktion von nichtorganisiertem Kollagen. Das Deckepithel ist durch die raumfordernde Wirkung des Keloids, das von unten dagegen drückt, meist ausgedünnt. Zwischen den Kollagenfasern befinden sich Mukopolysaccharide.

Hypertrophische Narben sind kleiner und nicht exophytisch und enthalten parallel zur Epidermis verlaufende

Hypertrophische Narben	Keloide
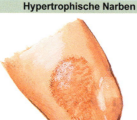	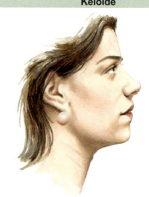
Hypertrophische Narben sind auf den Bereich der ursprünglichen Verletzung beschränkt.	Eine der häufigsten Lokalisationen von Keloiden ist das Ohrläppchen; oft treten sie nach dem Ohrläppchen-Piercing auf.
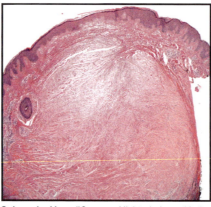	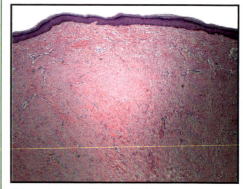
Schwache Vergrößerung. Nichterhabene Narbe aus zahlreichen Kollagenbündeln, Fibroblasten und Blutgefäßen	**Schwache Vergrößerung.** Wahllos angeordnete Kollagenbündel. Dicke eosinophile Kollagenbündel mit umgebenden Fibroblasten
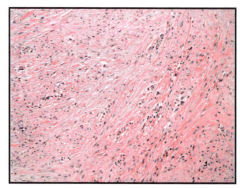	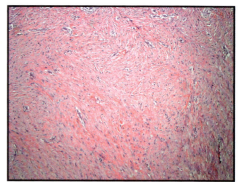
Starke Vergrößerung. Zahlreiche Fibroblasten mit einer vermehrten Anzahl von Gefäßkanälen. Die Kollagenfasern verlaufen gleichsinnig.	**Starke Vergrößerung.** Verdickte eosinophile Kollagenbündel

Abb. 2.17

Kollagenbündel. Eine Zunahme der Zellzahl findet sich oft bei Keloiden und hypertrophischen Narben.

Behandlung: Hypertrophische Narben müssen nicht behandelt werden, weil sie meist irgendwann flacher werden und sich in die Haut integrieren. Die intraläsionale Gabe von Triamcinolon kann diesen Vorgang beschleunigen, bei Injektion einer zu großen Dosis ist jedoch eine Atrophie möglich. Auch die tägliche Narbenmassage durch den Patienten kann das Erscheinungsbild der Narbe verändern. Die Rötung der hypertrophischen Narbe und des Keloids lässt sich erfolgreich mittels gepulstem Farblaser reduzieren.

Die Behandlung von Keloiden ist aufwändiger. Da sie nach Exzision oft rezidivieren, sollte anschließend immer eine adjuvante Therapie erfolgen. Monatlich wiederholte intraläsionale Injektionen von Triamcinolon über 4–6 Monate sowie die postoperative Strahlentherapie tragen zur Rezidivprävention bei. Es gibt Einzelfallberichte über die Behandlung mit Imiquimod und Kryotherapie, die jedoch von fraglichem Wert sind.

Leiomyom

Kutane Leiomyome sind seltene benigne Tumoren des M. arrector pili der Haut. Sie können solitär oder multipel auftreten und hängen oft mit genetischen Defekten zusammen. Sie treten etwas häufiger bei multipler kutaner Leiomyomatose auf, sodass bei den Betroffenen nach systemischen Befunden gesucht werden sollte. Andere muskuläre Ursachen kutaner Leiomyome sind die glatten Muskeln der Gefäßwände und der Musculus dartos. Diese seltenen Formen der kutanen Leiomyome werden als Angioleiomyome bzw. solitäre genitale Leiomyome bezeichnet.

Klinisches Bild: Leiomyome imponieren als dermale Papeln oder Noduli mit leichter Hyperpigmentierung der darüberliegenden Epidermis. Möglich ist auch eine rötliche oder bräunliche Färbung. Die Tumoren haben einen Durchmesser von 1–2 cm und treten unabhängig vom Geschlecht und der ethnischen Zugehörigkeit überall an der Haut auf, meist jedoch auf der Brust und im Genitalbereich. Sie sind in der Regel druckempfindlich und können schmerzhaft sein. Oft werden sie im Laufe der Zeit immer schmerzhafter und empfindlicher. Kälte verstärkt die Schmerzen. Leiomyome weisen ein Pseudo-Darier-Zeichen auf, indem das Leiomyom beim Bestreichen zuckt oder faszikuliert, aber keine urtikarielle Plaque bildet, wie es beim echten Darier-Zeichen der Fall ist (z. B. bei kutaner Mastozytose). Sehr selten ist eine Entartung möglich.

Multiple kutane Leiomyome betreffen in der Regel Rumpf und proximale Extremitäten. Sie sind genauso groß wie ihre solitären Gegenstücke und können eine so hohe Zahl erreichen, dass sie zu großen Plaques konfluieren. Meist treten sie im Alter zwischen 20 und 50 Jahren auf. Multiple kutane Leiomyome werden autosomal-dominant vererbt. Ursache ist eine Mutation des für die Fumarathydratase des Zitronensäurezyklus kodierenden FH-Gens. Fumarathydratase wirkt tumorsuppressiv. Es sind viele Mutationsformen, von Frameshift-Mutationen bis zur Deletion ganzer Gene, beschrieben, was wohl auch die vielen verschiedenen Phänotypen erklärt. Die schwerwiegendste und lebensbedrohliche Auswirkung dieser Mutation ist die Entwicklung einer aggressiven, tödlichen Form des papillären Nierenzellkarzinoms, das bei Patienten mit multiplen kutanen Leiomyomen hochaggressiv ist und frühzeitig metastasiert. Seine Inzidenz lässt sich durch ein frühes Screening des Patienten und seiner Familie reduzieren. Die Patienten sollten routinemäßig auf Nierenerkrankungen untersucht werden.

Der Begriff *Reed-Syndrom* bezeichnet das gleichzeitige Auftreten kutaner und uteriner Leiomyome.

Pathogenese: Solitäre Leiomyome ohne Defekt der Fumarathydratase entstehen vermutlich durch eine Proliferationsstörung der Myozyten unbekannter Ursache. Durch die Mutation verliert die Fumarathydratase die Tumorsuppressorfunktion. Ihre Bedeutung bei der Entwicklung multipler Leiomyome muss noch geklärt werden.

Histologie: Der intradermale Tumor besteht aus miteinander verwobenen Bündeln spindelförmiger Zellen. Die in Wirbeln angeordneten Zellen sind gleichförmig und farblos ohne Mitosen. Sie wurden aufgrund der langen, plumpen mittleren Sektion und den stumpfen Enden auch als zigarrenförmig beschrieben. Ursprungszelle ist der Myozyt. Mithilfe der immunhistochemischen Färbung lassen sie sich von schwierigen Tumoren abgrenzen. Leiomyome färben mit Muskelmarkern, wie glattmuskulärem Aktin, an. Die darüberliegende Epidermis ist in der Regel normal.

Behandlung: Beim solitären Leiomyom ist die operative Exzision kurativ. Bei multipler kutaner Leiomyome können Beschwerden und Schmerzen mit zahlreichen Medikamenten behandelt werden. Am häufigsten werden α_1-Blocker gegeben. Doxazosin und Phenoxybenzamin waren erfolgreich. Auch Kalziumantagonisten, wie Nifedipin, waren in einzelnen Fällen effektiv. Gabapentin und Botulinustoxin helfen ebenfalls. Schmerzhafte Läsionen, die nicht auf die Therapie ansprechen, werden operativ entfernt. Bei multiplen kutanen Leiomyomen sollte nach dem genetischen Defekt der Fumarathydratase gesucht werden und ein Screening auf Nierenerkrankungen erfolgen.

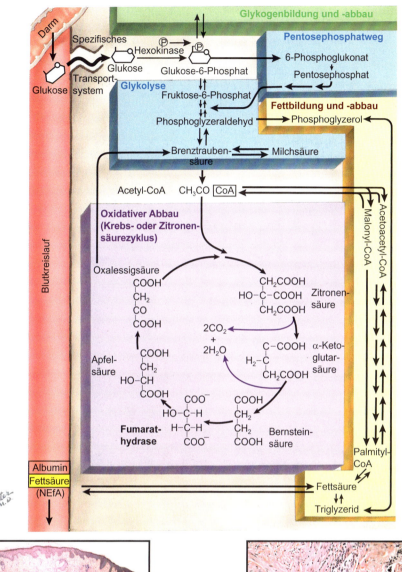

Schwache Vergrößerung. Der Tumor liegt in der Dermis und besteht aus miteinander verwobenen Strängen aus spindelförmigen Muskelzellen.

Starke Vergrößerung. Die Spindelzellen sind farblos mit stumpfen Enden.

Abb. 2.18

Lichenoide Keratose

Lichenoide Keratosen sind häufige benigne Hauttumoren und werden auch als Lichen-planus-artige Keratosen bezeichnet. Diese meist solitären, benignen Hauttumoren kommen überall auf der Haut vor und sind im Erwachsenenalter am häufigsten. Oft wird die Keratose mit einem nichtmelanomatösen Hautkrebs, meist mit dem oberflächlichen Basalzellkarzinom, verwechselt.

Klinisches Bild: Lichenoide Keratosen finden sich bevorzugt am oberen Rumpf und den oberen Extremitäten. Sie treten unabhängig von Geschlecht und ethnischer Zugehörigkeit und nur selten bei Kindern auf und manifestieren sich als juckende, rote bis livide Flecke und dünne Plaques. Gelegentlich tauchen sie in einer bereits vorhandenen seborrhoischen Keratose oder einer Lentigo solaris auf. Meist besitzen lichenoide Keratosen einen Durchmesser von ≤ 1 cm und führen den Patienten aufgrund von Druckempfindlichkeit, Juckreiz oder sekundären Blutungen durch Kratzen oder Reiben der Läsion zum Arzt. Lichenoide Keratosen können eine starke Ähnlichkeit mit den Läsionen bei Lichen planus haben, allerdings treten bei letzterem multiple gleichförmige Hautläsionen auf, während die lichenoide Keratose solitär ist. Lichenoide Keratosen entarten nicht. Da sie sich oft nur schwer von entzündeten seborrhoischen Keratosen, Basalzellkarzinomen, aktinischen Keratosen und Plattenepithelkarzinomen unterscheiden lassen, sollte zur Diagnosesicherung eine Biopsie erfolgen.

Es gibt ein paar ungewöhnliche klinische Varianten, wie eine atrophische und eine bullöse Form. Differenzialdiagnosen dieser beiden Varianten sind Krankheiten wie der Lichen sclerosus bzw. autoimmune blasenbildende Krankheiten. Das inzwischen unersetzliche Dermatoskop hilft bei der Diagnose. Lichenoide Keratosen imponieren dermatoskopisch als fokale oder diffuse granuläre Muster, wodurch sie sich von melanozytären Tumoren unterscheiden.

Histologie: Histologisch besteht eine lichenoide Keratose aus einem symmetrischen, gut abgegrenzten Bereich mit einer intensiven lichenoiden Entzündung entlang der Basalmembran und Unterbrechung der basilaren Keratinozyten. Dadurch nekrotisieren einige der Keratinozyten und werden zu Civatte-Körperchen, die bei fast allen Formen der lichenoiden Keratose und beim Lichen planus vorkommen. Es besteht eine deutliche sägezahnartige Hypergranulose und Akanthose. Da keine Atypien der Keratinozyten bestehen, ist eine entzündete aktinische Keratose ausgeschlossen. Die entzündlichen Infiltrate bestehen fast ausschließlich aus Lymphozyten sowie vereinzelten Eosinophilen und Plasmazellen. Pathologische Differenzialdiagnose ist der Lichen planus. Wichtig ist die klinische Anamnese: Während lichenoide Keratosen solitär auftreten, spricht derselbe Befund in einer Biopsie aus einem ausgedehnten Exanthem mit dunkelroten, flachen Papeln eher für einen Lichen planus. Dieses Beispiel zeigt einmal mehr die Bedeutung der klinischen Anamnese für die Pathologie.

Pathogenese: Die genaue Ätiologie der lichenoiden Keratose ist unbekannt. Vermutlich handelt es sich um eine entzündliche Reaktion auf eine Lentigo oder eine dünne seborrhoische Keratose. Auslösender Faktor ist wohl ein Trauma. Durch chronisches Reiben soll sich in einer Lentigo eine lichenoide Keratose bilden. Die Bedeutung des humanen Papillomavirus (HPV) für die lichenoiden Keratosen wurde bislang ohne eindeutiges Ergebnis untersucht.

Behandlung: Häufig führt die Biopsie der lichenoiden Keratose zur vollständigen Abheilung. Selbst wenn bei der Biopsie nicht die gesamte Läsion entfernt wurde, ist keine Behandlung erforderlich. Durch die zweimal tägliche topische Applikation von Kortikosteroiden als Creme oder Salbe über 1–2 Wochen nach Abheilung der Biopsie heilen lichenoide Keratosen mit hoher Wahrscheinlichkeit ab. Andere Optionen sind eine leichte Kryotherapie oder Kürettage unter Anästhesie. Benigne lichenoide Keratosen rezidivieren allenfalls selten.

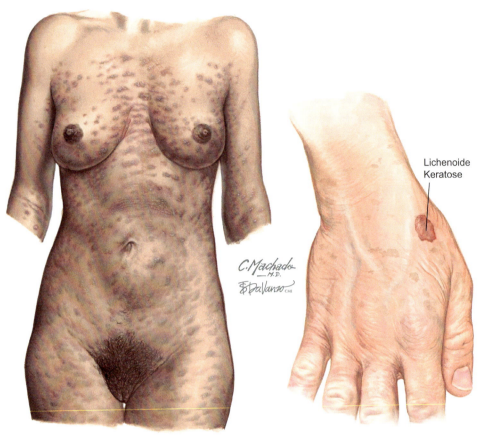

Lichen planus. Ausgedehnte juckende blaulivide Papeln und Plaques, gelegentlich mit Wickham-Zeichnung

Lichenoide Keratose. Solitäre Läsion im Gegensatz zur ausgedehnten Natur des Lichen planus. Die Histologie kann identisch sein.

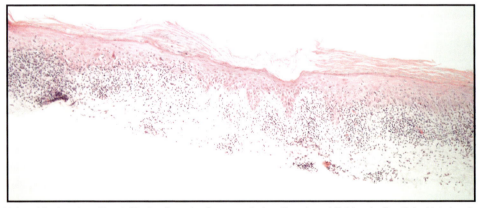

Lichenoides lymphozytäres Infiltrat entlang der Grenze zwischen Dermis und Epidermis. Deutliche Unterbrechung der Grenze zwischen Dermis und Epidermis. In der Epidermis sind nekrotische Keratinozyten zu erkennen.

Abb. 2.19

Lipom

Lipome sind häufige benigne Hauttumoren, die solitär oder als multiple dermale Noduli auf der gesamten Haut vorhanden sein können. Das Lipom entsteht durch eine subkutane Wucherung des faserigen Fettgewebes. Multiple Lipomen sind oft hereditär bedingt.

Klinisches Bild: Lipome sind oft kleine (1–2 cm), weiche, subkutane Noduli, die langsam wachsen und unter der Haut gut verschieblich sind. Manche Lipome werden recht groß (Durchmesser > 5 cm), können dadurch funktionseinschränkend sein und zu einem Liposarkom degenerieren. Es besteht kein Kontakt zur darüberliegenden, unauffälligen Epidermis. Lipome sind meist asymptomatisch, können aber bei Traumen auch schmerzhaft werden.

Im Gegensatz dazu ist eine seltene Variante, das Angiolipom, fast immer druckempfindlich und multipel vorhanden. Angiolipome enthalten in jedem Fettgewebslappen anteilig weitaus mehr Blutgefäße, was histopathologisch als Unterscheidungsmerkmal dient. Diese Tumoren sind benigne und nichthereditär.

Das Lipom hat zahlreiche Differenzialdiagnosen, vor allem andere dermale Tumoren. Meist sind aber die klinischen Befunde diagnoseweisend. Gelegentlich kann ein kleines Lipom mit einer Epidermalzyste, einer Trichilemmalzyste, einem Lymphknoten oder einem Adnextumor verwechselt werden. Große, gut verschiebliche, gummiartige, langsam wachsende Noduli sind Lipome.

Lipome treten meist an Rumpf und Extremitäten und bevorzugt bei Frauen im Alter von 20–50 Jahren auf, grundsätzlich aber bei beiden Geschlechtern und in allen ethnischen und Altersgruppen. Das Gesicht ist selten betroffen. Ausnahme ist das Subfrontalislipom unter dem M. frontalis der Stirn.

Es gibt einige seltene Syndrome des Fettgewebes, wie die benigne symmetrische Lipomatose, die Lipomatosis dolorosa (Dercum-Krankheit) und die familiäre multiple Lipomatose. Am besten beschrieben ist die benigne symmetrische Lipomatose (Madelung-Fetthals) mit massiver Fettgewebsproliferation an Hals und Oberarmen bei Männern. Die Patienten ähneln Body Buildern.

Pathogenese: Die Ursache ist unbekannt. Lipome entstehen vermutlich durch überschießend wachsendes Normalgewebe in normaler Lage. Die Tumorläppchen lassen sich nicht von normalem Fettgewebe unterscheiden. Ein Vererbungsmuster ist beschrieben, aber bislang kein spezifischer Gendefekt.

Histologie: Lipome bestehen aus reifem Fettgewebe. Die Läppchen sind durch fibröse Septen, die Blutgefäße zur Versorgung der Fettzellen enthalten, getrennt. Lipome sind von einer fibrösen Kapsel umgeben, die alle Läppchen umfasst. Angiolipome sind Fettgewebstumoren, die zu 10–50 % aus Blutgefäßen bestehen. Die verschiedenen seltenen Lipomvarianten sind histologisch mit dem gewöhnlichen Lipom identisch.

Behandlung: Diese benignen Hauttumoren müssen nicht behandelt werden. Solitäre Lipome werden durch einfache Exzision oder durch Liposuktion entfernt. Subfrontale Lipome sind schwieriger zu entfernen, weil der M. frontalis durchtrennt werden muss, um das Lipom freizulegen. Kleine Lipome können durch intraläsionale Kortikosteroidinjektionen, die zur Atrophie führen, behandelt werden. Auch Injektionen von Deoxycholat waren effektiv. Große, schnellwachsende Lipome sollten entfernt werden, um eine maligne Transformation zum Liposarkom auszuschließen. Im Vergleich zu Lipomen wachsen Liposarkome in der Regel schneller, sind fester und druckschmerzhafter.

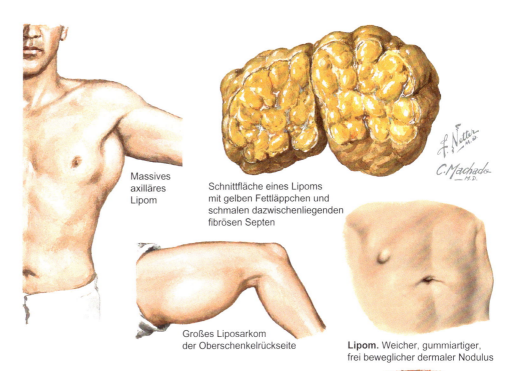

Massives axilläres Lipom

Schnittfläche eines Lipoms mit gelben Fettläppchen und schmalen dazwischenliegenden fibrösen Septen

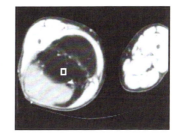

Großes Liposarkom der Oberschenkelrückseite

Lipom. Weicher, gummiartiger, frei beweglicher dermaler Nodulus

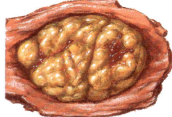

Liposarkom. In der CT Mischung aus benignen (geringe Dichte) und sarkomatösen (hohe Dichte) Tumorbereichen

Liposarkom. Exzidierter Tumor mit randständigem Muskel; der Tumor ist dunkler und fester als ein benignes Lipom.

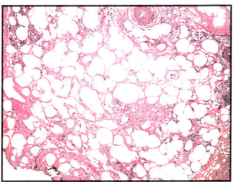

Schwache Vergrößerung. Adipozyten mit unterschiedlich viel fibrösem Gewebe und Blutgefäßen

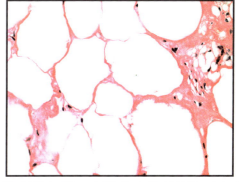

Starke Vergrößerung. Der Tumor besteht überwiegend aus reifen Adipozyten.

Abb. 2.20

Mediane Raphezyste

Mediane Raphezysten sind seltene benigne Zysten, die im Bereich der Mittellinie des Damms entstehen. Sie befinden sich meist ventral am Penisschaft, können aber überall vom Meatus urethrae über die ventrale Penisfläche und die Mittellinie am Skrotum bis zum Anus auftreten. Diese Zyste entsteht durch eine kongenitale Anomalie der Genitalien. Ursache dieser embryonalen Zyste ist eine anormale Faltung der Urethralfalten.

Klinisches Bild: Die meisten medianen Raphezysten finden sich bei kleinen Jungen auf der Ventralfläche des Penis und in der Mittellinie am Skrotum. Sie haben keine ethnische Prädilektion und sind bereits bei der Geburt vorhanden, können aber einige Zeit und sogar bis ins Erwachsenenalter unbemerkt bleiben. Sie imponieren als kleine (0,5–1 cm), solitäre, weiche, durchscheinende zystische Noduli und sind fast immer asymptomatisch. Gelegentlich rupturieren sie, wobei eine seröse Flüssigkeit austritt. Die Zyste hat nur selten Kontakt mit der darunterliegenden Urethra oder anderen Strukturen. Da es klinisch zahlreiche Differenzialdiagnosen gibt, ist zur Diagnosesicherung eine Biopsie oder vollständige Exzision erforderlich.

Pathogenese: Diese Zysten entstehen vermutlich während der embryonalen Entwicklung durch eine anormale Faltung oder Fusion der paarigen Urogenital-/Urethralfalten. Diese Falten verschmelzen normalerweise etwa in der 8–10. Entwicklungswoche zu den externen Genitalien. Beim Mann bilden die Falten den Penisschaft und bei Frauen die Labia minora. Hypospadien sind eine weitere kongenitale Anomalie durch fehlerhafte Faltung dieser embryologischen Gewebe. Die Ursache der anormalen Faltung ist noch unbekannt.

Histologie: Die Zysten sind mit einem teils einschichtigen oder einem teils mehrschichtigen hochprismatischen Epithel ausgekleidet. Das Epithel hat oft große Ähnlichkeit mit dem urethralen Übergangsepithel. Die Auskleidung umgibt eine zentrale Höhle, die mit seröser Flüssigkeit gefüllt ist. Im hochprismatischen Epithel liegen verstreut große muzinöse Zellen. Die luminalen Zellen färben mit Cytokeratin 7, Cytokeratin 13, Epithelmembranantigen (EMA) und karzinoembryonalem Antigen (CEA) an. Das histologische Bild dieser Zysten ist sehr typisch. Die wichtigste pathologische Differenzialdiagnose besteht zwischen medianer Raphezyste und apokrinem Zystadenom und erfolgt mittels immunhistochemischer Färbung.

Behandlung: Die einfache operative Exzision ist kurativ. Die Zysten rezidivieren nicht, da sie embryonal entstehen. Bei der Exzision müssen die darunterliegenden Strukturen geschont werden; sie erfolgt oft durch einen urologischen Chirurgen.

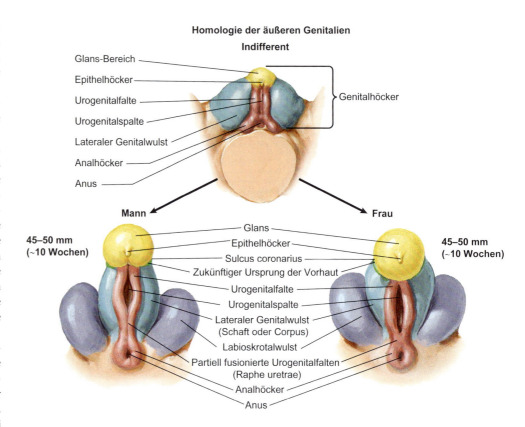

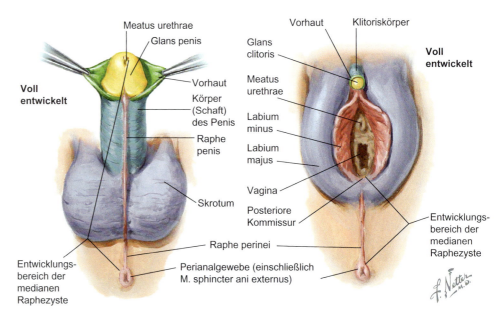

Abb. 2.21

Melanozytäre Nävi

Es gibt zahlreiche Formen melanozytärer Nävi, wie benigne kongenitale melanozytäre Nävi, blaue Nävi und die häufigen erworbenen melanozytären Nävi. Atypische und dysplastische Nävi werden beim Melanom im Abschnitt über die malignen Tumoren besprochen. Die Evaluation melanozytärer Nävi ist eine der häufigsten und wichtigsten Aufgaben des Dermatologen. Jedem Patienten, der eine dermatologische Praxis betritt, sollte eine Ganzkörperuntersuchung angeboten werden, insbesondere die Inspektion der melanozytären Nävi auf Zeichen einer Entartung und/oder De-novo-Melanomproduktion. Die Evaluation der melanozytären Nävi dient dem Screening auf ein Melanom. Das Melanom ist ein lebensbedrohlicher Hautkrebs, der bei frühzeitiger Erkennung heilbar ist. Die verschiedenen Formen der melanozytären Nävi entarten unterschiedlich häufig, sodass der Arzt mit den regelmäßig vorhandenen Nävi vertraut sein muss.

Klinisches Bild: Melanozytäre Nävi lassen sich klinisch und histopathologisch einteilen. Der häufige erworbene melanozytäre Nävus ist eine klinische Diagnose. Bei der Biopsie findet sich oft eine Atypie oder Dysplasie der Melanozyten, weswegen es auch noch keine allgemein akzeptierte Klassifikation der melanozytären Nävi gibt.

Benigne melanozytäre Nävi sind extrem häufig und finden sich in irgendeiner Form bei fast allen Menschen. Die gewöhnlichen *erworbenen melanozytären Nävi* kommen fast überall vor und können unterschiedlich aussehen. Sie betreffen Frauen und Männer gleichermaßen. Sie sind bei der Geburt selten und werden in den ersten 40 Lebensjahren häufiger. Danach stabilisiert sich die Anzahl in der Regel. Mit dem Alter bilden sich die Nävi allmählich zurück. Sie können makulös oder papulös sein. Meist sind sie gleichmäßig und symmetrisch geformt und gefärbt. Sie können fleischfarben oder hellbraun sein und wachsen proportional mit dem Längenwachstum bei Kindern und der Gewichtszunahme bei Erwachsenen. Außerdem können sie bei einer Schwangerschaft etwas größer und dunkler werden.

Es besteht ein erhöhtes Melanomrisiko. Hinweise darauf sind Veränderungen von Farbe, Größe, Symmetrie oder Umrandung. Symptomatische, insbesondere juckende und spontan blutende Nävi sollten entsprechend evaluiert und biopsiert werden.

Blaue Nävi sind benigne melanozytäre Tumoren mit typischen klinischen und histologischen Merkmalen. Sie sind meist klein, finden sich auf Hand- oder Fußrücken und haben aufgrund ihrer intradermalen Lage eine bläuliche bis bläulich-graue Farbe. Die blaue Farbe entsteht vermutlich durch den Tyndall-Effekt. Dabei werden bevorzugt bestimmte Wellenlängen des Lichts absorbiert und das reflektierte Licht oder die erkennbare Farbe hängen vom Material und der tiefer erhellten Substanz ab. Blaue Nävi weisen ähnliche histologische Merkmale wie der Ota-Nävus, der Ito-Nävus und Mongolenflecke auf. Allerdings ist das klinische Bild so unterschiedlich, dass diese Läsionen bei der Differenzialdiagnose des blauen Nävus keine Rolle spielen.

Blaue Nävi kommen in jedem Alter und bei Männern und Frauen gleich häufig vor. Sie imponieren in der Regel als kleine (2–5 mm), ovale oder runde Maculae oder Papeln. Sie sind gut abgegrenzt mit feinen, klar erkennbaren Linien. Sie liegen meist auf Hand- und Fußrücken, wurden aber überall, auch auf den Schleimhäuten, beschrieben. Aufgrund ihrer ungewöhnlichen Farbe werden sie oft biopsiert. Sie sind klein und lassen sich oft einfach durch eine Stanzbiopsie, die 1 mm größer ist als die Läsion, entfernen. Oft berichten die Patienten, dass sie als Kinder mit einem Bleistift gestochen wurden und glauben, dass es sich um eine Graphittätowierung handelt. Dies kann gelegentlich durchaus zutreffen, meist handelt es sich aber tatsächlich um blaue Nävi. Sehr selten entarten blaue Nävi.

Beim *Carney-Komplex,* oder NAME- bzw. LAMB-Syndrom, finden sich multiple blaue Nävi. Zu diesem Komplex aus klinischen Befunden gehören multiple blaue Nävi, Lentigines, Epheliden, Myxome, Vorhofmyxome, testikuläre Tumoren, Hypophysentumoren, psammomatöse melanotische Schwannome und adrenale Tumoren. Es handelt sich um ein seltenes Syndrom, das mit einem Defekt des PRKAR1A-Gens assoziiert ist. Dabei handelt es sich um ein Tumorsuppressorgen, das für eine Untereinheit der Proteinkinase A kodiert.

Blaue Nävi

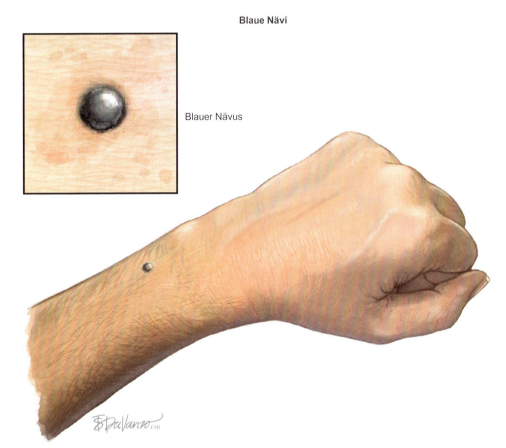

Blauer Nävus

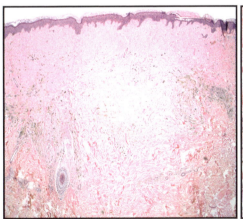

Schwache Vergrößerung. Die Epidermis erscheint normal. Die Dermis ist mit spindelförmigen Melanozyten und vielen Melanophagen gefüllt.

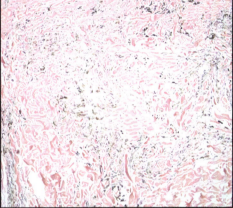

Starke Vergrößerung. Langgezogene pigmentierte Melanozyten mit multiplen dermalen Melanophagen. Die Melanozyten liegen zwischen den Kollagenbündeln versprengt.

Abb. 2.22

(Fortsetzung)

Kongenitale melanozytäre Nävi lassen sich klinisch anhand ihrer Größe unterteilen (kleine, mittelgroße und riesengroße). Am häufigsten sind kleine kongenitale Nävi; sie sind definiert als Nävi mit einem Durchmesser < 2 cm. Diese Nävi treten unabhängig von Geschlecht und ethnischer Zugehörigkeit auf. Ihre Prävalenz wird verschiedentlich mit etwa 1 % angegeben. Diese Nävi werden in der Regel als gut abgegrenzte Maculae, Papeln oder Plaques beschrieben. Im Vergleich zur umgebenden Haut sind sie hyperpigmentiert und fast immer gleichmäßig gefärbt und symmetrisch. Im Laufe der Zeit kommt es bei 50 % zum Wachstum von terminalen Haaren im Nävus. Das Entartungsrisiko dieser kleinen kongenitalen Nävi ist niedrig und ist vergleichbar mit dem Risiko bei gewöhnlichen erworbenen melanozytären Nävi. Bei diesen Patienten kann sich jederzeit, in der Regel jedoch nach der Pubertät, ein Melanom im Nävus entwickeln.

Mittelgroße kongenitale melanozytäre Nävi besitzen einen Durchmesser von 2 cm bis 20 cm. Sie haben dasselbe Entartungsrisiko wie kleine kongenitale Nävi. Sie sind bei Männern und Frauen gleich häufig, finden sich bei etwa 1 % der Bevölkerung und können überall am Körper auftreten.

Große kongenitale melanozytäre Nävi vom Badehosentyp sind klinisch in mehrfacher Hinsicht relevant. Zunächst besteht ein erhöhtes Entartungsrisiko, was klinisch oft schwer zu erfassen ist, sofern die Läsionen nicht sehr groß sind. Die meisten Melanome entstehen dermal oder subkutan, sodass sie klinisch schwer zu beurteilen sind. Melanome treten in der Regel vor der Pubertät auf und finden sich in bis zu 15 % der kongenitalen Nävi vom Badehosentyp. Das Entartungsrisiko ist bei axialen Nävi höher als bei akralen, weswegen sie aggressiver behandelt werden und Patienten mit großen kongenitalen melanozytären Nävi lebenslang mit häufigen Untersuchungen überwacht werden müssen. Diese Nävi treten unabhängig von Geschlecht und ethnischer Zugehörigkeit auf. Sie kommen am Rumpf häufiger vor als in anderen Körperregionen.

Eine signifikante neurokutane Melanose ist bei Patienten mit großen kongenitalen Nävi des Rumpfes häufiger. Diese Nävi treten fast immer am Rumpf auf und können unterschiedlich viele melanozytäre Satelliten-Nävi aufweisen. Bei Patienten mit großen kongenitalen melanozytären Nävi am Rumpf sollte eine Magnetresonanztomografie (MRT) des Nervensystems erfolgen, um eine neurokutane Melanose auszuschließen. Patienten mit neurokutaner Melanose haben ein hohes Risiko (fast 50 %) für die Entwicklung eines leptomeningealen Melanoms, das fast immer tödlich verläuft. Diese Patienten müssen multidisziplinär durch Pädiater, Dermatologen, Neurologen und Neurochirurgen behandelt werden.

Histologie: Beim gewöhnlichen erworbenen melanozytären Nävus sind die Melanozyten symmetrisch und lateral in Nestern angeordnet. Die Melanozyten in den Nestern weisen nicht das typische dendritische Aussehen der normalen Melanozyten im Stratum basale auf. Sie sind rund und gleichförmig; ihre Reifung nimmt mit der Tiefe ihrer Lage in der Dermis zu. Die Reifung der Nävuszellen geht mit einer Abnahme des Kern-Zytoplasma-Verhältnisses und einer Größenabnahme der Melanozyten einher. In der jeweiligen Tiefe in der Dermis sind die Melanozyten weiterhin von gleicher Form und Größe; sie sind nicht symmetrisch vertikal. Es gibt viele histologische Formen. Anhand der Lage der Melanozytennester unterscheidet man Junktionsnävi, intraepidermale, dermale oder Compound-Nävi. Beim Junktionsnävus liegen die Nester entlang der Basalmembran, beim Compound-Nävus epidermal und dermal.

Blaue Nävi liegen vollständig intradermal. Diese Nävi bestehen aus Melanozyten, die Dendriten ähneln.

Gewöhnliche erworbene Nävi und kongenitaler melanozytärer Nävus vom Badehosentyp

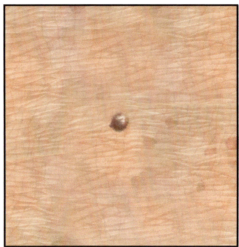
Gewöhnlicher erworbener Nävus

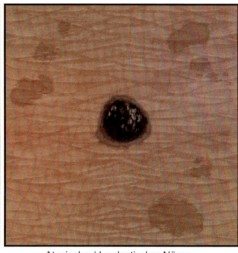
Atypischer/dysplastischer Nävus, umgeben von Lentigines solares

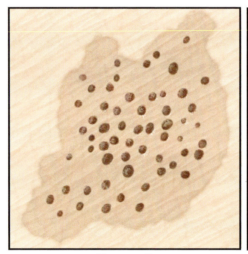
Naevus spilus

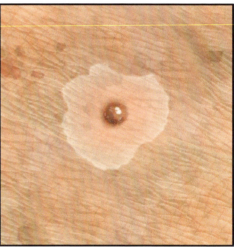
Halonävus

Abb. 2.23

(Fortsetzung)

Die dendritischen Prozesse enthalten Melaninpigment, das für die Färbung der Läsion verantwortlich ist. Zwischen den dermal liegenden Melanozyten liegt Kollagen. Fast immer finden sich in und um die Läsion herum Melanophagen und darüber eine Grenzzone. Es gibt zahlreiche histologische Unterformen des blauen Nävus, wie den dendritischen (gewöhnlichen blauen), den amelanotischen, den zellulären und den epitheloiden blauen Nävus.

Kleine, mittelgroße und große kongenitale Nävi sind histologisch identisch und lassen sich nicht durch eine pathologische Untersuchung unterscheiden. Die wichtigsten Unterscheidungskriterien zwischen kongenitalen und anderen Nävi sind Größe und Lage. Die Nester liegen tief in der Dermis sowie im Subkutangewebe, der Faszie und dem darunterliegenden Muskel. Eine Infiltration des Muskels ist ungewöhnlich und bei großen kongenitalen Nävi häufiger. Die Nester der Nävuszellen akkumulieren im Bereich der Hautanhangsgebilde und liegen oft neben Haarfollikeln, Talgdrüsen und Schweißdrüsen. Die Melanozyten können den M. arrector pili infiltrieren. Die Nävuszellen sind ausgereift und sehen gleichförmig aus.

Pathogenese: Es gibt viele widersprüchliche Theorien über die Pathogenese der gewöhnlichen erworbenen melanozytären Nävi und blauen Nävi. Gelegentlich wird von einer anormalen embryonalen Melanozytenmigration ausgegangen, während andere glauben, dass Melanozyten von Stammzellen in der Dermis oder Epidermis nach oben und außen wandern und die Nävi bilden. Denkbar ist eine Kombination dieser Prozesse, allerdings wurde bislang kein endgültiger pathogener Mechanismus akzeptiert.

Kongenitale melanozytäre Nävi entstehen vermutlich durch eine embryologische Fehlfunktion der Melanozytenmigration. Der präzise Mechanismus der gestörten oder anormalen Migration der Melanozyten in die betroffenen Bereiche ist unbekannt. Vermutlich wird die Migration in diesen Fällen durch ein komplexes, aber anormales Wachstum und regulatorische Signalwege kontrolliert.

Behandlung: Gewöhnliche erworbene melanozytäre Nävi müssen nicht behandelt werden. Sie lassen sich aus kosmetischen Gründen auf verschiedene Weise entfernen. Shaving und Stanzbiopsie sind zwei sehr erfolgreiche Techniken. Die ovale Exzision bleibt größeren Läsionen in Bereichen vorbehalten, in denen die Narbe verdeckt werden kann. Die Entfernung pigmentierter Läsionen mittels Laser sollte nur durch sehr erfahrene Ärzte erfolgen, da dann kein Gewebe zur histologischen Untersuchung mehr verfügbar ist.

Blaue Nävi lassen sich leicht durch eine Stanzbiopsie oder ovale Exzision entfernen. Sie werden oft aus kosmetischen Gründen entfernt und eine kleine Exzision führt zu ausgezeichneten ästhetischen Ergebnissen.

Die Entfernung kleiner und mittelgroßer kongenitaler Nävi sollte operativ erfolgen. Dadurch wird die gesamte Läsion entnommen und kann pathologisch untersucht werden. Die meisten kleinen und mittelgroßen kongenitalen melanozytären Nävi werden beobachtet und erst bei Veränderungen entfernt. Bei der Überwachung dieser Nävi sind wiederholte Fotografien von unschätzbarem Wert. Manche dieser Läsionen treten in kosmetisch sensitiven Bereichen, wie dem Gesicht, auf. Das soziale und psychologische Wohlbefinden des Kindes lässt sich durch das Entfernen eines entstellenden kongenitalen Nävus verbessern.

Aufgrund der hohen Entartungsrate ist die Behandlung großer kongenitaler Nävi am schwierigsten. Falls es möglich ist, sollten große Nävi durch Mehrfachexzisionen entfernt werden. Oft werden Gewebeexpander verwendet, um Hauttransplantationen zu vermeiden. Ziel ist die Entfernung des Nävus zu 100 %, was jedoch gelegentlich nicht machbar ist. Wenn der Nävus mindestens 10–30 % der Körperoberfläche bedeckt, ist eine vollständige Entfernung fast unmöglich. In jedem Fall müssen Eltern, Betroffene und behandelnde Ärzte auf die Notwendigkeit lebenslanger Kontrollen hingewiesen werden. Dabei werden Biopsien entnommen und alle sich verändernden Bereiche des Nävus entfernt, um Metastasen zu verhindern, falls sich ein Melanom entwickeln sollte.

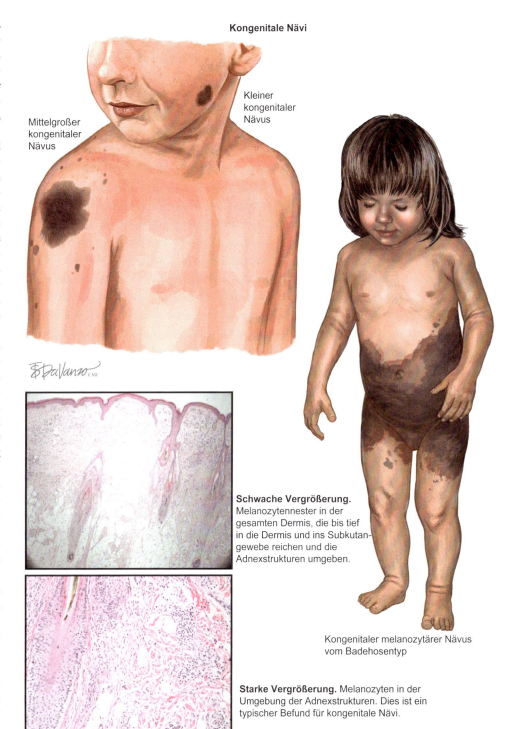

Abb. 2.24

Milien

Milien sind winzige (1–3 mm) oberflächliche Epidermalzysten mit typischer porzellanweißer Farbe. Solitäre und multiple Milien sind weit verbreitet, absolut benigne und ohne negative Folgen für den Patienten.

Klinisches Bild: Milien sind winzige Epidermalzysten, die oberflächlich in der Epidermis liegen. Sie besitzen keinen zentralen Porus und treten unabhängig von Alter, Geschlecht und ethnischer Zugehörigkeit auf. Im Gegensatz zu primären Milien treten sekundäre Milien im Rahmen einer Hauterkrankung, meist einer mit subepidermalen Blasen einhergehenden Krankheit, auf. Beim Abheilen der Blasen bleiben oft Milien zurück. Ein Beispiel sind Patienten mit Porphyria cutanea tarda, die subepidermale Blasen entwickeln, die unter Narben- und Milienbildung abheilen. Gelegentlich imponieren Milien durchscheinend; in diesem Fall sollte eine Biopsie erfolgen, um Basalzellkarzinome oder intradermale Nävi auszuschließen.

Bei Erwachsenen treten Milien meist im Bereich der Augenlider auf. Fast die Hälfte aller Neugeborenen weist Milien auf, die sich in der Regel am Kopf befinden und als *kongenitale Milien* bezeichnet werden. Sie verschwinden fast immer spontan und sollten daher nicht behandelt werden. In der Literatur sind Sonderformen von eruptiven Milien, wie eruptive multiple Milien, gruppierte Milien und disseminierte Milien, beschrieben. Eruptive Milien manifestieren sich bei Teenagern und Erwachsenen über einen Zeitraum von mehreren Wochen durch das Auftreten von 10–100 Milien. Gruppierte Milien und Milien en plaque sind selten; diese Begriffe werden für nodulär gruppierte bzw. plaqueartig gruppierte Milien verwendet.

Es gibt bestimmte genetische Syndrome, die mit Milien einhergehen. Am besten beschrieben ist das *Bazex-Dupré-Christol-Syndrom* mit Milien, Basalzellkarzinomen, Hypotrichose und Atrophodermia vermiculata. Auch zahlreiche andere genetische Syndrome gehen mit Milien einher, z. B. das Rombo-Syndrom, familiäre Milien und die Atrichie mit papulösen Läsionen.

Histologie: Milien sind winzige Zysten in der oberflächlichen Epidermis mit echter Auskleidung durch ein verhornendes, geschichtetes Plattenepithel. Außerdem findet sich in der Zystenwand eine granuläre Zellschicht. Das Zentrum der Zyste enthält eine kleine Menge Keratindebris. In der Regel besteht bei primären Milien keine Entzündungsreaktion.

Pathogenese: Die Ursache ist unbekannt, vermutlich entstehen die Zysten aus dem Haarfollikel, der Talgdrüse oder dem Schweißdrüsenepithel. Sekundäre Milien treten nach subepidermal blasenbildenden Krankheiten oder Traumen mit Unterbrechung der Grenze zwischen Dermis und Epidermis auf.

Behandlung: Es ist keine Therapie erforderlich. Meist fallen Milien bei der Routineuntersuchung der Haut auf und der Patient wird darüber aufgeklärt. Oft haben die Patienten die Milien gar nicht bemerkt. Bei kosmetisch störenden Milien ist eine Extraktion mit einem Komedonextraktor möglich; eine winzige (1 mm) Inzision mit einer 11er-Klinge reicht aus. Eine einmal entfernte Zyste rezidiviert fast nie, es können aber neue Milien entstehen. Auch kongenitale Milien beim Neugeborenen müssen nicht behandelt werden, da sie fast immer spontan wieder verschwinden.

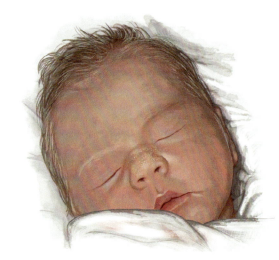

Kongenitale Milien bei einem Neugeborenen. Dies ist ein häufiger Zufallsbefund.

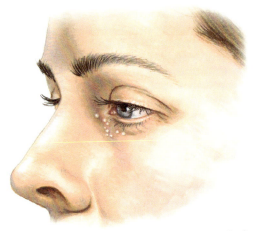

Milien bei einem Erwachsenen. Kleine weiße Papeln unmittelbar unter der Epidermis. Diese kleinen Zysten finden sich sehr oft an den Augenlidern.

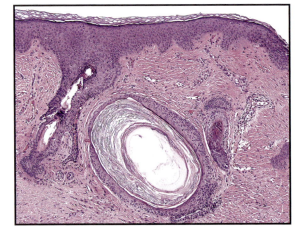

Kleine, gut abgegrenzte intradermale Zyste, die mit einem verhornenden geschichteten Plattenepithel ausgekleidet ist.

Abb. 2.25

Neurofibrom

Neurofibrome sind seltene benigne Hauttumoren, die zwar solitär auftreten können, meist aber im Rahmen der Neurofibromatose multipel vorhanden sind. Die Neurofibromatose gehört zu den häufigeren Genodermatosen und betrifft 1 von 3.000–4.000 Menschen. Ursache ist ein defektes Tumorsuppressorgen.

Klinisches Bild: Neurofibrome sind kleine (meist ≤ 1 cm) Papeln oder Noduli mit weicher, gummiartiger Konsistenz. Sie sind fleischfarben oder leicht hyperpigmentiert. Bei Druck zeigen sie das typische Klingelknopfphänomen, bei dem sich das subkutane Neurofibrom mit dem Finger in die darunterliegende Dermis und das subkutane Fett zurückschieben lässt und anschließend wieder in seine Normalposition zurückkehrt. Die meisten solitären Neurofibrome sind asymptomatisch. Differenzialdiagnostisch muss es von einem gewöhnlichen erworbenen melanozytären Nävus (Compound- oder intradermaler Nävus) abgegrenzt werden. Bei multiplen Neurofibromen sollte nach weiteren Befunden der Neurofibromatose gesucht werden.

Die Neurofibromatose Typ I (frühere Bezeichnung Von-Recklinghausen-Krankheit) ist eine häufige genetische systemische Krankheit mit Hautbeteiligung. Sie wird autosomal-dominant vererbt oder entsteht durch Spontanmutationen. Das verantwortliche NF-Gen liegt auf dem langen Arm von Chromosom 17 und kodiert für das Tumorsuppressorprotein Neurofibromin. Diese Guanosintriphosphatase (GTPase) ist essenziell für die Steuerung des zellulären Ras-Signalwegs. Daneben sind andere Formen der Neurofibromatose mit abweichendem Phänotyp beschrieben. Die Neurofibromatose Typ 2 entsteht durch einen Defekt des NF2-Gens auf dem langen Arm von Chromosom 22.

Bei Patienten mit Neurofibromatose Typ I treten bereits in der Pubertät Neurofibrome auf, deren Anzahl im weiteren Verlauf deutlich zunimmt. Sie sind oft größer als solitäre Neurofibrome und können in beliebiger Menge vorhanden sein. Schon die bloße Anzahl der Neurofibrome kann entstellend sein und die psychosoziale Lebensqualität einschränken. Bei dieser Krankheit treten die Neurofibrome nicht nur in der Haut, sondern auch an Nerven auf. Bei räumlicher Enge (z. B. im Foramen intervertebrale) können Neurofibrome eine signifikante Morbidität und Mortalität verursachen und müssen operativ entfernt werden.

Weitere der zahlreichen Hautbefunde bei Neurofibromatose Typ I sind multiple Café-au-lait-Flecke, axilläres Freckling und plexiforme Neurofibrome, eine Variante der Neurofibrome, die für die Krankheit pathognomonisch ist. Sie bestehen aus multiplen Neurofibromen, die in einer großen Plaque liegen. Systemische Befunde der Neurofibromatose sind Optikusgliome, Lisch-Knötchen auf der Iris, zahlreiche Knochenbefunde, verschiedene zentralnervöse Störungen und zahlreiche endokrine Erkrankungen. Die Phänotypen hängen von der Art der Mutation des beteiligten Gens ab. Außerdem weisen die Patienten ein höheres Malignomrisiko auf als gesunde Kontrollen.

Pathogenese: Solitäre Neurofibrome weisen kein defektes Neurofibromin auf. Sie entstehen aus unbekannter Ursache durch eine intradermale Proliferation aller Komponenten einer Nervenfaser. Die Neurofibrome bei Neurofibromatose entstehen hingegen durch den Defekt eines Tumorsuppressorgens, der auf unbekannte Weise zur Bildung von Neurofibromen führt.

Histologie: Neurofibrome sind eine gut abgegrenzte, spindelförmige intradermale Wucherung ohne Kapsel. Es besteht eine Proliferation der Schwann-Zellen und der axonalen Anteile des Nervs. Die Tumoren enthalten viele Mastzellen. Die Epidermis ist nicht beteiligt und oft ist eine kleine Grenzzone zu erkennen.

Behandlung: Die definitive Behandlung eines solitären Neurofibroms ist die vollständige Exzision. Sie ist kurativ und geht mit einer niedrigen Rezidivrate einher. Eine Behandlungsindikation besteht jedoch nicht, weil es nur sehr selten zur Entartung kommt.

Neurofibrome, die wachsen, hart oder druckempfindlich werden, sollten entfernt und auf eine Degeneration zum Neurofibrosarkom überprüft werden.

Patienten mit Neurofibromatose müssen multidisziplinär behandelt werden; aufgrund der zahlreichen systemischen Komplikationen sollte ein guter Internist hinzugezogen werden. Die Neurofibrome können operativ entfernt werden, was jedoch suboptimal ist, weil aufgrund der Anzahl der Läsionen in der Regel nur die störendsten entnommen werden können. Plexiforme Neurofibrome sollten von einem plastischen Chirurgen exzidiert werden, da sie oft weiter nach subkutan reichen, als klinisch zu erkennen ist. Diese gentische Krankheit ist nicht heilbar. Die Patienten müssen ihr Leben lang überwacht und vor dem Erreichen des gebärfähigen Alters genetisch beraten werden.

Kutane Läsionen bei Neurofibromatose (NF)

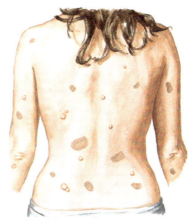

Die häufigsten Symptome bei NF sind multiple Café-au-lait-Flecke und Neurofibrome.

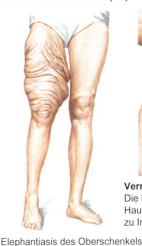

Elephantiasis des Oberschenkels mit redundanten Hautfalten

Verruköse Hyperplasie. Die Mazeration der samtweichen Haut führt oft zum Nässen und zu Infektionen in den Falten.

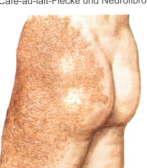

Plexiformes Neurofibrom. Typische einseitige Lage an Rumpf und Oberschenkel bei NF Typ 1

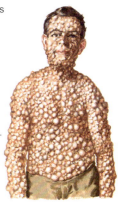

Neurofibromatose Typ 1. Einer der ursprünglichen Patienten von von Recklinghausen mit ausgedehnten Neurofibromen, aber ohne neurologische Symptome. Zum Glück ist ein derart massiver Hautbefund selten.

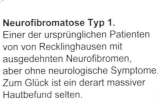

Schwache Vergrößerung. Intradermaler Tumor ohne Kapsel aus Zellen mit spindelförmigen Kernen. Zu erkennen ist eine kleine Grenzzone.

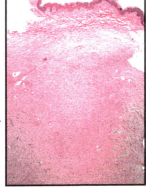

Starke Vergrößerung. Gewellte Zellkerne im Tumorzentrum. Oft enthält der Tumor Mastzellen.

Abb. 2.26

Naevus lipomatodes cutaneus superficialis

Der Naevus lipomatodes cutaneus superficialis (Naevus Hoffman-Zurhelle) ist ein häufiger benigner Hauttumor, der vermutlich einer hamartomatösen Proliferation von Fettgewebe in der Dermis entspricht. Es sind keine syndromalen Zusammenhänge und kein Erbmuster bekannt.

Klinisches Bild: Diese Nävi finden sich meist am Beckengürtel und kommen unabhängig von Geschlecht und ethnischer Zugehörigkeit in allen Altersgruppen, bevorzugt in den ersten 20 Lebensjahren, vor. Die Läsionen imponieren weich und sackartig wie ein großes weiches Fibrom und sind fleischfarben bis gelblichbraun. Es sind weiche, nicht druckempfindliche, leicht verschiebliche Papeln mit sessiler Basis oder gestielte Plaques mit dicken, stielartigen Ausläufern. Wichtigste Differenzialdiagnosen sind weiche Fibrome, Compound-Nävi und Bindegewebsnävi. Allerdings sind diese Läsionen weitaus größer als ein weiches Fibrom.

Die klinische Verdachtsdiagnose kann nur pathologisch bestätigt werden. Die Läsionen treten oft solitär auf, in der Literatur sind aber auch multiple Läsionen beschrieben. In diesem Fall sind die Nävi meist fleischfarbene bis hellrote dermale Noduli, die oft zu Plaques konfluieren. Gelegentlich besitzen sie eine zerebriforme Oberfläche. Unbehandelt können sie sehr groß werden (Durchmesser > 10 cm), häufig bleiben sie aber kleiner (1–2 cm). Eine generalisierte Variante ist beschrieben, aber ausgesprochen ungewöhnlich.

Die Kinder werden vorstellig, weil den Eltern der Tumor oder die Tumoren aufgefallen sind. Zur Diagnosesicherung erfolgt meist eine Hautbiopsie. Erwachsene suchen den Arzt in der Regel wegen einer sich vergrößernden Plaque auf, die unansehnlich ist oder aufgrund ihrer Größe durch Traumen erodiert oder ulzeriert ist.

Pathogenese: Der Naevus lipomatodes cutaneus superficialis entspricht vermutlich einer hamartomatösen Proliferation von Fettgewebe in der Dermis. Aus unbekannten Gründen proliferiert dieses normal imponierende Fettgewebe in der Dermis und führt oft zur Herniation der darüberliegenden Epidermis nach außen, was zu dem typischen klinischen Befund führt. Der genaue Mechanismus ist unbekannt. Es wurden keine genetischen Veränderungen des Fettgewebes ermittelt und es besteht kein Entartungsrisiko.

Histologie: Der Naevus lipomatodes cutaneus superficialis besitzt eine typische Pathologie mit zahlreichen reifen normalen Fettzellen in der Dermis. Leitbefund ist die fehlende Verbindung des anormal lokalisierten dermalen Fettgewebes mit dem normalen subkutanen Fettgewebe. Die Läsionen enthalten jeweils unterschiedlich viel Fettgewebe, wobei kein diagnostisch verbindlicher Anteil festgelegt wurde; insgesamt besteht die Läsion jedoch zu 10 % bis > 50 % aus Fettgewebe. Die darüberliegende Epidermis kann normal sein oder eine Akanthose und Papillomatose aufweisen. Je zerebriformer die Läsion aussieht, umso wahrscheinlicher finden sich histopathologische Veränderungen der Epidermis. Weiche Fibrome enthalten kein Fettgewebe, was ihre Abgrenzung erlaubt.

Behandlung: Solitäre Läsionen werden bevorzugt operativ entfernt. Dies führt zu den besten kosmetischen Ergebnissen und der besten Heilungsrate. Multiple Läsionen werden in der Regel nicht behandelt. Sofern sich die Läsionen ohne möglicherweise entstellende Narben entfernen lassen oder die Vernarbung kosmetisch günstiger wäre, kann eine operative Exzision erfolgen.

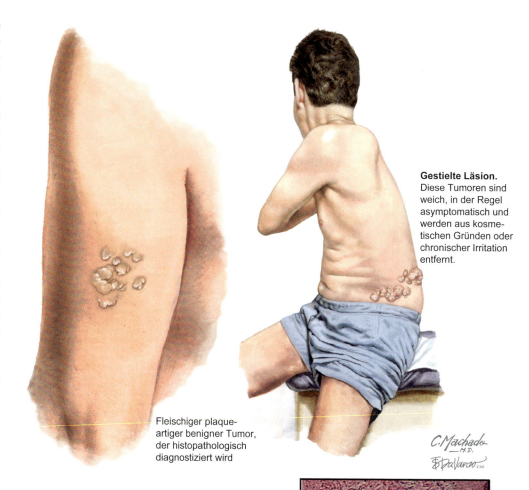

Gestielte Läsion. Diese Tumoren sind weich, in der Regel asymptomatisch und werden aus kosmetischen Gründen oder chronischer Irritation entfernt.

Fleischiger plaqueartiger benigner Tumor, der histopathologisch diagnostiziert wird

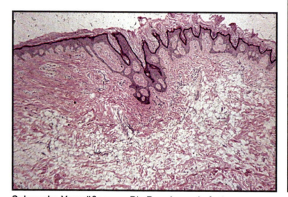

Schwache Vergrößerung. Die Dermis wurde fast vollständig durch Fettgewebe ersetzt.

Abb. 2.27

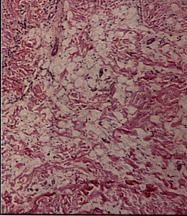

Starke Vergrößerung. Das Fettgewebe sieht normal aus.

Nävus Ota und Nävus Ito

Nävus Ota (oculodermal melanocytosis, Naevus fuscoceruleus ophthalmomaxillaris) und Nävus Ito (Naevus fuscoceruleus acromiodeltoideus) sind benigne hamartomatöse Wucherungen der Melanozyten mit bevorzugtem Sitz im Gesicht bzw. auf der Schulter. Sie haben dieselbe Pathogenese und Histologie wie Mongolenflecke und entstehen höchstwahrscheinlich durch eine gestörte embryologische Melanozytenmigration.

Klinisches Bild: Die Diagnose erfolgt meist klinisch und nur selten ist eine Hautbiopsie zur Diagnosesicherung erforderlich. Die typische Lage von Nävus Ota und Nävus Ito hilft bei der Diagnosefindung. Der eng verwandte Mongolenfleck liegt bei Säuglingen im unteren Rückenbereich und manifestiert sich als tiefblaue, asymptomatische Macula, die fast immer allmählich verblasst und im Erwachsenenalter ganz verschwunden ist. Die Prävalenz ist bei Kindern asiatischer Herkunft und Nachkommen der Mayas erhöht.

Der *Nävus Ota* tritt periokulär auf, kann die Konjunktiva einbeziehen und liegt fast immer nur einseitig vor. Er manifestiert sich als bläuliche bis blaugraue Macula mit unscharfer Abgrenzung und allmählichem Übergang in die umgebende, normal gefärbte Haut. Normalerweise folgt er dem Versorgungsgebiet der beiden ersten Trigeminusäste. Bei Beteiligung der Konjunktiva reicht die Färbung von bläulich grau bis dunkelbraun. Der Nävus Ota kommt meist isoliert vor, gelegentlich auch gemeinsam mit einem Nävus Ito.

Der *Nävus Ito* sieht klinisch ähnlich aus, befindet sich aber einseitig an Schultergürtel und Hals. Die blauen bis blaugrauen Maculae können groß werden und zu erheblichen Beschwerden führen. Die Läsionen sind zwar asymptomatisch, aber oft von erheblicher kosmetischer Relevanz und reduzieren die psychosoziale Lebensqualität.

Nävus Ota und Nävus Ito treten gehäuft bei der asiatischen Bevölkerung auf. Der Nävus Ota weist ein sehr geringes Entartungsrisiko auf. Kaukasische Frauen mit Nävus Ota haben ein erhöhtes Risiko für einen Übergang in ein malignes Melanom. Das Nävus Ito besitzt kein malignes Potenzial.

Histologie: Die histologischen Befunde von Nävus Ota, Nävus Ito und Mongolenflecken sind identisch und ähneln denen des gewöhnlichen blauen Nävus. In der Dermis der Läsion liegen noduläre Ansammlungen von Melanozyten mit deutlicher Verlängerung der Melanozyten in der oberflächlichen Dermis. In der Dermis besteht eine umgebende Fibrose mit zahlreichen Melanophagen.

Pathogenese: Normalerweise wandern die Melanozyten während der Embryogenese aus der Neuralleiste nach außen zu ihren Zielpunkten (z. B. Haut, Retina). Nävus Ota und Nävus Ito entstehen vermutlich durch eine Störung dieser Melanozytenmigration. Dabei sammeln sich die Melanozyten durch ein unbekanntes Signal im Gesicht oder auf der Schulter. Es besteht kein Vererbungsmuster.

Behandlung: Diese benignen Läsionen müssen nicht behandelt werden, sollten aber klinisch beobachtet werden, da sie selten entarten können. Die meisten Patienten werden aus kosmetischen Gründen vorstellig. Bei psychosozialer Belastung durch diese entstellenden Läsionen ist eine Therapie, auch wenn sie schwierig ist, angezeigt. Ein nur kleiner Bereich kann mit Camouflage-Makeup abgedeckt werden. Die topische Behandlung mit Hydrochinon und Tretinoin hat einen geringen bis gar keinen Effekt auf die Pigmentierung.

Am erfolgreichsten lassen sich diese Läsionen mit einem 1064-nm Neodym-dotiertem Yttrium-Aluminium-Granat-Laser (Nd:YAG), der bei fast allen Hauttypen zum Einsatz kommen kann, behandeln. Das Q-Switching des Lasers erhöht seine Effizienz. Erfolge wurden mit Q-Switched Ruby-Laser, Alexandrit-Laser und 1064-nm-Nd:YAG Lasern erzielt.

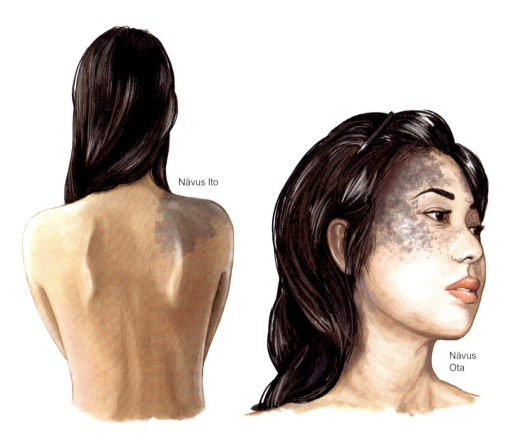

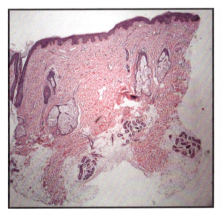

Schwache Vergrößerung. Nävus Ota. In der gesamten Dermis finden sich pigmentierte Melanozyten.

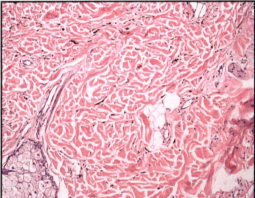

Starke Vergrößerung. Nävus Ota. In den langgezogenen dendritischen Prozessen liegen zwischen den dermalen Kollagenbündeln pigmentierte Melanozyten.

Abb. 2.28

Naevus sebaceus

Der Naevus sebaceus ist ein benigner Hauttumor, der sich im Säuglings- oder Kleinkindalter manifestiert. Nach der Pubertät besteht ein Entartungsrisiko, meist entwickelt sich ein Basalzellkarzinom in der Läsion.

Klinisches Bild: Der Großteil dieser Tumoren sind sehr klein und einige werden jahrelang übersehen, während andere bereits bei der Geburt auffallen. Die Tumoren sind unterschiedlich groß und treten häufig solitär und meist auf der Kopfhaut auf. Am häufigsten sind Kopfhaut und Gesicht betroffen. Bei oder kurz nach der Geburt fällt ein betroffener Bereich der Kopfhaut auf. Der Naevus sebaceus beginnt als dünner, gelblich brauner Fleck oder Plaque, in dem sich fast nie terminale Haarschäfte finden. Im Laufe der Zeit wird die Läsion immer höckeriger. Diese Nävi sind in der Regel asymptomatisch, können aber durch Lage und Größe kosmetisch problematisch sein. Sie treten geschlechtsunabhängig auf und wachsen im Verhältnis mit dem Kind. Das Entartungsrisiko ist präpubertär gering. Postpubertär entsteht in etwa einem Drittel der Läsionen ein sekundärer Tumor, der sich meist als neue Nodulus im Naevus sebaceus manifestiert. Dieser Knoten kann unterschiedliche Farben aufweisen, oft ist er hell und durchscheinend livide. Auch blutende Noduli oder Papeln können in einem Naevus sebaceus entstehen.

Oft entstehen im Naevus sebaceus benigne Tumoren, am häufigsten das Syringocystadenoma papilliferum. Aufgrund der Verbindung mit der Epidermis manifestieren sich diese Tumoren in der Regel als langsam wachsende Noduli mit Flüssigkeitsabsonderungen oder Blutungen. Das am häufigsten im Naevus sebaceus entstehende Malignom ist das Basalzellkarzinom, das häufig als perlfarbene Papel mit zentralem Ulkus und unterschiedlich starker Blutung oder Verkrustung imponiert. Das Entartungsrisiko steigt mit dem Alter. Schätzungsweise 1 % der Naevi sebacei entarten im Laufe des Lebens. Es gibt zahlreiche Beschreibungen von verschiedenen und multiplen Tumoren, die in einem Naevus sebaceus entstehen.

Das *Schimmelpenning-Feuerstein-Mims-Syndrom* ist sehr selten und kann verschiedene Phänotypen aufweisen. In unterschiedlichem Umfang sind das Nervensystem, einschließlich Auge, der Bewegungsapparat, das kardiovaskuläre und das urogenitale System sowie ausgesprochen stark die Haut betroffen. Die meist multiplen Läsionen können überall am Körper auftreten.

Pathogenese: Der Naevus sebaceus ist ein Hamartom der Epidermis und der Hautanhangsgebilde. Sein Entstehungsmechanismus und die Ursachen sind unbekannt.

Histologie: Das histologische Bild hängt vom Alter des Patienten ab. Präpubertär sind die Befunde subtiler als postpubertär. Präpubertäre Läsionen weisen in der Regel noch nicht entwickelte Hautanhangsgebilde auf. Postpubertär fehlen Terminalhaare in der Läsion, stattdessen finden sich eine reduzierte Anzahl Vellushaare und prominente Talgdrüsen. Viele der Talgdrüsen entleeren sich direkt auf die epidermale Oberfläche. Die Epidermis selbst zeigt eine Akanthose und Papillomatose. Oft finden sich auch apokrine Drüsen.

Behandlung: Behandlung der Wahl ist die vollständige operative Exzision, bei der sowohl der Nävus entfernt als auch das Entartungsrisiko beseitigt wird. Eine andere Möglichkeit ist aufmerksames Zuwarten mit Kontrolluntersuchungen. Sobald sich der Naevus sebaceus verändert, muss sofort eine Biopsie erfolgen. Der Operationszeitpunkt wird unterschiedlich angegeben; aufgrund des geringen Entartungsrisikos ist es gerechtfertigt zu warten, bis der Patient alt genug ist, um selbst zu entscheiden. Das Operationsverfahren wird durch Größe und Lage des Naevus sebaceus festgelegt. Das seltene Schimmelpenning-Feuerstein-Mims-Syndrom erfordert ein multidisziplinäres Vorgehen.

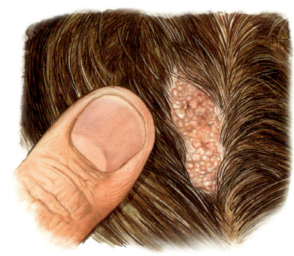

Naevus sebaceus. Fleisch- bis gelbfarbene Plaque in der Regel auf der Kopfhaut mit begleitender Alopezie

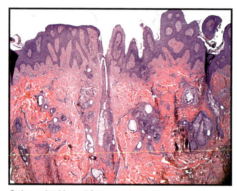

Schwache Vergrößerung. Akanthose mit einer erhöhten Anzahl von Talgdrüsen und Haarfollikeln

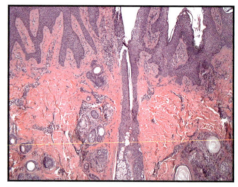

Starke Vergrößerung. Typische Entleerung einer Talgdrüse direkt auf die Oberfläche der Epidermis

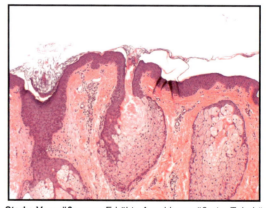

Starke Vergrößerung. Erhöhte Anzahl vergrößerter Talgdrüsen, wobei sich die zentrale Talgdrüse direkt auf die Hautoberfläche entleert

Abb. 2.29

Osteoma cutis

Das Osteoma cutis ist ein seltener benigner Tumor mit Knochenbildung in der Haut. Man unterscheidet zwei Formen. Das primäre Osteoma cutis ist idiopathisch, das sekundäre entsteht im Bereich eines früheren Traumas oder einer anderen Form der kutanen Entzündung. Eine weitere mögliche Ursache sind Störungen des Parathormonstoffwechsels (metastatische Ossifikation). Das sekundäre Osteoma cutis ist häufiger als das primäre idiopathische.

Klinisches Bild: Das *primäre Osteoma cutis* tritt ohne Grunderkrankung auf und manifestiert sich als solitärer Nodulus, Plaque oder plattenartige Hautverhärtung. Gelegentlich ist es recht klein, kann aber auch groß sein und Beschwerden verursachen. Es tritt unabhängig von Geschlecht und ethnischer Zugehörigkeit in allen Altersgruppen auf. Das platten- oder plaqueartige Osteoma cutis ist eine Form des primären Osteoma cutis, die in den ersten Lebensmonaten auftritt, gelegentlich sogar bei der Geburt. Meist sind die Akren betroffen. Im Laufe der Zeit ulzeriert oder erodiert die Epidermis über diesen Osteomen. Bei Ulzeration werden kleine Teile des Osteoms aus der darunterliegenden Dermis abgestoßen und aus der Haut ausgestoßen, was oft zum Aufsuchen eines Arztes führt. Häufig besteht ein verdickter oder verhärteter Hautbereich ohne vorausgegangenes Trauma oder Entzündung. Es besteht kein Entartungsrisiko.

Primäre Osteome der Haut kommen im Rahmen der hereditären *Albright-Osteodystrophie* vor. Diese Krankheit geht mit Kleinwuchs, Osteoma cutis, geistiger und körperlicher Entwicklungsverzögerung und Brachydaktylie einher. Außerdem bestehen eine unterschiedlich stark ausgeprägte Adipositas und ein Mondgesicht. Ursache ist ein Defekt in dem für das stimulierende G-Protein (G_s) kodierende GNAS-Gen. G_s ist für die zelluläre Signalgebung durch die schlussendliche Produktion von zyklischem Adenosinmonophosphat (cAMP) verantwortlich. Nur in manchen Fällen besteht bei hereditärer Albright-Osteodystrophie eine Parathormonresistenz. Diese Unterschiede beruhen vermutlich auf dem komplexen Erbgang und sind abhängig davon, ob das defekte Gen von Mutter, Vater oder beiden weitergegeben wurde. Bei den meisten Patienten bestehen begleitend eine Hypokalzämie und eine Hyperphosphatämie.

Das *sekundäre Osteoma cutis* ist weitaus häufiger als die primäre Form (etwa 9 : 1). Eine Knochenneubildung ist in jedem traumatisierten Hautbereich, bei Aknezysten sowie bei Epidermalzysten möglich und findet sich häufig bei Pilomatrikomen. Diese benignen Tumoren manifestieren sich oft in der Kindheit. Mit dem Osteoma cutis assoziierte entzündliche Erkrankungen sind die Dermatomyositis und die Sklerodermie.

Die *Fibrodysplasia ossificans progressiva* ist eine seltene genetische Erkrankung, bei der das Bindegewebe bereits nach geringfügigen Traumen in Knochen umgewandelt wird, sodass ein sekundäres Osteom entsteht. Neben der Haut können auch Muskeln und andere darunterliegende Gewebe beteiligt sein. Die Krankheit verläuft progressiv und kann bereits früh zum Tod führen. Sie ist einzigartig, weil sie durch enchondrale Knochenneubildung entsteht.

Pathogenese: Die primären Osteoma cutis weisen eine auf die Dermis konzentrierte intramembranöse Ossifikation auf. Im Vorwege wird kein Knorpel, der als Gerüst dienen könnte, gebildet. Die genaue Ursache ist unbekannt. Das bei der hereditären Albright-Osteodystrophie defekte G-Protein ist für die Knochensteuerung wichtig. Warum bei dieser Krankheit nur manche Hautbereiche betroffen sind, ist nicht gut verstanden.

Histologie: Die Bereiche mit ektoper Knochenbildung finden sich in Dermis und Subkutangewebe. Der Knochen wird ohne vorausgehende Knorpelbildung durch einen intramembranösen Mechanismus gebildet.

Behandlung: Zur Entfernung des sekundären Osteoma cutis gibt es zahlreiche Operationsverfahren. Die besten Ergebnisse wurden mit einer kleinen, kommaförmigen Inzision über dem Osteom und anschließender Kürettage oder Laser-Resurfacing erzielt. Diese Behandlung ist bei multiplen Osteomen sehr zeitraubend und arbeitsintensiv (z. B. in manchen Fällen von aknebedingtem Osteoma cutis).

Die Behandlung des primären plaqueartigen Osteoma cutis erfolgt operativ. Die hereditäre Albright-Osteodystrophie und die Fibrodysplasia ossificans progressiva sind seltene Erkrankungen, die ein multidisziplinäres Vorgehen an erfahrenen Zentren erforderlich machen.

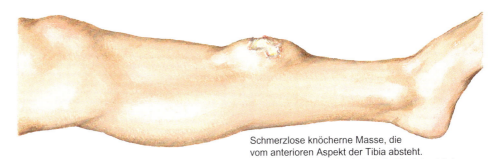

Schmerzlose knöcherne Masse, die vom anterioren Aspekt der Tibia absteht. Mit Vernarbung durch wiederholte Hautabschürfungen

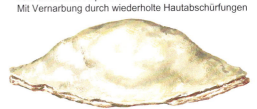

Das Röntgen zeigt eine rundliche Wucherung auf der Kortikalis der Tibia mit seitlich abgehobenem Periost (Codman-Dreiecke).

Das Präparat zeigt Übergang des Tumors in die Periostabdeckung.

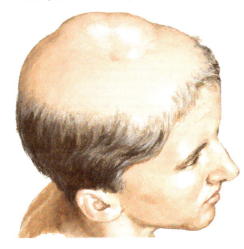

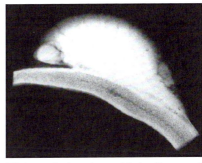

Röntgenaufnahme des exzidierten Tumors mit einer dicht verknöcherten Kortikalismasse, die vom äußeren Schädeldach ausgeht

Langsam wachsende, asymptomatische knöcherne Masse auf dem Schädeldach

Starke Vergrößerung. Gut abgegrenzter knöcherner Nodulus unmittelbar unter der Epidermis. Zu erkennen sind einige Havers-Kanäle.

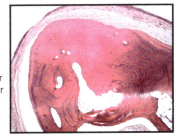

Abb. 2.30

Umkapseltes Neurom

Das umkapselte Neurom ist ein seltener benigner Tumor des Nervengewebes, der meist an Kopf und Hals auftritt.

Klinisches Bild: Umkapselte Neurome manifestieren sich unabhängig vom Geschlecht und der ethnischen Zugehörigkeit oft im Alter von 30–50 Jahren an Kopf oder Hals als feste, halbkugelige Papeln oder dermale Noduli. Sie treten fast immer solitär auf. Die darüberliegende Epidermis ist nicht betroffen und fleischfarben. Diese benignen Tumoren wachsen langsam über mehrere Jahre, bis ihre Größe (Durchmesser oft < 1 cm) den Patienten stört. Sehr oft werden sie mit Compound-Nävi oder Basalzellkarzinomen verwechselt und die korrekte Diagnose wird erst nach der Biopsie gestellt. Sie entstehen bevorzugt am Lidrand sowie am Übergang zwischen keratinisierter Haut und Schleimhäuten. Viele werden von Ophthalmologen erkannt und entfernt. Umkapselte Neurome sind meist vollkommen asymptomatisch, können aber gelegentlich auch druckempfindlich sein. Es besteht kein Zusammenhang mit neurologischen oder systemischen Symptomen. Im Gegensatz dazu treten traumatische Neurome im Bereich von Verletzungen, besonders an Amputationsstümpfen, auf und entstehen durch eine Hypertrophie oder Proliferation beschädigter Nervenenden. Diese Tumoren sind solide, harte dermale Noduli, die bei der Palpation schmerzhaft sind.

Pathogenese: Das umkapselte Neurom geht vom Nervengewebe aus, Ursprungszelle ist vermutlich die Schwann-Zelle, durch deren Proliferation das Tumorläppchen entsteht. Der genaue Mechanismus und das auslösende Signal dieser Proliferation sind noch unbekannt. Die Abstammung von Schwann-Zellen ist diagnostisch wichtig und grenzt diesen Tumor von anderen Tumoren des Nervengewebes ab. Die Kapsel besteht aus perineuralen Zellen und Kollagenbündeln und entwickelt sich vermutlich als Reaktion auf die Schwann-Zellproliferation.

Histologie: Das umkapselte Neurom besitzt eine deutliche, gut abgegrenzte Kapsel aus Kollagen und perineuralen Zellen. Der gesamte Tumor liegt in der Dermis und die darüberliegende Epidermis ist normal. Es besteht kein entzündliches Infiltrat. Der Tumor besteht aus eng miteinander verwobenen spindelförmigen Zellen. Die immunhistochemische Färbung hilft oft bei der Differenzierung dieser Tumoren von anderen Tumoren des Nervengewebes, wie Schwannomen, Neurofibromen und traumatischen Neuromen. Neurofibrome sind nicht von einer echten Kapsel umgeben. Die Kapsel färbt mit epithelialem Membranantigen (EMA) an. Diese Färbung hilft beim Nachweis der perineuralen Kapselzellkomponenten. Der Tumor färbt gut auf S100, Vimentin und Typ-IV-Kollagen an. Da dieses Färbemuster für Schwann-Zellen beschrieben wurde, klärt ein positives Ergebnis den Ursprung des Tumors. Schwannome werden an ihren typischen Antoni-A- und -B-Regionen und der subkutanen Lage erkannt. Traumatische Neurome sind nicht umkapselt und bestehen aus allen Komponenten des ursprünglichen, verletzten Nervengewebes.

Behandlung: Die vollständige Exzision ist diagnosesichernd und therapeutisch und führt selten zu Rezidiven. Es bestehen kein Entartungsrisiko und auch kein syndromaler Zusammenhang mit neurologischen Erkrankungen.

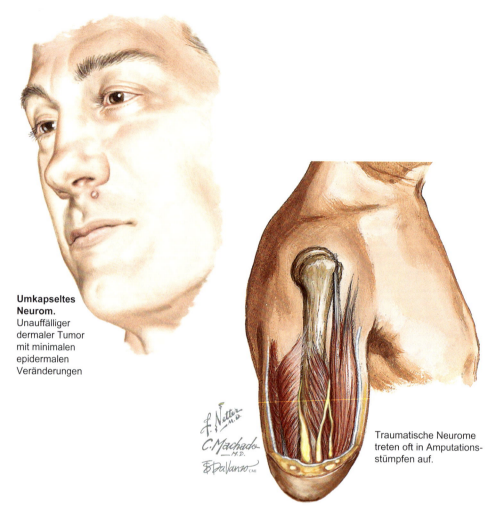

Umkapseltes Neurom. Unauffälliger dermaler Tumor mit minimalen epidermalen Veränderungen

Traumatische Neurome treten oft in Amputationsstümpfen auf.

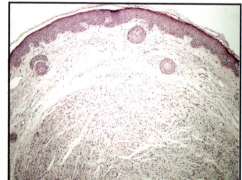

Schwache Vergrößerung. Umkapseltes Neurom. Gut abgegrenzter dermaler Tumor aus Spindelzellen

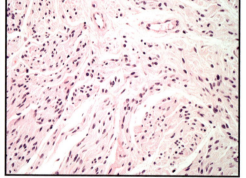

Starke Vergrößerung. Umkapseltes Neurom. Nahaufnahme der Faszikel, aus denen der Tumor besteht

Abb. 2.31

Nach der operativen Exzision traumatischer Neurome besteht ein geringes Rezidivrisiko. Bei der Behandlung traumatischer Neurome steht die Schmerztherapie mit im Vordergrund.

Trichilemmalzyste

Trichilemmalzysten oder Atherome sind eher häufige benigne Tumoren, die meist an der Kopfhaut vorkommen. Sie treten häufig solitär auf, können aber oft auch multipel vorhanden sein. Sie ähneln Epidermalzysten, weisen aber eine völlig andere Pathogenese auf. Das maligne Gegenstück ist die metastasierende proliferierende Trichilemmalzyste. Trichilemmalzysten entarten ausgesprochen selten. Manche Formen werden vererbt.

Klinisches Bild: Trichilemmalzysten treten meist an der Kopfhaut auf und werden oft mit Epidermalzysten verwechselt. Die wichtigsten Unterscheidungskriterien sind der fehlende zentrale Porus bei Trichilemmalzysten und ihre etwas höhere Festigkeit. Diese Zysten treten bevorzugt bei Erwachsenen und bei Frauen häufiger als bei Männern auf. Sie manifestieren sich in der Regel als langsam wachsende, feste dermale Noduli ohne Veränderungen der Epidermis und ohne zentralen Porus. Außerdem drainieren sie im Gegensatz zu Epidermalzysten nie und entzünden sich nur selten. Sie kommen fast ausschließlich an der Kopfhaut vor und sind überwiegend asymptomatisch. Die Patienten werden wegen des sich vergrößernden Nodulus vorstellig. Im Gegensatz zur Epidermalzyste, die so gut wie nie entartet, besitzt die Trichilemmalzyste ein sehr geringes Proliferations- und Entartungspotenzial.

In manchen Familien gibt es einen autosomal-dominanten Erbgang. Der Gendefekt ist noch unbekannt, ein Kandidatengen liegt auf Chromosom 3. Hereditäre Trichilemmalzysten sind meist solitär.

Pathogenese: Trichilemmalzysten gehen von der äußeren Wurzelscheide des Haarfollikels aus, an dem eine trichilemmale Keratinisierung stattfindet. Diese Form der Keratinisierung geht ohne Ausbildung eines Stratum granulosum einher. Bei der hereditären Version wurde ursprünglich ein Defekt in dem für β-Catenin kodierenden Gen vermutet, was jedoch inzwischen widerlegt wurde. Das familiäre Gen befindet sich auf dem kurzen Arm von Chromosom 3, wobei der exakte genetische Defekt noch unbekannt ist. Vermutlich gehen diese Zysten vom Isthmus anagener Haare aus. Sie entstehen in tieferen Anteilen des Haarapparats als Epidermalzysten.

Histologie: Trichilemmalzysten bestehen aus kompakten Lagen von geschichtetem Plattenepithel ohne Stratum granulosum. Die Zysten liegen intradermal und die darüber befindliche Epidermis ist unauffällig. Interzelluläre Adhäsionsmoleküle fehlen. Die Zysten können kalzifizieren oder verknöchern. Sie besitzen einen typischen peripheren Saum von Keratinozytenkernen, anhand dessen sie eingeteilt werden. Der zentrale Aspekt der Zyste enthält homogenes blasses, eosinophiles, komprimiertes Keratin.

Behandlung: Die operative Entfernung ist kurativ mit minimaler Rezidivrate. In der Regel erfolgt die Entfernung nach einer kleinen Inzision durch die Haut in die Zystenwand. Bei leichtem seitlichem Druck „ploppt" die Zyste heraus. Nach der Entfernung muss der verbliebene Totraum möglichst verkleinert werden, damit kein Serom entsteht. Dazu wird ein Teil der redundanten Epidermis entfernt und die tieferen Gewebe vernäht.

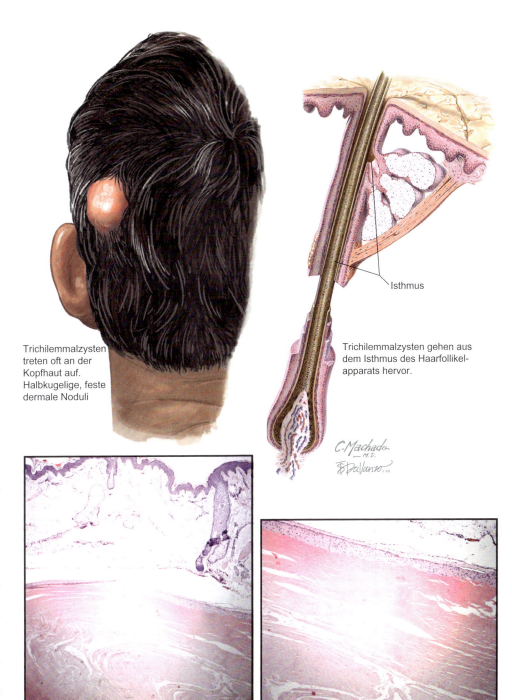

Trichilemmalzysten treten oft an der Kopfhaut auf. Halbkugelige, feste dermale Noduli

Trichilemmalzysten gehen aus dem Isthmus des Haarfollikelapparats hervor.

Schwache Vergrößerung. Dermale Zyste mit kompaktem zentralem Keratin. Die Epidermis ist nicht betroffen.

Starke Vergrößerung. Die Epithelauskleidung aus geschichtetem Plattenepithel enthält kein Stratum granulosum.

Abb. 2.32

Porokeratose

Porokeratosen sind benigne epidermale Proliferationen. Die häufigsten und am besten beschriebenen klinischen Varianten sind die disseminierte superfizielle aktinische Porokeratose (DSAP), die Porokeratosis Mibelli, die Porokeratosis palmaris et plantaris disseminata und die Porokeratosis punctata. Allen Varianten liegt dieselbe Erkrankung zugrunde; auch die Eigenschaften und histopathologischen Befunde sind gleich. Außerdem gibt es noch viele seltenere Varianten.

Klinisches Bild: Porokeratosen werden in der Regel autosomal-dominant vererbt und manifestieren sich im Alter zwischen 20 und 40 Jahren bevorzugt in sonnenexponierten Bereichen. Sie können winzig sein oder einen Durchmesser von ein paar Zentimetern erreichen. Meist sind es 1–2 cm große, dünne, fleischfarbene bis helllivide oder hyperpigmentierte Flecke mit typischem hyperkeratotischem Randsaum, der die gesamte Läsion umgibt und nahezu pathognomonisch für die Porokeratose ist.

Die *DSAP* ist die häufigste und am leichtesten zu diagnostizierende klinische Form. Die Patienten haben eine positive Familienanamnese für ähnliche Hauttumoren. Die Läsionen finden sich fast ausschließlich in sonnenexponierten Körperbereichen. Je höher die lebenslange ultraviolette Lichtexposition war, umso mehr Läsionen sind vorhanden. Meist sind Porokeratosen asymptomatisch und die Patienten werden wegen des Aussehens und der ständig zunehmenden Anzahl der Läsionen vorstellig. Prokeratosen sind in der Regel fleischfarben bis leicht livide oder rot. Manche sind mit Rötung oder Verkrustung deutlich entzündet. Da der Übergang in ein Plattenepithelkarzinom beschrieben ist, sollten die Patienten über die Notwendigkeit von Kontrollen beim Auftreten von Ulzera oder Wucherungen in der Porokeratose aufgeklärt werden. Bei der DSAP finden sich die Läsionen häufiger an den Extremitäten als im Gesicht.

Die *Porokeratosis Mibelli* ist eine solitäre Läsion oder Gruppe von Läsionen mit linearer Anordnung und identischer Morphologie, dünnen Flecken mit dünnem hyperkeratotischem Rand, die überall am Körper auftreten können.

Die *Porokeratosis palmaris et plantaris disseminata* ist eine initial palmoplantar auftretende Variante, die dann disseminiert. Die palmoplantaren Läsionen sind oft druckempfindlich. Diese Variante wird ebenfalls autosomal-dominant vererbt. Die Läsionen treten initial im Alter zwischen 20 und 40 Jahren palmoplantar auf und breiten sich von dort langsam auf das gesamte Integument aus.

Die palmoplantare *Porokeratosis punctata* ist eine seltene klinische Form, deren Läsionen einen Durchmesser von 0,5–1 cm und einen gut abgegrenzten hyperkeratotischen Randsaum aufweisen. Gelegentlich werden sie mit Plantarwarzen verwechselt.

Pathogenese: Unabhängig von der Variante entsteht die Porokeratose vermutlich durch eine gestörte Proliferation der Keratinozyten. Die klonale Expansion der anormalen Keratinozyten führt zur Ausdehnung des Saumes aus hyperkeratotischem Gewebe, der histopathologisch als kornoide Lamelle bezeichnet wird. Genetische Defekte wurden bislang nicht nachgewiesen. Bei chronischer Immunsuppression (z.B. nach Organtransplantation) und HIV-Infektion tritt die Porokeratose gehäuft auf. Dies ist ein indirekter Beweis dafür, dass die chronische Immunschwäche die Tumorüberwachung beeinträchtigt und die Entwicklung einer Porokeratose begünstigt.

Histologie: Leitbefund der Porokeratose ist der histopathologische Nachweis der kornoiden Lamelle, die dem bei der körperlichen Untersuchung imponierenden hyperkeratotischen peripheren Randsaum entspricht. Sie ist vom Läsionszentrum abgewinkelt und unter ihr fehlt das Stratum granulosum oder es ist stark ausgedünnt. Die zentrale Morphologie der Läsion hängt von der klinischen Variante ab und kann atrophisch oder akanthotisch sein. Oft liegt unter der Läsion ein entzündliches Infiltrat, das überwiegend aus Lymphozyten besteht.

Behandlung: Die Behandlung großer betroffener Bereiche, z. B. bei DSAP, ist schwierig und oft erfolglos; Sonnenschutz wird empfohlen. Solitäre Läsionen werden operativ entfernt. Multiple disseminierte Läsionen können mittels Kohlendioxidlaser, 5-Fluorouracil oder Dermabrasion abgetragen werden. Diese Verfahren sind nicht immer effektiv und können zu Vernarbungen führen. Im Anschluss ist auch eine kontinuierliche Routinekontrolle der Haut wichtig, da Porokeratosen entarten können.

Disseminierte superfizielle aktinische Porokeratose (DSAP). Dünne Flecke mit einem dünnen epidermalen hyperkeratotischen Randsaum auf sonnenexponierter Haut

Varianten der Porokeratose

▶ Disseminierte superfizielle aktinische Porokeratose (DSAP)
▶ Porokeratosis palmaris et plantaris disseminata
▶ Lineare Porokeratose
▶ Porokeratosis punctata
▶ Porokeratosis Mibelli (solitäre Porokeratose)

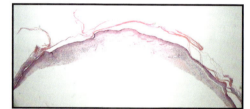

Schwache Vergrößerung. Atrophische Epidermis mit starker dermaler Entzündung. Peripher ist eine kornoide Lamelle zu erkennen.

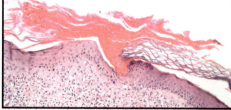

Starke Vergrößerung. Die kornoide Lamelle besteht aus kompaktiertem Stratum corneum über einem Bereich mit fehlendem Stratum granulosum. Die distalen Enden der kornoiden Lamelle weisen nach innen.

Abb. 2.33

Granuloma pyogenicum

Granulomata pyogenica sind häufige benigne Hauttumoren, die oft nach einem Trauma oder nach Einnahme bestimmter Medikamente auftreten. Außerdem kommen sie gehäuft bei Schwangeren vor, treten aber ansonsten unabhängig von Alter und Geschlecht auf. Granulomata pyogenica sind Gefäßtumoren oder Proliferationen von vaskulärem Gewebe.

Klinisches Bild: Meist stellen sich die Patienten mit einer blutenden Papel oder einem blutenden Nodulus vor, die jeweils blutrot sind und einen mazerierten Kragen besitzt. Granulomata pyogenica sind brüchig und bluten bei Manipulation rasch. Oft ist ihnen ein Trauma vorausgegangen. Häufig handelt es sich um kleine (5 mm) Papeln, sie können aber auch größer sein (Durchmesser 1–2 cm). Diese benignen Tumoren treten auch an den Schleimhäuten sowie häufig und typischerweise periungual auf. Sie können druckempfindlich sein und gelegentlich superinfizieren. Typisch ist ein Kontaktekzem der umgebenden Haut durch die häufige Verwendung von Heftpflastern zum Abdecken des Granuloms wegen der hohen und oft starken Blutungsneigung. Granulomata pyogenica treten in der Schwangerschaft häufiger auf und kommen auch auf der Mundschleimhauten vor. Sie klingen nur selten spontan ab. Differenzialdiagnosen sind andere gefäßreiche Tumoren, wie Metastasen, vor allem des Nierenzellkarzinoms, die bazilläre Angiomatose und das amelanotische Melanom. Granulomata pyogenica werden fast immer exzidiert und die Diagnose histopathologisch bestätigt.

Pathogenese: Ursache ist vermutlich ein Trauma oder Medikamenteneinnahme durch eine hyperplastische Proliferation von vaskulärem Gewebe. Chronische fokale Traumen fördern die Freisetzung von vaskulären Wachstumsfaktoren, welche die Proliferation auslösen. Granulomata pyogenica treten nicht hereditär auf und gelten als sporadisch. Ihr genauer Entstehungsmechanismus ist unbekannt. Ihr gehäuftes Vorkommen bei Schwangeren spricht dafür, dass bestimmte Hormone ihre Entstehung fördern.

Histologie: Granulomata pyogenica sind lobuläre kapilläre Hämangiome. Die expophytischen Läsionen sind lobulär aufgebaut, in der Regel scharf abgegrenzt und von einem Kragen aus hyperplastischem Epithel umgeben. In jedem der Tumorläppchen finden sich mehrere Kapillarschleifen. Der Tumor wird durch fibröse Gewebestränge in unterschiedlich große Läppchen unterteilt. Viele dieser Läsionen weisen durch das Ausdünnen der darüberliegenden Epidermis oberflächliche Ulzera auf. Die beteiligten Zellen sind unauffällig.

Behandlung: Oft bilden sich Granulomata pyogenica nach Shaving und Kürettage mit Kauterisierung der Läsionsbasis zurück. Sie neigen jedoch zu Rezidiven, sodass gelegentlich eine Exzision erforderlich ist. Auch die Anwendung von Silbernitrat und die Laserablation mit gepulstem Farblaser waren erfolgreich. Medikamentös bedingte Granulomata pyogenica bilden sich manchmal nach dem Absetzen der auslösenden Substanz zurück, viele müssen jedoch operativ entfernt werden.

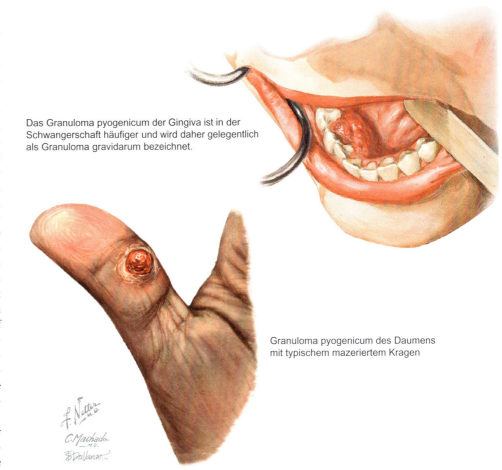

Das Granuloma pyogenicum der Gingiva ist in der Schwangerschaft häufiger und wird daher gelegentlich als Granuloma gravidarum bezeichnet.

Granuloma pyogenicum des Daumens mit typischem mazeriertem Kragen

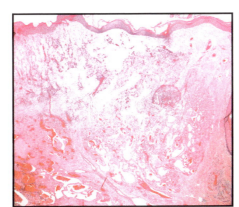

Schwache Vergrößerung. Multiple Lobuli mit Blutgefäßen, die von dünnem fibrösem Bindegewebe getrennt werden

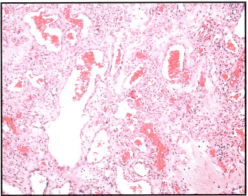

Starke Vergrößerung. Deutliche Proliferation der Kapillargefäße im Zentrum der Tumorläppchen

Abb. 2.34

Retikulohistiozytom

Retikulohistiozytome, oder solitäre Epitheloidhistiozytome, sind intradermale Konglomerate großer eosinophiler Histiozyten, deren Zytoplasma als glasig beschrieben wurde. Retikulohistiozytome gehören zu den Histiozytosen, im Gegensatz zu letzteren weisen die Patienten jedoch normale Lipidspiegel auf.

Retikulohistiozytome treten solitär oder im Rahmen der multizentrischen Retikulohistiozytose multipel auf. Häufiger ist die solitäre Form. Histopathologisch sind beide identisch. Die multizentrische Retikulohistiozytose ist eine seltene Krankheit mit systemischer Beteiligung. Sie weist oft auf innere Malignome hin, außerdem besteht bei den Patienten eine schwere Arthritis.

Klinisches Bild: Solitäre Läsionen sind kleine, feste dermale Knötchen mit einem Durchmesser von 1–2 cm. Sie sind in der Regel asymptomatisch. Ihre Färbung reicht von helllivide bis rotbraun. Sie finden sich vor allem an Kopf und Hals, können aber überall am Körper vorkommen. Männer und Frauen sind gleichermaßen und unabhängig von Alter und ethnischer Zugehörigkeit betroffen.

Die *multizentrische Retikulohistiozytose* tritt bevorzugt bei älteren Menschen und Frauen auf, die mehrere Hundert bis Tausend Läsionen aufweisen können. Die Retikulohistiozytome befinden sich meist auf dem Handrücken und im Gesicht. Hochspezifisch für die multizentrische Retikulohistiozytose sind kleine Papeln entlang der lateralen und proximalen Nagelfalz (Korallenperlen-Zeichen). Außerdem besteht eine schwere Arthropathie und es sollte nach einem Malignom gesucht werden. Die Arthropathie betrifft fast immer die Interphalangealgelenke, insbesondere die distalen. Die multizentrische Retikulohistiozytose ist vermutlich in 25 % der Fälle eine Paraneoplasie. Aufgrund der großen Bandbreite der möglichen Primärmalignome sollte ein altersangepasstes Krebs-Screening erfolgen. Bei etwa einem Drittel der Patienten gehen die Gelenkbeschwerden den Retikulohistiozytomen voraus, bei einem Drittel treten sie gleichzeitig auf und bei einem Drittel entsteht eine klinisch nur leichte oder gar keine Arthropathie. Es handelt sich um eine schwere, symmetrische Polyarthritis. Gelegentlich entsteht recht schnell eine entstellende Arthritis, die sich durch frühzeitige Diagnose und Behandlung verhindern lässt. Eigentlich handelt es sich um eine Multiorganerkrankung. Oft besteht Herzbeteiligung und es können fast alle Organe, gelegentlich mit tödlichem Ausgang, betroffen sein.

Pathogenese: Die multizentrische Retikulohistiozytose und solitäre Retikulohistiozytome sind eine seltene Erkrankung der Histiozyten. Die Ursache der Histiozytenproliferation ist unbekannt.

Histologie: Das intradermale Tumorinfiltrat ist gut abgegrenzt und besitzt keine Kapsel. Es besteht fast ausschließlich aus Histiozyten mit „milchglasartigem" Zytoplasma und enthält grundsätzlich mehrkernige Riesenzellen mit mehr als drei unterschiedlich angeordneten Nuklei. Die Zellen färben immunhistochemisch mit CD45 und CD68, nicht aber mit S100 an. Elektronenmikroskopisch sind keine Langerhans-Zellen nachweisbar.

Behandlung: Solitäre Retikulohistiozytome werden operativ entfernt und rezidivieren selten. Bei multizentrischer Retikulohistiozytose ist eine systemische Therapie erforderlich. In allen Fällen müssen ein Screening und eine kontinuierliche Überwachung auf zugrunde liegende Malignome erfolgen. Gegeben werden Kortikosteroide, Methotrexat, Hydroxychloroquin und Cyclophosphamid sowie eine Anti-Tumornekrosefaktor-Therapie (Anti-TNF). Ziele sind die Prävention oder Suppression der Arthropathie und ein Malignom-Screening.

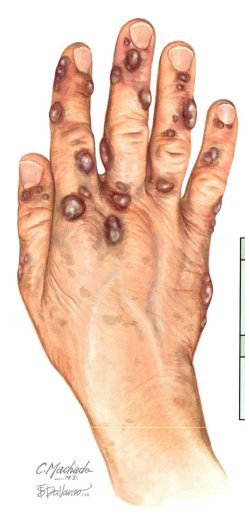

Multizentrische Retikulohistiozytose. Korallenartige Papeln an den Fingern. Kann mit einer schweren Arthritis einhergehen

An der Retikulohistiozytose beteiligte Organe
▶ Entzündliche Arthritis (Hände, Knie, Schultern) ▶ Lunge ▶ Knochenmark ▶ Augen ▶ Herz
Assoziierte Autoimmunerkrankungen und Malignome
▶ Systemischer Lupus erythematodes   ▶ Lymphom ▶ Mammakarzinom   ▶ Bronchial- ▶ Kolonkarzinom   karzinom ▶ Primär biliäre Zirrhose

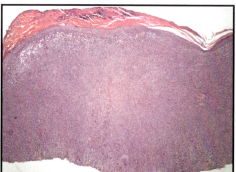

Schwache Vergrößerung. Diffuses intradermales Infiltrat aus „milchglasartigen" Histiozyten

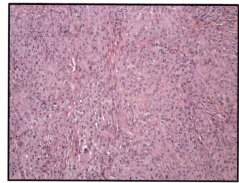

Starke Vergrößerung. Im Tumor befinden sich einige mehrkernige Riesenzellen.

Abb. 2.35

Seborrhoische Keratose

Einer der häufigsten benignen Hauttumoren ist die seborrhoische Keratose. Sie kommen in verschiedener Größe und Form vor und finden sich grundsätzlich nur bei Menschen über 40 Jahren. Erstmals treten sie oft zwischen 40 und 50 Jahren auf und vermehren sich im Laufe der Zeit. Sie besitzen kein Entartungspotenzial, sondern erlangen ihre klinische Relevanz dadurch, dass sie von anderen Hauttumoren, allen voran dem malignen Melanom, abgegrenzt werden müssen.

Klinisches Bild: Seborrhoische Keratosen treten unabhängig von Geschlecht und ethnischer Zugehörigkeit auf. Manche sind recht klein, während andere einen Durchmesser von 5–6 cm erreichen. Sie treten fast nur in sonnenexponierten Bereichen auf. Die typische Läsion ist eine 1–2 cm große Plaque, die aufgeklebt wirkt und kleine Hornzysten enthält. Meist ist sie fleischfarben, kann aber auch hellbraun, braun oder fast schwarz sein. Daher werden sie gelegentlich mit einem Melanom verwechselt. Häufig finden sich einige verstreute Keratosen, oft aber auch Tausende dieser Läsionen.

Es gibt viele klinische Varianten der seborrhoischen Keratose. *Stukkokeratosen* sind kleine (1–5 mm), graue bis hellbraune Papeln, die aufgeklebt wirken, oder dünne Flecke an den unteren Extremitäten. Bei der *Dermatosis papulosa* treten im Gesicht und am Hals zahlreiche Keratosen auf. Diese Krankheit folgt einem bestimmten Vererbungsmuster.

Manche seborrhoische Keratosen besitzen eine glatte Oberfläche, häufiger sind sie jedoch höckerig oder haben eine trockene, raue Oberfläche. Sie wirken wie aufgeklebt und lassen sich leicht durch vorsichtiges seitliches Abziehen entfernen. Sie sind leicht irritiert oder entzündet und oft sucht der Patient aufgrund der entstehenden Schmerzen, des Juckreizes oder der Blutung einen Arzt auf.

Beim *Leser-Trélat-Syndrom* treten im Rahmen eines inneren Malignoms rasch multiple seborrhoische Keratosen auf. Der paraneoplastische Charakter dieses Syndroms ist umstritten.

Histologie: Es besteht eine gut abgegrenzte, exophytische Proliferation von Keratinozyten. Die Keratinozyten sind akanthotisch und hyperkeratotisch. Auch eine deutliche Papillomatose ist vorhanden. Seborrhoische Keratosen gehen mit zwei Arten von Zysten einher. Hornzysten entstehen in der Epidermis und bestehen aus einem keratingefüllten zystischen Raum mit umgebendem Stratum granulosum. Eine Pseudohornzyste entsteht durch Invagination des Stratum corneum in die darunterliegende Epidermis. Es sind mehrere histologische Subtypen beschrieben.

Pathogenese: Die Entwicklung dieser benignen epidermalen Tumoren ist nicht vollständig geklärt. Sie entstehen durch Proliferation von Keratinozyten in der Epidermis. Die Lage in der sonnenexponierten Haut und die mit dem Alter zunehmende Anzahl hat zu der Überlegung geführt, dass sie durch eine lokale Suppression des Immunsystems entstehen, die zu epidermalen Proliferationen führt. Ein definitives Vererbungsmuster wurde nicht entdeckt, es besteht aber eine genetische Prädisposition. Die Chromosomenanalyse dieser Tumoren hat keine chromosomalen Defekte erbracht. Ein Zusammenhang mit dem humanen Papillomavirus wurde vorgeschlagen, muss aber noch belegt werden.

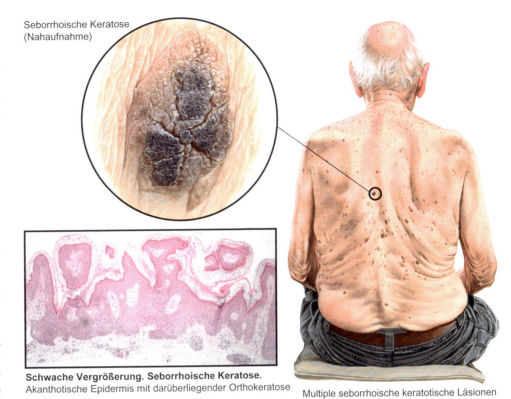

Seborrhoische Keratose (Nahaufnahme)

Schwache Vergrößerung. Seborrhoische Keratose. Akanthotische Epidermis mit darüberliegender Orthokeratose

Multiple seborrhoische keratotische Läsionen

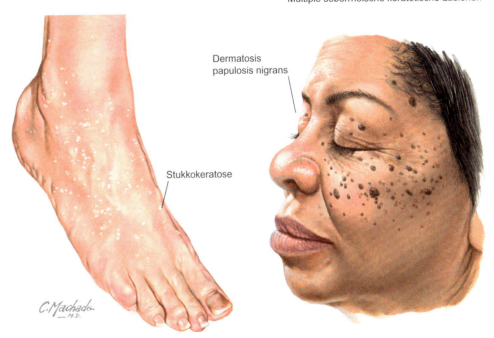

Dermatosis papulosis nigrans

Stukkokeratose

Abb. 2.36

Behandlung: Diese Keratosen müssen nicht behandelt werden. Bei Entzündung oder Reizung ist eine Entfernung durch eine Shave-Biopsie kurativ. Oft erfolgen eine Kryotherapie und Kürettage, die beide sehr effektiv sind. Nach der Kryotherapie bildet sich an der Basis der seborrhoischen Keratose in der Regel eine Blase und innerhalb von einem oder zwei Tagen fällt die Keratose ab. Ein weiteres hocheffektives Verfahren, das ambulant durchgeführt werden kann, ist eine Kryotherapie mit nachfolgender leichter Kürettage, die eine histologische Evaluation ermöglicht.

Gelegentlich können dunkelbraune oder schwarze seborrhoische Keratosen ein Melanom vortäuschen oder in einer seborrhoischen Keratose ein Melanom entstehen und den Arzt in die Irre führen. Im Zweifel wird zur Abklärung des Melanoms eine Biopsie durchgeführt und die Diagnose pathologisch gesichert.

Nävus Spitz

Nävi Spitz sind erworbene Nävi, die vor allem bei Kindern auftreten. Der klassische Nävus Spitz, der auch als Spindelzellnävus bezeichnet wird, ist ein benigner Tumor mit minimalem Entartungspotenzial. Früher wurden sie als „benigne juvenile Melanome" bezeichnet. Diese Bezeichnung sollte jedoch vermieden werden, weil der Begriff Melanom dem malignen Tumor vorbehalten bleiben sollte. Das Problem bei diesen melanozytären Tumoren ist, dass sie nicht immer das klassische Bild aufweisen und gelegentlich schwer von Melanomen zu unterscheiden sind. Dies gilt insbesondere bei Erwachsenen, bei denen Nävi Spitz ungewöhnlich sind. Daher haben die Begriffe *atypischer spitzoid geprägter melanozytärer Tumor, atypischer Nävus Spitz* und *spitzoid geprägter Tumor unklarer Dignität* Einzug in die dermatologische Terminologie gehalten, um diese schwierig zu klassifizierenden Fälle zu beschreiben.

Klinisches Bild: Der klassische Nävus Spitz tritt in der Kindheit auf und weist die typische rötlich braune Farbe auf. Er ist gleichmäßig gefärbt und scharf begrenzt, halbkugelig und glatt. Er tritt bei Jungen und Mädchen gleich häufig auf und bevorzugt bei Kaukasier. Meist befindet er sich an der unteren Extremität. Der Nävus Spitz ist von unterschiedlicher Größe, oft liegt sein Durchmesser bei 5–10 mm. Nävi Spitz treten fast immer solitär auf, können aber auch gruppiert vorkommen. Klinische Differenzialdiagnosen sind der gewöhnliche erworbene Nävus, das Pilomatrikom, das Dermatofibrom, Adnextumoren und juvenile Xanthogranulome. Die meisten Nävi Spitz sind asymptomatisch und fallen nur zufällig auf. Klassische Nävi Spitz bluten nur selten spontan oder ändern ihre Farbe.

Pathogenese: Der Nävus Spitz ist eine melanozytäre Läsion aus spindelförmigen oder epitheloiden Melanozyten. Der auslösende Faktor dieser melanozytären Proliferation ist unbekannt. Vermutlich besitzt er eine vollkommen andere Pathogenese als kongenitale melanozytäre oder gewöhnliche erworbene melanozytäre Nävi.

Histologie: Der klassische Nävus Spitz ist symmetrisch. Er enthält in jeder Höhe ausgereifte benigne Melanozyten ohne pagetoide Ausbreitung (einzelne Melanozyten) der Epidermis. Die Melanozyten des Nävus Spitz sind spindelförmig oder epitheloid. Ein weiterer hilfreicher Befund sind eosinophile *Kamino-Körperchen*. Sie können solitär vorkommen oder zu großen Globuli konfluieren. Kamino-Körperchen finden sich in der Nähe der Basalmembran und bestehen aus Elementen der Basalmembran, insbesondere Typ-IV-Kollagen. Die immunhistochemische Färbung unterscheidet den Nävus Spitz nicht definitiv vom Melanom. Wie bereits erwähnt, ist die Diagnose des Nävus Spitz in der Regel eindeutig. Viele schwer klassifizierbare melanozytäre Läsionen haben ähnliche Merkmale mit dem Nävus Spitz, sodass die Abgrenzung gegenüber einem Melanom sehr schwierig sein kann.

Behandlung: Die vollständige Exzision des klassischen Nävus Spitz ist kurativ und erlaubt eine umfassende histologische Evaluation. Unklare Läsionen sollten mit konservativem Sicherheitsabstand erneut exzidiert werden, um ihre vollständige Entfernung sicherzustellen. Nävi Spitz bei Erwachsenen sollten für eine vollständige histologische Untersuchung exzidiert werden. Nicht oder schwer klassifizierbare melanozytäre Tumoren mit Eigenschaften von Nävus Spitz und Melanom sollten wie ein Melanom behandelt werden. Die Therapie sollte anhand der Breslow-Tiefe gewählt werden.

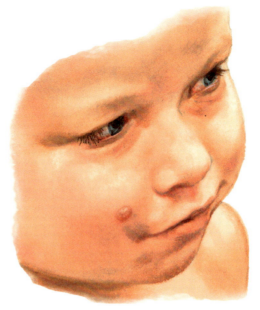

Solitärer Spitz-Nävus. Rötlich braune dermale Papel

Gruppierte Spitz-Nävi

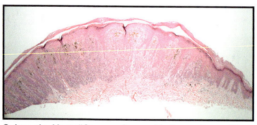

Schwache Vergrößerung. Symmetrischer melanozytärer Tumor mit ausgereiften Melanozyten

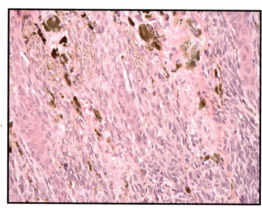

Starke Vergrößerung. Unauffällige Melanozyten. Die Zellen sind von gleicher Größe und enthalten keine Mitosen. Melanophagen sind vorhanden.

Abb. 2.37

KAPITEL 3

Maligne Tumoren

Adnexkarzinome der Haut

Adnexkarzinome sind eine heterogene Gruppe maligner Hauttumoren, die von Anteilen der verschiedenen Hautanhangsgebilde ausgehen. Sie sind extrem selten und machen weniger als 1 % aller jährlich diagnostizierten Hautkrebserkrankungen aus. Ihre klinische Diagnose ist schwierig, da sie die häufigeren Hautkrebsformen nachahmen, allen voran das Basalzellkarzinom und das Plattenepithelkarzinom, sodass zur Diagnosesicherung in der Regel eine histopathologische Untersuchung notwendig ist. Die Tumoren gehen vom Epithel der Haarfollikel, der Talgdrüsen, der apokrinen Drüsen oder der ekkrinen Drüsen aus und entstehen sowohl de novo als auch in benignen Tumoren. Ein Beispiel dafür ist das in einem Porom entstehende Porokarzinom.

Klinisches Bild: Diese Tumoren sind sehr selten und gehören kaum zur Differenzialdiagnose unklarer Hauttumoren. Da es nur wenige Hinweise auf ihren Ursprung gibt, ist eine allein klinische Diagnose unmöglich. Meist imponieren sie als asymptomatische solitäre Papel, Plaque oder dermaler Knoten, gelegentlich sind Juckreiz, Blutung und Schmerzen vorhanden.

Die Diagnose erfolgt nach Gewebeentnahme vorzugsweise mittels Stanz- oder Exzisionsbiopsie, da so ausreichend Gewebe zur histopathologischen Untersuchung vorhanden ist. Besonders wichtig ist eine Stanzbiopsie zur Unterscheidung des mikrozystischen Adnexkarzinoms vom benignen Syringom. Letzteres liegt sehr oberflächlich, während das mikrozystische Adnexkarzinom tief infiltrierend wächst, was einer oberflächlichen Shave-Biopsie entgehen würde.

Pathogenese: Die Pathogenese dieser Tumoren ist nur schlecht verstanden. Im Gegensatz zum Basal- und Plattenepithelkarzinom entstehen sie eher nicht durch ultraviolette Strahlen. Aufgrund ihrer Seltenheit sind sie nur schwer zu untersuchen. Abgesehen vom Talgdrüsenkarzinom, das beim autosomal-dominanten Muir-Torre-Syndrom vorkommt, scheinen sie nicht vererbt zu werden.

Histologie: Jeder Tumor ist histologisch einzigartig. Die Tumoren werden pathologisch anhand ihres Ursprungsepithels in Tumoren mit Talgdrüsendifferenzierung, Haarfollikeldifferenzierung, ekkrine und apokrine Differenzierung eingeteilt. Sie weisen unterschiedlich viele Zellatypien und invasive Wachstumsmuster auf, sind in der Regel schlecht abgegrenzt mit unterschiedlich vielen mitotischen Figuren, Nekrose und anormal erscheinenden Zellen. Manche enthalten drüsenartige Strukturen, was bei der Diagnose hilft. Oft erfolgt die immunhistochemische Subklassifizierung.

Behandlung: Diese Tumoren sollten alle im Gesunden exzidiert werden. Gute Erfolge wurden mit dem Mohs-Verfahren sowie mit der Standardexzision mit großem Sicherheitsabstand erzielt. Der Sentinel-Lymphknoten wird nicht routinemäßig entnommen und untersucht; bei aggressiveren Unterformen, wie dem Porokarzinom, wird dies aber empfohlen, obwohl bislang kein Überlebensvorteil nachgewiesen werden konnte. Die Mohs-Technik führt vermutlich zu einer geringeren Rezidivrate und ist gewebesparend. Aufgrund der Seltenheit dieser Tumoren und dem Fehlen prospektiver randomisierter Studien lässt sich die beste Exzisionstechnik nur schwer bestimmen. Aus denselben Gründen sind auch die Prognose und Rezidivrate unbekannt. Nach Diagnose und Exzision sollte der Patient regelmäßig auf Rezidive untersucht werden.

Metastasierte Adnexkarzinome der Haut werden mit Chemotherapie mit oder ohne Strahlentherapie behandelt, weisen aber eine schlechte Prognose auf.

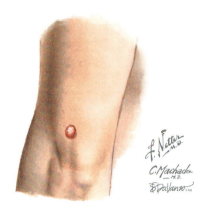

Porokarzinom. Unauffällige rote Papel oder Knoten evtl. mit Ulzeration. Zur Diagnose dieses seltenen Hautkrebses ist eine Biopsie erforderlich.

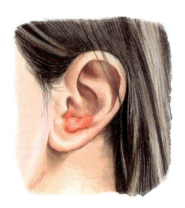

Spiradenokarzinom, das als Plaque am Ohr imponiert. Adnextumoren sind selten; zur Diagnosesicherung muss eine histologische Untersuchung erfolgen.

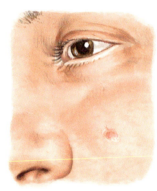

Mikrozystisches Adnexkarzinom. Kleine Plaque auf der Wange. Langsam wachsender Tumor, der bis zur Diagnose recht groß werden kann.

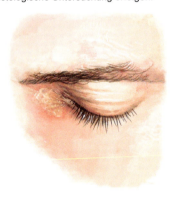

Talgdrüsenkarzinom. Gelblicher, oft periokulärer Fleck, in diesem Fall nahe dem Kanthus. Dieser Tumor kann im Rahmen des Muir-Torre-Syndroms vorkommen.

Adnexkarzinome der Haut	
Mit apokriner Differenzierung	**Mit ekkriner Differenzierung**
Adenokarzinom der Moll-Drüsen Apokrines Karzinom Zeruminöses Adenokarzinom Kribriformes apokrines Karzinom Extramammäre Paget-Krankheit	Adenoidzystisches Karzinom Aggressives digital-papilläres Adenokarzinom Klarzelliges ekkrines Karzinom Hidradenokarzinom Duktales Adenokarzinom Porokarzinom Malignes Chondroidsyringom Malignes Zylindrom Spiradenokarzinom Mikrozystisches Adnexkarzinom Muzinöses adenozystisches Karzinom Mukoepidermoidkarzinom Polymorphes Schweißdrüsenkarzinom Siegelringzellkarzinom des Augenlids Syringoadenocarcinoma papilliferum Syringoidkarzinom
Mit Haarfollikeldifferenzierung	
Maligner proliferierender Trichilemmaltumor Pilomatrixkarzinom Trichilemmalkarzinom Trichoblastisches Karzinom	
Mit Talgdrüsendifferenzierung	
Talgdrüsenkarzinom	

Abb. 3.1

Angiosarkom

Das Angiosarkom ist ein seltenes, aggressives Malignom der Gefäß- oder Lymphgefäße. Es kann primär auftreten oder sekundär bei lange bestehendem Lymphödem, z. B. nach Strahlentherapie oder axillärer bzw. inguinaler Lymphknotendissektion, im letztgenannten Fall meist Jahre nach der Bestrahlung oder Operation. Weichgewebesarkome sind sehr selten und machen nur einen kleinen Teil aller Malignome aus.

Klinisches Bild: Angiosarkome betreffen häufig unabhängig von der ethnischen Zugehörigkeit Männer höheren Alters. Sie treten bevorzugt in sonnenexponierten Bereichen von Kopf und Hals auf und manifestieren sich in unterschiedlicher Weise. Oft imponieren sie als rote oder livide, schlecht abgegrenzte Plaque. Sie können auch einer Schürfung ähneln, sodass die Diagnose verzögert wird. Der Tumor wächst, bildet Satellitenläsionen und ulzeriert und blutet schließlich. Angiosarkome wachsen in der Regel aggressiv und neigen zur frühzeitigen Metastasierung.

Außerdem entstehen Angiosarkome in Bereichen mit lange bestehenden Lymphödemen nach Strahlenexposition oder Operation. Jeder Eingriff, der die Lymphdrainage beeinträchtigt, insbesondere die radikale Mastektomie und Lymphknotendissektion der Axilla und Leiste bei Lymphknotenbeteiligung im Rahmen eines Mammakarzinoms oder malignen Melanoms, kann zum chronischen Lymphödem führen. Angiosarkome im Bereich eines chronischen Lymphödems wurden erstmals von Stewart und Treves beschrieben und daher mit dem Eponym *Stewart-Treves-Syndrom* bezeichnet. Diese Form des Angiosarkoms ist hochaggressiv mit schlechter Prognose. Das Stewart-Treves-Angiosarkom kommt bevorzugt bei Frauen nach radikaler Mastektomie oder Lymphknotendissektion bei Mammakarzinom vor. Nach jahrelangem chronischem Lymphödem entwickelt sich im Ödembereich ein rötlicher, abgeschürft wirkender Bereich, der sich langsam vergrößert und plaqueartig oder nodulär verändert. Zu diesem Zeitpunkt wird oft die Verdachtsdiagnose gestellt und durch eine Hautbiopsie bestätigt. Meist sind die Tumoren bei Diagnosestellung groß, was wohl auch zu der schlechten Prognose beiträgt.

Strahleninduzierte Angiosarkome treten im ehemaligen Strahlenfeld auf oder infolge eines chronischen Lymphödems, falls die Strahlentherapie die Lymphdrainage unterbrochen hat. Außerdem werden sie oft erst diagnostiziert, wenn sie schon recht groß sind, was zu ihrer schlechten Prognose beiträgt. Meist treten sie 4–10 Jahre nach der initialen Strahlentherapie auf.

Pathogenese: Angiosarkome sind Weichgewebetumoren, die vom Endothel der kleinen Blut- oder Lymphgefäße ausgehen. Manche Tumoren weisen erhöhte Spiegel des Vascular Endothelial Growth Factor (VEGF) auf, der das Gefäßwachstum steuert. Ebenfalls beteiligt an der Pathogenese dieser Tumoren sind vermutlich die Mastzellen, die den Stammzellfaktor erhöhen, die Expression von Fas und Fas-Ligand sowie das Fehlen des Proteins Cadherin im Gefäßendothel. Diese Faktoren interagieren auf unbekannte Weise und induzieren die Tumorgenese. Der genaue Entstehungsmechanismus des Angiosarkoms ist unbekannt. Strahleninduzierte Angiosarkome entstehen vermutlich

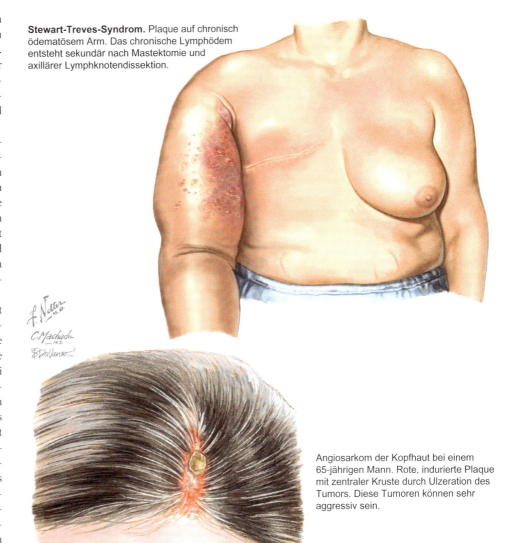

Stewart-Treves-Syndrom. Plaque auf chronisch ödematösem Arm. Das chronische Lymphödem entsteht sekundär nach Mastektomie und axillärer Lymphknotendissektion.

Angiosarkom der Kopfhaut bei einem 65-jährigen Mann. Rote, indurierte Plaque mit zentraler Kruste durch Ulzeration des Tumors. Diese Tumoren können sehr aggressiv sein.

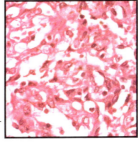

Hämangioperizytom. Die Gefäßräume sind von perizytischen Zellen mit exzentrischen hyperchromatischen Kernen umgeben (Hämatoxylin-Eosin-Färbung).

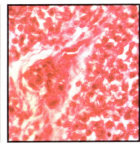

Hämangioendotheliom. Zentrale hyperplastische Kapillare, umgeben von malignen Endothelzellen (Hämatoxylin-Eosin-Färbung)

Abb. 3.2

durch den mutagenen Effekt der Strahlung auf die endotheliale DNA. Bislang wurde kein Zusammenhang mit dem humanen Herpesvirus-8 nachgewiesen.

Histologie: Alle Angiosarkome ähneln sich pathologisch. Die Tumorläppchen sind schlecht abgegrenzt und wachsen infiltrativ. Sie enthalten große Mengen schlecht organisierten Gefäßgewebes. Die Auskleidung der Gefäßräume enthält atypische Endothelzellen. Oft finden sich Mitosen und intrazytoplasmatische Lumina. Die Tumoren können gut und schlecht differenzierte Anteile enthalten.

Behandlung: Standardtherapie ist die lokale Exzision mit großem Sicherheitsabstand nach Möglichkeit im Gesunden. Postoperativ erfolgt in der Regel eine Strahlentherapie. Die 5-Jahres-Überlebensrate ist niedrig (15–20 %). Metastasierte oder nichtoperable Tumoren werden palliativ mit verschiedenen Chemotherapie-Regimes behandelt; das mediane Überleben beträgt 3–6 Monate.

Basalzellkarzinom

Das Basalzellkarzinom ist das häufigste Malignom des Menschen. Seine genaue Inzidenz ist unbekannt, es werden aber jährlich weitaus mehr Basalzellkarzinome diagnostiziert als alle anderen Malignome zusammen. Im Laufe ihres Lebens sind schätzungsweise 25–33 % der hellhäutigen US-amerikanischen Bevölkerung betroffen. Jährlich werden etwa 1 Million Basalzellkarzinome diagnostiziert. Sie metastasieren nur selten und verursachen kaum Mortalität. Klinisch relevant sind sie durch die erhebliche Morbidität und die Gesundheitskosten. Meist treten die Läsionen an Kopf und Hals auf und sind von erheblicher kosmetischer Relevanz. Die Morbidität entsteht vor allem durch starke Entstellungen.

Klinisches Bild: Der Prototyp des Basalzellkarzinoms ist eine perlartige rote Papel mit Teleangiektasien, aufgerolltem Rand und einer zentralen Delle oder einem Ulkus. Es tritt vor allem in lichtexponierter Haut auf. Meist imponiert es als über Monate bis Jahre langsam wachsende kleine rote Macula oder Papel, die brüchig ist und bereits bei geringen Traumen blutet. Die Größe der Tumoren liegt bei 1 mm bis 1 cm, Extrembefunde bedeckten bis zu 60 cm² oder mehr. Männer und Frauen sind gleich häufig betroffen. Am häufigsten sind Basalzellkarzinome bei Menschen mit Fitzpatrick-Hauttyp I und werden entlang des Hauttypspektrums immer seltener. Am niedrigsten ist die Inzidenz beim Hauttyp VI, was diese Tumoren aber nicht ausschließt. Basalzellkarzinome treten mit dem Alter immer häufiger auf. Sie sind bei Kindern ungewöhnlich und treten vornehmlich in syndromalem Zusammenhang auf (Basalzellnävus- oder Gorlin-Goltz-Syndrom).

Häufig (> 80 %) betreffen die Tumoren Kopf und Hals, dicht gefolgt vom Rumpf. Auf dem Lippenrot, palmoplantar und an der Glans können aufgrund der fehlenden Haare theoretisch keine Basalzellkarzinome entstehen; diese Bereiche können aber indirekt durch Tumorausdehnung betroffen sein. Basalzellkarzinome metastasieren selten und nur bei erheblicher Größe oder bei Immunsuppression. Metastasierungsorte sind die regionalen Lymphknoten und die Lunge.

Es gibt viele klinische Varianten des Basalzellkarzinoms, z.B. das superfizielle, das pigmentierte, das noduläre und das sklerodermiforme. Klinisch manifestiert sich das superfizielle Basalzellkarzinom als sehr langsam wachsender, livider oder roter Fleck ohne Elevation oder Ulzeration. Im Laufe der Zeit entstehen unbehandelt Nodula und Ulzera. Das noduläre Basalzellkarzinom ist vermutlich am häufigsten. Es zeigt das klassische Bild einer perlartigen Papel mit Teleangiektasien und zentralem Ulkus. Die pigmentierte Variante kann ein Melanom vortäuschen und wird oft als braune oder schwarze Papel oder Plaque mit oder ohne Ulzeration beschrieben. Bereits frühzeitig imponiert eine perlartige Papel oder eine Plaque mit winzigen braun oder schwarz pigmentierten Sprenkeln. Patienten mit dem sklerodermiformen Typ weisen oft große Tumoren auf, da sie langsam wachsen und harmlos wirken. Sie sind fast immer hautfarben und schlecht abgegrenzt, ulzerieren aber erst, wenn sie recht groß geworden sind, was zum verspäteten Aufsuchen eines Arztes führt. Auch ihre Ähnlichkeit mit Narbengewebe ist diagnostisch irritierend. Erst wenn die Tumoren so groß sind, dass sie ulzerieren oder oberflächliche Erosionen entwickeln, wird die Diagnose gestellt. Das sklerodermiforme Basalzellkarzinom ist bei Diagnosestellung oft weitaus größer als die anderen Formen.

Das wichtigste genetische Syndrom, das mit Basalzellkarzinomen einhergeht, ist das autosomal-dominant vererbte *Gorlin-Goltz-Syndrom*. Es entsteht durch einen Defekt des Patched-1-Gens (PRCH1) auf Chromosom 9q22, das für ein an der Hemmung des Sonic-Hedgehog-Signalwegs beteiligtes Tumorsuppressorprotein kodiert. Durch den Defekt kommt es zur unkontrollierten Signalgebung von Smoothened Protein und zur Zunahme verschiedener Zellsignalwege, und schließlich zur Entwicklung von Basalzellkarzinomen. Oft liegen auch odontogene Kieferzysten, Hyperkeratosen der Handflächen und Fußsohlen, verschiedene Knochenanomalien und Kalzifikationen der Falx cerebri vor sowie z.B. eine Vorwölbung der Stirn, geistige Retardierung und Ovarialfibrome.

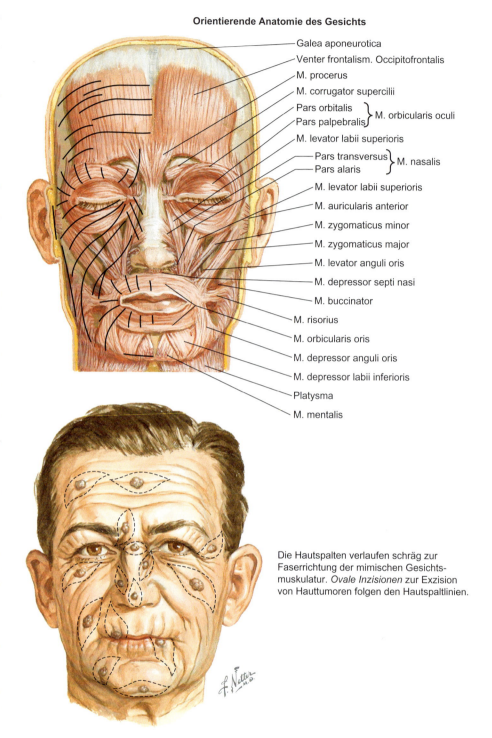

Abb. 3.3

Die Hautspalten verlaufen schräg zur Faserrichtung der mimischen Gesichtsmuskulatur. *Ovale Inzisionen* zur Exzision von Hauttumoren folgen den Hautspaltlinien.

(Fortsetzung)

Weitere seltene Syndrome, die mit Basalzellkarzinomen einhergehen, sind das Xeroderma pigmentosum, Bazex-Syndrom und Rombo-Syndrom.

Pathogenese: Risikofaktor ist die kumulative Exposition gegenüber ultravioletter oder ionisierender Strahlung. Früher war auch die Arsenexposition ein anerkannter Risikofaktor und ist es in manchen Teilen der Welt auch weiterhin. Die Inzidenz des Basalzellkarzinoms, des Plattenepithelkarzinoms und des Melanoms ist bei chronisch immunsupprimierten Patienten, z.B. nach Organtransplantation, erhöht. An der Pathogenese des Basalzellkarzinoms sind vermutlich zahlreiche Gene, wie PTCH1, p53 (TP53), Sonic Hedgehog (SHH), Smoothened (SMO) und das Glioma-Associated Oncogene Homolog 1 (GLI1), beteiligt. Die meisten Basalzellkarzinome dürften jedoch sporadisch entstehen.

Die meisten Informationen zur Pathogenese des Basalzellkarzinoms gibt es beim Gorlin-Goltz-Syndrom. Der Defekt des PTCH1-Gens ermöglicht die unkontrollierte Signalgebung des Smoothened-Signalwegs. Dadurch kommt es zur unkontrollierten Signalgebung von GLI1-Transkriptionsfaktoren und dadurch schlussendlich zur unkontrollierten Zellproliferation.

Histologie: Es sind viele histologische Unterformen beschrieben, die auch nebeneinander im selben Tumor vorhanden sein können. Die häufigsten Formen sind das noduläre und das superfizielle Basalzellkarzinom, die von den basaloiden Zellen des Follikelepithels ausgehen. Sie sind fast immer mit der darüberliegenden Epidermis verbunden und ragen knospenartig mit basophilen Tumorläppchen, die Spalten zwischen den basophilen Zellen und dem umgebenden Stroma enthalten, in die Dermis. Typisch ist die Palisadenstellung der Zellen. Die Zellen im Zentrum der Tumorläppchen sind unorganisiert. Die Kern-Plasma-Relation der Tumorzellen ist stark erhöht. Es finden sich Mitosen sowie bei größeren Tumoren auch Anzeichen einer epidermalen Ulzeration. Der Tumor wächst kontinuierlich und enthält keine ausgesparten Bereiche. Die noduläre Form reicht unterschiedlich stark in die Dermis; die Penetrationstiefe hängt davon ab, wie lange die Läsion besteht.

Auch der superfizielle Typ ist recht häufig. Er reicht nicht bis in die Dermis, sondern hängt vom Grund der Epidermis hinab, ohne dass die Grenze zwischen Dermis und Epidermis beschädigt ist.

Behandlung: Es gibt verschiedene operative und medizinische Ansätze. Die Therapie richtet sich nach Lage und Größe des Tumors sowie nach den Wünschen des Patienten. Faziale Tumoren werden meist mittels Mohs-Mikrochirurgie entfernt. Diese Technik geht mit der höchsten Heilungsrate einher und ist gewebesparend, sodass eine möglichst kleine Narbe zurückbleibt. Sie ist arbeitsintensiver als die routinemäßige Exzision. Die meisten Basalzellkarzinome lassen sich durch Exzision oder Elektrodissektion und Kürettage heilen.

In ausgewählten Fällen – in der Regel beim kleinen, superfiziellen Typ – war die medikamentöse Therapie mit Imiquimod oder 5-Fluorouracil von Nutzen. Seit kurzem besteht die Option der fotodynamischen Therapie mit Applikation von Aminolävulinsäure auf den Hauttumor und anschließender Exposition des Bereichs gegenüber Blaulicht. Ein oraler Hemmstoff von Smoothened Protein, GDC-0449, erbrachte bei Patienten mit Gorlin-Goltz-Syndrom exzellente Ergebnisse.

Klinische und histologische Evaluation des Basalzellkarzinoms

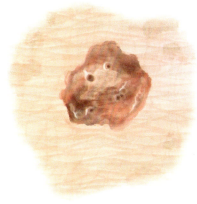

Oberflächliches Basalzellkarzinom. Leicht schuppender livider bis roter Fleck. Diese Tumoren wachsen langsam und treten in chronisch sonnengeschädigter Haut auf.

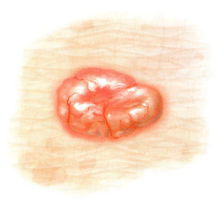

Noduläres Basalzellkarzinom. Perlartige Plaque mit teleangiektatischer zentraler Ulzeration und aufgeworfenem Rand

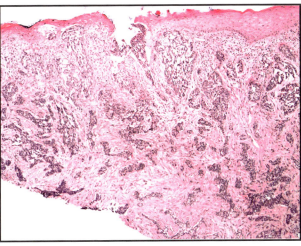

Basophile Tumorläppchen und von der Epidermis in die Dermis reichende Stränge

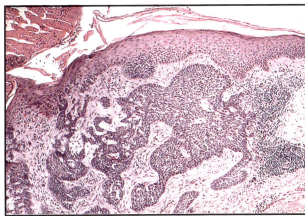

Basophile Tumorläppchen in der Dermis mit leichten Retraktionsartefakten und peripherer Palisadenbildung

Abb. 3.4

Bowen-Krankheit

Die Bowen-Krankheit ist eine In-situ-Variante des kutanen Plattenepithelkarzinoms, die in nicht sonnenexponierten Bereichen auftritt. Diese strikte Definition gilt nicht immer; häufig wird der Begriff *Bowen-Krankheit* auch für das *Carcinoma in situ*, das oft aus einer aktinischen Keratose hervorgeht, verwendet. Diese unterscheidet sich vom Carcinoma in situ und der Bowen-Krankheit durch die nicht in der kompletten Läsionsdicke vorhandenen atypischen Keratinozyten, einem Leitbefund der Bowen-Krankheit und des Carcinoma in situ.

Klinisches Bild: Die Bowen-Krankheit tritt in behaarter und unbehaarter Haut auf und manifestiert sich oft in den verschiedenen Lokalisationen auf unterschiedliche Weise. Die Bowen-Krankheit der behaarten Haut beginnt meist als livider bis roter, gut abgegrenzter Fleck mit anhaftender Schuppe und betrifft vor allem Frauen im späteren Leben. Multiple Läsionen sind möglich, weitaus häufiger findet sich jedoch eine solitäre Läsion. Die *Erythroplasie (Queyrat-Syndrom)* ist eine regionale Variante der Bowen-Krankheit an der Glans penis und geht mit glänzend roten, verkrusteten, meist gut abgegrenzten Läsionen einher. Die Diagnose wird oft verzögert gestellt, weil die Läsion mit einer Dermatitis, Psoriasis oder Hautpilzinfektion verwechselt wird. Bei nichtheilenden Veränderungen im Genitalbereich sollte grundsätzlich eine Biopsie erfolgen. Man schätzt, dass bis zu 5 % der unbehandelten Bowen-Läsionen schließlich eine invasive Komponente entwickeln.

Der Zusammenhang zwischen Bowen-Krankheit und Organmalignomen wurde untersucht und ist am ehesten Folge einer zurückliegenden Arsenexposition. Patienten mit bekannter Arsenexposition haben ein erhöhtes Risiko für die Bowen-Krankheit und Organmalignome. Da die Arsenexposition in den meisten Industrienationen inzwischen stark zurückgegangen ist, ist ein Zusammenhang zwischen Bowen-Krankheit und Organmalignomen eher unwahrscheinlich.

Die meisten Carcinoma in situ treten in sonnenexponierten Hautbereichen auf und entstehen direkt aus einer benachbarten aktinischen Keratose. Einige der Carcinoma in situ entwickeln sich zu einem invasiven Plattenepithelkarzinom, was sich klinisch durch Dickenzunahme, Blutung und Schmerzen der Läsion zeigt.

Pathogenese: Die Entwicklung der Bowen-Krankheit wurde auf eine Exposition gegenüber Arsen und anderen Kanzerogenen zurückgeführt. Mit Sicherheit spielen ultraviolette und andere Strahlen bei seiner Pathogenese eine Rolle. Auch das humane Papillomavirus (HPV) wurde verdächtigt, viele Formen von Plattenepithelkarzinomen auszulösen. Die onkogenen Virentypen 16, 18, 31 und 33 sind für die Mutagenese und Malignomauslösung bei Zervixkarzinomen und anderen genitalen Plattenepithelkarzinomen bekannt. HPV-Impfstoffe dürften die Inzidenz dieser Tumoren künftig dramatisch senken. HPV verursacht zelluläre Transformationen und führt direkt zur Tumorgenese.

Histologie: Bei der Bowen-Krankheit weisen die Keratinozyten in der Epidermis in der gesamten Läsion Atypien auf. Die Dermis ist nicht betroffen, sondern zeigt allenfalls ein lymphozytäres perivaskuläres Infiltrat. Die Keratinozytenatypie reicht bis zum Epithel der Haarfollikel, was bei

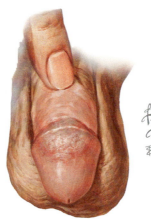

Erythroplasie Queyrat

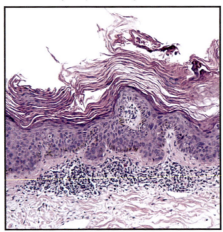

Bowen-Krankheit (Carcinoma in situ) mit Keratinozytenatypien in allen Schichten und Aussparung der Dermis

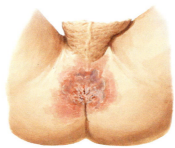

Perianale Bowen-Krankheit mit oft schleichendem Beginn, die häufig als Tinea oder Dermatitis fehldiagnostiziert wird. Therapierefraktäre Genitalexantheme sollten grundsätzlich biopsiert werden.

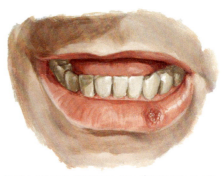

Frühkarzinom der Lippe. Das Carcinoma in situ findet sich oft auf der Unterlippe.

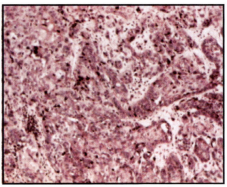

Plattenepithelkarzinom. Der Tumor dringt in die Dermis ein.

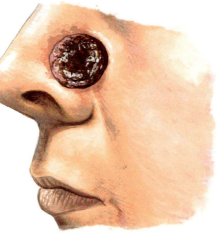

Großes kraterförmiges Plattenepithelkarzinom. Diese Tumoren sind oft lokal invasiv und destruktiv. Gelegentlich metastasieren sie.

Abb. 3.5

der pathologischen Untersuchung nicht mit einer dermalen Invasion verwechselt werden darf. Die Zellatypien sind unterschiedlich stark ausgeprägt.

Behandlung: Die Therapie erfolgt operativ oder nichtoperativ. Die Wahl erfolgt abhängig von verschiedenen Faktoren, vor allem von Lage und Größe der Läsion. Exzision oder Elektrodissektion und Kürettage sind jeweils hocheffektiv. Die Kryotherapie ist ein weiteres destruktives Verfahren, das in ausgewählten Fällen gute Erfolge erzielt. Erfolgreiche medikamentöse Ansätze sind die Applikation von 5-Fluorouracil, Imiquimod oder 5-Aminolävulinsäure mit anschließender Exposition gegenüber blauem Licht. Das Rezidivrisiko liegt abhängig von der Therapie bei 3–10 %.

Bowenoide Papulose

Die bowenoide Papulose ist eine Sonderform des Carcinoma in situ der Haut, wird durch das humane Papillomavirus (HPV) ausgelöst und findet sich vorzugsweise im Genitalbereich, insbesondere am Penisschaft. Ebenso wie bei anderen HPV-induzierten genitalen Krebserkrankungen sind auch hier HPV 16, 18, 31 und 33 die häufigsten Auslöser, wobei in den Läsionen auch viele andere Subtypen nachgewiesen wurden. Es besteht Uneinigkeit darüber, ob die bowenoide Papulose eine Präkanzerose mit geringem Risiko für eine invasive Progression oder ein echtes Carcinoma in situ ist. Auf jeden Fall besteht ein geringes Risiko für eine Invasion; bei Behandlung ist die Prognose ausgezeichnet. Aus schätzungsweise 1 % aller bowenoiden Papulosen entsteht ein invasives Plattenepithelkarzinom.

Klinisches Bild: Die bowenoide Papulose findet sich vor allem bei Männern zwischen 20 und 60 Jahren und ist unabhängig von der ethnischen Zugehörigkeit. Bei Promiskuität ist sie aufgrund des erhöhten Expositionsrisikos für HPV vermutlich häufiger. Es bleibt abzuwarten, ob die HPV-Impfung Auswirkungen auf die Inzidenz der bowenoiden Papulose haben wird. Bei Männern ist meist der Penisschaft, bei Frauen die Vulva betroffen. Die Läsionen sind in der Regel gut abgegrenzte, leicht hyperpigmentierte Maculae und Papeln, die gelegentlich zu größeren Plaques verschmelzen. Es bestehen minimale Oberflächenveränderungen. Die bowenoide Papulose ist schwer von kleinen Genitalwarzen, mit denen sie oft gemeinsam auftritt, zu unterscheiden. Ursache der bowenoiden Papulose ist vermutlich eine Transformation der Keratinozyten durch das HPV, weswegen die Läsionen auch HPV abschilfern und infektiös sind.

Die Läsionen sind meist asymptomatisch. Oft wird der Arzt aufgesucht, weil der Patient Genitalwarzen bemerkt hat. Aus unbekannten Gründen scheint die Beschneidung das Peniskarzinom verhindern zu können. Eine mögliche Erklärung für das höhere Krebsrisiko bei nichtbeschnittenen Männern ist eine Retention von Smegma und chronische Mazeration, die eine Eintrittspforte für HPV in Verbindung mit einer geringgradigen chronischen Entzündung liefert.

Pathogenese: Fast alle Läsionen der bowenoiden Papulose enthalten HPV, allen voran HPV Subtyp 16. Die chronisch HPV-infizierten Zellen des Genitalbereichs exprimieren verschiedene für die Entartung entscheidende Proteine. Die am besten untersuchten HPV-Onkoproteine, E6 und E7, stören die normalen Signalwege von p16 (TP16) und Retinoblastoma (RB). Diese Unterbrechung führt zum Kontrollverlust über die zelluläre Signalgebung und zum Verlust der normalen Apoptose. Schlussendlich führen diese Veränderungen zum Verlust der normalen Zellabläufe und zur Krebsentstehung.

Histologie: Die Histologie entspricht nahezu derjenigen des Carcinoma in situ. Die gesamte Epidermis ist atypisch mit Beteiligung der Hautanhangsgebilde und einer gut erhaltenen Basalmembran. Es bestehen eine unterschiedlich starke epidermale Akanthose und Hyperkeratose. Die Zellen sind oft vergrößert und pleomorph mit Mitosen. Fast immer finden sich Hinweise auf eine HPV-Infektion, da die Zellen vakuolisierte Koilozyten nachahmen. Die Subtypisierung von HPV erfolgt mithilfe von Spezialverfahren, wie der Polymerase-Kettenreaktion (PCR).

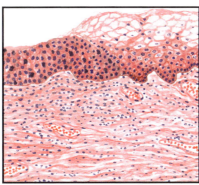

Carcinoma in situ mit schräger Übergangslinie

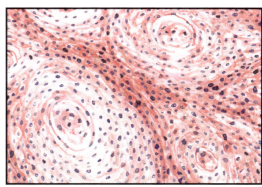

Plattenepithelkarzinom mit konzentrischer Zellanordnung

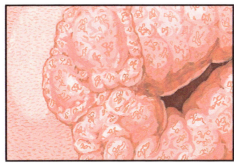

Zervixpapillom. Manche Papillome prädisponieren für ein Zervixmalignom.

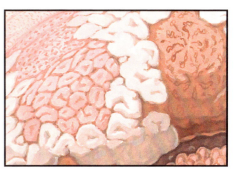

Veränderungen im Sinne eines Carcinoma in situ. Anormale Gefäße mit Leukoplakie, Mosaiken und Punktierung

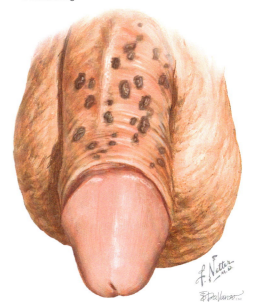

Bowenoide Papulose. Leicht hyperpigmentierte Papeln am Penisschaft

Abb. 3.6

Behandlung: Nach histologischem Ausschluss einer invasiven Komponente werden die Läsionen der bowenoiden Papulose klinisch entfernt. Wichtig ist es, die Übertragung von HPV auf die Sexualpartner des Patienten zu verhindern, weswegen grundsätzlich Kondome verwendet werden sollten. Als Verfahren der ersten Wahl wird die topische Applikation von 5-Fluorouracil oder Imiquimod empfohlen. Auch die operative Behandlung mit Elektrokauterisierung, Kryotherapie oder Laserablation war erfolgreich. Anschließend sollten bei den Patienten und ihren Sexualpartnern routinemäßige Kontrolluntersuchungen erfolgen.

Hautmetastasen

Hautmetastasen sind bei Organmalignomen selten, weitaus häufiger hingegen bei bereits vorhandenen Metastasen. Ihre Häufigkeit und Lokalisation hängt vom Primärtumor ab. Fast alle Organmalignome, insbesondere aber ein bereits metastasiertes malignes Melanom, können in die Haut metastasieren.

Klinisches Bild: Die meisten Hautmetastasen imponieren als langsam wachsende, dermale Knoten. Sie sind fast immer fest und von unterschiedlicher Farbe. Manche Knoten entwickeln Nekrosen, ulzerieren und bluten spontan. Hautmetastasen können per continuitatem oder als Fernmetastasen auftreten. Während sie oft in der Nähe des Primärtumors auftreten, erlaubt ihre Lage dennoch keine Rückschlüsse auf den Primärtumor. Vermutlich aufgrund ihrer starken Durchblutung ist häufig die Kopfhaut betroffen.

Umbilikalmetastasen der Haut (Sister Mary Joseph Noduli) entstehen infolge eines abdominalen Malignoms. Diese seltene Form der Metastasierung wurde erstmals von einer scharfsinnigen Nonne am St. Mary's Hospital der Mayo Clinic beschrieben und findet sich meist bei Ovarial-, Magen- und Kolonkarzinomen.

Melanommetastasen sind in der Regel pigmentiert und treten meist in Gruppen auf. Sie imponieren oft als plötzlich auftretende, multiple schwarze Papeln und Maculae, die immer mehr werden. Durch weitere Tumorprogression entsteht spät im Krankheitsverlauf vermutlich durch systemische Melaninproduktion mit Ablagerung in der Haut eine generell fatale generalisierte Melanose.

Auch das Mammakarzinom metastasiert oft und überwiegend per continuitatem in die umliegenden Hautbereiche.

Pathogenese: Warum manche Tumoren Hautmetastasen bilden, ist unbekannt. Dieser komplexe biologische Vorgang hängt von zahlreichen Faktoren ab. Metastasen entstehen abhängig von der Tumorgröße, der Fähigkeit zur Invasion in umliegende Gewebe (Blut- und Lymphgefäße) und der Fähigkeit des Wachstums in weiter Entfernung vom Primärtumor. Dieser schwierige Vorgang hängt wiederum von der Produktion zahlreicher Wachstumsfaktoren und der Umgehung des Immunsystems ab.

Histologie: Hautmetastasen werden grundsätzlich histopathologisch diagnostiziert. Jeder Tumor ist einzigartig und der histologische Befund hängt vom Primärtumor ab.

Behandlung: Solitäre Hautmetastasen werden operativ entfernt. Wegen des hohen Rezidivrisikos sollten eine adjuvante Chemo- und Radiotherapie erwogen werden. Bei schmerzhaften, ulzerierten oder funktionseinschränkenden Hautmetastasen kann eine palliative Exzision erfolgen. Die Prognose von Patienten mit Hautmetastasen ist schlecht. Bei multiplen Hautmetastasen wird die Gesamtüberlebensrate mit 3–6 Monaten angegeben. Inzwischen ist die Überlebenszeit aufgrund besserer Behandlungsoptionen verlängert.

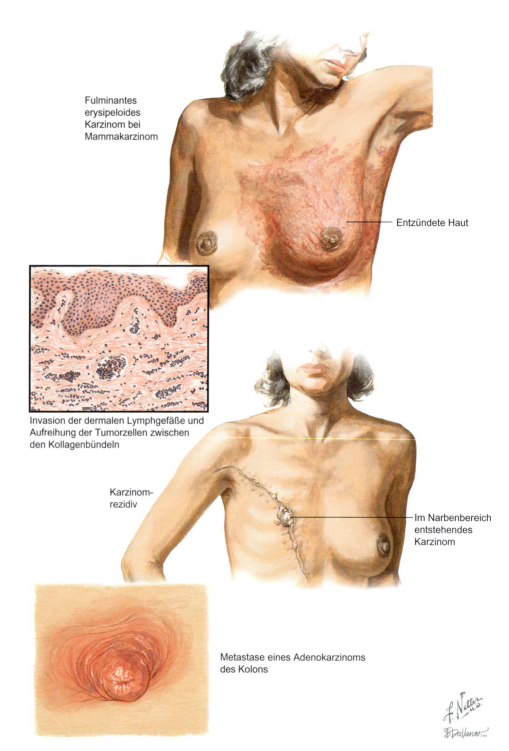

Abb. 3.7

Dermatofibrosarcoma protuberans

Das Dermatofibrosarcoma protuberans ist ein seltenes, lokal aggressives kutanes Malignom, das von dermalen Fibroblasten ausgeht, vermutlich aber nicht aus Dermatofibromen entstehen kann. Das Dermatofibrosarcoma protuberans metastasiert nur selten, besitzt habe eine hohe lokale Rezidivneigung.

Klinisches Bild: Das Dermatofibrosarcoma protuberans ist ein langsam wachsendes, lokal aggressives Hautmalignom. Es handelt sich um ein niedrigmalignes Sarkom, das etwa 1% aller Weichgewebesarkome ausmacht. Der Tumor tritt unabhängig von der ethnischen Zugehörigkeit, aber bei Männern etwas häufiger als bei Frauen auf. Die meisten Tumoren wachsen so langsam, dass der Patient sie jahrelang nicht bemerkt. Sie beginnen als leichte, fleischfarbene Hautverdickung, vergrößern sich dann im Laufe der Zeit und nehmen eine livide bis rote Färbung an. Allmählich infiltrieren sie die umliegenden Gewebe, vor allem das Subkutangewebe, und bei weiter ungehindertem Wachstum schließlich das Fettgewebe. Anschließend bilden sich Satellitenläsionen in der Umgebung der ursprünglichen Plaque, die dann häufig der Anlass des Arztbesuches sind. Oft dauert dieses Wachstum mehrere Jahre, kann aber auch weitaus schneller ablaufen. In diesem Fall wächst der Tumor nach vertikal, weswegen der Begriff *protuberans* verwendet wird. Unbehandelt dringt der Tumor in immer tiefere Strukturen, wie Faszien, Muskeln und Knochen, ein.

Initial ist das Dermatofibrosarcoma protuberans überwiegend asymptomatisch. Mit dem Tumorwachstum treten gelegentlich Juckreiz oder seltener Brennen oder Schmerzen auf. Außerdem wird die Haut fester oder fühlt sich dicker an, was aber so langsam geschieht, das es von den meisten Patienten monate- oder sogar jahrelang ignoriert wird. Differenzialdiagnosen des Dermatofibrosarcoma protuberans sind meist ein Keloid und eine hypertrophische Narbe. Die atrophische Variante wird leicht mit einer Morphea verwechselt. Diagnoseweisend für das Dermatofibrosarkom ist der Verlust der Haarfollikel im Bereich des Tumors. Die Adnexstrukturen werden durch den sich immer weiter ausdehnenden Tumor verdrängt. Wenn der Tumor eine ausreichende Größe erreicht hat, reicht seine Gefäßversorgung nicht mehr aus, sodass Ulzera und Erosionen entstehen. Da die Tumoren unscharf begrenzt sind, ist die klinische Beurteilung der Tumorausdehnung schwierig bis unmöglich. Diagnosesichernd ist die pathologische Untersuchung einer Stanzbiopsie. Metastasen sind ungewöhnlich, lokale Rezidive nach operativer Entfernung hingegen häufig.

Pathogenese: Die genaue Pathogenese ist unbekannt. Die Tumoren enthalten eine reziproke Translokation, t(17;22)(q22;q13.1), die vermutlich an ihrer Entstehung beteiligt ist. Die Ursache dieser Translokation ist unbekannt. Sie führt zur Fusion des für die B-Kette von Platelet-Derived Growth Factor kodierenden PDGFB-Gens mit dem für Kollagen Typ I α1 kodierenden COL1A1-Gen, sodass das PDGFB-Gen unter der Kontrolle des COL1A1-Gens steht. Anschließend wird die B-Kette von Platelet-Derived Growth Factor überexprimiert und veranlasst die kontinuierliche Stimulation ihres Tyrosinkinaserezeptors.

Histologie: Das Dermatofibrosarcoma protuberans wächst infiltrativ in das subkutane Fettgewebe. Die Tumorzellen umschließen die Adipozyten. Der Tumor ist unscharf begrenzt und sein Rand oft nur schwer von der normalen Dermis zu unterscheiden. Der Tumor selbst besteht aus faszikulär oder radiär angeordneten Fibroblasten. Die Tumoren sind CD34-positiv und negativ für Faktor XIII. Anhand dieser beiden immunhistochemischen Färbungen erfolgt die Abgrenzung vom benignen Dermatofibrom, das genau umgekehrt anfärbt. Auch mithilfe der Stromolysein-3-Färbung lassen sich diese beiden Tumoren unterscheiden; sie ist beim Dermatofibrom positiv und beim Dermatofibrosarcoma protuberans negativ.

Behandlung: Aufgrund der schlechten Abgrenzung der Tumoren und ihrer oft erheblichen Größe bei Diagnosestellung erfolgt meist eine großzügige Exzision mit einem Sicherheitsabstand von 2–3 cm. Durch eine postoperative fokale Radiotherapie lässt sich die Rezidivrate senken. Imatinib hat bei präoperativer Gabe zur Verkleinerung sehr großer oder sonst inoperabler Tumoren zu viel versprechenden Ergebnissen geführt. Außerdem existiert ein Einzelfallbericht über die erfolgreiche Behandlung von Metastasen mit Imatinib.

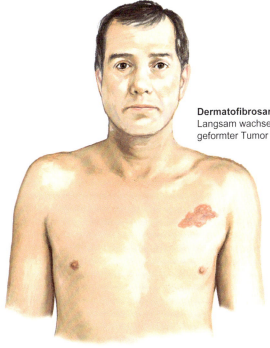

Dermatofibrosarcoma protuberans. Langsam wachsender, ungleichmäßig geformter Tumor

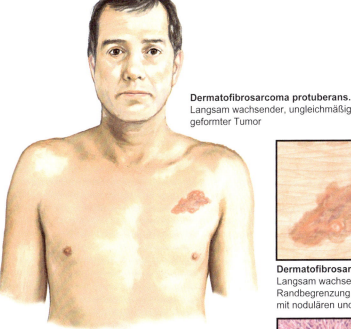

Dermatofibrosarcoma protuberans. Langsam wachsender Tumor mit unscharfer Randbegrenzung. Rot-orangefarbener Fleck mit nodulären und atrophischen Bereichen

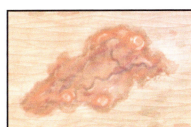

Starke Vergrößerung. Der Tumor besteht aus malignen Spindelzellen

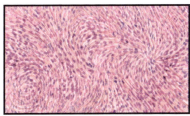

Mittlere Vergrößerung. Radiär angeordnete Zellen (Cartwheel-Muster)

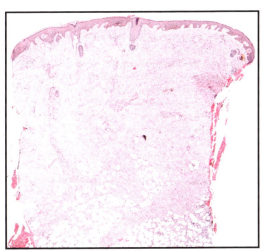

Schwache Vergrößerung. Der Tumor dringt in das tiefer liegende Subkutangewebe ein. Das radiäre Wachstum findet sich im gesamten dermalen Tumoranteil.

Abb. 3.8

Mammäre und extramammäre Paget-Krankheit

Die extramammäre Paget-Krankheit ist ein seltener maligner Tumor von Bereichen mit einer hohen Dichte von apokrinen Drüsen. Er tritt meist isoliert auf, kann aber auch Hinweis auf ein gastrointestinales oder urogenitales Malignom sein. Die Paget-Krankheit ist ein auf die Mamma beschränktes intraepidermales Adenokarzinom und geht oft mit einem Mammakarzinom einher.

Klinisches Bild: Die extramammäre Paget-Krankheit betrifft häufig Leiste oder Axilla, da sich dort die meisten apokrinen Drüsen befinden, und ist vermutlich apokrinen Ursprungs. Sie tritt unabhängig von der ethnischen Zugehörigkeit und bevorzugt im Alter zwischen 40 und 70 Jahren auf. Frauen sind häufiger betroffen als Männer. Aufgrund des ekzematösen Erscheinungsbildes wird die Diagnose meist verzögert gestellt und es erfolgt oft eine Verwechslung mit einer Mykose oder einer Dermatitis. Erst bei ausbleibendem Ansprechen auf die Therapie wird die Diagnose vermutet und durch eine Hautbiopsie bestätigt.

Der Tumor wächst langsam und imponiert in der Regel als roter bis livider Fleck mit glänzender Oberfläche. Häufigstes Symptom ist Juckreiz, seltener klagen die Patienten über Schmerzen, Brennen, Stechen und Blutungen. Der Bereich ist berührungsempfindlich und bei Reibung treten punktförmige Blutungen auf. Die glänzend rote Oberfläche weist oft kleine weiße Flecke auf („Erdbeeren mit Sahne"), was typisch für die extramammäre Paget-Krankheit ist. Mit fortschreitendem Tumorwachstum bilden sich Erosionen und gelegentlich Ulzera. Klinische Differenzialdiagnosen der Paget-Krankheit sind ekzematöse Hauterkrankungen, eine inverse Psoriasis und Dermatophyteninfektionen. Bei therapierefraktären Exanthemen in diesem Bereich sollte grundsätzlich eine Hautbiopsie erfolgen.

Oft tritt der Tumor isoliert auf, kann aber auch im Zusammenhang mit anderen Malignomen – häufig gastrointestinalen oder urogenitalen Adenokarzinomen – vorkommen. Wie viele dieser Tumoren im Rahmen anderer Malignome auftreten, ist unbekannt, vermutlich sind es aber nicht viele. Ein Zusammenhang muss durch geeignete Screening-Tests ausgeschlossen werden. In der Regel wird der zugrunde liegende Tumor vor der extramammären Paget-Krankheit oder zum gleichen Zeitpunkt diagnostiziert.

Pathogenese: Der genaue Entartungsmechanismus ist unbekannt. Es gibt zwei führende Theorien zum Ursprung des Tumors. Nach der ersten Theorie handelt es sich um ein intraepidermales Adenokarzinom der apokrinen Drüsen und nach der zweiten um die Ausbreitung eines Adenokarzinoms auf die Haut mit Ausbildung einer epidermalen Komponente, die sich als extramammäre Paget-Krankheit manifestiert. Obwohl oft vom ersten Fall ausgegangen wird, besteht weiterhin eine Kontroverse und die Ursprungszelle ist unbekannt. Es sind keine Risikofaktoren bekannt.

Histologie: Die Diagnosesicherung erfolgt histologisch. Allerdings ähnelt der pathologische Befund oft einem Melanom in situ oder einem Plattenepithelkarzinom. Die gesamte Epidermis ist durchsetzt mit schwach anfärbenden Paget-Zellen. Diese pagetoide Zellausbreitung findet sich auch oft beim Melanom. Die Zellen können gruppiert liegen und glandulären Strukturen ähneln. Die Abgrenzung von Melanom, Plattenepithelkarzinom und extramammärer Paget-Krankheit erfolgt oft immunhistochemisch. Die extramammäre Paget-Krankheit ist positiv für das karzinoembryonale Antigen (CEA) und für einige Zytokeratine mit niedrigem Molekulargewicht und negativ für S100, HMB-45 und Melanin A. Die Anfärbung mit den Zytokeratinen 7 und 20 erlaubt gewisse Rückschlüsse auf ein zugrunde liegendes Adenokarzinom; derzeit ist dieser Test aber klinisch noch nicht von Nutzen.

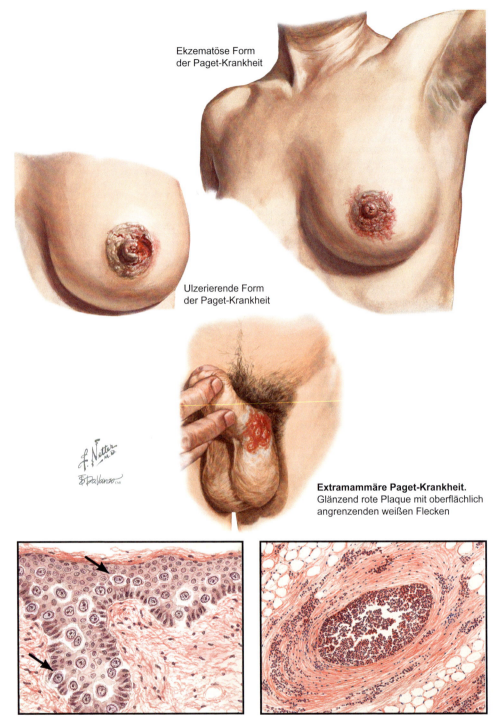

Ekzematöse Form der Paget-Krankheit

Ulzerierende Form der Paget-Krankheit

Extramammäre Paget-Krankheit. Glänzend rote Plaque mit oberflächlich angrenzenden weißen Flecken

Paget-Zellen in der Epidermis (*Pfeile*)

Duktusinvasion

Abb. 3.9

Behandlung: Die Prognose der extramammären Paget-Krankheit hängt vom Tumorstadium ab. Bei Begrenzung auf die Haut besteht eine sehr gute Prognose. Behandlung der Wahl ist die großzügige Exzision. Aufgrund des hohen Rezidivrisikos sind lebenslange klinische Kontrollen erforderlich. Bei zugrunde liegendem Adenokarzinom hängt die Prognose von dessen Stadium ab, ist aber insgesamt schlechter. Metastasen bedeuten ebenfalls eine schlechte Prognose. Es gab Behandlungsversuche mit zahlreichen Chemotherapie-Regimes mit und ohne Strahlentherapie.

Kaposi-Sarkom

Das Kaposi-Sarkom ist ein seltenes Malignom der Endothelzellen, das unter bestimmten Bedingungen auftritt. Die klassische Variante findet sich vor allem bei älteren Patienten des Mittelmeerraums. Das epidemische AIDS-assoziierte Kaposi-Sarkom bei einer Infektion mit dem Human Immunodeficiency Virus (HIV) oder dem Acquired Immunodeficiency Syndrome (AIDS) betrifft vorwiegend Männer und entsteht vermutlich durch das humane Herpesvirus 8 (HHV8). Die iatrogene Variante betrifft chronisch immunsupprimierte Patienten, z.B. nach Organtransplantation, und die endemische (afrikanische) kutane Variante vor allem Männer zwischen 20 und 40 Jahren. Das Kaposi-Sarkom ist ein lokal aggressiver Tumor, der nur selten zum Tode führt. Einzige Ausnahme ist die sehr seltene afrikanische lymphadenopathische Form, die sich von der häufigeren afrikanischen kutanen Form unterscheidet.

Klinisches Bild: Die Tumoren der einzelnen Varianten ähneln sich sehr stark. In der Regel handelt es sich um livide bis rote oder dunkelrote Maculae, Papeln, Plaques oder Noduli. Bei der klassischen Form sind vor allem die unteren Extremitäten älterer Männer betroffen. Manche dieser Tumoren bleiben jahrelang unverändert und oft verstirbt der Patient aus anderen Gründen. Gelegentlich wachsen und ulzerieren die Tumoren, verursachen Schmerzen und bluten. Die disseminierte Form des klassischen Kaposi-Sarkoms kann sehr aggressiv verlaufen und erfordert eine systemische Chemotherapie.

Das *epidemische Kaposi-Sarkom* ist die häufigste Variante und betrifft meist jüngere Männer. Im Gegensatz zur klassischen Form manifestiert es sich mit dunkelroten Maculae, Plaques und Noduli an Kopf und Hals, Rumpf und oberen Extremitäten. Es handelt sich um ein AIDS-definierendes Krankheitsbild. Beim epidemischen Kaposi-Sarkom besteht ein erhöhtes Risiko für eine Organbeteiligung, meist des Dünndarms, grundsätzlich aber jedes Organsystems. Seit Einführung der antiretroviralen Therapie hat die Inzidenz des epidemischen Kaposi-Sarkoms deutlich abgenommen.

Das *endemische kutane Kaposi-Sarkom* betrifft bevorzugt jüngere Männer, unterscheidet sich klinisch aber kaum von der klassischen Form. Bei den Patienten besteht mit höherer Wahrscheinlichkeit ein ausgeprägtes Ödem der unteren Extremität, außerdem kommt es häufiger zur Knocheninvasion als bei den anderen Formen. Der wichtigste Unterschied zwischen der klassischen und der endemischen Form ist das Erkrankungsalter. Die aggressive Form des afrikanischen Kaposi-Sarkoms tritt in der Kindheit auf und verläuft wegen der Fähigkeit zur Metastasierung oft tödlich. Häufig geht der Lymphknotenbefall der Hautbeteiligung voraus. Es ist unbekannt, warum die endemischen Formen dermaßen unterschiedlich verlaufen.

Pathogenese: Die Pathogenese des klassischen und des endemischen Kaposi-Sarkoms ist unbekannt. Ursprungszelle ist vermutlich die Endothelzelle. Die Matrix-Metalloproteinasen 2 und 9 verstärken die Angiogenese und erhöhen die Gewebeinvasion der betroffenen Endothelzellen. Das epidemische und das iatrogene Kaposi-Sarkom entstehen vermutlich bei genetischer Prädisposition durch eine HHV8-Infektion. HHV8 stört die Immunreaktion der betroffenen Endothelzellen, sodass sie ungestört durch die normale Immunabwehr proliferieren.

Histologie: Die Biopsien des Kaposi-Sarkoms zeigen viele typische Befunde. Oft findet sich das Promontoriumszeichen durch plumpe Endothelzellen, die in das Lumen der Kapillargefäße ragen. Außerdem finden sich viele schlitzartige Strukturen, die schlecht ausgebildeten Blutgefäßen mit dünner Wand entsprechen, leicht komprimiert werden können und mit Erythrozyten gefüllt sind. Der Tumor ist grundsätzlich sehr gut vaskularisiert, mit vielen Gefäßlumina und ausgeprägten Extravasaten von Erythrozyten in die Dermis.

Behandlung: Das klassische Kaposi-Sarkom wird fokal bestrahlt. Daneben wurden viele weitere Ansätze, wie die topische Anwendung von Alitretinoin, Imiquimod, intraläsionalem Vincristin und Interferon, vorgeschlagen. Bei disseminierten und aggressiven Formen erfolgt in der Regel eine systemische Chemotherapie mit Vinblastin, Paclitaxel, Bleomycin oder pegyliertem liposomalem Doxorubicin.

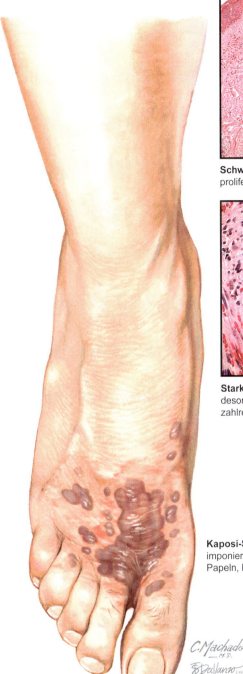

Abb. 3.10

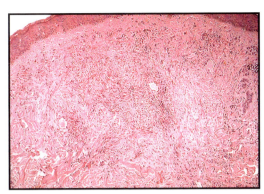

Schwache Vergrößerung. Anormal schlitzartige Blutgefäßproliferation mit Extravasation von Erythrozyten

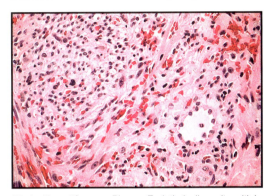

Starke Vergrößerung. Plumpe Endothelzellen mit multiplen, desorganisierten anormalen Blutgefäßen. Es finden sich zahlreiche Erythrozytenextravasate

Kaposi-Sarkom. Das klassische Kaposi-Sarkom imponiert an der unteren Extremität mit blau-lividen Papeln, Plaques und Noduli

Keratoakanthom

Das Keratoakanthom ist ein schnell wachsender, maligner Hauttumor, der von den Keratinozyten ausgeht. Die vorherrschende Meinung ist, dass er zu den Plattenepithelkarzinomen der Haut gehört, wobei er sich von diesen Karzinomen in natürlichem Verlauf und Morphologie so weit unterscheidet, dass eine gesonderte Besprechung gerechtfertigt ist. Keratoakanthome treten meist solitär auf und es gibt viele gut beschriebene Varianten, wie die Keratoakanthome vom Typ Ferguson-Smith, Witten-Zak und Grzybowski.

Klinisches Bild: Das *klassische solitäre Keratoakanthom* beginnt als kleine, fleischfarbene Papel, die sich rasch zu einem kraterförmigen Knoten mit zentralem Keratinpfropf vergrößert. Typischerweise verschwindet das Keratoakanthom unbehandelt nach einigen Wochen bis Monaten spontan. Das *nichtklassische Keratoakanthom* klingt nicht spontan wieder ab und muss behandelt werden, weil es sich mit hoher Wahrscheinlichkeit vergrößern wird. Unbehandelt verhalten sich diese Tumoren oft aggressiv mit lokaler Invasion und Fernmetastasen. Häufigster Metastasierungsort sind die regionalen Lymphknoten. Die häufigste Form ist das solitäre Keratoakanthom, das ab dem 40.–60. Lebensjahr fast ausnahmslos auf sonnenexponierter Haut auftritt. Diese Tumoren sind bei hellhäutigen Menschen häufiger und betreffen Männer etwas öfter als Frauen.

Es gibt viele typische Formen von Keratoakanthomen, wie das *Keratoacanthoma centrifugum marginatum,* das mit einem sich kontinuierlich ausbreitenden Randsaum aus neoplastischem Gewebe einhergeht. Mit zunehmendem Wachstum entsteht eine riesige Plaque mit eigenartig aufgeworfenem Rand. Diese Tumoren können massiv sein und große Teile einer Extremität bedecken. Sie sind schwer zu behandeln.

Multiple Keratoakanthome sind selten und wurden in drei Formen unterteilt. Beim *Typ Gryzbowski* treten die Keratoakanthome generalisiert und nahezu immer beim Erwachsenen auf. Der *Typ Ferguson-Smith* wird autosomal-dominant vererbt und geht bereits in der Kindheit mit generalisiert auftretenden, uniformen Keratoakanthomen, die mit hoher Wahrscheinlichkeit spontan abklingen, einher. Auch der *Typ Witten-Zak* wird autosomal-dominant vererbt. Bei ihm treten die unterschiedlich großen und geformten Keratoakanthome ebenfalls bereits in der Kindheit auf.

Pathogenese: Die genaue Pathogenese ist unbekannt; Ursprungszelle ist der Keratinozyt. Die Evidenz spricht dafür, dass die Keratinozyten vom Epithel der Haarfollikel stammen. Keratoakanthome treten gehäuft nach chronischer ultravioletter Lichtexposition und bei chronischer Immunsuppression auf. Das klassische Keratoakanthom ist ein spontan wieder abklingender Tumor, wobei die Gründe für die Autoinvolution mancher Tumoren unbekannt sind. Vermutlich unterliegen die Tumoren ebenso wie die Haarfollikel einem Wachstums- und Involutions-Kontrollsystem. Der Haarfollikel wächst bis zu einem bestimmten Punkt. Anschließend wird das Haarwachstum durch ein Signal angehalten, der Follikel abgestoßen und ein neuer Haarschaft gebildet. Möglicherweise verlaufen Wachstum und Involution der Keratoakanthome analog zu diesem Zyklus der Haarfollikel. Außerdem kommen Keratoakanthome gehäuft beim *Muir-Torre-Syndrom* vor. Bei diesem Syndrom ist vermutlich ein genetischer Defekt an der Pathogenese der Keratoakanthome beteiligt.

Histologie: Der Tumor ist in der Regel ein kugelförmiger, exophytischer Knoten mit erhabenem zentralem Keratinpfropf. Der Tumor ist scharf abgegrenzt und symmetrisch. Typisch sind neutrophile Abszesse in den äußeren Schichten der betroffenen Epidermis. Die Keratinozyten, aus denen der Tumor überwiegend besteht, besitzen ein klares Zytoplasma mit hohem Glykogengehalt. Weitere typische Befunde sind Plasmazellen und Eosinophile sowie die Elimination von elastischen Fasern in der gesamten darüberliegenden Epidermis.

Behandlung: Nach der Biopsie ist die Exzision die Behandlung der Wahl. Sie erfolgt operativ oder mittels Mohs-Mikrochirurgie. In refraktären Fällen und bei Kontraindikationen gegen die Operation wurden intraläsional Methotrexat und oral Retinoide gegeben. Bei der familiären Form ist oft die Langzeitgabe von Retinoiden erforderlich, um die Tumoren einzudämmen.

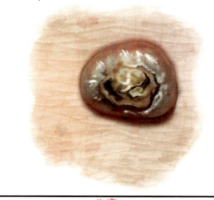

Solitäres Keratoakanthoma. Das typische Keratoakanthom manifestiert sich als kraterförmiger Knoten mit Hyperkeratose auf sonnenexponierter Haut.

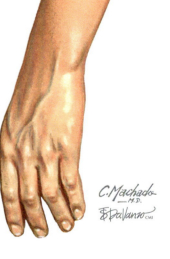

Keratoacanthoma centrifugum marginatum. Seltene Variante des Keratoakanthoms. Der Tumor wächst nach außen, während sich die zentralen Anteile zurückbilden.

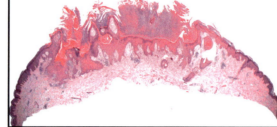

Schwache Vergrößerung. Kugelförmige Invagination der Epidermis mit zentralem Keratinkern

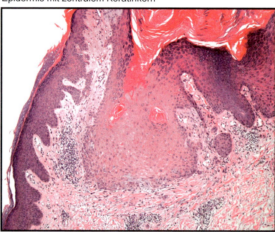

Starke Vergrößerung. Mit atypischen Keratinozyten durchsetzte Epidermis

Abb. 3.11

Melanom

Das maligne Melanom ist eine der wenigen Krebserkrankungen, deren Inzidenz im letzten Jahrhundert angestiegen ist; derzeit sind in den USA 1 von 75 hellhäutigen Einwohnern betroffen. Mit einem weiteren Anstieg in den nächsten Jahrzehnten ist zu rechnen. Allerdings hat die Mortalitätsrate des Melanoms vermutlich aufgrund von Früherkennung und Operation abgenommen. In den Krebsregistern belegt das Melanom bei Männern den 6. Platz und bei Frauen den 7. Platz der Krebserkrankungen. Es ist die häufigste Krebserkrankung bei Frauen zwischen 25 und 30 Jahren. In den USA wurden im Jahr 2009 etwa 700.000 Melanome diagnostiziert und etwa 9.000 Menschen starben an den direkt mit dem Melanom zusammenhängenden Komplikationen.

Klinisches Bild: Das Melanom besitzt ein typisches Wachstumsmuster. Der Tumor entsteht in etwa 60 % der Fälle de novo auf vormals gesunder Haut und in den übrigen 40 % aus Nävuszellnävi. Bei Kindern sind Melanome abgesehen von dem in kongenitalen Riesennävi entstehenden Melanom ungewöhnlich. Die höchste Inzidenz hat das Melanom im Alter zwischen 20 und 30 Jahren und bleibt über die nächsten 50 Jahre recht stabil. Männer und Frauen sind gleich häufig betroffen. Melanome sind bei hellhäutigen Menschen häufiger als bei dunkelhäutigen. Es gibt regionale Abweichungen bei der Lokalisation: Bei Männern ist häufiger der Rücken und bei Frauen sind häufiger die Waden betroffen. Grundsätzlich tritt das Melanom aber überall an Haut und Schleimhäuten auf; bei Entwicklung in den retinalen Melanozyten entsteht das seltene Netzhautmelanom, ein häufiger Zufallsbefund bei der Augenhintergrunduntersuchung.

Das Melanom wird mithilfe der ABCDE-Regel beschrieben: **A**symmetrie, unregelmäßige **B**egrenzung, unterschiedliche Farbe (**C**olor), **D**urchmesser > 6 mm und **E**levation. Diese groben Vorgaben dienen jedoch nicht zur Diagnose des Melanoms, sondern sollen das Bewusstsein in der Allgemeinbevölkerung erhöhen und zum Screening verwendet werden. Manche Melanome besitzen alle ABCDE-Merkmale, andere nur eines oder zwei und wieder andere überhaupt keine; die letztere Form ist allerdings ausgesprochen selten.

Es gibt viele Melanomformen. Die häufigste Form ist das superfiziell spreitende Melanom, gefolgt vom nodulären Typ. Ebenfalls häufig sind das Lentigo-maligna-Melanom und das akrolentiginöse Melanom. Seltene Varianten sind z. B. das amelanotische und das nävoide Melanom. Das *superfiziell spreitende Melanom* als die häufigste Form imponiert in der Regel als langsam wachsende, unregelmäßig geformte Macula mit unterschiedlicher Färbung. Wenn es nicht erkannt und entfernt wird, wächst es immer weiter und entwickelt schließlich eine vertikale Komponente, die klinisch der nodulären Form entspricht. Manche nodulären Melanome entstehen auch de novo. Noduläre Melanome sind bei Diagnosestellung oft recht groß. Sie haben die vertikale Wachstumsphase erreicht und damit vermutlich auch das Metastasierungsstadium.

Dem *akrolentiginösen Melanom* wurde lange Zeit eine schlechte Prognose zugeschrieben, was aber vermutlich weniger mit dem Subtyp zusammenhängt als vielmehr mit der oft erst späten Diagnose. Die Läsionen befinden sich vom Patienten unbemerkt oft an den Fußsohlen, Zehen oder Händen und ähneln einem subungualen Hämatom oder einer Stoßstelle. Diese Form des Melanoms ist bei Menschen afrikanischer Abstammung am häufigsten.

Das *Lentigo-maligna-Melanom* tritt meist bei 40- bis 70-jährigen Patienten im Gesicht auf, insbesondere bei hoher kumulativer Lichtexposition. Es ist oft schwer zu behandeln und neigt zu Lokalrezidiven. Das Melanom ist schlecht abgegrenzt und die Unterscheidung der normalen, sonnengeschädigten Melanozyten und der Tumorzellen ist oft erschwert.

Am schwierigsten ist die Diagnose beim amelanotischen Melanom. Es imponiert oft als sich langsam vergrößernder, livider, nichtpigmentierter Fleck oder Plaque und wird häufig mit einer Dermatitis oder Tinea verwechselt und dadurch verzögert diagnostiziert. Außerdem ähnelt es der aktinischen Keratose. Durch das fehlende Pigment fehlt auch der wichtigste diagnostische Anhaltspunkt. Diese Tumoren werden oft biopsiert, weil sie nach der Behandlung auf etwas ganz anderes nicht abgeklungen sind oder eine Papel oder einen Knoten entwickelt haben. Selbst

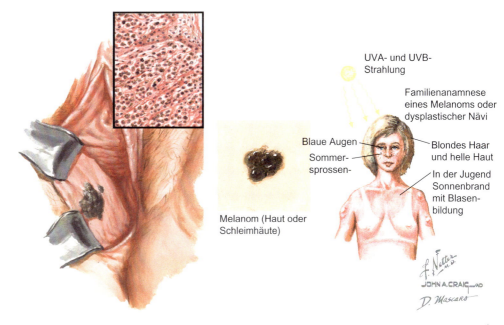

Mukokutanes malignes Melanom

Melanom (Haut oder Schleimhäute)

UVA- und UVB-Strahlung

Familienanamnese eines Melanoms oder dysplastischer Nävi

Blaue Augen
Sommersprossen
Blondes Haar und helle Haut
In der Jugend Sonnenbrand mit Blasenbildung

Klinische Überlegungen

Typisches klinisches Bild eines Melanoms mit den Merkmalen der ABCDE-Regel
A) Asymmetrie
B) Begrenzung unregelmäßig
C) Färbung (Color) unterschiedlich
D) Durchmesser > 6 mm
E) Elevation

Die großzügige Exzision des Melanoms hängt von der Tumordicke ab. Bei einer Läsionsdicke < 2 mm wird ein Sicherheitsabstand von 1 cm empfohlen, bei einer Läsionsdicke > 2 mm ein Sicherheitsabstand von 2 cm.

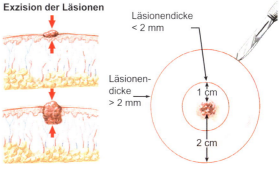

Exzision der Läsionen

Läsionendicke < 2 mm
Läsionendicke > 2 mm

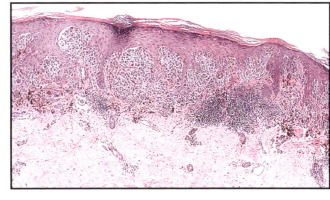

Melanom mit einer Breslow-Tiefe von 0,7 mm mit deutlicher Invasion der Dermis und anormaler Melanozytenproliferation in der Epidermis

Abb. 3.12

(Fortsetzung)

dann werden sie meist für ein Basalzellkarzinom oder Plattenepithelkarzinom gehalten und nur selten vermutet der Arzt ein amelanotisches Melanom. Bei Patienten mit Albinismus oder Xeroderma pigmentosum ist das Risiko für das amelanotische Melanom erhöht. Sie müssen daher routinemäßig überwacht und alle verdächtigen Läsionen müssen biopsiert werden.

Pathogenese: Es gibt keinen Gendefekt, der die Entwicklung aller Melanome erklären würde. Am plausibelsten ist die Theorie, wonach ein epidermaler Melanozyt durch ein äußeres, wie chronische ultraviolette Strahlenexposition, oder inneres Ereignis, wie die Spontanmutation eines Schlüsselgens bei der Regulation von Zellproliferation oder Apoptose, geschädigt wird. Anschließend proliferiert der anormale Melanozyt in der Epidermis, sodass zunächst ein In-situ-Melanom entsteht. Nach einiger Zeit bilden die klonalen Melanomzellen Nester, proliferieren und nehmen weiter an Größe zu, bis eine klinische Läsion entsteht. Der Tumor tritt zunächst in eine radiäre und schließlich in eine vertikale Wachstumsphase mit Metastasierungspotenzial ein.

Etwa 10% der Melanome entstehen hereditär. Obwohl es keinen Gendefekt gibt, der alle Melanome erklären würde, ist vermutlich das p16-Gen (TP16) hauptverantwortlich. Bei einer Mutation erhöht dieses Gen das Risiko für Melanome und Pankreaskarzinome. TP16 ist ein autosomal-dominant vererbtes Tumorsuppressorgen, für das eine genetische Testung verfügbar ist.

Histologie: Die histologische Diagnose des Melanoms basiert auf mehreren Kriterien, wie Symmetrie, Melanozytenatypie, Verteilung der Melanozyten in der Epidermis, fehlende Reifung der Melanozyten, wenn sie tiefer in die Dermis eindringen, Abgrenzung und strukturelle Störung. Das Melanom beginnt vermutlich mit einem In-situ-Anteil mit anschließender Ausbreitung einzelner Melanozyten nach oben in der Epidermis (pagetoide Ausbreitung). Wenn ein Melanom keine epidermale Komponente enthält, besteht der Verdacht auf eine Metastase.

Behandlung: Jede melanomverdächtige Hautläsion sollte sofort biopsiert werden. Die beste Möglichkeit zur Biopsie einer melanomverdächtigen, pigmentierten Läsion ist die Exzisionsbiopsie mit kleinem Sicherheitsabstand (1–2 mm). Dies ermöglicht neben der Diagnosesicherung auch die Bestimmung der Breslow-Dicke, also des Abstands zwischen dem Stratum granulosum bis zur Tumorbasis (Tumordicke). Die Breslow-Dicke ist der wichtigste Prognosefaktor des malignen Melanoms.

Die Therapie erfolgt abhängig von der Breslow-Dicke, etwaigen Ulzerationen und der Mitoserate des Primärtumors. Standard ist eine großzügige lokale Exzision mit einem Sicherheitsabstand, der sich nach den zuvor genannten Kriterien richtet. Das Melanoma in situ wird mit einem Sicherheitsabstand von 5 mm exzidiert.

Inzwischen erfolgt routinemäßig eine Biopsie des Sentinel-Lymphknotens zum Staging. Ist sie positiv im Sinne eines metastasierten Melanoms, schließen sich eine Positronenemissionstomografie/Computertomografie (PET/CT) und eine Magnetresonanztomografie (MRT) des Gehirns an. Sofern nur lokale Lymphknotenmetastasen vorhanden sind, wird eine Lymphknotendissektion mit adjuvanter Interferongabe angeboten. Bei Fernmetastasen erfolgt die Behandlung mit einem von mehreren Chemotherapie-Regimes oder die Aufnahme in eine klinische Studie. Die Mortalitätsrate des Melanoms im Stadium IV ist hoch. Die Nachkontrollen richten sich nach dem Krankheitsstadium. Für das Vorgehen existieren nationale Leitlinien des National Comprehensive Cancer Network/National Cancer Institute (NCCN/NCI).

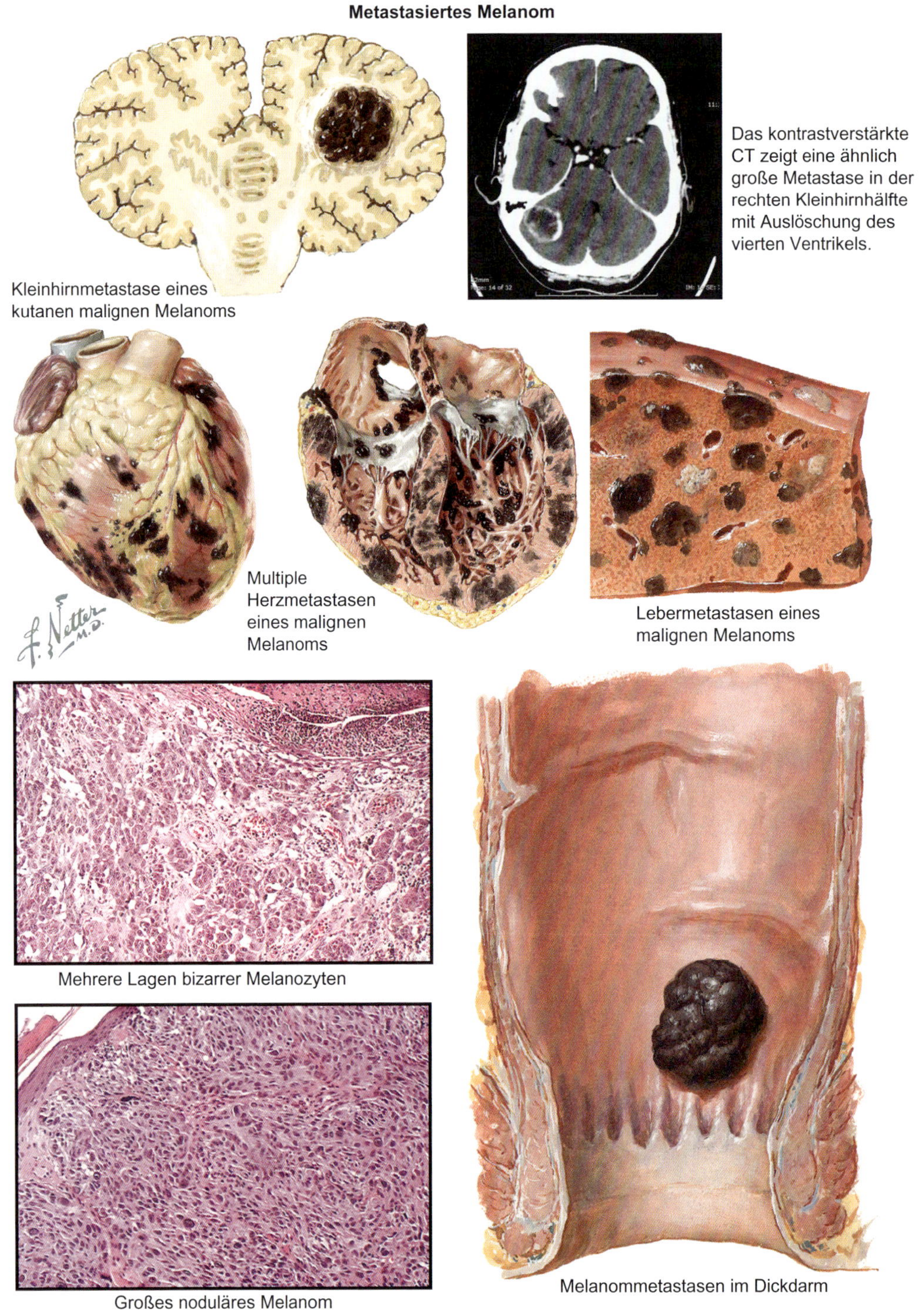

Abb. 3.13 Metastasiertes Melanom

- Kleinhirnmetastase eines kutanen malignen Melanoms
- Das kontrastverstärkte CT zeigt eine ähnlich große Metastase in der rechten Kleinhirnhälfte mit Auslöschung des vierten Ventrikels.
- Multiple Herzmetastasen eines malignen Melanoms
- Lebermetastasen eines malignen Melanoms
- Mehrere Lagen bizarrer Melanozyten
- Großes noduläres Melanom
- Melanommetastasen im Dickdarm

Merkel-Zell-Karzinom

Das Merkel-Zell-Karzinom ist ein seltener neuroendokriner maligner Hauttumor mit aggressivem Verhalten, der von spezialisierten Nervenendigungen in der Haut ausgeht. Pathogenetisch soll das tumorfördernde Merkel-Zell-Polyomavirus eine Rolle spielen. Die Prognose des Merkel-Zell-Karzinoms ist schlechter als die des malignen Melanoms. Es weist eine hohe Rezidivrate auf und hat sich bei Diagnosestellung oft schon auf die regionalen Lymphknoten ausgebreitet.

Klinisches Bild: Das Merkel-Zell-Karzinom ist ein seltenes kutanes Malignom mit einer geschätzten Inzidenz von 1 : 200.000. Es tritt bevorzugt bei hellhäutigen Menschen und bei Männern etwas häufiger als bei Frauen auf. Das durchschnittliche Erkrankungsalter beträgt 40–70 Jahre. Die Läsionen erscheinen meist in sonnenexponierter Haut an Kopf und Hals. Außerdem sind sie bei Patienten unter chronischer Immunsuppression häufiger. Die Tumoren imponieren oft als rote Papeln oder Plaques, die rasch wachsen, oder als rasch wachsende Noduli. Gelegentlich ulzeriert der Tumor. Klinische Differenzialdiagnosen sind das Basalzellkarzinom, entzündete Zysten, das Plattenepithelkarzinom und Adnextumoren. Das Merkel-Zell-Karzinom ist so selten, dass es nur sporadisch differenzialdiagnostisch in Erwägung gezogen wird.

Bei schätzungsweise 50 % der Patienten mit einem Merkel-Zell-Karzinom treten Lymphknotenmetastasen auf. Weitere häufige Metastasierungsorte sind Haut, Lungen und Leber. Das Staging der Tumoren erfolgt abhängig von ihrer Größe (< 2 cm oder > 2 cm), der regionalen Lymphknotenbeteiligung und dem Vorhandensein von Metastasen. Je höher das Stadium ist, desto schlechter ist die Prognose. Bei Metastasen (Stadium IV) beträgt die 5-Jahres-Überlebensrate 0 %, im lokalen Stadium I und II 65–75 % und im Stadium III (Lymphknotenbeteiligung) 50–60 %. Insgesamt betrachtet verstirbt somit ein Drittel der Patienten mit Merkel-Zell-Karzinom an dieser Krankheit.

Pathogenese: Das Merkel-Zell-Karzinom geht von einer spezialisierten kutanen Nervenendigung aus. Merkel-Zellen sind normalerweise die Mechanorezeptoren der Haut und entstammen ebenso wie die Melanozyten embryologisch von der Neuralleiste. Immunsupprimierte Transplantatempfänger sind weitaus häufiger betroffen als altersentsprechende Kontrollen, weil die chronische Immunsuppression einer der wichtigsten Risikofaktoren ist. Vermutlich spielen auch chronische Lichtexposition und ihre drosselnden Effekte auf die lokale Hautimmunität eine ätiologische Rolle.

Das Merkel-Zell-Polyomavirus wurde bezüglich seiner Bedeutung beim Merkel-Zell-Karzinom untersucht. Polyomaviren ähneln in Art und Struktur den bekannteren Papillomaviren. Es gibt mindestens fünf humanpathogene Polyomaviren, die meist chronisch immunsupprimierte Patienten befallen. Dem Merkel-Zell-Polyomavirus wurde eine ursächliche Bedeutung beim Merkel-Zell-Karzinom zugesprochen, weil es aus zahlreichen Merkel-Zell-Tumoren isoliert wurde. Vermutlich ist es bei einem Teil der Patienten an der Pathogenese beteiligt, wohl aber nicht die einzige Erklärung. Die Entdeckung dieses Virus könnte in der Zukunft zu neuen Therapieansätzen führen.

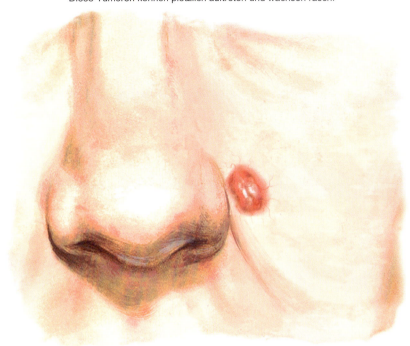

Merkel-Zell-Karzinom. Livide bis rote Papel auf der Wange. Diese Tumoren können plötzlich auftreten und wachsen rasch.

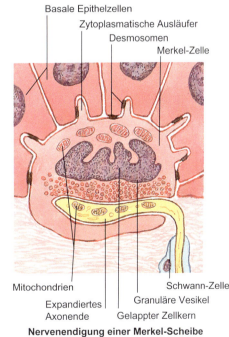

Nervenendigung einer Merkel-Scheibe

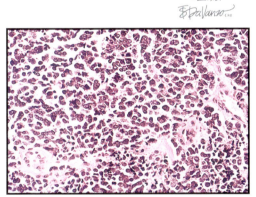

Uniforme basophile Merkel-Zellen. Das Merkel-Zell-Karzinom gehört zu den klein-rund-blauzelligen Tumoren (Hämatoxylin-Eosin-Färbung).

Abb. 3.14

Histologie: Das Merkel-Zell-Karzinom ist ein neuroendokriner Tumor aus kleinen, uniformen basophilen Zellen. Es ist schlecht abgegrenzt und wächst infiltrativ zwischen den dermalen Kollagenbündeln und den subkutanen Fettläppchen. Die Zellen besitzen ein typisches nukleäres Chromatinmuster und eine typische Immunhistologie. Am nützlichsten ist der Nachweis von Cytokeratin 20 in einem pathognomonischen perinukleären Punktmuster.

Behandlung: Standard ist auch weiterhin die großzügige Exzision mit einem Sicherheitsabstand von 2–3 cm. Die Sentinel-Lymphknotenbiopsie hilft beim Staging. Bei Patienten mit lokalisierter Krankheit erfolgt oft eine postoperative Bestrahlung des Operationsbereichs, bei Fernmetastasen eine cisplatinbasierte Chemotherapie.

Mycosis fungoides

Die Mycosis fungoides ist eine seltene Krebserkrankung (1 : 500.000), aber das häufigste kutane T-Zell-Lymphom. Diese Lymphomgruppe umfasst eine Reihe von Krebserkrankungen mit unterschiedlichen Geno- und Phänotypen. Die Läsionen der Mycosis fungoides entstehen durch anormale CD4$^+$ T-Lymphozyten, die in die Haut eingedrungen sind. Fortschritte bei der Immunphänotypisierung und bei Untersuchungen des Gen-Rearrangements haben zur Definition dieser Krankheit beigetragen und werden diagnostisch und therapeutisch eingesetzt.

Klinisches Bild: Die Mycosis fungoides manifestiert sich oft als langsam fortschreitendes Exanthem in Hautfalten, wie der Leiste, dem Submammärbereich und der Gesäßfalte. Männer sind doppelt so häufig betroffen wie Frauen. Die Mycosis fungoides kommt weltweit vor, bevorzugt jedoch bei Afroamerikanern und nur selten bei Kindern. Die Stadieneinteilung erfolgt anhand des klinischen Bildes, der betroffenen Körperoberfläche und der Beteiligung von Lymphknoten, von Blut und anderen Organsystemen. Am häufigsten ist das Stadium IA.

Im Stadium IA hat die Mycosis fungoides eine ausgezeichnete Prognose mit einer bei den meisten Patienten normalen Lebenserwartung und Todesfällen aufgrund anderer Ursache. Dieses Stadium geht mit dünnen, atrophischen Flecke am Gesäß, den Mammae oder der Oberschenkelinnenseite, die < 10 % der Körperoberfläche bedecken, einher und ohne Lymphknotenbeteiligung. Oft finden sich Bereiche mit Poikilodermie (Hyper- und Hypopigmentierung sowie Teleangiektasien und Atrophie). Die Atrophie wurde als „zigarettenpapierartig" beschrieben: Die Haut ist ähnlich wie frisch gerolltes Zigarettenpapier gefältelt. Die Effloreszenzen sind oft asymptomatisch, können aber gelegentlich stark jucken. Die Diagnose der Mycosis fungoides erfolgt anhand der klinischen und pathologischen Befunde.

Das Initialstadium kann jahre- bis jahrzehntelang unbemerkt bleiben, da es indolent verläuft und unauffällig wirkt. Es ähnelt oft einer Psoriasis, einer unspezifischen Form der Dermatitis, und selbst initiale Biopsien sind unspezifisch. Die topische Applikation von Kortikosteroiden vor der Hautbiopsie kann das histologische Bild so stark verändern, dass die Diagnose der Mycosis fungoides unmöglich ist. Oft sind wiederholte Biopsien über mehrere Jahre erforderlich, bis die typischen Merkmale der Mycosis fungoides zu erkennen sind. Die Biopsie sollte möglichst aus einem bislang unbehandelten Bereich erfolgen. Daneben kann die Mycosis fungoides auch über viele Jahre als Dermatitis verlaufen, bevor daraus eine maligne CD4$^+$ Veränderung wird.

Am andere Ende des Spektrums befindet sich das *Sézary-Syndrom,* eine erythrodermische Variante der Mycosis fungoides mit Beteiligung des peripheren Blutes. Leitbefund sind zirkulierende Sézary-Zellen: vergrößerte Lymphozyten mit zerebriformen Kernen, die am besten elektronenmikroskopisch zu erkennen sind. Das Syndrom entspricht der leukämischen Phase der Mycosis fungoides und hat eine schlechte Prognose.

Zwischen diesen beiden Extremen befinden sich viele Krankheitsstadien. Die Morphologie des kutanen Lymphoms ändert sich von Flecken über Plaques zu Noduli oder Tumoren mit unterschiedlich starker Ulzeration. Der Verlauf variiert individuell sehr stark und ist klinisch schwer vorherzusagen. Die zuverlässigste Vorhersage des klinischen Verlaufs erlaubt der Anteil der beteiligten Körperoberfläche. Je kleiner der beteiligte Hautbereich ist, desto besser ist die Prognose. Der noduläre Typ hat eine schlechtere Prognose als der Plaquetyp oder das Initialstadium der Mycosis fungoides.

Pathogenese: Die Ätiologie der Mycosis fungoides ist ebenso unbekannt wie der Pathomechanismus, der die Lymphozyten zur Transformation in maligne Zellen veranlasst. Trotz umfangreicher Studien zu Retroviren, Umweltexpositionen, Gendeletionen und chronischer Antigenstimulation bleibt die Ursache der erstmals 1806 beschriebenen malignen Transformation bei dieser Krankheit weiterhin ungeklärt.

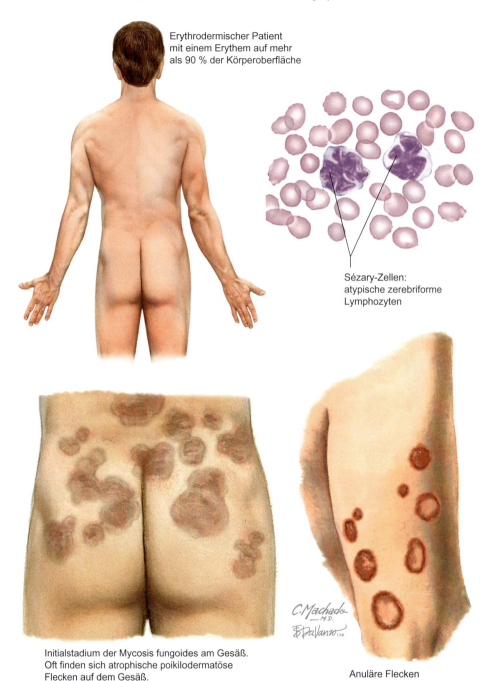

Klinische Formen des kutanen T-Zell-Lymphoms

Erythrodermischer Patient mit einem Erythem auf mehr als 90 % der Körperoberfläche

Sézary-Zellen: atypische zerebriforme Lymphozyten

Initialstadium der Mycosis fungoides am Gesäß. Oft finden sich atrophische poikilodermatöse Flecken auf dem Gesäß.

Anuläre Flecken

Abb. 3.15

(Fortsetzung)

Histologie: Im Stadium IA zeigen sich die typischen Befunde der Mycosis fungoides mit einem lichenoiden Infiltrat aus anormalen Lymphozyten mit zerebriformen Nuklei. Es besteht ein unterschiedlich starker Epidermotropismus ohne Spongiose. Die epidermotropen Zellen sind anormale Lymphozyten, die in die Epidermis gelangt sind. Gelegentlich treten diese Lymphozyten in der Epidermis in kleinen Gruppen, die als Pautrier-Mikroabszesse bezeichnet werden, auf. Die Immunhistologie zeigt, dass das Zellinfiltrat überwiegend aus $CD4^+$ Lymphozyten, die ihre CD7- und CD26-Oberflächenmoleküle verloren haben, besteht. Die Klonalität des Infiltrats wird mithilfe des Southern Blot bestätigt. Dieser Test wird nicht routinemäßig durchgeführt, weil Vorhandensein oder Fehlen der Klonalität nicht diagnoseweisend sind.

Im peripheren Blut zirkulierende Lymphzellen werden mittels Flusszytometrie ermittelt. Dieser in frühen Stadien seltene Befund spricht fast grundsätzlich für ein Sézary-Syndrom.

Behandlung: Die Therapie erfolgt stadienabhängig. Das Stadium IA der Krankheit wird oft mit einer Kombination aus topischen Kortikosteroiden, Mechlorethaminsalbe, UVB-Schmalbandstrahlen oder Psoralen und UVA-Strahlen (PUVA) behandelt. Je mehr Körperoberfläche beteiligt ist, umso schwieriger wird der Einsatz von Salben. Bei ausgedehnter Krankheit erfolgt meist eine Fototherapie.

Isolierte Tumoren sprechen gut auf eine lokale Strahlentherapie an. Oft erfolgt eine systemische Behandlung, z. B. mit Retinoiden (Bexaroten, Acitretin und Isotretinoin) sowie Interferon α und γ. In allen Stadien der Mycosis fungoides, außer dem Sézary-Syndrom, wurde die extrakorporale Fotophorese eingesetzt. Dazu erhält der Patient zunächst intravenös Psoralen, anschließend wird peripheres Blut entnommen und in seine Bestandteile zerlegt. Die Leukozyten werden isoliert, UVA-Licht ausgesetzt und anschließend reinfundiert. Die bestrahlten Leukozyten werden durch das Psoralen und UVA beschädigt und sollen eine Immunreaktion wie bei einer Impfung auslösen.

In ausgewählten Fällen kann in spezialisierten Zentren eine Ganzkörpertherapie mit Linearbeschleuniger erfolgen. Bei refraktärer Krankheit hat sich Denileukin Diftitox bewährt. Es wird durch Fusion von Interleukin-2 (IL-2) und Diphtherietoxin hergestellt und tötet selektiv Zellen, die das CD25-Molekül (IL-2-Rezeptor) exprimieren. Denileukin Diftitox hat potenziell schwere Nebenwirkungen und sollte nur von mit dessen Gebrauch erfahrenen Spezialisten verwendet werden. Mit unterschiedlichem Erfolg werden bei der Mycosis fungoides zahlreiche neue Therapieansätze, wie monoklonale Anti-CD52-Antikörper, Alemtuzumab und verschiedene experimentelle Medikamente, eingesetzt. Eine weitere Option bei therapierefraktärer Krankheit ist die Knochenmarktransplantation.

Keine der vielen verfügbaren Therapien erhöht das Überleben von Patienten mit Mycosis fungoides. Daher sollten im Stadium IA keine Medikamente mit akuten oder potenziell lebensgefährlichen Nebenwirkungen gegeben werden.

Histologische Untersuchung des kutanen T-Zell-Lymphoms

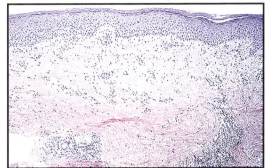

Schwache Vergrößerung. Lichenoides Lymphozyteninfiltrat mit Epidermotropismus

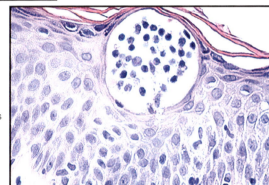

Starke Vergrößerung. Vergrößerung von Pautrier-Mikroabszessen in der Epidermis

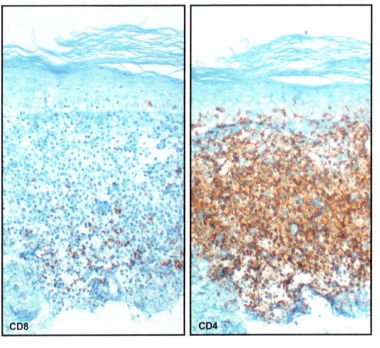

Die CD8- und CD4-Färbung belegt das Überwiegen der $CD4^+$-Zellen im Infiltrat.

Abb. 3.16

Talgdrüsenkarzinom

Das seltene Talgdrüsenkarzinom zeigt sich am häufigsten an den Augenlidern. Meist handelt es sich um einen isolierten Befund, gelegentlich tritt es aber im Rahmen des Muir-Torre-Syndroms auf. Dieses Syndrom entsteht durch eine genetische Veränderung der Tumorsuppressorgene MSH2 und MLH1 und geht mit multiplen benignen und malignen Talgdrüsentumoren sowie häufig mit gastrointestinalen und urogenitalen Malignomen einher.

Klinisches Bild: Oft finden sich diese Tumoren am Augenlid und dem Lidrand, weil die periokuläre Haut viele Arten modifizierter Talgdrüsen, wie die Meibom-Drüsen und die Zeis-Drüsen, enthält. Daneben gibt es noch viele andere, weniger häufige Talgdrüsenformen, wie die Karunkel und die vielen Talgdrüsen der periokulären Haare. Die meisten Talgdrüsenkarzinome gehen vermutlich von den Meibom-Drüsen aus, dicht gefolgt von den Zeis-Drüsen. Die Meibom-Drüsen sind modifizierte Talgdrüsen in der Tarsalplatte von Ober- und Unterlid.

Das Talgdrüsenkarzinom kann grundsätzlich überall am Körper auftreten, in der überwiegenden Zahl der Fälle sind jedoch die Augenlider sowie etwas seltener der Rest von Kopf und Hals betroffen, vermutlich weil in diesen Bereichen die meisten Talgdrüsen vorkommen. In der Regel imponieren die Tumoren initial als kleine subkutane Noduli oder Hautverdickungen. Sie sind zunächst asymptomatisch und werden oft mit einem Gerstenkorn oder Chalazion verwechselt. Der Tumor ist fast immer blassgelb, was gemeinsam mit der typischen periokulären Lage diagnoseweisend ist. Die wichtigsten Unterscheidungsmerkmale zwischen dem Tumor und diesen beiden entzündlichen Veränderungen sind, dass letztere sehr akut auftreten, schmerzhaft sind und binnen weniger Wochen wieder verschwinden. Das Talgdrüsenkarzinom ist ein langsam wachsender Tumor, der persistiert und immer größer wird, bis schließlich Erosionen und Ulzera auftreten, wodurch der Tumor Schmerzen verursacht und bereits bei oberflächlichen Traumen blutet. Klinische Differenzialdiagnosen sind das Basalzellkarzinom und das Plattenepithelkarzinom.

Talgdrüsenkarzinome sind bei älteren Frauen, hellhäutigen Menschen und Patienten unter immunsuppressiver Behandlung am häufigsten. Beim Muir-Torre-Syndrom besteht ein erheblich höheres Risiko für Talgdrüsenkarzinome als bei altersentsprechenden Kontrollen. Ein weiterer Risikofaktor ist eine vorausgegangene Strahlentherapie zur Behandlung von Gesichts- oder Augentumoren.

Mit zunehmender Größe wird das Wachstumsmuster dieser Tumoren immer aggressiver. Sie können sich rasch vergrößern und in die regionalen Lymphknoten metastasieren.

Pathogenese: Solitäre Talgdrüsenkarzinome gehen von den Talgdrüsen aus, wobei der genaue Pathomechanismus nicht bekannt ist. Es gibt viele Risikofaktoren, deren Einfluss auf die Tumorgenese jedoch ebenfalls nicht verstanden ist. Anders verhält es sich bei Talgdrüsentumoren im Rahmen des autosomal-dominanten Muir-Torre-Syndroms, das durch einen Defekt der Mismatch-Repair-Gene entsteht. Die bei diesem Syndrom veränderten Gene sind für die Mikrosatelliteninstabilität in den Zellen der Talgdrüsenkarzinome verantwortlich und führen vermutlich direkt zur Entartung der benignen Talgdrüse.

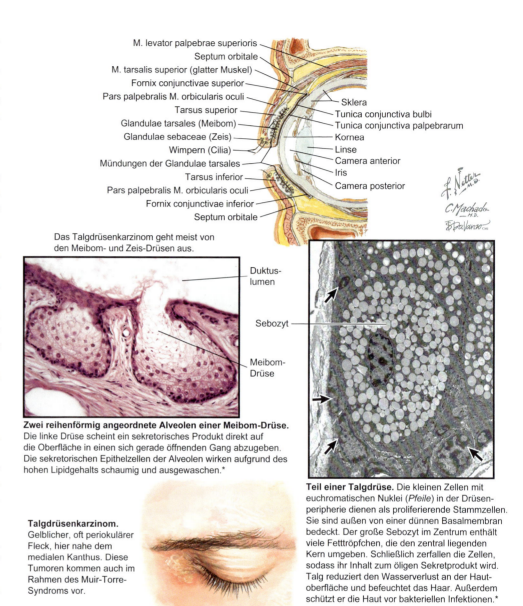

*Mikroskopische Aufnahmen mit frdl. Genehmigung von Ovalle W, Nahirney P. Netter's Essential Histology. Philadelphia: Saunders, 2008.

Abb. 3.17

Histologie: Diese Tumoren gehen von den Talgdrüsen aus und wachsen stark infiltrativ. Sie dringen tief in die Subkutangewebe ein und periokulär oft in die darunterliegenden Muskeln. Die Läsionen sind schlecht abgegrenzt und enthalten zahlreiche Mitosen. Die Tumorzellen sind groß und basaloid und zeigen Bereiche mit ausgereiften Sebozyten oder schlecht differenzierte Bereiche.

Behandlung: Die Tumoren sind lokalaggressiv und metastasieren oft in die regionalen Lymphknoten. Behandlung der Wahl ist die operative Entfernung mit Mohs mikrografischer Technik oder durch eine großzügige Exzision im Gesunden. Aufgrund des hohen Rezidivrisikos sind klinische Kontrollen erforderlich. In bestimmten Fällen ist eine postoperative Strahlentherapie notwendig. Patienten mit Metastasen profitieren von einer Kombination aus Strahlentherapie und systemischer Chemotherapie.

Plattenepithelkarzinom

Das Plattenepithelkarzinom der Haut ist nach dem Basalzellkarzinom die zweithäufigste Hautkrebserkrankung. Gemeinsam werden diese beiden Karzinome als nichtmelanomatöser Hautkrebs zusammengefasst. Dieses Karzinom macht in den USA etwa 20 % aller Hautkrebserkrankungen aus und hat viele Varianten, wie das Carcinoma in situ und invasive Formen. Auch die Bowen-Krankheit, die bowenoide Papulose und die Erythroplasie (Queyrat-Syndrom) sind Formen des Carcinoma in situ. Eine Sonderform ist das Keratoakanthom. Das invasive Plattenepithelkarzinom reicht definitionsgemäß über die Basalmembran bis in die Dermis und metastasiert bevorzugt in die lokal drainierenden Lymphknoten. Die meisten Formen treten in chronisch sonnenlichtgeschädigten Bereichen auf und oft geht ihnen die extrem häufige prämaligne aktinische Keratose voraus.

Klinisches Bild: Das Plattenepithelkarzinom der Haut findet sich am häufigsten an Kopf und Hals sowie auf den Streckseiten von Händen und Unterarmen, weil diese Bereiche im Laufe des Lebens am stärksten gegenüber der Sonne exponiert sind. Es tritt bevorzugt bei hellhäutigen und älteren Menschen (40–80 Jahre) sowie bei Männern etwas häufiger als bei Frauen auf. Die Inzidenz steigt mit dem Lebensalter. Weitere Risikofaktoren neben der kumulativen Lichtexposition sind die Arsenexposition, das humane Papillomavirus (HPV), eine Therapie mit Psoralen plus UVA-Strahlung (PUVA), chronische Narben, chronische Immunsuppression und Strahlenexposition. Bei Transplantatempfängern unter chronischer Immunsuppression entsteht das Plattenepithelkarzinom der Haut zwar ebenfalls meist an Kopf, Hals und Armen, außerdem aber weitaus häufiger als üblich am Rumpf oder in anderen, nicht lichtexponierten Bereichen.

Plattenepithelkarzinome der Haut sind morphologisch recht unterschiedlich. Initial imponieren sie oft als dünne Flecke oder Plaques. In der Regel findet sich auf der Tumoroberfläche eine verdickte, anheftende Schuppe und eine unterschiedlich starke Ulzeration. Größere Tumoren nehmen oft eine noduläre Form an. Die Noduli sind fest und können tief in der Dermis sitzen. Häufig entstehen diese Karzinome aus einer aktinischen Keratose. Die Patienten weisen oft einen chronischen Lichtschaden mit Poikilodermie, multiplen Lentigines und aktinischen Keratosen auf. Jährlich entsteht aus etwa 1 % der aktinischen Keratosen ein Plattenepithelkarzinom.

Das subunguale Plattenepithelkarzinom ist ohne Biopsie nur schwer zu diagnostizieren. Oft geht es aus einer vorausgegangenen HPV-Infektion hervor und der Bereich wurde häufig bereits über längere Zeit als Warze behandelt, was in der Regel mit subtilen morphologischen Veränderungen einhergeht. Unter der Standardbehandlung gegen Warzen kommt es zu einer stärkeren Zerstörung des Nagels und langsamer Vergrößerung der Läsion. Die sofortige Biopsie und Diagnose sind oft entscheidend, um eine Amputation des betroffenen Fingers zu verhindern.

Einige chronische Dermatosen, wie der Lichen sclerosis et atrophicus, die disseminierte und superfizielle aktinische Porokeratose, Warzen, diskoider Lupus, lange bestehende Ulzera und Narben, prädisponieren für das Plattenepithelkarzinom. Gleiches gilt für viele genetische Krankheiten, wobei die beiden am besten untersuchten die Epidermodysplasia verruciformis und das Xeroderma pigmentosum sind.

Pathogenese: Das Plattenepithelkarzinom entsteht abhängig von der kumulativen ultravioletten Strahlenexposition. Ultraviolette B-Strahlen (UVB-Strahlen) scheinen das dafür wichtigste Lichtspektrum zu sein. UVB-Strahlung ist weitaus potenter als UVA-Strahlung und schädigt die Keratinozyten-DNA durch das Erzeugen von Pyrimidindimeren und andere DNA-Mutationen. Die DNA-Schädigung führt zu Fehlern bei Translation und Transkription und schließlich zur Krebsentstehung. Zu den am häufigsten mutierten Genen gehört das p53-Gen (TP53). Es kodiert für ein Protein, das für den Zellzyklusarrest, der die Reparatur der DNA und die Apoptose der geschädigten Zellen ermöglicht, wichtig ist. Bei einer inaktivierenden p53-Mutation wird die für den Zellzyklusarrest entscheidende Phase übersprungen, sodass sich die Zelle ohne DNA-Reparatur teilt, was schlussendlich zur unkontrollierten Zellproliferation und Entartung führt.

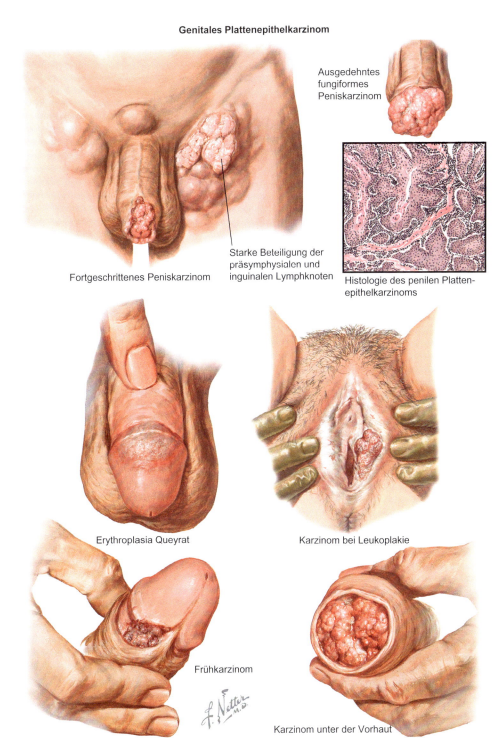

Abb. 3.18

(Fortsetzung)

Histologie: Die aktinische Keratose weist in den unteren Abschnitten der Epidermis Atypien auf. Die Adnexen sind ausgespart. Beim Carcinoma in situ finden sich die Atypien in allen Höhen der Epidermis und betreffen auch das Adnexepithel.

Das Plattenepithelkarzinom geht von den Keratinozyten aus. Pathologisch ist die gesamte Epidermis atypisch mit Invasion des anormalen Plattenepithels in die Dermis. Es finden sich unterschiedlich viele Mitosen und eine unterschiedlich starke Invasion des darunterliegenden Subkutangewebes. Oft finden sich im Tumor verstreut Hornperlen. Die Tumoren werden häufig als gut, mittelmäßig oder schlecht differenziert beschrieben. Es gibt viele histologische Formen, wie das klarzellige, das spindelzellige, das verruköse, das basosquamöse und das adenoide Plattenepithelkarzinom.

Behandlung: Für aktinische Keratosen existieren unzählige Therapien. Die Kryotherapie mit flüssigem Stickstoff ist sehr effektiv und kann auch wiederholt erfolgen. Bei Erfolglosigkeit oder multiplen aktinischen Keratosen erfolgt oft eine medikamentöse Therapie mit 5-Fluorouracil (5-FU) oder Imiquimod. Diese Cremes wirken durch direkte Abtötung der betroffenen Zellen bzw. durch Initiierung einer Immunreaktion mit Abtötung der betroffenen Zellen. Sie sind beide hocheffektiv. Ihr Nachteil besteht darin, dass sie eine oft schwere Entzündungsreaktion verursachen, die während der mindestens einmonatigen Applikation zu einem nässenden Erythem mit Krustenbildung führen kann.

Das Carcinoma in situ wird oft mittels Elektrodissektion und Kürettage oder operative Exzision entfernt. Auch 5-FU-Creme ist effektiv, geht aber mit einer höheren Rezidivrate als die traditionellen Operationsverfahren einher. 5-FU ist bei der bowenoiden Papulose die Therapie der Wahl. Sofern bei Kontrollen betroffene Bereiche persistieren, erfolgt eine operative Entfernung. Gelegentlich werden große Carcinoma in situ im Gesicht mit dem Mohs-Verfahren entfernt.

Das invasive Plattenepithelkarzinom sollte entweder mit dem Verfahren nach Mohs bei fazialen oder rezidivierenden Läsionen operiert oder durch großzügige Exzision entfernt werden. Bei kleinen, gut differenzierten Plattenepithelkarzinomen kann eventuell eine Elektrodissektion und Kürettage erfolgen. Kutane Plattenepithelkarzinome metastasieren selten und bevorzugt in die Ohrmuschel sowie in chronisch vernarbte oder ulzerierte Bereiche. Rezidivierende Plattenepithelkarzinome, solche mit einem Durchmesser > 2 cm und solche bei Patienten unter chronischer Immunsuppression metastasieren häufiger. Auch bei Patienten mit chronischer lymphozytärer Leukämie (CLL) besteht aus unbekannten Gründen ein stark erhöhtes Metastasierungsrisiko, was vermutlich mit der Immunsuppression durch die CLL zusammenhängt. Die häufigsten Metastasierungsorte sind die lokalen Lymphknoten und die Lunge.

Das metastasierte Plattenepithelkarzinom der Haut wird mit adjuvanter Strahlen- und Chemotherapie behandelt, die allerdings keinen klaren Überlebensvorteil bringen. Wichtigstes Therapieziel ist die Prävention von Metastasen.

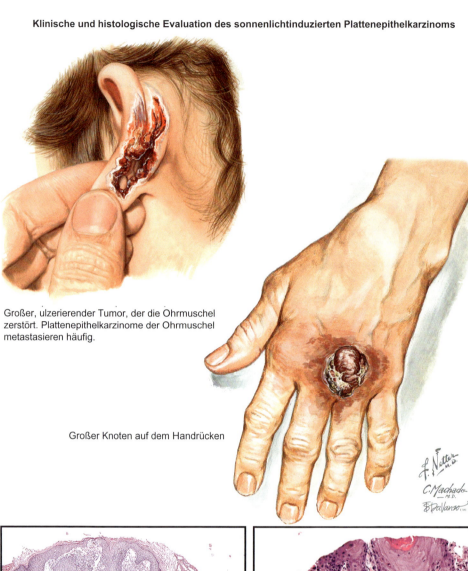

Klinische und histologische Evaluation des sonnenlichtinduzierten Plattenepithelkarzinoms

Großer, ulzerierender Tumor, der die Ohrmuschel zerstört. Plattenepithelkarzinome der Ohrmuschel metastasieren häufig.

Großer Knoten auf dem Handrücken

Schwache Vergrößerung. Invasives Plattenepithelkarzinom. Atypisches Plattenepithel, das in die Dermis eindringt. Dieser Tumor ist schlecht abgegrenzt.

Starke Vergrößerung. Invasives Plattenepithelkarzinom. Atypische Keratinozyten, mitotische Figuren und Hornperlen

Abb. 3.19

KAPITEL 4

Exantheme

Acanthosis nigricans

Die Acanthosis nigricans ist eine häufige Dermatose, die in vielen klinischen Szenarios auftritt. Es besteht ein starker Zusammenhang mit Adipositas; daneben tritt sie sekundär durch Medikamente, endokrine Störungen, wie das HAIR-AN-Syndrom (**H**yper**a**ndrogenismus, **I**nsulin**r**esistenz und **A**canthosis **n**igricans), Diabetes und innere Malignome auf. Die letztgenannte Form weist typische klinische Merkmale auf.

Klinisches Bild: Die klassische Acanthosis nigricans betrifft Nacken, Axillae und Leiste und manifestiert sich langsam und schleichend mit Flecken oder Plaques mit samtartiger, hyperpigmentierter, verdickter, rauer Oberfläche. Oft besteht eine unangenehm riechende Mazeration. Die meisten Patienten sind asymptomatisch, manche klagen über einen intermittierenden Juckreiz. Im Rahmen einer Adipositas ist der klinische Befund diagnoseweisend. Durch eine ausführliche Anamnese wird die arzneimittelinduzierte Form ausgeschlossen. Der einzige routinemäßige Labortest ist der Ausschluss eines okkulten Diabetes. Adipöse Patienten haben im späteren Leben ein erhöhtes Diabetesrisiko, sodass lebenslange Kontrollen und Screening-Untersuchungen erforderlich sind.

Von vielen Medikamenten ist bekannt, dass sie eine Acanthosis nigricans auslösen. Dazu gehören Niacinamid, Kortikosteroide, Insulin und einige orale Kontrazeptiva. Am häufigsten ist Niacinamid die Ursache. Die meisten Fälle bessern sich deutlich nach dem Absetzen der Medikamente. Die Läsionen sind oft identisch mit denen der klassischen Acanthosis nigricans. Wegweisend ist der zeitliche Zusammenhang zwischen dem Exanthembeginn und der Medikamenteneinnahme.

Die *Acanthosis nigricans maligna* tritt meist plötzlich auf, ist ausgedehnt und betrifft andere Bereiche als die klassische Form, wie Handflächen, Fußsohlen und Schleimhäute. Jede plötzlich auftretende, ausgedehnte Acanthosis nigricans bei einem nichtadipösen Patienten ist verdächtig auf ein zugrunde liegendes Malignom, weswegen auf jeden Fall eine Überweisung zum Gastroenterologen und Internisten zum Krebs-Screening erfolgen sollte.

Unter den endokrinen Erkrankungen, die mit einer Acanthosis nigricans einhergehen können, sind der Diabetes mellitus und das HAIR-AN-Syndrom, das mit Insulinresistenz und Hyperandrogenismus einhergeht, am häufigsten.

Selten ist die hereditäre Form der Acanthosis nigricans, die autosomal-dominant vererbt wird.

Pathogenese: Hautverdickung und klinische Befunde entstehen vermutlich durch eine Vermehrung der Rezeptoren von Insulin-Like-Growth-Faktor, Fibroblast Growth Factor und Epidermal Growth Factor und deren Wirkungen auf die Haut. Es ist unbekannt, warum nur bestimmte Hautbereiche betroffen sind. Die Acanthosis nigricans maligna entsteht vermutlich durch ein Zytokin oder einen Wachstumsfaktor, die vom Primärmalignom sezerniert werden und möglicherweise zur Molekülklasse des Rezeptors von Fibroblast Growth Factor gehören. Durch die Sekretion dieser Substanzen löst der Tumor das klinische Bild aus. In diesen Fällen tritt die Acanthosis nigricans paraneoplastisch auf. Die arzneimittelinduzierte Acanthosis nigricans ist schlecht verstanden, hängt aber vermutlich mit den lokalen Wirkungen der Substanzen an der Haut bei genetischer Prädisposition zusammen.

Histologie: Es finden sich eine epidermale Hyperplasie, Akanthose und Papillomatose, ein geringes oder fehlendes entzündliches Infiltrat und eine normale Dermis. Die Hyperpigmentierung erklärt sich durch die extensive Hyperkeratose mit einem leichten Melaninexzess.

Behandlung: Die Behandlung ist schwierig, solange der Betroffene nicht aktiv dazu beiträgt, sein Körpergewicht zu reduzieren und den Diabetes richtig einzustellen. Nur unter diesen Bedingungen gehen die Hautveränderungen der Acanthosis nigricans zurück. Temporäre Lösungen sind die Verwendung von Keratolytika, wie Milchsäure, zur Ausdünnung der Plaques, damit sie weniger auffallen. Diese Substanzen brennen in der Achselhöhle. Auch die topische Gabe von Tretinoincreme war erfolgreich. Destruktive Lasertherapien wurden mit unterschiedlichem Erfolg eingesetzt.

Die Behandlung der Acanthosis nigricans maligna richtet sich gegen den Primärtumor, dessen Entfernung zur Abheilung der Hautveränderungen führt.

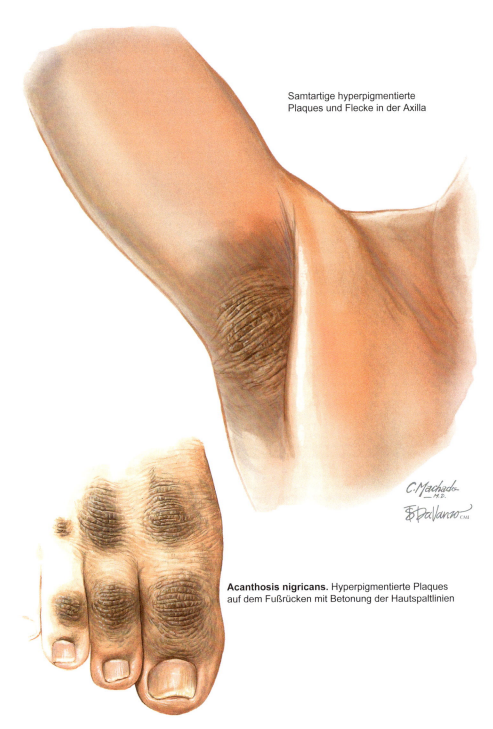

Samtartige hyperpigmentierte Plaques und Flecke in der Axilla

Acanthosis nigricans. Hyperpigmentierte Plaques auf dem Fußrücken mit Betonung der Hautspaltlinien

Abb. 4.1

Akne

Akne kommt weltweit bei Teenagern vor. Die häufigste Form ist die Acne vulgaris, die bei fast jedem Menschen im Laufe seines Lebens auftritt. Sie verläuft oft leicht und ohne signifikanten Krankheitswert. Häufig tritt sie nach der Pubertät auf. Es gibt viele klinische Varianten und ausgezeichnete therapeutische Möglichkeiten.

Klinisches Bild: Die *Acne vulgaris* beginnt in der Regel kurz nach der Pubertät. Sie tritt bei allen ethnischen Gruppen und bei Männern und Frauen gleich häufig auf, verläuft aber bei Männern oft schwerwiegender. Die ersten Zeichen der Akne sind offene und geschlossene Mikrokomedonen. Offene Komedonen (Blackheads) sind kleine (0,5–1 mm), dilatierte Hautporen, die mit einem dunklen Material gefüllt sind – oxidiertes Keratin, das sich leicht durch seitlichen Druck exprimieren lässt. Der geschlossene Komedo (Whitehead) ist eine kleine (0,5–1 mm), weißliche bis hautfarbene Papel. Komedonen gelten als Vorläufer anderer Akneläsionen. Mit fortschreitender Akne entstehen entzündliche, rote, leicht schmerzhafte Papeln sowie unterschiedlich viele Pusteln. Die Pusteln stehen gruppiert um Haarfollikel. In schwereren Fällen, wie der Acne nodulosa, bilden sich entzündliche Knoten und Zysten, die recht groß (Durchmesser 2–3 cm) und schmerzhaft werden können. Sie heilen unter Narbenbildung ab.

Vermutlich aufgrund der hohen Dichte an Talgdrüsen und deren pathogenetischer Bedeutung bei Akne sind vorzugsweise Gesicht, Rücken, oberer Brustbereich und Schultern betroffen. Akne ist eine nicht nachlassende Krankheit: Während eine Läsion heilt, entsteht schon die nächste. Frauen geben oft 1 Woche prämenstruell einen Akneschub an, was den Einfluss der Hormone widerspiegelt. Es gibt zahlreiche klinische Aknevarianten.

Die *Acne androgenetica* tritt bei 25- bis 45-jährigen Frauen auf. Oft bestand in der Jugend nur eine minimale Akne. Diese Akneform betrifft überwiegend die Wangen, den Perioralbereich und den Kiefer und manifestiert sich mit tief sitzenden Papeln, Knoten und Zysten mit starkem Aufflackern vor und während der Menstruation.

Die *Acne neonatorum* tritt häufig und selbstlimitierend einen oder zwei Tage postnatal bei Neugeborenen auf. Sie entsteht durch mütterliche Hormone, die transplazentar zum Kind gelangt sind und klingt unbehandelt wieder ab. Jungen sind häufiger betroffen als Mädchen. Die *Acne infantum* tritt nach den ersten Lebensmonaten auf und manifestiert sich meist mit einigen wenigen transienten Papeln, Komedonen und Pusteln, die spontan abklingen und nur selten bis in die Jugend persistieren.

Acne cosmetica und *Acne medicamentosa* sind zwei ähnliche Formen, die vermutlich durch im Gesicht angewandte Kosmetika bzw. Medikamente entstehen oder exazerbieren. Häufig reicht das Absetzen der Produkte für eine deutliche Besserung aus. Die meisten derartigen Produkte haben eine Fettbasis und verstopfen die Follikel, was die Entwicklung von Akne fördert.

Die *Acne excoriée* entsteht durch die chronische Manipulation bestehender akneiformer Läsionen mit Vernarbung und klinischer Verschlechterung. Oft besteht gleichzeitig eine Angststörung, eine Zwangserkrankung oder eine Depression.

Acne vulgaris

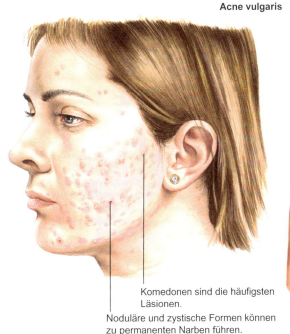

Komedonen sind die häufigsten Läsionen.
Noduläre und zystische Formen können zu permanenten Narben führen.

Häufig sind bei Akne Stirn, Nase, Wangen und Brust betroffen.

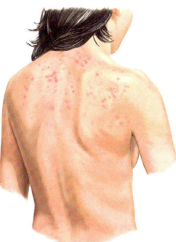

Papeln, Pusteln, Komedonen, postinflammatorische Hyperpigmentierung und leichte Vernarbung. Bei Akne ist häufig der obere Rücken betroffen.

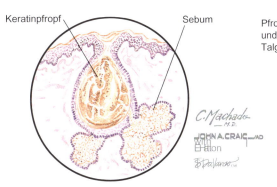

Schnitt durch einen Komedo (Whitehead) mit Keratinpfropf und in den Talgdrüsen akkumuliertem Sebum

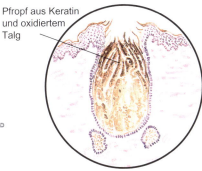

Schnitt durch einen offenen Komedo (Blackhead) mit Keratinpfropf und oxidiertem Sebum

Abb. 4.2

Seltene Akneformen sind die Acne fulminans, die Acne conglobata und die Acne aestivalis. Die *Acne fulminans* betrifft fast ausschließlich männliche Jugendliche. Diese Form der schweren, zystisch-nodulären Akne hinterlässt schwere, entstellende Narben. Die Zysten und Knoten rupturieren leicht, sodass multiple Ulzera entstehen. Gleichzeitig bestehen systemische Symptome, wie Fieber, Arthralgien und Arthritiden sowie Myalgien. Oft findet sich eine periphere Leukozytose. Eventuell entstehen lytische Knochenläsionen vor allem der Klavikula, denen fokale Schmerzen vorausgehen. Die *Acne conglobata* bezeichnet eine schwere zystische Akne, die vor allem bei jungen Männern vorkommt. Sie geht oft mit multiplen Zysten, die untereinander mit Fistelgängen verbunden sind, einher. Die betroffenen Bereiche sind hochschmerzhaft und heilen mit ausgeprägten Narben ab. Diese Akneform hat dieselbe Lokalisation wie die Acne vulgaris. Die Acne conglobata kommt im Rahmen der Hidradenitis suppurativa vor; gelegentlich werden beide Veränderungen demselben Krankheitsspektrum zugeschrieben. Die Acne conglobata kann bis weit ins Erwachsenenalter hinein mit persistierenden Knoten und Zysten, die kommen und gehen, chronisch verlaufen. Die *Acne aestivalis* ist eine der seltensten Akneformen mit saisonaler Variation. Sie beginnt im Frühling und klingt im Frühherbst ab. Diese Krankheit befällt vor allem erwachsene Frauen.

(Fortsetzung)

Die Steroidakne tritt nach chronischer oraler oder intravenöser Zufuhr von Kortikosteroiden auf und manifestiert sich mit monomorphen entzündlichen Papeln. Auch viele andere Medikamente, wie Iodide, Lithium und die Hemmstoffe von Epidermal Growth Factor, können zu akneiformen Veränderungen führen.

Pathogenese: Akne ist eine multifaktorielle Krankheit. Durch eine fehlerhafte follikuläre Keratinisierung und die zu langsame Ablösung der Keratinozytenadhäsion entstehen ein Follikelpfropf und ein Mikrokomedo. Auch eine vermutlich hormonell vermittelte, exzessive Talgproduktion ist an der Pathogenese beteiligt. Wird so viel Talgdrüsensekret produziert, dass der Komedo rupturiert, gelangt sein Inhalt in die Dermis und erzeugt dort eine entzündliche Reaktion, die sich klinisch als entzündliche Papel, Knoten oder Zyste manifestiert. Dritter pathogenetischer Faktor ist der gramnegative Anaerobier *Propionibacterium acnes*. Dieses Bakterium aktiviert das Immunsystem und verursacht ein entzündliches Infiltrat. Seltene Ursachen von Akne sind Nebennierenerkrankungen, die zur Virilisierung führen. Diese Tumoren sind selten und gehen oft mit plötzlicher Akne, Hirsutismus und unregelmäßigen Menstruationszyklen einher. Jede Form des Hyperandrogenismus kann zur Akne führen oder eine Akne verschlechtern. Die bei Frauen häufigste Ursache ist das polyzystische Ovarsyndrom. Seltener führt ein Sertoli-Leydig-Zell-Tumor zu Hyperandrogenismus und Akne.

Histologie: Zur Aknediagnose sind keine Biopsien erforderlich. Histologisch imponiert die entzündliche Aknepapel als follikulozentrische Läsion mit dichtem entzündlichem Infiltrat. Das Follikelepithel weist Anzeichen der Spongiose auf. In unterschiedlicher Menge sind Fremdkörperriesenzellen, Plasmazellen, Neutrophile und Lymphozyten vorhanden. Komedonen enthalten im Talgdrüsenlumen dicht gepackte Korneozyten.

Behandlung: Die Behandlung der Acne vulgaris erfolgt multidimensional, oft mit einer Kombination aus einem Keratolytikum und einer antibakteriellen Substanz, wie Benzylperoxid, mit Tretinoin (fördert die Differenzierung und Reifung von Keratinozyten) und einem Antibiotikum. Die Antibiotika werden aufgrund ihrer antiphlogistischen und antibakteriellen Eigenschaften ausgewählt und topisch oder oral appliziert. Bei schwereren Formen, zystischer Akne, Acne conglobata und Acne fulminans wird die Narbenbildung durch systemische Gabe von Isotretinoin über 5–6 Monate verhindert. Da diese Substanz teratogen ist, sind entsprechende Vorsichtsmaßnahmen erforderlich. Bei dieser Form der schweren zystischen Akne wird oft Prednison empfohlen, das in der Regel vorübergehend bei Initiierung der Isotretinoingabe begleitend verabreicht wird, um die Entzündungsschwere zu reduzieren. Es sollte nicht für längere Zeit gegeben werden.

Es gibt zahlreiche weitere Behandlungsoptionen mit topischen Substanzen, wie Azelainsäure, Adapalen, Tazaroten, Salizylsäure und topischen Antibiotika. Orale Medikamente sind verschiedene Antibiotika, Spironolacton und orale Kontrazeptiva. Die beiden letztgenannten sind bei der Acne androgenetica hocheffektiv, da sie die hormonellen Faktoren beeinflussen. Alle Aknemedikamente gehen mit Nebenwirkungen einher und die Behandlung muss individualisiert erfolgen. Komedoextraktion, intraläsionale Gabe von Triamcinolon und photodynamische Therapie sind in gewissem Umfang erfolgreich. Laser Resurfacing, chemisches Peeling und künstliche Füllstoffe sind der Narbenbehandlung nach dem Abklingen der entzündlichen Akne vorbehalten.

Akneformen

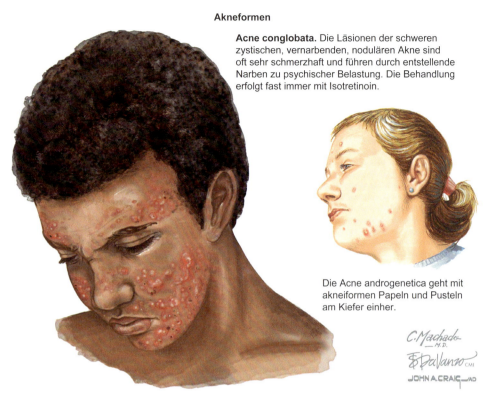

Acne conglobata. Die Läsionen der schweren zystischen, vernarbenden, nodulären Akne sind oft sehr schmerzhaft und führen durch entstellende Narben zu psychischer Belastung. Die Behandlung erfolgt fast immer mit Isotretinoin.

Die Acne androgenetica geht mit akneiformen Papeln und Pusteln am Kiefer einher.

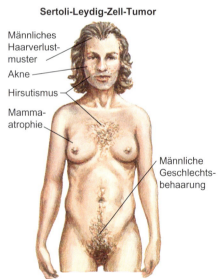

Sertoli-Leydig-Zell-Tumor

Der Androgenüberschuss führt zum Verlust der sekundären weiblichen Geschlechtsmerkmale.

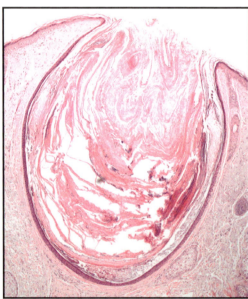

Der offene Komedo ist bei Akne häufig. Seine Höhle ist mit dichtem Keratin ausgefüllt.

Abb. 4.3

Folliculitis scleroticans nuchae

Die Folliculitis scleroticans nuchae ist eine recht seltene entzündliche, vernarbende Alopezie, die in der Regel am Hinterhaupt auftritt. Die Veränderungen können unauffällig oder schwerwiegend sein. Die Krankheit hat psychosoziale Auswirkungen und ist schwierig zu behandeln. Sie wird klinisch diagnostiziert. Nur selten sind Biopsien erforderlich.

Klinisches Bild: Die Folliculitis scleroticans nuchae beginnt am behaarten Hinterkopf oder Nacken mit feinen, follikulären, fleischfarbenen bis roten Papeln, die sich zu Plaques vergrößern, die wiederum zu größeren Plaques verschmelzen. In schweren Fällen ist der gesamte Hinterkopf betroffen. Früh im Krankheitsverlauf besteht kein Haarausfall, später vernarben die Haarfollikel durch die sich ausbreitende Fibrose und werden von ihr überwuchert, sodass eine unterschiedlich stark vernarbte Alopezie entsteht.

Die Krankheit betrifft vor allem junge Männer überwiegend afrikanischer Abstammung. Ursprünglich wurde sie auf das Abrasieren der Haare und die nachfolgende Entzündung beim Durchbrechen der nachwachsenden Haare durch die Epidermis zurückgeführt. Die gekräuselte Follikelstruktur galt als einer der wichtigsten Risikofaktoren. Diese Theorie zur Pathophysiologie der Krankheit wird inzwischen infrage gestellt; vermutlich ist die Krankheit weitaus komplexer als ursprünglich angenommen.

Unbehandelt entsteht aus den Plaques dickes Narbengewebe ähnlich einem Keloid. Die vernarbte Alopezie ist permanent und bedeutet für den Patienten eine erhebliche kosmetische Belastung. Schwere Fälle haben ebenso wie fast alle schweren Alopezien auch psychosoziale Auswirkungen.

Pathogenese: Ursprünglich wurde die Folliculitis scleroticans nuchae auf das Abrasieren der Haare bei Männern afrikanischer Abstammung und die nachfolgende Entzündung beim Durchbrechen der nachwachsenden Haare durch die Epidermis zurückgeführt. Diese Theorie gilt inzwischen als stark vereinfacht. Vermutlich spielen andere Faktoren eine weitaus wichtigere pathogenetische Rolle.

Histologie: Im Frühstadium zeigt sich ein dichtes, gemischtes entzündliches Infiltrat um Haarfollikel und Hautanhangsgebilde mit Plasmazellen ähnlich einer Folliculitis. Bei Ruptur der Haarfollikel gelangt deren Inhalt in die Dermis und löst dort eine entzündliche Reaktion aus. Über der Läsion besteht eine epidermale Hyperplasie und Akanthose. Gelegentlich bilden sich Pusteln, die zahlreiche Neutrophile enthalten.

Später hat die Krankheit große Ähnlichkeit mit einem Keloid. Die Hautanhangsgebilde fehlen und in der gesamten Dermis besteht eine Fibrose.

Behandlung: Bei nur wenigen Papeln und minimalem Haarausfall werden zur Entzündungshemmung topisch (meist Clindamycin) und oral (meist Tetrazykline) Antibiotika gegeben. Um weitere Verletzungen der Kopfhaut zu verhindern, sind strikte Haarpflegeregimes erforderlich. Das Kopfhaar sollte nicht abrasiert und die Haare nicht mit Scheren geschnitten werden, weil Scheren Mikrotraumen der Haut verursachen und möglicherweise den Krankheitsprozess und die Vernarbung auslösen. Sinnvoll ist eine Haarlänge von 3–5 mm, um Hauttraumen zu vermeiden. Topische Retinoide, wie Tretinoin und Tazaroten, wurden mit unterschiedlichem Erfolg eingesetzt. Theoretisch fördern sie die Reifung des Follikelepithels und korrigieren die anormale Keratinisierung der Epidermis. Bei leichter Erkrankung ist oft auch die intraläsionale Injektion von Triamcinolon in die Papeln und Plaques effektiv.

Die schwere Krankheit spricht nur selten auf Medikamente an; hier ist die Operation das Verfahren der Wahl. Ziele sind die Entfernung der veränderten Haut und der möglichst spannungsarme Wundverschluss. Bei zu starker Spannung sollte die Wunde offen granulieren und sekundär heilen. Die dadurch entstehende Narbe ist meist kosmetisch weniger störend als die ursprüngliche dicke, plaqueartige Narbe.

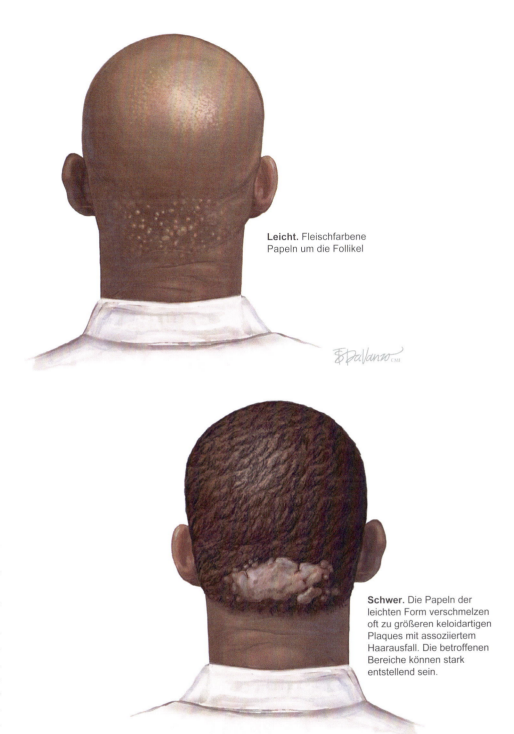

Leicht. Fleischfarbene Papeln um die Follikel

Schwer. Die Papeln der leichten Form verschmelzen oft zu größeren keloidartigen Plaques mit assoziiertem Haarausfall. Die betroffenen Bereiche können stark entstellend sein.

Abb. 4.4

Akute febrile neutrophile Dermatose (Sweet-Syndrom)

Die akute febrile neutrophile Dermatose ist ein seltenes Exanthem, das oft sekundär im Rahmen einer Infektion oder Krebserkrankung auftritt. Die Diagnose erfolgt bei entsprechender Anamnese anhand einer bestimmten Konstellation aus klinischen und pathologischen Befunden.

Klinisches Bild: Die akute febrile neutrophile Dermatose folgt oft auf eine Infektion, die grundsätzlich überall auftreten kann, häufig aber die oberen Atemwege betrifft. Frauen sind etwas häufiger betroffen, eine ethnische Prädisposition besteht nicht. Die Krankheit manifestiert sich plötzlich mit Fieber und sukkulenten Papeln und Plaques. Da die Papeln flüssigkeitsgefüllt wirken, werden sie als sukkulent bezeichnet. Sie können überall am Körper auftreten und mit einer Varizelleninfektion verwechselt werden. Außerdem bestehen eine Neutrophilie sowie eventuell eine Arthritis und Arthralgien. Bei vorausgehender Infektion verläuft diese Dermatose meist selbstlimitierend und heilt ohne Narbenbildung ab, sofern die Papeln und Plaques nicht durch Kratzen exkoriiert werden und ulzerieren. Schmerzen und Juckreiz sind unterschiedlich stark vorhanden. Bei der Evaluation von Patienten mit dieser Dermatose ist eine ausführliche Anamnese wichtig und es muss eine Hautbiopsie erfolgen. Mittels Thorax-Röntgen, Rachenabstrich und Urinanalyse werden etwaige bakterielle Infektionen erfasst.

Auch lymphoproliferative Malignome wurden mit dem Sweet-Syndrom in Verbindung gebracht. Dabei geht das Malignom dem Exanthem meist voraus und die Hautkrankheit ist vermutlich eine Reaktion auf das Malignom. Bei diesen Patienten müssen Proben zur histologischen Untersuchung und Kultur auf Aerobier, Anaerobier, Mykobakterien und Pilze entnommen werden. Die wichtigste Differenzialdiagnose des Sweet-Syndroms im Rahmen eines Malignoms ist die Infektion. Das am häufigsten zur akuten febrilen neutrophilen Dermatose führende Malignom ist die akute myeloische Leukämie. In diesen Fällen hängt die Prognose direkt vom zugrunde liegenden Malignom ab. Oft rezidiviert die Hautkrankheit so lange, bis das Malignom in Remission ist.

Daneben führen einige Medikamente, wie Granulocyte Colony-Stimulating Factor (G-CSF), Lithium, All-trans-Retinsäure, Minocyclin und orale Kontrazeptiva, zum Sweet-Syndrom.

Pathogenese: Am Pathomechanismus des Sweet-Syndroms ist vermutlich die Sekretion des neutrophilen Chemoattractant Factor beteiligt, der die Migration großer Mengen von Neutrophilen in die Haut veranlasst. Das exakte Modell der Neutrophilenrekrutierung in der Haut ist unbekannt. Berichte über die Gabe von G-CSF haben zu der Theorie geführt, dass es für die Chemoattraktion der Neutrophilen verantwortlich ist. Vermutlich sind noch andere Chemokine, wie Interleukin-8, an der Pathogenese beteiligt.

Histologie: Die histologische Untersuchung zeigt ein massives dermales Ödem mit einem dichten Neutrophileninfiltrat und unterschiedlich starker Leukozytoklasie. Subepidermal können durch das ausgedehnte dermale Ödem Blasen entstehen. Da das histopathologische Bild einer Infektion ähneln kann, erfolgen Spezialfärbungen und Kulturen auf Mikroorganismen zum Ausschluss infektiöser Prozesse.

Behandlung: Die Behandlung richtet sich gegen die Ursache. Bei postinfektiösem Sweet-Syndrom ist eine supportive Therapie erforderlich. Topische und orale Kortikosteroide verkürzen die Krankheitsdauer oft dramatisch.

Das paraneoplastische Sweet-Syndrom bei Leukämie wird nach Ausschluss einer Infektion mit oralen oder intravenösen Kortikosteroiden behandelt. Es spricht rasch auf diese Therapie an, rezidiviert aber nach Absetzen der Kortikosteroide. Eine echte Remission der Hautveränderungen wird erst erreicht, nachdem die Krebserkrankung behandelt wurde und in Remission ist.

Sweet-Syndrom. Ödematöse Papeln und Plaques, oft im Rahmen einer Infektion oder systemischen Erkrankung

Diagnostische Kriterien des Sweet-Syndroms*
Major-Kriterien
▶ Plötzlich auftretende Effloreszenzen unterschiedlicher Morphologie
▶ Histologisch diffuses neutrophiles Infiltrat mit papillärem Ödem
Minor-Kriterien
▶ Vorausgegangene Infektion, Schwangerschaft oder Malignom
▶ Fieber > 38 °C
▶ Blutsenkungsgeschwindigkeit > 20 mm/h oder erhöhtes C-reaktives Protein oder Leukozytose mit Linksverschiebung
▶ Rasches Abklingen bei systemischer Gabe von Kortikosteroiden

* Zur Diagnose müssen beide Major-Kriterien und ein Minor-Kriterium vorhanden sein. Nach: Odom RB, James WD, Berger T. Andrews' Diseases of the Skin: Clinical Dermatology. 10th ed. Philadelphia: Saunders, 2006.

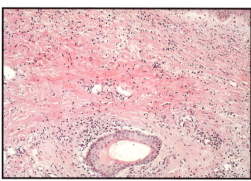

Diffuses neutrophiles Infiltrat in der gesamten Dermis

Abb. 4.5

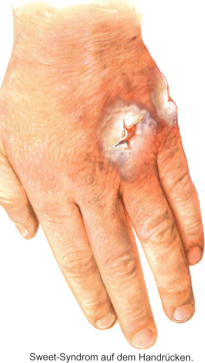

Sweet-Syndrom auf dem Handrücken. Es lässt sich oft schwer von einem Pyoderma gangraenosum unterscheiden.

Allergisches Kontaktekzem

Das allergische Kontaktekzem ist eine im klinischen Alltag häufige Diagnose und macht einen Großteil der berufsbedingten Hautkrankheiten aus. Urushiol aus dem Saft des Giftefeus, der Gifteiche und des Sumachs ist in den USA die häufigste Ursache des allergischen Kontaktekzems. Die Diagnose erfolgt anhand der klinischen Morphologie, der Verteilung des Exanthems und der Ergebnisse der Patch-Testung, die bei unbekanntem Auslöser erfolgt. Weltweit war jahrelang Nickel die häufigste Ursache der positiven Patch-Testung. Urushiol wird klinisch nicht untersucht, da fast 100 % der Bevölkerung auf diese Chemikalie reagieren.

Klinisches Bild: Das allergische Kontaktekzem hat zahlreiche Symptome. Bei der akuten Form zeigen sich linear angeordnete sukkulente Papeln und Bläschen mit unterschiedlich starkem umgebendem Ödem, das an der lockereren Haut der Augenlider und des Gesichts weitaus häufiger ist. Das chronische allergische Kontaktekzem manifestiert sich mit rot-lividen Flecken und Plaques mit unterschiedlich starker Lichenifikation. Es gibt fokale und generalisierte Formen. Eine Sonderform ist das systemisch induzierte Kontaktekzem. Fast immer besteht ein Pruritus, der so schwer sein kann, dass er zu Exkoriationen und kleinen Ulzerationen führt.

Der Prototyp des allergischen Kontaktekzems ist die Reaktion auf die Giftsumachgewächse. Nach Kontakt mit diesen Pflanzen wird Urushiolharz in die Haut aufgenommen und löst eine Reaktion des Immunsystems aus, durch die ein allergisches Kontaktekzem entsteht. Die Schwere des Exanthems hängt von Allergendosis und Kontaktdauer ab. Etwa 3–14 Tage nach der Exposition treten an den Kontaktstellen linear angeordnete, sukkulente Papeln und Bläschen auf. Am häufigsten sind die Extremitäten betroffen. Durch die Luft wird ein Kontaktekzem durch das Verbrennen von Holz mit Giftefeu ausgelöst. Diese Reaktionen treten in der Regel an unbedeckter Haut auf, können auf Augenlidern und dem Gesicht sehr stark sein und oft zu massiver Schwellung und Sehstörungen führen.

Die Lokalisation des Ekzems liefert diagnostische Hinweise. Pflegekräfte mit einem Handekzem sind oft gegen Bestandteile der häufig getragenen Handschuhe allergisch. Kleinkinder mit lichenifiziertem periumbilikalem Ekzem sind oft allergisch gegen eine Metallkomponente des Hosenverschlusses oder einen Reißverschluss. Häufigster Auslöser in diesen Fällen ist Nickel. Ein Fingerekzem entsteht oft durch die Anwendung von Akrylnägeln oder Nagellack. Außerdem tritt das allergische Kontaktekzem auch in der Mundhöhle auf, meist in der Nähe von dentalem Amalgam oder von Prothesen, und kann einem oralen Lichen planus ähneln. Letzterer ist jedoch in der Regel ausgedehnter und betrifft die Mukosa und Gingiva in der Nähe und entfernt von dentalen Restaurationen.

Die Diagnose erfolgt in allen Fällen durch Epikutantestung. Dazu werden auf den Rücken des Patienten Finn-Chambers mit bestimmten Konzentrationen bekannter Allergene aufgebracht, 48 Stunden in situ belassen und dann wieder entfernt. Nach einer Stunde erfolgt die erste Ablesung der Reaktion unter dem Chamber. Positive Reaktion ist eine Hautelevation oder Blasenbildung. Ein isoliertes makulöses Erythem muss vorsichtig ausgewertet werden und gilt in bestimmten Situationen als positives Ergebnis. Pustulöse Reaktionen sind bloße Reizungen und nicht relevant. Der Patient muss nach 3–7 Tagen zur Endablesung wiederkommen. Diese Ablesung ist am wichtigsten und liefert die wertvollsten Informationen.

Morphologie des allergischen Kontaktekzems

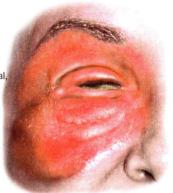

Lidekzem (rote ekzematöse Flecke). Mögliche Allergene sind Düfte, Thimerosal, Neomycin und verschiedene Konservierungsstoffe.

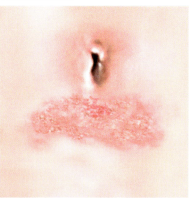

Nickelekzem (periumbilikal) durch Metallverschlüsse

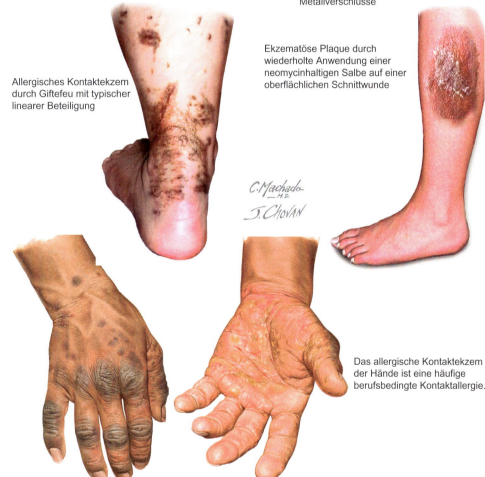

Allergisches Kontaktekzem durch Giftefeu mit typischer linearer Beteiligung

Ekzematöse Plaque durch wiederholte Anwendung einer neomycinhaltigen Salbe auf einer oberflächlichen Schnittwunde

Das allergische Kontaktekzem der Hände ist eine häufige berufsbedingte Kontaktallergie.

Abb. 4.6

(Fortsetzung)

Pathogenese: Der Mechanismus des allergischen Kontaktekzems ist gut bekannt. Es setzt eine Sensibilisierungs- und Auslösungsphase voraus. Während der Sensibilisierung hat der Patient erstmals Kontakt mit dem Antigen. Es wird durch die Haut aufgenommen und von einer antigenpräsentierenden Zelle in der Epidermis phagozytiert, die es internalisiert und in seinem Lysosomenapparat verarbeitet. Das verarbeitete Antigen wird an der Zelloberfläche als humanes Leukozytenantigen (HLA) exprimiert. Die antigenpräsentierende Zelle wandert zu den lokal drainierenden Lymphknoten und präsentiert das Antigen gemeinsam mit dem HLA-Molekül den T-Zellen. Die T-Zellen erkennen jedes Antigen und proliferieren lokal, sodass ein Lymphozytenklon, der dieses spezielle Antigen erkennt, entsteht. Diese Lymphozyten bleiben in Bereitschaft, falls der Patient später noch einmal mit demselben Antigenkontakt hat.

Während der Auslösungsphase hat der Patient erneut Antigenkontakt. Wieder verarbeiten die antigenpräsentierenden Zellen das Antigen und präsentieren es den neu geklonten Lymphozyten, die zurück in die Haut wandern und ein Ödem, eine Spongiose, Vesikel und Bullae auslösen. Bei chronischer Antigenexposition bestehen weniger akute Befunde; typisch ist ein chronisches Ekzem.

Der gesamte Prozess hängt von Größe und Permeabilität des Antigens, dem Erkennen und der Verarbeitung des Antigens durch die antigenpräsentierenden Zellen sowie von den komplexen Interaktionen zwischen den multiplen T- und B-Zellen ab. Für die Aktivierung der T-Zellen und Propagation des allergischen Kontaktekzems sind antigenpräsentierende Zellen und B-Zellen erforderlich.

Histologie: Initialer Befund des akuten allergischen Kontaktekzems ist eine Spongiose der Epidermis mit superfiziellem und tiefem lymphozytärem Infiltrat mit verstreuten Eosinophilen. Mit fortschreitendem Ekzem verschlechtert sich die Spongiose und intraepidermale Bläschen, die schließlich zu größeren Blasen zusammenfließen, entstehen.

Das chronische allergische Kontaktekzem zeigt in der Regel eine Akanthose mit Spongiose und Eosinophilen im Infiltrat. Es besteht ein superfizielles und tiefes perivaskuläres lymphozytäres Infiltrat. Auch Exkoriationen sind vorhanden.

Behandlung: Das akute lokale allergische Kontaktekzem wird topisch mit potenten Kortikosteroiden und strikter Meidung der auslösenden Substanz behandelt. Orale sedierende Antihistaminika wirken besser gegen den Juckreiz als ihre nichtsedierenden Gegenstücke. Hilfreich sind Bäder zur Trocknung des Ekzems mit Aluminiumacetat (Domeboro-Lösung). Da von Giftefeu die stärkste Gefahr ausgeht, sollte der Patient über Vorkommen und Aussehen dieser Pflanze aufgeklärt werden. Als Faustregel gilt, dass eine Pflanze mit weniger als drei Blättern Giftefeu sein könnte („Leaves of three, let it be"). Ein ausgedehntes allergisches Kontaktekzem oder ein Ekzem der Lider, Hände oder Leiste wird über 2–3 Wochen mit ausschleichender Dosis eines oralen Kortikosteroids behandelt. Bei zu raschem Ausschleichen kann das Ekzem wieder aufflackern und gegen eine erneute Kortikosteroidbehandlung refraktär sein.

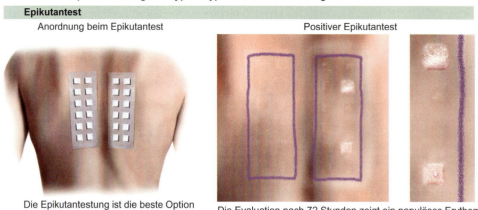

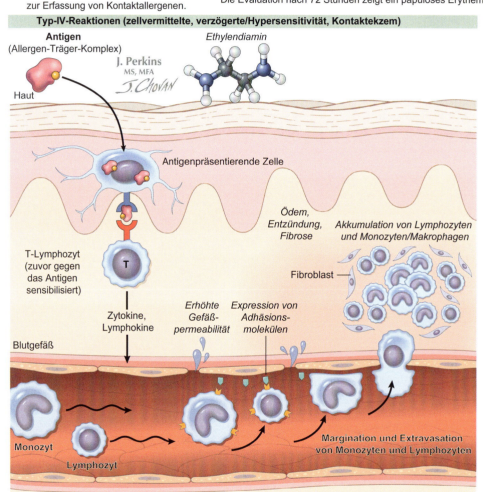

Abb. 4.7

Bei Patienten, die nicht auf diese Maßnahmen ansprechen, sollte ein Epikutantest erfolgen, um zu ermitteln, ob das Ekzem durch ein anderes Antigen ausgelöst oder verstärkt wird. Ohne Epikutantestung bleibt das Allergen unbekannt und das Ekzem persistiert. Häufig sind die Patienten gegen einen Duft oder ein Konservierungsmittel in persönlichen Hygieneprodukten allergisch. Nach dem Absetzen des Produkts verschwindet auch das Ekzem.

Atopische Dermatitis

Die atopische Dermatitis ist eine der häufigsten Dermatosen des Kindesalters. Sie manifestiert sich in der Regel früh im Leben und unterschiedlich stark und geht oft mit Asthma und Allergien einher. Meist verschwindet die Dermatitis mit zunehmendem Alter. Die atopische Dermatitis betrifft etwa 10 % aller Kinder und 1 % aller Erwachsenen mit steigender Prävalenz. Oft besteht eine Familienanamnese mit atopischer Dermatitis, Asthma oder Hautsensibilität.

Klinisches Bild: Die atopische Dermatitis beginnt in der Regel früh im Leben. Es besteht keine ethnische Prädisposition. Klinisch verläuft es fluktuierend und chronisch. Wenige Monate alte Säuglinge entwickeln zunächst juckende rote, ekzematöse Flecke auf Wangen und Extremitäten sowie dem Rumpf. Der Juckreiz ist in der Regel schwer und führt zu Exkoriationen der Haut, die superinfizieren. Atopiker haben meist sehr trockene Haut mit Sensitivität gegenüber Wärme und Schweiß. Aufgrund des starken Juckreizes durch das Exanthem schlafen die Kinder schlecht. Während der Dermatitisschübe entwickeln die Patienten oft nässende Flecke und Plaques, die stark jucken und gelegentlich schmerzhaft sind. Mit der Zeit konzentrieren sich die Flecke an den Beugeseiten, insbesondere antekubital und popliteal. Bei schwerem Befall besteht eine ausgedehnte Krankheit. Patienten mit atopischer Dermatitis neigen zu systemischen und Kontaktallergien. Die Sensitivität gegenüber Kontaktallergenen entsteht vermutlich durch die häufige Verwendung von topischen Medikamenten und die gestörte Hautbarriere. Diese Kombination erhöht die Exposition gegenüber Fremdantigenen, die zu einem allergischen Kontaktekzem führen können. Der Verdacht auf ein begleitendes Kontaktekzem besteht, wenn es bei einem ansonsten gesunden Patienten ohne offensichtlichen Grund zum Aufflackern kommt oder sich der Zustand des Patienten trotz aggressiver topischer oder lokaler Therapie verschlechtert. Die Laboruntersuchung erbringt oft eine Eosinophilie und erhöhte Spiegel von Immunglobulin E (IgE).

Sekundärinfektionen sind bei atopischer Dermatitis häufig und manifestieren sich mit honigfarbenen, verkrusteten Flecken in exkoriierten Bereichen im Sinne einer Impetigo. Weitere Manifestationen sind multiple follikuläre Pusteln im Sinne einer Follikulitis oder dunkelrote, schmerzhafte Maculae im Sinne einer tieferen Weichgewebeinfektion. Der Anteil von Infektionen mit methicillinresistenten *Staphylococcus aureus* (MRSA) hat bei Patienten mit atopischer Dermatitis genauso schnell zugenommen wie in der Allgemeinbevölkerung. Die Kolonisierungsrate von atopischen Patienten ist vermutlich wegen der Störung der darunterliegenden Epidermis weitaus höher als die von normalen Kontrollen. Unter bestimmten Umständen kann die Kolonisierung zur Infektion führen. Ausgedehnte Herpesvirusinfektionen können schwere und potenziell lebensbedrohliche Folgen haben. Atopiker entwickeln schneller als andere Menschen ein Eczema herpeticatum. Ausgedehnte Bereiche mit anormaler Haut liefern die perfekte Umgebung für die Entwicklung dieser ausgedehnten Virusinfektion.

In der Kindheit klingt die atopische Dermatitis meist spontan wieder ab. Schätzungsweise 10 % der Fälle sind im Alter von 1 Jahr abgeklungen, 50 % bis zum Alter von 5

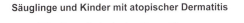

Säuglinge und Kinder mit atopischer Dermatitis

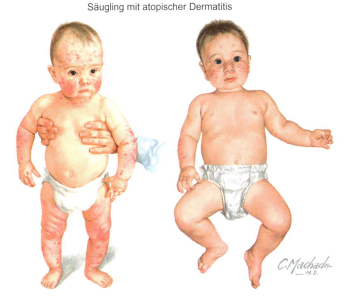

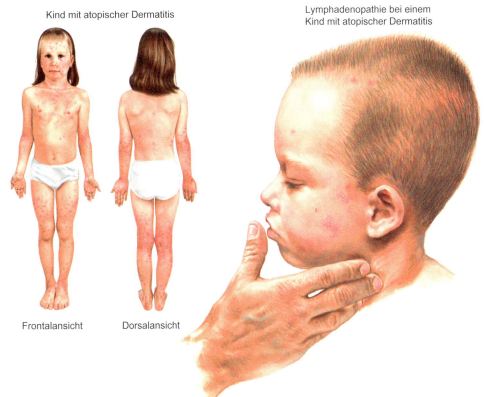

Abb. 4.8

Jahren, 70 % bis zum Alter von 7 Jahren usw. Bei einem kleinen Anteil der Kinder persistiert die atopische Dermatitis bis ins Erwachsenenalter. In diesen Fällen besteht eine chronische Dermatitis, die lebenslang bestehen bleibt.

Pathogenese: Die Ursache der atopischen Dermatitis ist unbekannt. Es gibt viele exazerbierende Faktoren. Dazu gehören alle Hautirritanzien, wie Wärme, Schweiß, Stress, viele Chemikalien und verschiedene Kleidungsstoffe. Vermutlich entsteht die atopische Dermatitis durch eine aberrante T-Zell-Reaktion (T_H2) der Haut mit erhöhten Spiegeln von T_H2-Zytokinen. Interleukin 4 (IL-4), IL-5 und IL-13 sind erhöht. Diese Zytokine sind für die Produktion und Rekrutierung von Eosinophilen und für die IgE-Produktion verantwortlich. Die Konzentrationen der T_H1-Zytokine (IL-12 und Interferon α) liegen aus unbekannten Gründen unter den Durchschnittswerten. Schließlich bricht die Hautbarriere zusammen, wodurch der transepidermale Wasserverlust messbar zunimmt.

(Fortsetzung)

Histologie: Es findet sich ein unspezifisches lymphozytäres Infiltrat mit assoziierter Exozytose der Lymphozyten in die Epidermis mit ausgedehnter Spongiose. Es besteht eine unterschiedlich starke Akanthose und Parakeratose. Oft liegen bakterielle Elemente auf der Hautoberfläche. Sekundär zur massiven Spongiose können sich kleine intraepidermale Bläschen entwickeln. Auch Exkoriationen sind häufig.

Behandlung: Wichtig ist die Aufklärung des Patienten und seiner Familie über den fluktuierenden natürlichen Verlauf der Krankheit. Die Bädertherapie muss ausführlich erklärt und von der Verwendung von Seife abgeraten werden. Die Patienten sollten kurze Bäder in lauwarmem Wasser nehmen und unmittelbar danach ein Feuchtigkeitspräparat und topisches Kortikosteroid anwenden. Auch die intermittierende Anwendung von Feuchtigkeitspräparaten ist hilfreich. Die Anwendung topischer Immunmodulatoren allein oder im Wechsel mit topischen Kortikosteroiden reduziert die atrophogenen Nebenwirkungen der topischen Kortikosteroide. Gelegentlich sind orale Kortikosteroide erforderlich, um die Entzündung zurückzudrängen und zumindest temporär für Erleichterung zu sorgen.

Die meisten Kinder müssen keine Nahrungsmittel meiden. Wenn fraglich ist, ob bestimmte Nahrungsmittel die Dermatitis exazerbieren, kann ein Allergologe eine spezielle Testung auf Nahrungsmittelallergene durchführen.

Bakterielle oder virale Infektionen sollten unverzüglich behandelt werden. Die drei häufigsten Infektionen bei atopischer Dermatitis sind Impetigo, Molluscum contagiosum und Eczema herpeticatum. Davon ist das Eczema herpeticatum am wichtigsten, dessen Diagnose bei jedem Kind mit atopischer Dermatitis und neu auftretendem, ausgedehntem, blasenbildendem Exanthem vermutet werden sollte. Differenzialdiagnose sind Varizellen. Ein Tzanck-Test hilft bei der Diagnose, unterscheidet jedoch nicht zwischen Herpes-simplex-Virus und Varicella-Zoster-Virus. Zur Differenzialdiagnose erfolgt eine Viruskultur oder direkte Immunfluoreszenz-Antikörperfärbung der Blasenflüssigkeit.

Bei Kindern ist die Behandlung erfolgreicher als bei Erwachsenen. Die systemische Behandlung erfolgt bei Erwachsenen häufiger als bei Kindern. Oft sind orale Antihistaminika und Immunsuppressiva erforderlich. Ein Teil der Patienten spricht auf eine ultraviolette Fototherapie an, die meisten können aber die damit einhergehende Wärme und das Schwitzen nicht tolerieren. Auch orale Immunsuppressiva, wie Ciclosporin, Azathioprin und Mycophenolatmofetil, werden gegeben. Diese Medikamente haben potenziell schwere Nebenwirkungen und sollten nur von erfahrenen Ärzten eingesetzt werden. Sie erfordern routinemäßige Laboruntersuchungen.

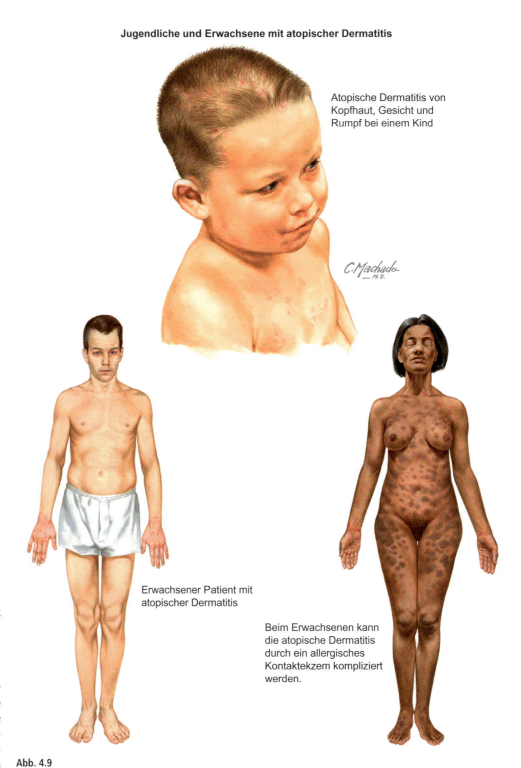

Abb. 4.9

Autoinflammatorische Syndrome

Die autoinflammatorischen Syndrome sind eine seltene Gruppe von Erkrankungen mit spezifischer Ursache. Dazu gehören das Hyper-IgD-Syndrom (HIDS), die Kryopyrinopathien, das familiäre Mittelmeerfieber (FMF) und das Tumor-Nekrose-Faktor-Rezeptor-assoziierte periodische Syndrom (TRAPS). Zu den Kryopyrinopathien gehören das Muckle-Wells-Syndrom, die familiäre Kälteurtikaria und das CINCA-Syndrom (chronic infantile neurological cutaneous and articular syndrome). Diese Gruppeneinteilung wurde in den 1990er Jahren erstmals für eine Gruppe entzündlicher Erkrankungen, deren klinisches Bild und Pathophysiologie sich deutlich von anderen allergischen, autoimmunen und Immundefektsyndromen unterscheiden, vorgeschlagen. Patienten mit diesen autoinflammatorischen Erkrankungen weisen keine autoreaktiven Immunzellen (T- und B-Zellen) und keine Autoantikörper auf. Entscheidend für das Verständnis der diversen Erkrankungen waren die Identifikation bestimmter defekter Gene und deren pathogenetische Rolle. Gemeinsam ist diesen Krankheiten die Störung des angeborenen Immunsystems.

Klinisches Bild: Das *HIDS* wird autosomal-rezessiv vererbt und geht mit Fieber, Arthralgien, Bauchschmerzen, zervikaler Adenopathie und aphthösen Ulzera einher. Die Hautbefunde entsprechen einer kutanen Vaskulitis mit palpabler Purpura und blauroten Maculae und Noduli. Diese Symptome treten in periodischen Episoden auf, die 3–7 Tage dauern können. Die erste Episode tritt in der Regel im ersten Lebensjahr auf. Mit zunehmendem Alter lassen Frequenz und Schwere der Attacken nach. Ein zuverlässiger Auslöser der Episoden ist nicht bekannt und die Patienten sind zwischen den Episoden völlig normal.

In der Gruppe der *Kryopyrinopathien* besteht keine klare Abgrenzung zwischen Muckle-Wells-Syndrom, familiärer Kälteurtikaria und CINCA-Syndrom; oft wird von einem phänotypischen Expressionsspektrum derselben Erkrankung ausgegangen. Diese sehr seltenen Syndrome werden jeweils autosomal-dominant vererbt. Symptome sind rezidivierendes Fieber, Arthralgien, Myalgien und eine unterschiedlich starke Beteiligung der Augen mit Konjunktivitis und anteriorer Uveitis. Die Hautbefunde sind in der Regel generalisierte rote, ödematöse Papeln und Plaques. Das Exanthem kann urtikariell sein, juckt aber nicht so stark. Die Episoden dauern fast immer weniger als 24 Stunden. Auslöser der familiären Kälteurtikaria ist Kälteexposition, während die anderen Krankheiten keine bekannten Auslöser haben. Etwa 25 % der Patienten mit Muckle-Wells-Syndrom entwickeln später im Leben eine Amyloidose, die zu einer chronischen Niereninsuffizienz führen kann. Auch die anderen Krankheiten führen zur Amyloidose, allerdings weitaus seltener als das Muckle-Wells-Syndrom. Das CINCA-Syndrom ist die schwerste der Kryopyrinopathien und geht mit einer aseptischen Meningitis, einer unterschiedlich starken mentalen Retardierung und einer Hepatosplenomegalie einher. Oft entwickeln diese Patienten typische Knorpelauswüchse in den Kniegelenken, die bei körperlicher Untersuchung auffallen.

Das *FMF* wird autosomal-dominant vererbt und ist das häufigste autoinflammatorische Syndrom. Es geht mit Episoden aus Fieber, Bauchschmerzen und Monoarthritis einher. Gelegentlich bestehen auch eine Pleuritis und Perikarditis. Hautbefunde sind ein erysipelartiges Exanthem, das fast nur an den unteren Extremitäten vorkommt. Auch eine palpable Purpura im Sinne einer kutanen Vaskulitis ist möglich. Die Episoden dauern in der Regel weniger als 3 Tage mit unterschiedlichen Abständen zwischen den Episoden. Manche Erwachsene entwickeln durch die Amyloidose eine Niereninsuffizienz.

Das *TRAPS* wird autosomal-dominant vererbt und kann auch sporadisch auftreten. Typisch sind Attacken in der Kindheit mit Fieber, Bauchschmerzen, Konjunktivitis, Arthralgien und migratorischen Myalgien, die länger dauern als bei den anderen autoinflammatorischen Syndromen. Jede Attacke dauert Tage bis Wochen mit häufigen Rezidiven. Sie können durch unterschiedliche körperliche und emotionale Belastungen ausgelöst werden. Auch hier hat die im Erwachsenenalter auftretende Nierenamyloidose, die bei etwa 10 % der TRAPS-Patienten auftritt, starke prognostische Auswirkungen. Typische Hautbefunde sind migratorische livide bis rote Flecke und Maculae. Es kann eine deutliche periorbitale Schwellung vorliegen.

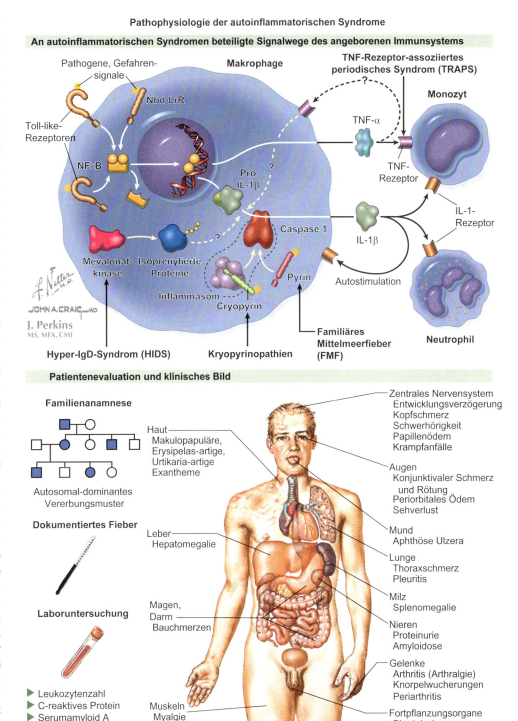

Abb. 4.10

(Fortsetzung)

Histologie: Jede autoinflammatorische Hautläsion weist eine spezifische Histologie auf. Trotzdem kann die Diagnose nicht allein anhand der Histologie erfolgen. Die histologischen Befunde dienen lediglich dazu, andere Differenzialdiagnosen auszuschließen und die Diagnose einer autoinflammatorischen Krankheit zu bestätigen. Die Hautbiopsien sollten während der Episoden, wenn ein Exanthem vorhanden ist, entnommen werden.

Beim HIDS zeigt die Hautbiopsie in der Regel eine neutrophile Vaskulitis und Neutrophile in der gesamten Dermis, bei den Kyropyrinopathien ein neutrophiles perivaskuläres Infiltrat mit diffusem dermalem Ödem und beim CINCA-Syndrom ebenfalls ein verstreutes perivaskuläres Lymphozyteninfiltrat im Neutrophileninfiltrat. Bei FMF findet sich eine diffuse Neutrophilenpopulation in der Dermis und bei TRAPS ein perivaskuläres dermales blandes Lymphozyteninfiltrat. Die Biopsie des Periorbitalödems erbringt ein perivaskuläres Lymphozyteninfiltrat und ein dermales Ödem.

Pathogenese: Bei der Klärung der Pathogenese dieser Krankheiten, deren gemeinsamer Faktor das angeborene Immunsystem ist, wurden erhebliche Fortschritte erzielt. Die defekten Gene und ihre Proteine sind bekannt. Diese Proteine spielen eine wichtige Rolle bei der Steuerung der entzündlichen Reaktion des angeborenen Immunsystems, sodass Defekte zu einer unterschiedlich starken Dysregulation der Neutrophilen und anderen entzündlichen Zellen führen. Das angeborene Immunsystem ist unspezifisch und produziert keine Antikörper. Verschiedene angeborene Pattern-Recognition-Rezeptoren (z. B. Toll-Like-Rezeptoren) können Fremdmoleküle erkennen und direkt das angeborene Immunsystem aktivieren. Letzteres ermöglicht das sofortige Erkennen dieser Fremdelemente und eine angemessene Immunreaktion. Die autoinflammatorischen Syndrome entstehen durch die Defekte verschiedener Komponenten des angeborenen Immunsystems.

HIDS entsteht durch eine Mutation des MVK-Gens auf Chromosom 12, das für die Mevalonatkinase kodiert. Es ist an der Regulation der Cholesterinsynthese beteiligt und wichtig für die Produktion der schlussendlich isoprenylierten Vorläufer. Das Fehlen dieser isoprenylierten Proteine führt zur Dysregulation von IL-1β und schließlich zum klinischen Bild des HIDS. Alle Kryopyrinopathien entstehen durch einen Defekt des NLRP3-Gens auf Chromosom 1. Dieses auch als CIAS1 bezeichnete Gen kodiert für Cryopyrin. Durch den Defekt kommt es zur Funktionszunahme von Cryopyrin mit Hyperaktivität des Inflammasoms, einem zytoplasmischen löslichen Konglomerat verschiedener Proteine, das zum angeborenen Immunsystem gehört und ständig Fremdmaterial identifiziert. Seine Stimulation erhöht die Aktivität von Caspase 1 und die Produktion von IL-1β. Das FMF entsteht durch einen Defekt des MEFV-Gens, das für Pyrin, einen weiteren Regulator des Inflammasoms, kodiert. Durch Defekte von Pyrin steigen die IL-1β-Spiegel. Das TRAPS entsteht durch einen Defekt des TNFRSF1A-Gens auf Chromosom 12, das für den 55-kD-TNF-Rezeptor kodiert. Der Defekt führt über eine Rezeptoraktivierung durch das Serum-TNF zur exzessiven Signalgebung.

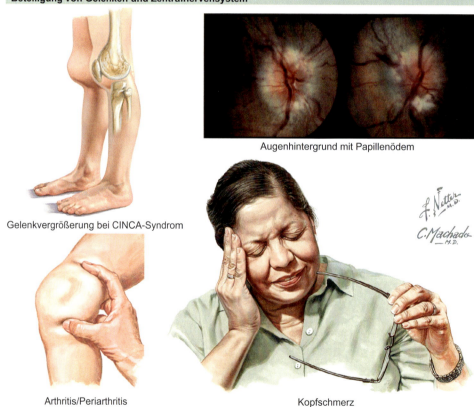

Abb. 4.11

Behandlung: Die Therapie ist auf das jeweilige Syndrom zugeschnitten. Das molekulare Verständnis der Pathogenese ermöglicht eine spezifische Therapie. Aufgrund ihrer Seltenheit wurden keine randomisierten Therapiestudien durchgeführt. Das HIDS wurde erfolgreich mit nichtsteroidalen Antiphlogistika (NSAID), Statinen und dem Interleukinantagonisten Anakinra behandelt, die Kryopyrinopathien mit Kältevermeidung bei familiärer Kälteurtikaria und NSAID, oralen Kortikosteroiden, Anakinra und anderen Immunsuppressiva. Beim FMF ist Colchicin recht erfolgreich, wobei dessen antineutrophile Wirkung zum Tragen kommt. Das TRAPS wird erfolgreich mit Etanercept oder Anakinra behandelt. Vermutlich entfernt Etanercept das lösliche TNF, das den mutierten Rezeptor aktiviert.

Insektenbisse und -stiche

Die menschliche Haut ist ständig der Umwelt und deren Gefahren, darunter zahlreichen Arthropoden, ausgesetzt. Jede Arthropodenspezies löst für sie typische Hautschäden aus; manche Bisse oder Stiche sind leicht und werden kaum wahrgenommen, andere können lebensgefährlich sein. Die häufigsten Stiche und Bisse stammen von Mücken, Flöhen, Bettwanzen, Milben, Zecken und Spinnen. Sie können die Haut direkt schädigen und Krankheiten, wie die Lyme-Krankheit, die Leishmaniasis und Rickettsiosen, übertragen.

Klinisches Bild: *Mücken* kommen vor allem in Frühling, Sommer und Frühherbst, in wärmeren Regionen auch ganzjährig vor. Der Stich wird oft erst bemerkt, wenn die Mücke wieder weg ist. Zurück bleibt eine juckende, urtikarielle Papel, die in der Regel innerhalb von etwa einer Stunde wieder verschwindet. Manche Menschen neigen zu schwereren Reaktionen mit warmen, roten Papeln und Knötchen, die 1–2 Wochen bestehen und mit einer regionalen Lymphadenopathie einhergehen können. Oft sind Mücken nur lästig, in manchen Regionen sind sie aber wichtige Krankheitsvektoren, z. B. von Malaria und Enzephalitisviren. Sandmücken ähneln den Mücken und übertragen die Leishmaniasis.

Flöhe gibt es seit Anbeginn der menschlichen Zivilisation. Sie waren im Mittelalter an der Verbreitung der Bubonenpest, an der Millionen Menschen starben, beteiligt. Flöhe finden sich meist in Haushalten von Tierhaltern. Zu Bissen kommt es nach Überspringen des Flohs vom Tier auf den Menschen über Bettzeug, Teppiche oder Kleidung. Typisch ist die Dreiergruppierung der Bisse („Frühstück, Mittag- und Abendessen"). Floheier können jahrelang ruhen und werden durch Bewegungen und Vibration, die ankündigt, dass ein Wirt in der Nähe ist, aktiviert. Viele Flohbisse treten an den Sprunggelenken von Erwachsenen auf, weil die Flöhe vom Teppich hochspringen, ihre Mahlzeit einnehmen und wieder zurückspringen. Typische Hautläsion ist eine kleine Papel mit zentralem Punkt, die von allein abklingt. Flöhe übertragen zahlreiche Krankheitserreger, z. B. *Yersinia pestis* (Pest) und *Rickettsia typhi* (muriner Typhus).

Bettwanzen (Cimex lectularius) erleben in den USA und Europa eine Renaissance. Sie kommen ubiquitär vor und befallen in Kolonien Haushalte, Hotels und andere Schlafquartiere. Sie kommen in der Regel nachts hervor, meist 1–2 Stunden vor Sonnenaufgang, und suchen eine Blutmahlzeit. Sie trinken einige Minuten vom schlafenden Wirt und kehren dann in ihr Nest, das sich fast nie im Bett, sondern eher im Regal oder in den Bodendielen befindet, zurück. Morgens erwacht das Opfer mit einem bis Hunderten Bissen, die häufig als kleine Papeln mit zentralem Punkt imponieren. Abhängig von der Spezies sind auch entzündlichere Reaktionen mit Blasenbildung möglich. Bettwanzen können das Hepatitis-B-Virus übertragen.

Kontakt mit der großen Familie der *Milben* hat man in nördlicheren Regionen überwiegend im Sommer, in den übrigen Regionen aber oft ganzjährig. Als *Sandflöhe* werden die Larven der Milbenfamilie der Trombiculidae bezeichnet; eine der häufigsten und bekanntesten Ursachen von Bissen des Menschen. Sandflöhe sind kleine rote Milben, die so klein sind, dass sie nicht gefühlt werden, und

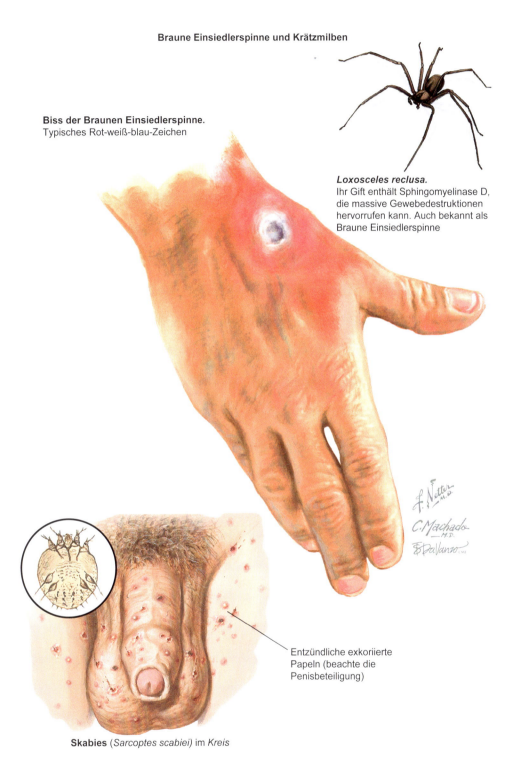

Braune Einsiedlerspinne und Krätzmilben

Biss der Braunen Einsiedlerspinne. Typisches Rot-weiß-blau-Zeichen

Loxosceles reclusa. Ihr Gift enthält Sphingomyelinase D, die massive Gewebedestruktionen hervorrufen kann. Auch bekannt als Braune Einsiedlerspinne

Skabies (*Sarcoptes scabiei*) im *Kreis*

Entzündliche exkoriierte Papeln (beachte die Penisbeteiligung)

Abb. 4.12

die schnell beißen. Oft hinterlassen sie – häufig auch in großer Zahl – stecknadelkopfgroße Papeln, die stark jucken können. Daneben gibt es noch viele weitere Milben, die ähnliche Reaktionen auslösen können.

Die meisten *Zecken* beißen und saugen für bis zu 24 Stunden Blut, bevor sie sich wieder abfallen lassen. Sie können ein Zeckengranulom, eine kleine rote Papel mit zentralem Punkt, hinterlassen. Es gibt viele Verfahren zur Entfernung von Zecken, die meist einen größeren Hautschaden anrichten als der Zeckenbiss selbst. Dazu gehören das Abbrennen der Zecke mit einer Zigarette oder einem Streichholz, was eher zu Hautverbrennungen als zur Entfernung der Zecke führt. Am besten sollte die Zecke möglichst nahe an der Hautoberfläche gegriffen und vorsichtig gerade von der Haut weggezogen werden. In der Haut verbliebene Mundwerkzeuge werden durch eine kleine Stanzbiopsie entfernt. Zecken übertragen zahlreiche Infektionskrankheiten, wie Lyme-Krankheit und Rocky-Mountain-Fleckfieber.

(Fortsetzung)

Die meisten *Spinnenbisse* stammen von Springspinnen. Wie alle Spinnenbisse treten sie auf, wenn das Netz oder das Nest der Spinne gestört wird. Die Bisse können schmerzhaft sein und ein Erythem sowie eine papuläre oder noduläre Reaktion zurücklassen. Gelegentlich entsteht aus den Bissen eine Phlegmone. Zwei für schwere Krankheiten des Menschen bekannte Spinnen sind die Schwarze Witwe (*Latrodectus mactans*) und die Braune Einsiedlerspinne (*Loxosceles reclusa*).

Die Schwarze Witwe ist eine Webspinne, die ihre Beute mit einem potenten Neurotoxin, dem Latrotoxin, lähmt, das massiv Acetylcholin aus den Nervenendigungen freisetzt. Beim Menschen führt dies zu Schmerzen, Fieber und den Symptomen eines akuten Abdomens.

Die Braune Einsiedlerspinne ist eine Speispinne, die in dunklen Verstecken lebt. Sie ist nicht aggressiv und beißt in der Regel nur, wenn sie gestört wird. Ihr Toxin enthält eine Mischung aus Sphingomyelinase D, Hyaluronidasen, Proteasen und Esterasen. Sphingomyelinase D ist die Hauptkomponente und vermutlich für den Großteil des Gewebeschadens durch den Spinnenbiss verantwortlich. Sie kann zu starken Schmerzen und zur Aggregation der Thrombozyten und Erythrozyten führen, sodass es zur intravasalen Gerinnung mit Hautnekrose kommt. Das typische Muster auf der Haut ist eine zentral bläuliche Veränderung mit Nekrose und Koagulation, einem umgebenden, weiß abgeblassten Bereich mit Vasokonstriktion und einem peripheren Erythemsaum (Rot-weiß-blau-Zeichen). Manche Bisse können rasch fortschreiten und eine schwere Hautnekrose, die ein operatives Débridement erforderlich macht, verursachen.

Histologie: Die meisten Biss- oder Stichreaktionen werden nicht biopsiert, weil sie in der Regel klinisch diagnostiziert werden und sich ihre histologischen Befunde stark ähneln. Es besteht ein oberflächliches und tiefes entzündliches Infiltrat mit vielen Eosinophilen. An der Bissstelle befindet sich eine oberflächliche epidermale Nekrose. Gelegentlich enthält das Präparat den Mundapparat. Der Biss der Braunen Einsiedlerspinne weist eine intravasale Thrombose und Hautnekrose auf.

Behandlung: Die Behandlung erfolgt meist supportiv. Juckreiz wird mit einem potenten topischen Kortikosteroid und einem oralen Antihistaminikum behandelt. Meidung ist die wichtigste Präventivmaßnahme. Stehendes Wasser bietet Mücken Brutgebiete und sollte regelmäßig abgeleitet werden. Haustiere sollten gepflegt und mit Repellents und Medikamenten gegen Zecken und Flöhe behandelt werden. Der Befall mit Flöhen und Bettwanzen wird durch einen Kammerjäger entfernt. Die korrekte Anwendung von Repellents mit DEET (N,N-Diethyl-m-Toluamid) und das Gehen in der Mitte von Waldwegen reduziert die Wahrscheinlichkeit für Bisse. In Endemiegebieten sollten alle Patienten mit einem länger als 24 Stunden bestehenden Zeckenbiss eine Borrelioseprophylaxe erhalten.

Bisse der Schwarzen Witwe werden erfolgreich mit Narkotika (Schmerzkontrolle) und Antivenin behandelt. Das Antivenin stammt aus Pferdeserum, sodass bei sensibilisierten Patienten die Gefahr einer allergischen Reaktion besteht. Bisse der Braunen Einsiedlerspinne wurden mit zahlreichen Substanzen, wie Dapson, behandelt, um den entzündungsbedingten Hautschaden zu reduzieren. Entscheidend sind das Erkennen und die Meidung dieser Spinnen.

Arthropoden und von ihnen übertragene Krankheiten

Phthirus pubis

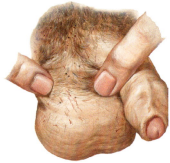

Pediculosis pubis (Flöhe im Haar)

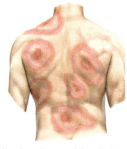

Hirschzecken, welche die Lyme-Krankheit übertragen, können ein Erythem verursachen.

Arthropode	Übertragene Krankheit	Aussehen
Kriebelmücke	Onchozerkose	
Hirschzecke	Lyme-Krankheit, Anaplasmose, Babesiose	
Flöhe	Pest	
Läuse	Typhus	
Amerikanische Zecke	Tularämie, Anaplasmose	
Mücken	Malaria, Gelbfieber-, Dengue-, Enzephalitis-, West-Nil-Virus	
Raubwanzen	Chagas-Krankheit	
Sandflöhe	Leishmaniose	
Tsetse-Fliege	Afrikanische Trypanosomiasis	
Holzbock	Rocky-Mountain-Fleckfieber	

Abb. 4.13

Kalziphylaxie

Die Kalziphylaxie (urämische kalzifizierende Arteriolopathie) entsteht durch Kalziumablagerungen in der Tunica media der kleinen Gefäße mit Proliferation der Endothelzellen der Intima. Sie geht fast immer mit einer terminalen Niereninsuffizienz einher, vor allem bei Patienten unter chronischer Dialyse (Peritonealdialyse oder Hämodialyse), und betrifft bis zu 5 % der Patienten, die seit > 1 Jahr dialysepflichtig sind. In der Regel manifestiert sich die Kalziphylaxie mit nichtheilenden Hautulzera in fettreichen Bereichen von Rumpf und Oberschenkeln oder an anderen Körperstellen. Sie entstehen vermutlich durch das veränderte Kalzium-Phosphat-Verhältnis, das anormale Ablagerungen in der Tunica media der kleinen Blutgefäße verursacht. Dies führt schließlich zur Thrombose und Ulzeration der darüberliegenden Haut. Die Kalziphylaxie hat eine schlechte Prognose und es gibt nur wenige, gut untersuchte Behandlungsansätze.

Klinisches Bild: Die Kalziphylaxie kommt fast nur bei Patienten mit chronischer, terminaler Niereninsuffizienz vor. Häufig sind die Patienten seit mindestens 1 Jahr dialysepflichtig. Erstsymptom ist eine schmerzhafte, dunkelrote bis blaue Macula, die rasch ulzeriert. Die Ulzera haben ausgefranste Ränder und einen dicken, schwarzen, nekrotischen Schorf. Sie werden immer größer und ständig tauchen neue auf, bevor die bereits vorhandenen verheilen können. Die Ulzerationen beginnen proximal und folgen dem Verlauf des betroffenen Blutgefäßes. Am deutlichsten zu erkennen sind sie in den fettreichen Regionen von Rumpf und Oberschenkel, vor allem am Abdomen und den Mammae. Oft geben die Patienten ein vorausgegangenes Trauma an. Wichtigste Differenzialdiagnosen sind Infektionen, die durch Hautbiopsien und Kulturen ausgeschlossen werden. Die Diagnose der Kalziphylaxie erfolgt histologisch. Röntgenaufnahmen stützen die Diagnose durch den Nachweis von Kalzifikationen der kleinen Gefäße. Die Prognose der Kalziphylaxie ist schlecht mit einer Mortalitätsrate in manchen Serien von 80 %. Aus unbekannten Gründen ist das Überleben bei Rumpfbefall länger als bei Befall der distalen Extremitäten. Wichtigste Ursache der Mortalität sind Komplikationen der chronischen schweren Ulzera (z. B. Infektion, Sepsis).

Das Labor ergibt oft ein erhöhtes Kalzium-Phosphat-Produkt. Bei Werten > 70 mg^2/dl^2 besteht ein erhöhtes Risiko für eine Kalziphylaxie. Weitere Risikofaktoren sind Adipositas, Hyperparathyreoidismus, Diabetes und die Einnahme von Cumarinen. Oft ist das Parathormon im Serum, dessen genaue Rolle unbekannt ist, erhöht; sicher ist jedoch, dass die frühere Standardtherapie der Kalziphylaxie, die Parathyreoidektomie, nicht effektiv ist. Vermutlich ist Parathormon an der Auslösung der Krankheit beteiligt, es scheint aber für die Exazerbation oder Aufrechterhaltung nicht erforderlich zu sein.

Pathogenese: Der exakte Mechanismus der Kalzifikation der Tunica media der Blutgefäße bei Kalziphylaxie ist nicht vollständig verstanden. Da sie fast nur bei Patienten unter chronischer Dialyse auftritt, gibt es viele diesbezügliche Theorien zu ihrem Ursprung. Schlussendlich verhärtet die Gefäßwand durch die Kalzifikation und Proliferation des Intimaendothels mit rascher anschließender Thrombose und Nekrose.

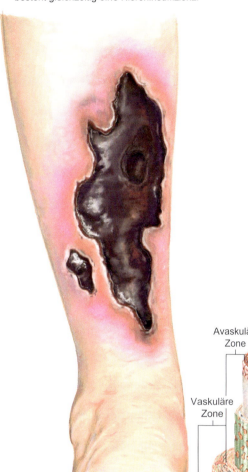

Meist sind Regionen mit hohem Fettgehalt betroffen (Abdomen, Mamma), grundsätzlich kann bei Kalziphylaxie aber das gesamte Integument befallen sein. In fast allen Fällen besteht gleichzeitig eine Niereninsuffizienz.

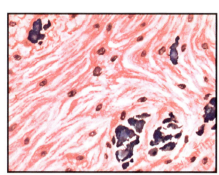

Kalziumablagerungen im Herzleitungssystem, die zu schweren oder tödlichen Arrhythmien führen können

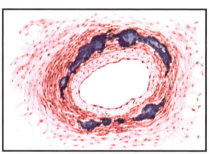

Mediakalzifikation der kleinen Arterien und Arteriolen

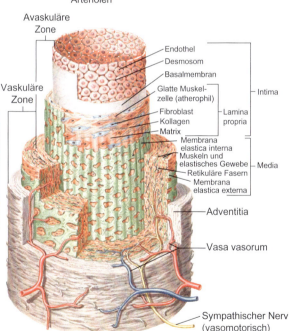

Arterienwand: Schnittbild

Abb. 4.14

Histologie: Wichtigster Befund ist die Kalzifikation des medialen Anteils der kleinen Blutgefäße in und um den betroffenen Bereich. Oft finden sich Thromben im Gefäßlumen und es besteht eine deutliche Proliferation des Intimaendothels. Die anormale Kalzifikation lässt sich mit Hämatoxylin-Eosin darstellen.

Behandlung: Es gibt keine gute Therapie der Kalziphylaxie. Kritisch sind eine aggressive supportive Therapie und die frühzeitige Behandlung von Superinfektionen. Durch operatives Débridement der Wunden wird nekrotisches Gewebe, das als Eintrittspforte dienen würde, entfernt. Eine Nierentransplantation ermöglicht eine Heilung. Die Behandlung mit Natriumthiosulfat ist in Einzelfällen wirksam, gilt aber nicht als Allheilmittel. Auch die neueren Bisphosphonate wurden mit geringem Erfolg eingesetzt. Die Parathyreoidektomie hilft initial gegen die Ulzera, reduziert aber nicht die Mortalität.

Kutaner Lupus erythematodes

Der Lupus erythematodes ist eine idiopathische Multiorgankollagenose mit variablen und typischen Hautbefunden. Der kutane Lupus ist die auf die Haut begrenzte Form. Es gibt zahlreiche Varianten, wie den subakut-kutanen Lupus erythematodes, den Lupus erythematodes diskoides und tumidus, die Lupus-Pannikulitis, den neonatalen Lupus, den Chilblain-Lupus und den systemischen Lupus erythematodes (SLE), mit jeweils typischer Morphologie. Der Lupus ist eine heterogene Krankheit mit einem breiten Kontinuum klinischer Befunde, von der rein kutanen Krankheit bis zum lebensbedrohlichen SLE. Oft treten initial Hautveränderungen auf, deren Erkennen zur Diagnose des Lupus beiträgt.

Der SLE ist die schwerwiegendste Form mit leichten bis hin zu schweren, lebensbedrohlichen Verlaufsformen. Schlimmstenfalls sind Lunge, Herz, Nervensystem, Bindegewebe und Haut betroffen und eine Niereninsuffizienz führt zum Tod. Oft bestehen eine schwere Arthritis und Hautbefunde. Der SLE wird anhand bestimmter Kriterien des American College of Rheumatology diagnostiziert. Das klinische Spektrum der Krankheit ergibt sich daraus, dass die Patienten diese Kriterien unterschiedlich gut erfüllen.

Patienten mit Lupus weisen zahlreiche Laborwertveränderungen, wie eine Anämie bei chronischer Krankheit und eine beschleunigte Blutsenkungsgeschwindigkeit, auf. Bei einem Teil der Patienten sowie bei fast allen Patienten mit SLE finden sich antinukleäre Antikörper (ANA). Daneben finden sich bei SLE viele weitere spezifischere Antikörper, wie Anti-Smith-Antikörper und Anti-Doppelstrang-DNA-Antikörper. Bei Niereninsuffizienz bestehen oft auch eine Hypertonie, eine Proteinurie und erhöhte Kreatininwerte.

Klinisches Bild: Es gibt viele Varianten des kutanen Lupus erythematodes mit jeweils typischer Morphologie. Er ist bei Frauen häufiger und betrifft alle Altersgruppen, vorzugsweise jedoch junge Erwachsene. Immerhin ist er so häufig, dass er auch oft bei Männern auftritt. Der neonatale Lupus ist eine seltene Form der Kinder von Müttern mit Lupus erythematodes.

Der *Lupus erythematodes discoides* ist eine der am leichtesten verlaufende kutane Form. Er betrifft vor allem Kopf und Hals und findet sich oft auch im Cavum conchae des Ohres. Die Läsionen finden sich häufig bei Patienten mit SLE. Der diskoide Lupus kann als eigenständiges Krankheitsbild ohne weitere systemische Symptome auftreten. Bei < 10 % der Patienten entsteht schließlich ein SLE. Die diskoiden Läsionen exazerbieren bei Lichtexposition bzw. durch UVA-Strahlung. Sie sind scheibenförmig mit unterschiedlich starker Schuppenbildung, können zur Alopezie führen und gehen fast immer mit einer gewissen Atrophie einher. Oft besteht eine Pfropfbildung in den Haarfollikeln, die klinisch an der Weitstellung der Follikelöffnungen und nach vorsichtigem Abheben der Schuppen von den Läsionen zu erkennen ist. Bei genauer Betrachtung der Unterseite der Schuppe sind die winzigen keratotischen Follikelpfröpfe zu erkennen. Dieser Befund ist spezifisch für den diskoiden Lupus und wird als „carpet tack sign" bezeichnet, weil es feinen hervorstehenden Nägeln ähnelt. Bei zu rascher Abhebung der Schuppe oder nicht genauer Betrachtung ist es leicht zu übersehen. Bei dunkelhäutigen Menschen sind die diskoiden Läsionen unterschiedlich stark hyperpigmentiert. Oft bestehen ein gewisses Erythem und eine Hyperpigmentierung. Die meisten Patienten weisen einige wenige diskoide Läsionen im Sinne eines lokalisierten diskoiden Lupus auf. Weitaus seltener ist der generalisierte diskoide Lupus, der mit höherer Wahrscheinlichkeit irgendwann die Kriterien des SLE erfüllt. Die Alopezie ist vernarbend und die verlorenen Haare wachsen auch bei aggressiver Therapie nicht wieder nach. Die Alopezie kann das Leben verändern und führt zu einer beträchtlichen psychischen Morbidität.

Abb. 4.15

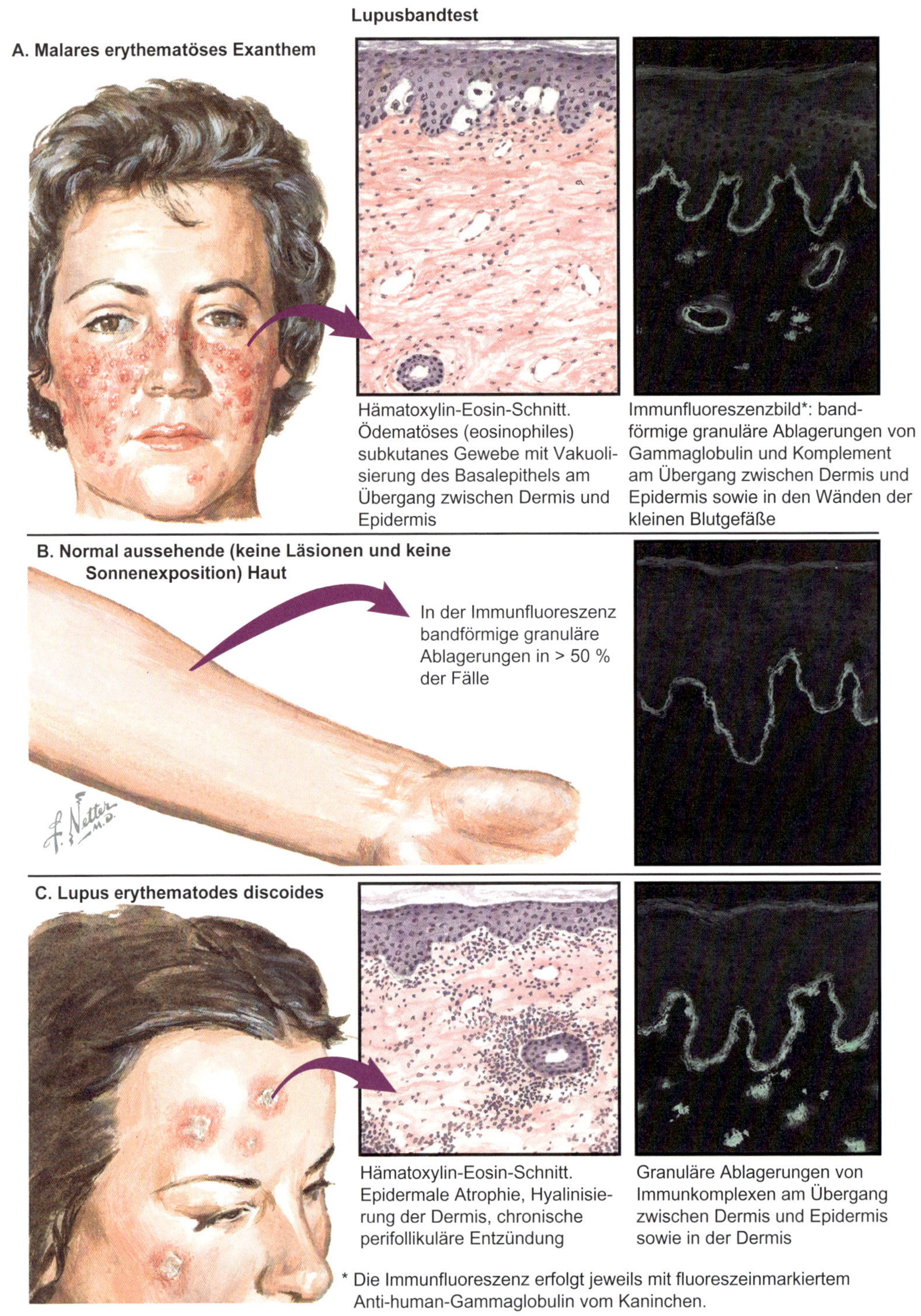

Lupusbandtest

A. Malares erythematöses Exanthem

Hämatoxylin-Eosin-Schnitt. Ödematöses (eosinophiles) subkutanes Gewebe mit Vakuolisierung des Basalepithels am Übergang zwischen Dermis und Epidermis

Immunfluoreszenzbild*: bandförmige granuläre Ablagerungen von Gammaglobulin und Komplement am Übergang zwischen Dermis und Epidermis sowie in den Wänden der kleinen Blutgefäße

B. Normal aussehende (keine Läsionen und keine Sonnenexposition) Haut

In der Immunfluoreszenz bandförmige granuläre Ablagerungen in > 50 % der Fälle

C. Lupus erythematodes discoides

Hämatoxylin-Eosin-Schnitt. Epidermale Atrophie, Hyalinisierung der Dermis, chronische perifollikuläre Entzündung

Granuläre Ablagerungen von Immunkomplexen am Übergang zwischen Dermis und Epidermis sowie in der Dermis

* Die Immunfluoreszenz erfolgt jeweils mit fluoreszeinmarkiertem Anti-human-Gammaglobulin vom Kaninchen.

(Fortsetzung)

Bei einem Teil der Patienten besteht ein *subakut-kutaner Lupus erythematodes,* aus dem häufiger ein SLE wird als aus den anderen kutanen Lupusformen. Der subakut-kutane Lupus tritt vor allem als anuläre und papulosquamöse Form auf. Die anuläre Form manifestiert sich mit lividen bis roten scheibenförmigen Flecken, die sich langsam ausdehnen und zu größeren, miteinander verbundenen polyzyklischen Flecken verschmelzen. Sie treten meist in lichtexponierten Hautbereichen an Gesicht und oberem Rumpf auf. Die papulosquamöse Version betrifft ebenfalls lichtexponierte Hautbereiche und manifestiert sich mit kleineren lividen bis roten Flecken mit aufliegender Schuppe. Beide Formen exazerbieren durch Sonnenlicht und jucken. Sie heilen ohne Narbenbildung ab.

Das *neonatale Lupus-erythematodes-Syndrom* ist eine seltene Form des Lupus, das mit und ohne Hautbefunde auftritt. Allerdings finden sich bei > 90 % der Betroffenen Hautveränderungen. Typischer Patient ist das Kind einer Mutter mit nichtdiagnostiziertem Lupus. Das neonatale Lupus-erythematodes-Syndrom manifestiert sich mit einem unterschiedlich starken kongenitalen AV-Block als der schwerwiegendsten Komplikation. Gelegentlich ist zur Arrhythmiekontrolle ein Schrittmacher erforderlich. Ebenfalls häufig ist die Thrombozytopenie. Ursache des neonatalen Lupus-erythematodes-Syndroms sind diaplazentar übertragene Anti-Ro-(SSA)-Antikörper sowie seltener Anti-La-(anti-SSB)-Antikörper, die nur vorübergehend vorhanden sind, weil das Neugeborene sie nicht nachproduziert. Daher bessert sich das Syndrom mit der Zeit und hinterlässt meist keine Schäden. Hautbefunde sind livide bis rote Flecke oder Plaques, die überwiegend periorbital liegen. Das Exanthem klingt mit der Zeit ab, einige residuelle Hautbefunde sind feine Teleangiektasien im Bereich der vormaligen Flecke und eine feine Atrophie. Beide bessern sich bei Erreichen des Erwachsenenalters.

Der *Lupus erythematodes profundus* (Lupus-Pannikulitis) ist eine seltene Form des kutanen Lupus. Er manifestiert sich mit einem schmerzhaften dermalen Knoten und ist bei Frauen häufiger. Ein Großteil der Patienten entwickelt später einen SLE. Die darüberliegende Haut ist oft leicht erythematös bis hyperpigmentiert, allerdings ohne sichtbare Oberflächenveränderungen. Die dermalen Knoten vergrößern sich langsam. Zur Diagnosesicherung ist wegen des unspezifischen klinischen Bildes eine Biopsie erforderlich. Biopsien dieser dermalen Knoten erfolgen vorzugsweise durch Exzision, um ausreichend Gewebe für die Untersuchung zu gewinnen. Die Entzündung ist auf das Subkutangewebe begrenzt. Histologische Differenzialdiagnose ist die kutane T-Zell-Pannikulitis. Die Diagnose erfolgt anhand klinischer und histologischer Befunde. Immunhistochemisch erfolgt die Abgrenzung von anderen ähnlichen Krankheitsbildern. Die Läsionen des Lupus erythematodes profundus hinterlassen oft atrophische Narben.

Der *Lupus erythematodes tumidus* ist eine seltene klinische Variante des kutanen Lupus, die sich in der Regel mit einer roten dermalen Plaque auf lichtexponierter Haut manifestiert. Klinisch ähnelt er einer polymorphen Lichtdermatose, einem Lymphom, einem Pseudolymphom oder einem lymphozytären Hautinfiltrat. Die Plaques exazerbieren durch Lichtexposition. Sie sind oft asymptomatisch bis leicht schmerzhaft, jucken aber nur selten. Sie kommen und gehen, mit den schlimmsten Ausbrüchen im Frühling und Remissionen im Winter. Das histologische Infiltrat besteht überwiegend aus CD4$^+$ T-Zellen.

Der *Chilblain-Lupus* ist eine Sonderform des Raynaud-Phänomens und imponiert klinisch ähnlich wie Frostbeulen. Eventuell handelt es sich auch nur um eine bei Lupus erythematodes auftretende Frostbeule. Chilblain-Lupus und Frostbeulen treten in der Regel an den distalen Extremitäten, insbesondere an den Zehen, auf. Es entwickeln sich schmerzhafte, kalte, blaurote Papeln und Plaques. In nasskalter Umgebung exazerbiert das Exanthem. Die Behandlung erfolgt durch Trocken- und Warmhalten und Kältemeidung. Bei Patienten mit Frostbeulen sollte immer ein Lupus ausgeschlossen werden, weil ein kleiner Teil von ihnen tatsächlich einen Chilblain-Lupus hat. Histologisch zeigt sich beim Chilblain-Lupus ein lymphozytäres Infiltrat mit Thrombosen der kleinen Gefäße und lymphozytärer Vaskulitis.

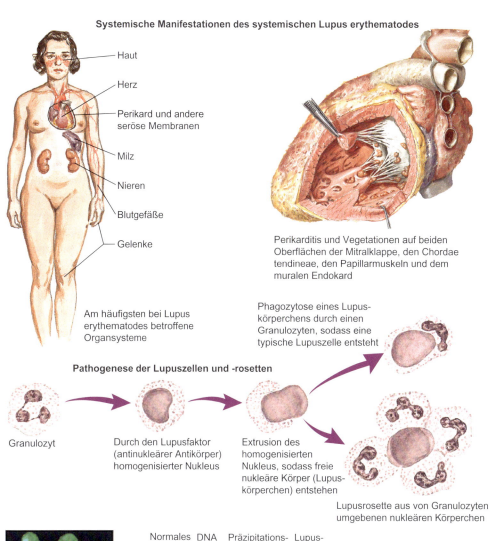
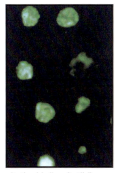
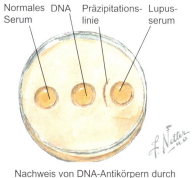

Abb. 4.16

(Fortsetzung)

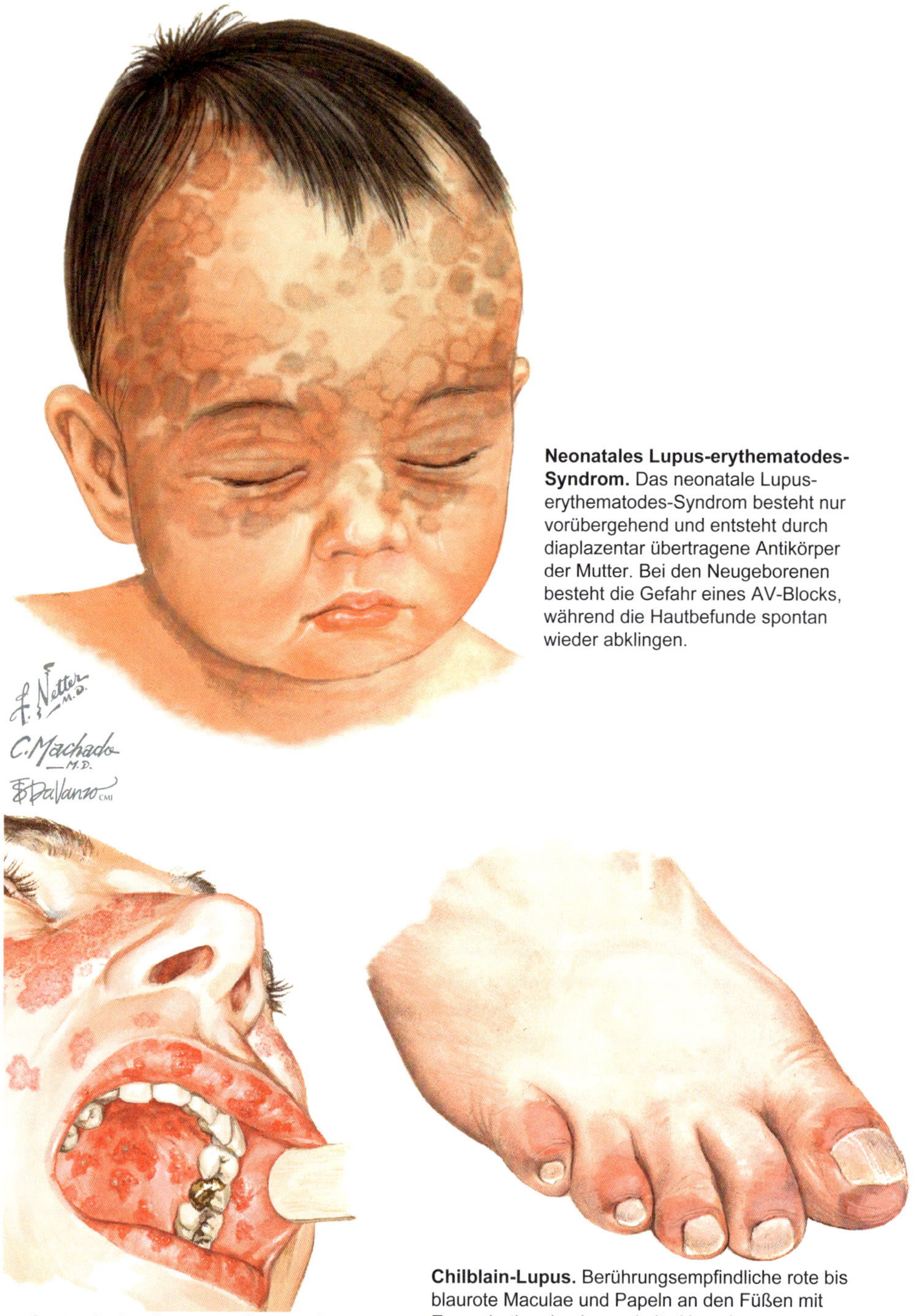

Der *systemische Lupus erythematodes* (SLE) geht mit zahlreichen kutanen Befunden, die sich mit denen der kutanen Form überschneiden können, einher. Obwohl Morbidität und Mortalität auf systemischen Symptomen beruhen, stehen oft diagnoseweisende Hautbefunde im Vordergrund, vor allem das schmetterlingsartige Exanthem, das sich mit schmerzhaften lividen bis roten Plaques oder Flecken auf Wangen und Nase manifestiert. Es wird oft mit einer Rosazea verwechselt, die aber in der Regel einen größeren Hautbereich betrifft und mit teleangiektatischen und papulopustulären Läsionen einhergeht. Außerdem spart das Schmetterlingsexanthem die Nasolabialfalten aus, was zur Abgrenzung herangezogen werden kann. Es ist in der Regel beim Aufflackern der systemischen SLE-Symptome ausgeprägter, gleichzeitig sind die Patienten schwerkrank und ausgesprochen lichtempfindlich, da das Exanthem durch ultraviolette Strahlen exazerbiert.

Auch der Lupus erythematodes discoides kann als Manifestation des SLE auftreten und unterscheidet sich dabei nicht von seinem sonstigen Auftreten. Das Raynaud-Phänomen ist gut bekannt und tritt bei zahlreichen SLE-Patienten auf. Lange Zeit wurde die Alopezie zur Diagnose des Lupus verwendet, sie gehört aber inzwischen nicht mehr zu den Diagnosekriterien, obwohl sie starke psychische Auswirkungen haben kann. Veränderungen der Nägel und der Nagelfalze sind ebenfalls vorhanden, wenn auch mit unbekannter Inzidenz. Häufigste Befunde sind Teleangiektasien und Erytheme des Nagelfalzes; Nagelgrübchen und -rillen sowie Farbveränderungen der Lunula wurden seltener beschrieben. Bei Lupuspatienten mit Nagelveränderungen kommt es häufiger zu den für den SLE typischen Schleimhautulzera. Livedo reticularis ist ein fischnetzartiges Muster, das sich in der Regel an den unteren Extremitäten findet. Dieser unspezifische Befund wird oft bei Lupus beschrieben, tritt aber auch bei vielen anderen dermatologischen und systemischen Erkrankungen auf.

Histologie: Alle Lupusformen haben ähnliche histologische Befunde, wobei einige Sonderformen bestimmte zusätzliche Befunde aufweisen. Meist besteht eine Interface-Dermatitis mit hydropischen Veränderungen des Stratum basale. Fast immer besteht ein superfizielles und tiefes periadnexales lymphozytäres Infiltrat. Andere Kollagenosen (z. B. Dermatomyositis) können ähnliche histologische Befunde aufweisen. Beim Lupus erythematodes discoides finden sich darüber hinaus unter anderem oft Narben, eine Atrophie und follikuläre Pfröpfe. Der Lupus erythematodes profundus ist die einzige Form mit einer auf das Subkutangewebe begrenzten Entzündung. Seine Diagnose ist schwierig und erfordert viele Spezialfärbungen und klinisch-pathologische Korrelationen.

Behandlung: Die Behandlung des kutanen Lupus erythematodes ist schwierig und muss auf den Patienten und die jeweilige Lupusform zugeschnitten werden. Potente topische Kortikosteroide helfen bei den kleinen Läsionen des diskoiden Lupus, nicht aber beim Lupus erythematodes profundus. Grundsätzlich muss ein Sonnenschutz erfolgen. Die verwendeten Präparate müssen UVA blockieren, da diese aktivste ultraviolette Strahlung zur Exazerbation des Lupus führt. Rauchen sollte sofort unterlassen und die Patienten regelmäßig vom Hausarzt oder Rheumatologen auf eine Krankheitsprogression überwacht werden.

Spezifische Therapien des kutanen Lupus erythematodes sind die orale Gabe von Prednison und Hydroxychloroquin oder Chloroquin als typische Substanzen der ersten Wahl. Bei Erfolglosigkeit wird Quinacrin zugegeben. Andere effektive Substanzen sind Dapson, Isotretinoin und Methotrexat.

Kutane Manifestationen des Lupus

Neonatales Lupus-erythematodes-Syndrom. Das neonatale Lupus-erythematodes-Syndrom besteht nur vorübergehend und entsteht durch diaplazentar übertragene Antikörper der Mutter. Bei den Neugeborenen besteht die Gefahr eines AV-Blocks, während die Hautbefunde spontan wieder abklingen.

Systemischer Lupus erythematodes

Chilblain-Lupus. Berührungsempfindliche rote bis blaurote Maculae und Papeln an den Füßen mit Exazerbation durch nasskalte Umgebung

Abb. 4.17

Cutis laxa

Die Cutis laxa ist eine seltene Hautkrankheit mit multisystemischen Komplikationen und hochspezifischen Hautbefunden. Leitbefund ist die schlaffe Haut, die sich leicht dehnen lässt und nicht elastisch nachgibt. Mit zunehmendem Alter hängt die Haut oft entstellend herab. Manche Formen der Cutis laxa sind nicht mit dem Leben vereinbar, sodass die Betroffenen im Säuglingsalter versterben. Es gibt zahlreiche Varianten der Cutis laxa. Mit der Entdeckung der verantwortlichen Gendefekte konnten die klinischen Phänotypen eindeutig genetisch zugeordnet werden. Auch erworbene Varianten sind bekannt.

Klinisches Bild: Die Cutis laxa tritt unabhängig von Geschlecht und ethnischer Zugehörigkeit auf. Kutaner Leitbefund ist die schlaffe, herabhängende Haut mit fehlender Elastizität. Die Haut kann mit wenig Widerstand abgehoben werden und kehrt nur verzögert in ihre Ausgangsposition zurück. Am stärksten betroffen ist die Haut in den Axillen und Leisten sowie des Gesichts. Das Gesicht wirkt dadurch traurig und vorgealtert. In gewissem Umfang ist die gesamte Haut betroffen, am deutlichsten zu erkennen ist dies aber im Gesicht und den Hautfalten. Die Epidermis ist unverändert und die Hautanhangsgebilde ausgespart.

Die inneren Manifestationen sind variabel und bei den autosomal-rezessiven Formen häufiger. Lunge, Herz, Blutgefäße und Gastrointestinaltrakt können durch Fragmentierung oder Verlust der elastischen Gewebe betroffen sein, sodass es zum Emphysem, zu Aneurysmen bzw. zu Divertikeln kommt.

Patienten mit der autosomal-dominanten Form haben eine normale Lebenserwartung, während die Lebenserwartung bei den anderen Varianten durch die systemische Beteiligung deutlich verkürzt ist.

Pathogenese: Die Cutis laxa kann autosomal-rezessiv, autosomal-dominant und X-chromosomal-rezessiv vererbt werden. Die X-chromosomale Form scheint nach neueren Erkenntnissen mit dem Ehlers-Danlos-Syndrom IX identisch zu sein und entsteht durch einen Defekt in der kupferabhängigen Adenosintriphosphatase (ATPase) im Golgi-Apparat.

Es gibt zwei autosomal-rezessive Varianten der Cutis laxa. Typ I ist extrem selten und die Betroffenen sterben in der Regel bereits im Säuglingsalter an einem schweren respiratorischen und Multiorganversagen. Der autosomal-rezessive Typ I wird durch einen Defekt des für Fibulun kodierenden FBLN5-Gens verursacht. Fibulin spielt eine entscheidende Rolle bei der Produktion funktioneller elastischer Fasern. Sein Fehlen ist nicht mit dem Leben vereinbar. Der genetische Defekt beim häufigeren autosomal-rezessiven Typ II ist unbekannt. Die Patienten leiden unter einer Entwicklungsverzögerung und unterschiedlich stark überstreckbaren Gelenken.

Die häufigste Form der Cutis laxa wird autosomal-dominant vererbt und entsteht durch einen Defekt des für Elastin kodierenden ELN-Gens. Für dieses Gen sind viele verschiedene Mutationen, die zu leicht unterschiedlichen Phänotypen führen, beschrieben. Sie alle verursachen Anomalien von Elastin mit daraus entstehender Elastolyse. Die Störung der elastischen Fasern unterscheidet sich abhängig vom Defekt, führt aber schlussendlich klinisch zur Cutis laxa.

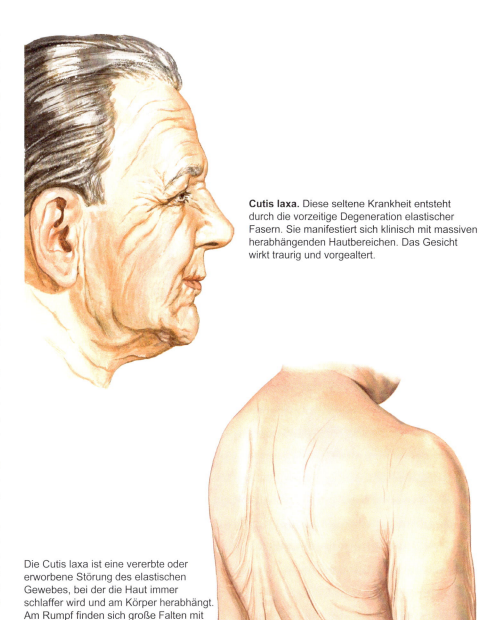

Cutis laxa. Diese seltene Krankheit entsteht durch die vorzeitige Degeneration elastischer Fasern. Sie manifestiert sich klinisch mit massiven herabhängenden Hautbereichen. Das Gesicht wirkt traurig und vorgealtert.

Die Cutis laxa ist eine vererbte oder erworbene Störung des elastischen Gewebes, bei der die Haut immer schlaffer wird und am Körper herabhängt. Am Rumpf finden sich große Falten mit überschüssiger Haut.

Abb. 4.18

Histologie: Histologisch findet sich ein unterschiedlich starker Schaden und/oder Verlust der elastischen Fasern, der sich am besten durch eine Spezialfärbung für hochelastische Gewebe darstellen lässt. Gelegentlich finden sich überhaupt keine elastischen Fasern mehr oder nur noch Fragmente und Restmengen elastischer Gewebe.

Behandlung: Im Vordergrund steht das Screening auf kardiale und gastrointestinale Störungen sowie auf Aortenaneurysmen und gastrointestinale Divertikel. Es gibt keine medikamentöse Behandlung zur Umkehr des genetischen Defekts und keine Genersatztherapie. Aus funktionellen und ästhetischen Gründen kann überschüssige Haut operativ entfernt werden.

Dermatomyositis

Die Dermatomyositis ist eine chronische Kollagenose, die sekundär bei einem Organmalignom auftreten kann. Sie hat Ähnlichkeit mit der Polymyositis, wobei letztere nicht mit Hautbefunden einhergeht. Bei bis zu einem Drittel der Patienten mit Dermatomyositis liegt ein Malignom zugrunde. Oft steht eine Myositis mit Berührungsempfindlichkeit und Schwäche der proximalen Muskelgruppen im Vordergrund. Häufig sind Becken- und Schultergürtelmuskeln betroffen. Die Dermatomyositis sine Myositis ist eine bekannte Variante, die nur mit Hautbefunden einhergeht; Hinweise auf eine Muskelbeteiligung fehlen.

Klinisches Bild: Die Dermatomyositis hat zwei Erkrankungsgipfel und kommt oft bei erwachsenen Frauen im Alter zwischen 45 und 60 Jahren sowie zu einem kleineren Teil bei Kindern zwischen 10 und 15 Jahren vor. Die Dermatomyositis beginnt schleichend mit einer proximalen Muskelschwäche und verschiedenen, zunächst unspezifischen dermatologischen Veränderungen. In der Regel besteht ein leichtes Erythem der Hände und der lichtexponierten Bereiche von Kopf und Hals. Im Laufe der Zeit treten typischere Hautveränderungen auf. Oft besteht Pruritus, insbesondere ein starkes Jucken der Kopfhaut, lange bevor Zeichen der Dermatomyositis auftreten.

Das heliotrope Exanthem der Dermatomyositis gehört zu den typischsten und spezifischsten Hautveränderungen. Es imponiert als periorbitales Ödem und leicht livide periorbitale Verfärbung. Die Haut ist schmerzhaft. Es besteht eine Hyperämie der Nagelbetten mit dilatierten Kapillaren ähnlich wie bei progressiver systemischer Sklerose oder Lupus erythematodes. Die dilatierten Kapillarschleifen lassen sich am besten mit einem manuellen Dermatoskop, mit dem sich die jeweiligen Bereiche vergrößern lassen, beurteilen.

Auf dem Handrücken und über den Phalangealgelenken entstehen dunkellivide bis rote, schuppende Papeln. Dabei handelt es sich nicht um Heberden-Knoten, eine Manifestation der Osteoarthritis, die als dermale Schwellung über den distalen Interphalangealgelenken imponiert. Die Papeln der Dermatomyositis werden als *Gottron-Papeln* bezeichnet und liegen über allen Gelenken der Hand sowie über den Ellenbogen und Knien. Die Hautveränderungen auf dem Handrücken werden wegen des abgenutzten Aussehens auch als „Mechanikerhände" bezeichnet; sie ähneln den Händen eines Mechanikers mit berufsbedingten chronischen Verletzungen, Abrasionen und Erosionen.

Das *Shawl-Zeichen* ist ein Hautbefund am oberen vorderen und hinteren Thorax, der den sonst von einem Schal bedeckten Hautabschnitt betrifft. Die Haut weist poikiloderme Maculae und Flecke auf. Es besteht eine unterschiedlich starke Hautatrophie mit Teleangiektasien, fleckförmiger Hyper- und Hypopigmentierung und ein Erythem der betroffenen Region.

Patienten mit Dermatomyositis klagen auch über Lichtüberempfindlichkeit und beobachten ein Aufflackern der Hautveränderungen bei Lichtexposition. Kinder mit Dermatomyositis entwickeln weitaus häufiger eine Calcinosis cutis (etwa 50 % der Kinder) als betroffene Erwachsene. Die Calcinosis cutis manifestiert sich mit schmerzhaften dermalen Knoten oder mit Kalzifikationen entlang der Muskelfaszie. Auch die leukozytoklastische Vaskulitis ist bei juveniler Dermatomyositis weitaus häufiger als bei adulter.

Die Dermatomyositis ist eine Multiorganerkrankung, für die das American College of Rheumatology diagnostische Kriterien veröffentlicht hat. Sie beruhen auf bestimmten klinischen, histologischen und Laborbefunden. Nicht alle Patienten weisen alle Aspekte der Krankheit auf und die Diagnose basiert auf der Anzahl der erfüllten Kriterien.

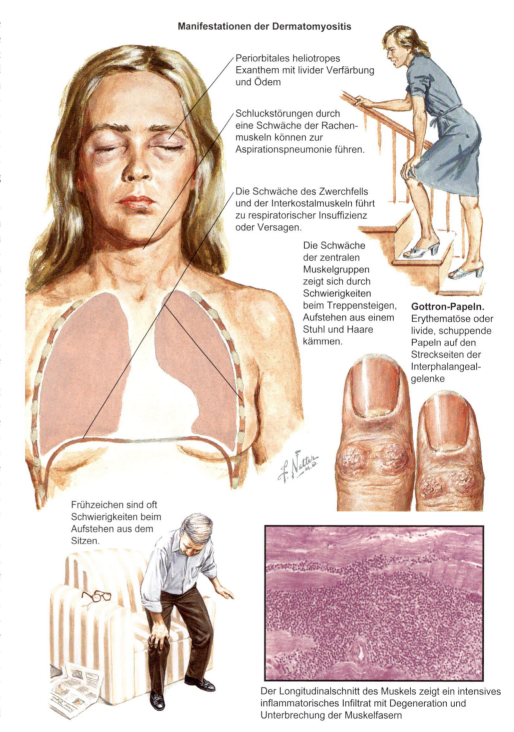

Abb. 4.19

(Fortsetzung)

Die Entzündung der proximalen Muskelgruppen ist gut beschrieben. Die Patienten klagen oft über Schwierigkeiten beim Aufstehen aus dem Sitzen oder beim Heben der Hände über den Kopf. Die Serumspiegel von Kreatininkinase, Aldolase und Laktatdehydrogenase sind erhöht im Sinne einer Entzündung der Muskeln mit Muskelabbau. Mittels Elektromyografie (EMG) lässt sich die Schwäche evaluieren und zwischen muskulärem und neurologischem Ursprung unterscheiden. Die histologische Untersuchung einer Muskelbiopsie, meist des M. deltoideus, zeigt die aktive Entzündung.

Selten kann sich diese Krankheit mit einer schweren diffusen interstitiellen Lungenfibrose manifestieren. Patienten mit Lungenfibrose weisen oft gegen die Histidyl-Transfer-RNA-Synthetase gerichtete Anti-Jo1-Antikörper auf. Insgesamt handelt es sich um einen außer bei Dermatomyositispatienten mit Lungenkrankheit seltenen Befund. Mehr als 75 % der Patienten mit Dermatomyositis weisen antinukleäre Antikörper (ANA) auf. Patienten mit malignomassoziierter Dermatomyositis entwickeln in der Regel keine Lungenfibrose und Patienten mit Lungenfibrose in der Regel kein Malignom.

Am häufigsten tritt die Dermatomyositis im Gefolge eines Ovarialkarzinoms auf, daneben aber auch bei zahlreichen anderen Malignomen, wie Mamma-, Bronchial- und Magenkarzinom sowie Lymphom. In etwa einem Drittel der Fälle geht das Malignom dem Exanthem voraus, in einem weiteren Drittel tritt es gleichzeitig mit dem Exanthem und in einem weiteren Drittel zwei Jahre nach der Diagnose der Dermatomyositis auf. Nach der Diagnose der Dermatomyositis muss auf jeden Fall mit einem altersangepassten Karzinom-Screening nach einem zugrunde liegenden Malignom gesucht werden. Die Dermatomyositis des Kindesalters ist nur selten malignomassoziiert.

Pathogenese: Die genaue Ätiologie der Dermatomyositis ist unbekannt. Eventuell tritt sie sekundär bei Veränderungen des humoralen Immunsystems auf. Der genaue Mechanismus wird derzeit intensiv untersucht.

Histologie: Die histologische Untersuchung der Hautbiopsie zeigt eine lymphozytäre Interface-Dermatitis. Entlang der Basalzellschicht sind verstreut hydropische Veränderungen zu finden. Es besteht eine unterschiedlich starke Epidermalatrophie sowie oft ein superfizielles und tiefes periadnexales lymphozytäres Infiltrat. Das reichliche Vorkommen von Mucin in der Dermis ist ein weiterer histologischer Hinweis. Die Muskelbiopsie zeigt oft eine Atrophie der beteiligten Muskeln mit dichtem Lymphozyteninfiltrat.

Behandlung: Es ist keine für die Dermatomyositis kurative Therapie bekannt, wobei manche Fälle spontan remittieren. Die malignomassoziierte Dermatomyositis geht bei Heilung des Malignoms in vollständige Remission. Rezidive der Dermatomyositis bei diesen Patienten sollten zur Suche nach einem Malignomrezidiv veranlassen. Die initiale Behandlung erfolgt in der Regel mit Prednison, das als unspezifisches Immunsuppressivum wirkt. Zur Vermeidung der Langzeitnebenwirkungen von Prednison ist fast immer die Zugabe einer steroidsparenden Substanz erforderlich. Bei manchen Patienten lässt sich die Krankheit durch eine geringere Prednisondosis in Kombination mit einer steroidsparenden Substanz eindämmen. Dazu wurden mit unterschiedlichem Erfolg verschiedene Substanzen, wie Hydroxychloroquin, Quinacrin, Ciclosporin, intravenösem Immunglobulin (IVIG), Azathioprin und Methotrexat, eingesetzt. Die Kombinationstherapie ist die Regel.

Die Notwendigkeit von Sonnenschutz kann nicht genügend betont werden. Topische Kortikosteroide lindern den Juckreiz und reduzieren die Rötung. Die Behandlung der juvenilen Dermatomyositis erfolgt ähnlich. Sie hat vermutlich eine bessere Prognose, weil weniger Fälle malignomassoziiert sind. Möglicherweise reduziert die frühzeitige Behandlung der juvenilen Dermatomyositis das Risiko für eine schwere Kalzinose im Krankheitsverlauf.

Haut- und Laborbefunde bei Dermatomyositis

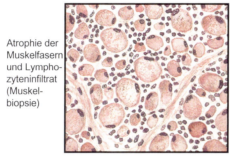

Ödem und heliotrope Verfärbung der Augenlider; Erythem
Schluckstörungen durch Ösophagusschwäche
Durch die proximale Muskelschwäche gebeugte Kopfhaltung

Gottron-Papeln. Erythematöse, noduläre Effloreszenzen auf den Fingern

Atrophie der Muskelfasern und Lymphozyteninfiltrat (Muskelbiopsie)

Immunglobulinablagerung im Blutgefäß eines Muskels (Immunfluoreszenz)

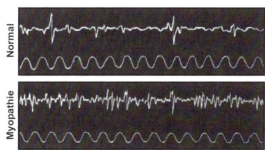

Die Elektromyografie zeigt Fibrillationen.

Laborbefunde
1. Unspezifische Hypergammaglobulinämie; niedrige Inzidenz von antinukleären Antikörpern und Rheumafaktor
2. Erhöhte Serumenzyme. Kreatinphosphokinase (CPK), Aldolase und Aspartataminotransferase (AST, SGOT)
3. Im Urin erhöhtes Kreatinin und Myoglobin

Abb. 4.20

Disseminierte intravasale Koagulopathie

Die disseminierte intravasale Koagulopathie (DIC) ist eine schwere Gerinnungsstörung, die durch unzählige Schädigungen des Körpers auftritt. Sie hat eine schlechte Prognose, sofern sie nicht früh im Krankheitsverlauf erkannt und behandelt wird. Bereits früh kommt es zu Hautmanifestationen, die immer weiter fortschreiten, sofern sich der Patient nicht erholt. Sie können zu Gangränen und Sekundärinfektionen, welche die Prognose weiter verschlechtern, führen. Die DIC ist eine terminale Erkrankung durch den Verbrauch von Gerinnungsfaktoren, die zu einer gleichzeitigen unkontrollierten Gerinnung und Blutung führen.

Klinisches Bild: Die DIC ist bei Männern und Frauen gleich häufig und tritt ohne ethnische Prädilektion auf. Sie geht mit zahlreichen Hautbefunden einher. Die Patienten sind oft schwerkrank und intensivpflichtig. Bei einem kleinen Teil der Patienten finden sich frühzeitig Hautbefunde, bei den übrigen treten sie erst nach der Diagnose der DIC auf. Initial finden sich kleine Petechien, die größer werden und zu großen erythematösen Maculae und Plaques verschmelzen. Eventuell besteht an den Extremitäten eine Livedo reticularis. Dieses fischnetzartige Bild findet sich auch bei anderen Hauterkrankungen. Die Petechien gehen schnell in dunkelrote Plaques über. Oft finden sich in den betroffenen Bereichen Ulzera, Nekrosen und Blasen. Mit fortschreitender Krankheit kann sich eine Gangrän entwickeln, da die Blutversorgung der Haut durch die Verklumpung der verschiedenen Komponenten des Gefäßsystems stark beeinträchtigt ist. Die Gangrän kann superinfizieren und bedeutet eine schlechte Prognose; die meisten dieser Patienten versterben. Auch bei früher, aggressiver Behandlung der DIC beträgt die Überlebensrate nur 40–50 %.

Das auslösende Ereignis der DIC ist oft multifaktoriell. Häufigste Ursachen sind Malignome (vor allem Leukämien), schwere Traumen, Sepsis und geburtshilfliche Komplikationen mit jeweils typischem klinischem Zusammenhang. Mit fortschreitender DIC bestehen gleichzeitig unkontrollierbare Blutungen und eine ungebremste Gerinnung und die Patienten versterben oft an Infektionen, Thrombosen oder Blutverlusten. Häufig finden sich eine Thrombozytopenie sowie eine verlängerte Blutungszeit, Prothrombinzeit (PT) und partielle Thromboplastinzeit (PTT). Durch den Fibrinogenverbrauch steigen die Fibrinabbauprodukte.

Pathogenese: Die DIC wird in eine überwiegend hämorrhagische und eine überwiegend thrombozytäre Form, deren Merkmale sich überschneiden, unterteilt. Ein auslösendes Ereignis, wie ein Trauma oder eine Infektion, löst die Gerinnungskaskade aus, wodurch die Gerinnungsfaktoren schneller verbraucht werden (oder bei starker Blutung verloren gehen) als sie ersetzt werden können. Schließlich sind alle Gerinnungsfaktoren verbraucht und es kommt zur Thrombose und Blutung.

Histologie: Die Untersuchung von Hautbiopsien erbringt eine Nekrose der darüberliegenden Epidermis sowie von Teilen der Dermis. Es besteht eine Thrombose der kleinen Venen und Arteriolen sowie eine ausgedehnte Blutung. Bei sepsisinduzierter DIC liefert die Biopsie oft Hinweise auf den auslösenden Mikroorganismus.

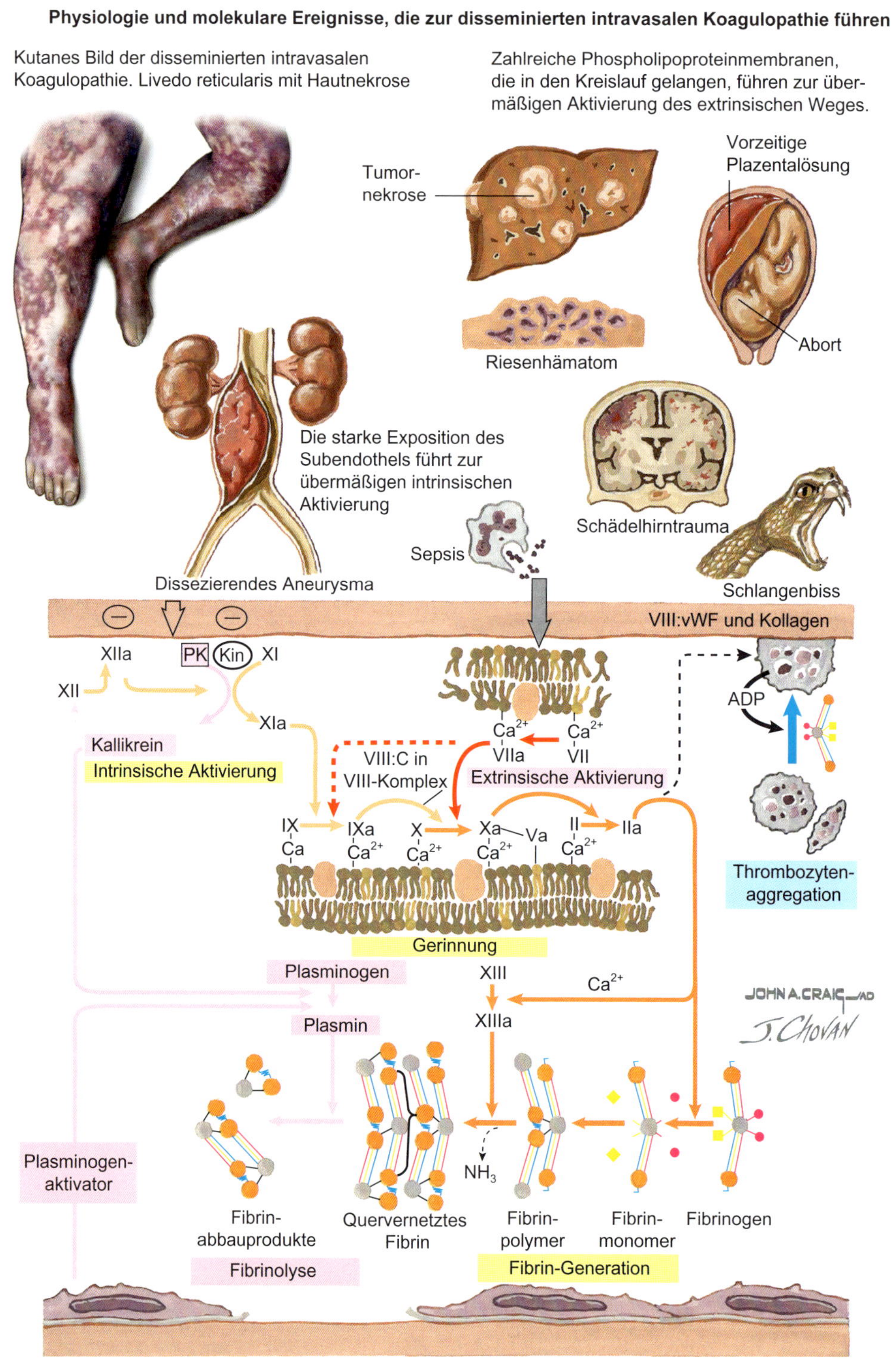

Abb. 4.21

Behandlung: Die Behandlung setzt das sofortige Erkennen und die supportive Therapie der Krankheit voraus. Wichtigster Aspekt ist die Behandlung der Ursache, daher muss eine zugrunde liegende Infektion entsprechend behandelt und bei traumatisch bedingter DIC die Blutung gestoppt und Gerinnungsfaktoren, die verloren wurden, ersetzt werden. Die Behandlung der DIC ist kompliziert und sollte auf einer Intensivstation erfolgen. Zur Reduktion der Thrombose und zum Ersatz der Gerinnungsfaktoren werden viele Substanzen eingesetzt. Es muss ein feines Gleichgewicht zwischen Gerinnung und Thrombose eingehalten werden. Patienten mit schwerer DIC haben eine schlechte Prognose.

Elastosis perforans serpiginosa

Die Elastosis perforans serpiginosa ist eine perforierende Hauterkrankung. Sie ist selten und entsteht vermutlich durch die transepidermale Elimination von elastischen Fasern aus der Dermis mit einem ungewöhnlichen serpiginösen Exanthem. Sie kann isoliert oder im Rahmen vieler Krankheiten, wie dem Down-Syndrom, dem Ehlers-Danlos-Syndrom und dem Marfan-Syndrom, auftreten.

Klinisches Bild: Die Elastosis perforans serpiginosa tritt bevorzugt bei jungen Erwachsenen auf und ist bei Männern vier- bis fünfmal häufiger als bei Frauen. Häufig ist der Hals betroffen. Das Exanthem beginnt in der Regel mit kleinen roten Papeln mit exkoriierter oder leicht ulzerierter Oberfläche. Initial steht Pruritus im Vordergrund. Im Laufe der Zeit verschmelzen die Papeln zu serpiginösen „wandernden" Läsionen, die anulär oder halbkreisförmig sein können. Das Exanthem kommt und geht, klingt aber oft innerhalb von 6 Monaten mit oder ohne Therapie wieder ab; es sind aber auch Verläufe über 5 Jahre in der Literatur beschrieben. Die meisten Fälle sind solitär. Bei zugrunde liegendem Down-Syndrom besteht oft nur eine Läsion mit oder ohne ausgedehnte Hautbeteiligung. Schätzungsweise 1 % der Patienten mit Down-Syndrom entwickelt im Laufe des Lebens ein derartiges Exanthem. Etwa 33 % der Fälle von Elastosis perforans serpiginosa treten im Rahmen anderer Erkrankungen auf (➤ Kasten). Für einen kleinen Teil der primären Fälle ist ein autosomal-dominanter Erbgang beschrieben. Von Penicillamin ist seit langem bekannt, dass es zu Störungen der elastischen Fasern führt und Hautläsionen ähnlich der Elastosis perforans serpiginosa auslöst.

Im Laufe der Zeit ulzeriert die Epidermis der Läsionen stecknadelkopfartig, sodass das darunterliegende fragmentierte, anormale elastische Gewebe heraustritt. Gleichzeitig jucken die Bereiche immer stärker und werden gelegentlich leicht schmerzhaft, häufig sind sie aber asymptomatisch. Für die Patienten und ihre Angehörigen sind die Läsionen vor allem von kosmetischer Bedeutung.

Histologie: Das anormal fragmentierte eosinophile elastische Gewebe lässt sich durch die Routinefärbung mit Hämatoxylin-Eosin darstellen. Mit Spezialfärbungen lässt sich das elastische Gewebe besser isolieren. Das Biopsat weist isolierte Bereiche mit epidermaler Akanthose auf, in denen sich ein Durchgang gebildet hat. Dieser Durchgang beginnt in der oberflächlichen Dermis, reicht bis zur Oberfläche der Epidermis und enthält anormales elastisches Gewebe, ein paar Histiozyten sowie gelegentlich Riesenzellen. Frühe Biopsien enthalten eine Keratinkappe über dem Durchgang.

Pathogenese: Das Exanthem entsteht durch die transepidermale Elimination von anormal fragmentierten elastischen Fasern. Die Ursache für diese Veränderung der elastischen Fasern ist, abgesehen von den durch Penicillamin ausgelösten Fällen, weiterhin unbekannt. Penicillamin stört die Bildung von elastischem Gewebe und die anormalen Fasern werden dann aus der Dermis ausgestoßen.

Behandlung: Es gibt zahlreiche Therapieversuche, die bestenfalls in Einzelfallberichten dargestellt wurden, aber keine randomisierten, prospektiven, placebokontrollierten Studien zur Behandlung dieser Krankheit. Mit unterschiedlichem Erfolg wurden zahlreiche destruktive Verfahren ausprobiert. Zum Nutzen der Kryotherapie existieren die meisten Informationen, aber auch ablative Kohlendioxidlaser haben gute Ergebnisse erzielt. Eine Therapie ist nicht erforderlich, weil die Läsionen fast immer spontan wieder abklingen.

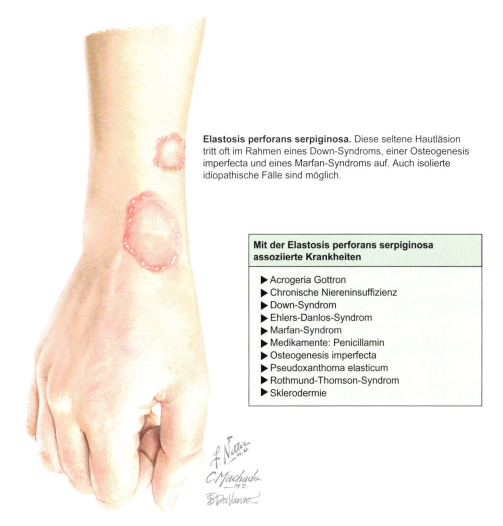

Elastosis perforans serpiginosa. Diese seltene Hautläsion tritt oft im Rahmen eines Down-Syndroms, einer Osteogenesis imperfecta und eines Marfan-Syndroms auf. Auch isolierte idiopathische Fälle sind möglich.

Mit der Elastosis perforans serpiginosa assoziierte Krankheiten

- Acrogeria Gottron
- Chronische Niereninsuffizienz
- Down-Syndrom
- Ehlers-Danlos-Syndrom
- Marfan-Syndrom
- Medikamente: Penicillamin
- Osteogenesis imperfecta
- Pseudoxanthoma elasticum
- Rothmund-Thomson-Syndrom
- Sklerodermie

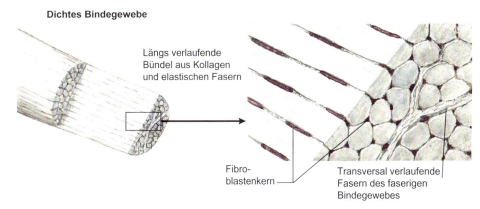

Abb. 4.22

Eruptive Xanthome

Die Akkumulation von Triglyzeriden in verschiedenen Geweben, wie der Haut, kann zu eruptiven Xanthomen führen. Die xanthomatösen Erkrankungen sind eine Gruppe von Krankheiten mit typischen klinischen, laborchemischen und systemischen Befunden. Gemeinsam ist ihnen eine Störung des Lipid- und Cholesterinstoffwechsels. Der Körper deckt 40 % seines täglichen Energiebedarfs mit Fettsäuren, die meist mit der Nahrung aufgenommen werden. Bei einem Überschuss werden Proteine und Kohlenhydrate in Triglyzeride umgewandelt und als künftige Energiequelle abgespeichert. Sie bilden die andere Quelle von freien Fettsäuren und Triglyzeriden des Körpers.

Der normale Triglyzeridstoffwechsel ist biochemisch komplex. Triglyzeride werden in freie Fettsäuren, die zu Acetyl-Coenzym A (Acetyl-CoA) abgebaut werden, umgewandelt. Acetyl-CoA wird im Zitronensäurezyklus oxidiert und in Adenosintriphosphat (ATP), einer der wichtigsten Energiequellen des Zellstoffwechsels, umgewandelt.

Mit der Nahrung zugeführte Triglyzeride werden durch die Gallensäuren im Dünndarmlumen zu freien Fettsäuren, die als Chylomikronen die Darmwand durchqueren, abgebaut. Dieser Prozess läuft innerhalb von 6 Stunden nach der Mahlzeit ab. Die Chylomikronen werden von vielen Geweben aufgenommen und durch die Lipoproteinlipase wieder zu freien Fettsäuren und Glyzerol umgebaut. Die freien Fettsäuren können zu Acetyl-CoA abgebaut, zur späteren Verwendung in Triglyzerid umgebaut und gespeichert oder zur Herstellung verschiedener Phospholipide verwendet werden. Die Speicherung von Energie in Form von Triglyzeriden ist ideal, weil sie mehr Energie liefern als Proteine oder Kohlenhydrate. Triglyzeride liefern 9 kcal/g Energie, Proteine und Kohlenhydrate hingegen nur 4 kcal/g. Störungen von Produktion, Abbau oder Speicherung der Triglyzeride führen zu Komplikationen mit kutanen und systemischen Befunden.

Eruptive Xanthome sind eine der Hautveränderungen bei Fettstoffwechselstörungen. Sie entstehen bei verschiedenen familiären Hyperlipoproteinämien (Typen I, III und V), durch Medikamente sowie als Komplikation bei Diabetes. Die Hautbefunde sind bei allen diesen Erkrankungen gleich. Eruptive Xanthome dürfen nicht mit tuberoeruptiven, tendinösen oder planaren Xanthomen, die eine andere biochemische Ursache und andere typische systemischen Merkmale haben, verwechselt werden. Die Behandlung von eruptiven Xanthomen erfolgt multidisziplinär endokrinologisch, kardiologisch und dermatologisch.

Klinisches Bild: Eruptive Xanthome treten, wie es der Name schon sagt, plötzlich auf (Stunden bis wenige Tage). Sie können grundsätzlich überall auf Haut und Schleimhäuten vorkommen, oft finden sie sich jedoch am Gesäß und an den Streckseiten. Sie imponieren als gelbliche bis hellrot-orange, kuppelförmige Papeln mit erythematösem Grund. Oft besteht ein leichter Pruritus sowie gelegentlich Druckschmerzhaftigkeit. Eruptive Xanthome sind bei Kindern und Erwachsenen selten, grundsätzlich aber bei Erwachsenen häufiger. Sie treten unabhängig von Geschlecht und ethnischer Zugehörigkeit auf.

Bei eruptiven Xanthomen und einem Mangel an Lipoproteinlipase besteht die seltene Hyperlipoproteinämie Typ I mit Beginn in der Kindheit mit signifikanter systemi-

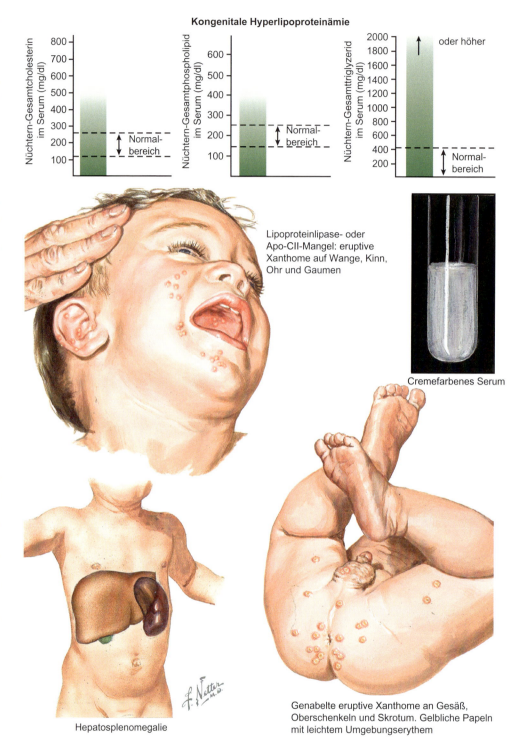

Abb. 4.23

scher Beteiligung und rezidivierenden Pankreatitiden und Hepatosplenomegalie. Triglyzeride und Chylomikronen sind stark erhöht, die Cholesterinspiegel hingegen sind normal. Am Auge kann eine Lipaemia retinalis auftreten, die sich nur funduskopisch nachweisen lässt. Das Sehvermögen ist in der Regel normal und der Patient ist sich seiner Augenveränderung nicht bewusst. Aufgrund des hohen Lipidgehalts des Blutes sind die Blutgefäße im Auge cremeweiß. Arterien und Venen sind gleichermaßen betroffen und lassen sich nur durch den Vergleich der Kaliber unterscheiden.

Der arterielle Lichtreflex fehlt. Die Gefäße erscheinen flach und der Rest des Fundus ist gleichmäßig cremefarben. Die Aktivitätsbestimmung der Lipoproteinlipase ist diagnoseweisend für die Hyperlipoproteinämie Typ I. Außerdem treten eruptive Xanthome im Rahmen der Hyperlipoproteinämie Typ III (familiäre Dysbetalipoproteinämie) und der Hyperlipoproteinämie Typ V auf. Typ III entsteht durch einen Defekt des für Apolipoprotein E kodierenden APOE-Gens. Dieses Protein ist für das Clearing von Chylomikronen und Lipoproteinen intermediärer Dichte entscheidend.

(Fortsetzung)

Zahlreichen Medikamenten wurde eine pathogenetische Bedeutung bei der Hypertriglyzeridämie zugeschrieben. Dazu gehören Isotretinoin, Kortikosteroide, Olanzapin, Proteasehemmer (vor allem Ritonavir) und Indometacin. Auch Alkoholabusus kann zur Hypertriglyzeridämie führen. Patienten mit eruptiven Xanthomen, die eines dieser Medikamente einnehmen, sollten es sofort absetzen oder auf eine Ausweichsubstanz umgestellt und nach der Behandlung erneut untersucht werden.

Der Diabetes ist die häufigste Ursache der Hypertriglyzeridämie und vermutlich auch der eruptiven Xanthome. Die normale Funktion der Lipoproteinlipase setzt das Vorhandensein von Insulin voraus. Demzufolge ist die Aktivität dieses Enzyms bei Insulinmangel reduziert und die Spiegel von Chylomikronen und Triglyzeriden erhöht.

Der Triglyzeridspiegel im Serum ist mit bis zu 2.000 mg/dl meist stark erhöht, gelegentlich wird sogar die Nachweisschwelle des Labors überschritten. Nach der Zentrifugation einer Blutprobe für ein paar Minuten bildet sich ein anteilig recht großer cremefarbener Triglyzeridüberstand. Gelegentlich sind dermaßen viele Triglyzeride vorhanden, dass die gesamte Blutprobe schon vor der Zentrifugation cremefarben ist.

Histologie: Histologisch ähneln eruptive Xanthome im Frühstadium dem Granuloma anulare. Bei der Bildung von eruptiven Xanthomen sind oft Neutrophile nachweisbar. Das neutrophile Infiltrat wird immer kleiner und verschwindet, sobald die Läsion etabliert ist. Biopsien sollten aus etablierten Läsionen (die seit 1–2 Tagen bestehen) entnommen werden, um mehr typische Befunde zu erhalten. Es finden sich Schaumzellen mit getüpfeltem Zytoplasma, allerdings nicht so viele wie bei tuberösen oder tendinösen Xanthomen. Ein typischer Befund ist extrazelluläres Fett zwischen den Kollagenbündeln.

Pathogenese: Alle mit eruptiven Xanthomen einhergehenden Krankheiten führen auf irgendeine Weise zur Hypertriglyzeridämie. Die gemeinsame pathogenetische Endstrecke der eruptiven Xanthome ist ein signifikant erhöhter Triglyzeridspiegel.

Behandlung: Im Vordergrund steht die Normalisierung der Triglyzeridspiegel. Medikamente, die eine Hypertriglyzeridämie begünstigen, müssen abgesetzt werden. Ein zugrunde liegender Diabetes muss aggressiv behandelt werden, um Glukosestoffwechsel und Insulinbedarf besser einzustellen. Bei familiärer Ursache sind Ernährungsumstellungen (um mittelkettige Triglyzeride zu meiden), mehr körperliche Aktivität und die Einnahme triglyzeridsenkender Medikamente, die unabhängig von der Ursache der Hypertriglyzeridämie gegeben werden (meist Fenofibrat und Gemfibrozil), erforderlich.

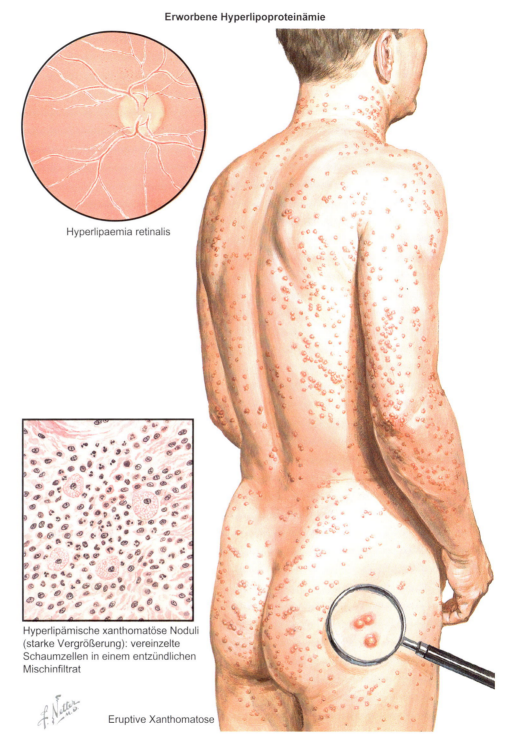

Erworbene Hyperlipoproteinämie

Hyperlipaemia retinalis

Hyperlipämische xanthomatöse Noduli (starke Vergrößerung): vereinzelte Schaumzellen in einem entzündlichen Mischinfiltrat

Eruptive Xanthomatose

Abb. 4.24

Erythema e calore

Das Erythema e calore ist ein seltenes Exanthem, das nach Exposition gegenüber einer externen Wärmequelle entsteht. Der Name wurde aus dem Lateinischen abgeleitet und bedeutet „Rötung durch Feuer". Das Erythema e calore tritt mit einem typischen Befund auf und hat nur wenige Differenzialdiagnosen. Aus unbekannten Gründen entwickeln nicht alle Menschen nach Kontakt mit einer externen Wärmequelle ein Erythema e calore. Viele Patienten weisen dieses Exanthem auf, ohne davon zu wissen. Beschriebene Ursachen sind Wärmflaschen, Heizkissen, Heizgeräte und Laptops. Nahezu jede externe Wärmequelle kann diese Reaktion auslösen. Das Erythema e calore wird auch als kalorisches Erythem bezeichnet. Die für die Auslösung der Reaktion erforderliche Temperatur ist unbekannt. Aus unbekannten Gründen tritt sie nicht bei heißen Vollbädern auf, vermutlich weil die Temperaturen nicht so hoch sind und es sich nicht um trockene Wärme handelt.

Klinisches Bild: Diese Veränderung tritt unabhängig von Geschlecht und ethnischer Zugehörigkeit auf. Auslöser ist eine in der Regel chronische und wiederholte exogene Wärmeanwendung an der Haut. Oft bemerken die Patienten eine feine, filigrane, rote, retikuläre Macula. Gelegentlich bleibt die entzündliche Phase unbemerkt und es erscheint nur eine retikuläre Hyperpigmentierung der Haut. Manche Patienten stellen einen Zusammenhang zwischen der Lage des Exanthems und der angewandten Wärme her. Oft ist der untere Rückenbereich nach Anwendung von Heizkissen oder Wärmflaschen bei chronischen lumbalen Rückenschmerzen betroffen; es sind aber alle möglichen Wärmequellen als Auslöser beschrieben. Laptops können bei längerem Betrieb sehr warm werden, sodass bei chronischem Betrieb des Laptops in direkter Hautnähe (z. B. auf den Oberschenkeln aufliegend) ein Erythema e calore auftreten kann. Die Diagnose basiert auf klinischen Befunden und der Anamnese. Oft muss gezielt nach der Verwendung einer Wärmequelle oder eines Laptops gefragt werden, weil dem Patient der Zusammenhang nicht bewusst ist. Es gibt Berichte über die Entwicklung von aktinischen Keratosen und Plattenepithelkarzinomen im Bereich eines Erythema e calore.

Pathogenese: Das Erythema e calore entsteht durch direkte Wärmewirkung auf die Haut. Die dafür erforderliche Temperatur ist nicht genau bekannt, dürfte aber bei 43–47 °C liegen. In jedem Fall muss eine wiederholte Exposition gegenüber Temperaturen, die unter dem für Verbrennungen erforderlichen Bereich liegen, bestehen. Das Risiko für ein Erythema e calore steigt mit der Häufigkeit und Länge der Expositionen. Wie dieses Exanthem genau entsteht, ist unbekannt.

Histologie: Oft besteht eine leichte Hautatrophie und in der Dermis findet sich elastotisches Gewebe. Die Reteleisten sind oft ausgedünnt. Manche Bereiche zeigen Veränderungen im Sinne aktinischer Keratosen. Auch eine vakuoläre Degeneration der Basalzellschicht ist möglich.

Behandlung: Ziel ist die Identifikation und Ausschaltung der externen Wärmequelle. Nach dauerhafter Beendigung der Exposition klingen die meisten Erytheme langsam über mehrere Monate ab. Oft persistiert jedoch ein Teil der hyperpigmentierten Bereiche. Die Anwendung von Pflegecremes und Cremes mit einem Retinoid, einem Kortikosteroid und einem Hautaufheller ist beschrieben. Außerdem wird die Lasertherapie zur Reduktion der Pigmentierungsstörung eingesetzt.

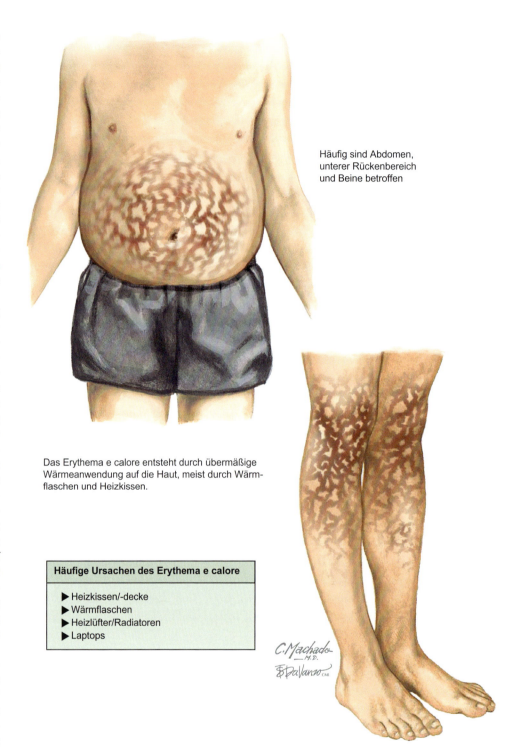

Häufig sind Abdomen, unterer Rückenbereich und Beine betroffen

Das Erythema e calore entsteht durch übermäßige Wärmeanwendung auf die Haut, meist durch Wärmflaschen und Heizkissen.

Häufige Ursachen des Erythema e calore

▶ Heizkissen/-decke
▶ Wärmflaschen
▶ Heizlüfter/Radiatoren
▶ Laptops

Abb. 4.25

Erythema anulare centrifugum

Das Erythema anulare centrifugum ist ein idiopathisches Exanthem aus der Familie der kreisförmigen Eritheme. Vermutlich handelt es sich um eine Hautreaktion auf viele verschiedene Antigene, wobei die genaue Pathogenese noch nicht feststeht. Das klinische Bild ist typisch und leicht zu erkennen. Auch die Pathologie ist typisch und hilft beim Ausschluss anderer Diagnosen. Sehr selten kann das Erythema anulare centrifugum im Rahmen von Malignomen auftreten.

Klinisches Bild: Oft manifestiert sich das Erythema anulare centrifugum schleichend. Es tritt unabhängig von Geschlecht und ethnischer Zugehörigkeit auf und besitzt eine einzigartige Morphologie. Initial imponieren kleine, livide Papeln, die sich langsam ausdehnen. Die Flecke des Erythema anulare centrifugum sind livide bis rot mit sich langsam ausdehnender Umrandung. Typischer Befund ist der zentripetal einwärts gerichtete Schuppensaum (trailing scale), der wenige Millimeter hinter dem sich zentrifugal ausbreitenden Rand des Exanthems folgt, ohne ihn zu erreichen. Mit Ausbreitung des Exanthems entsteht zentral ein freier, fleischfarbener Bereich. Bei einer Tinea hingegen ist die Schuppe der führende Anteil und geht dem sich ausbreitenden Erythem voraus. Die wichtigsten Differenzialdiagnosen des Erythema anulare centrifugum sind die Tinea corporis und die Mycosis fungoides. Mithilfe von Kaliumhydroxid (KOH) lassen sich Dermatophyten ausschließen und eine Biopsie grenzt die Mycosis fungoides ab.

Das Erythema anulare centrifugum kann asymptomatisch sein oder stark jucken. Häufig besteht ein leichter Pruritus. Häufigste Beschwerde ist die kosmetische Beeinträchtigung. Die Hautveränderungen betreffen bevorzugt den Rumpf und etwas seltener die Extremitäten. Das Gesicht ist nur selten einbezogen. Gelegentlich klingt es in einigen Bereichen ab, während in anderen schon neue Läsionen entstehen.

Pathogenese: Die genaue Ätiologie des Erythema anulare centrifugum ist unbekannt. Vermutlich handelt es sich um eine Reaktion auf viele verschiedene Antigene. Es gibt Hinweise darauf, dass es sich um eine Reaktion auf eine zugrunde liegende Tinea im Sinne einer Hypersensitivitätsreaktion vom Typ IV handelt. Es sind viele Auslöser, wie Infektionen (Pilze, Bakterien, Viren) und Medikamente, beschrieben; außerdem wurde das Erythema anulare centrifugum im Zusammenhang mit zahlreichen Malignomen beobachtet.

Histologie: Die Biopsie sollte vom sich zentripetal ausbreitenden Läsionsrand erfolgen. Es findet sich ein superfizielles und tiefes perivaskuläres Lymphozyteninfiltrat, das sich ausgesprochen typisch ärmelartig um die Gefäße legt. Das perivaskuläre Lymphozyteninfiltrat befindet sich vor allem in der Dermis und die Lymphozyten scheinen die Gefäßwände zu bedecken.

Behandlung: Das Erythema anulare centrifugum verläuft fast immer selbstlimitierend. Bei Verdacht auf eine zugrunde liegende Infektion klingt das Exanthem nach erfolgreicher antiinfektiöser Therapie ab. Das malignomassoziierte Erythema anulare centrifugum verläuft chronisch, klingt oft bei erfolgreicher Behandlung des Malignoms ab und rezidiviert mit dessen Rezidiv. Das arzneimittelinduzierte Erythema anulare centrifugum spricht auf das Absetzen der auslösenden Substanz an. Zur Reduktion von Erythem und Pruritus können topische Kortikosteroide, wie Triamcinolon, gegeben werden.

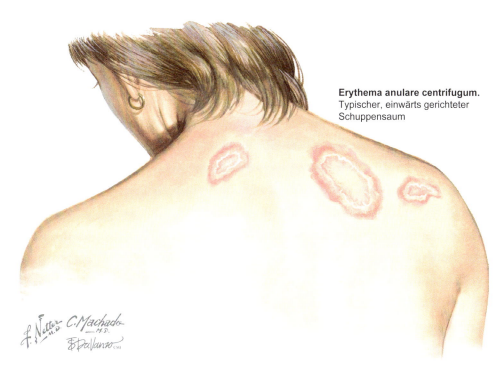

Erythema anulare centrifugum. Typischer, einwärts gerichteter Schuppensaum

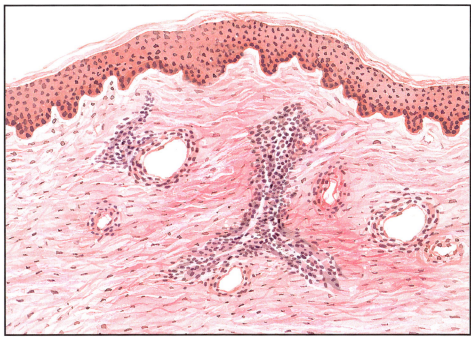

Histologie des Erythema anulare centrifugum mit perivaskulärem Infiltrat der Lymphozyten, das den Gefäßen „ärmelartig" aufliegt.

Abb. 4.26

Erythema exsudativum multiforme, Stevens-Johnson-Syndrom und toxische epidermale Nekrolyse

Das Erythema exsudativum multiforme minor, das Erythema exsudativum multiforme major, das Stevens-Johnson-Syndrom (SJS) und die toxische epidermale Nekrolyse sind jeweils Überempfindlichkeitsreaktionen überwiegend auf Medikamente oder Infektionen. Gelegentlich werden sie als eigenständige Krankheitsbilder mit unterschiedlicher Ätiologie betrachtet, was jedoch unbewiesen ist. Derzeit gelten sie als Kontinuum einer Krankheit mit unterschiedlich starker mukokutaner Beteiligung. Das Erythema multiforme minor ist das Krankheitsbild, das mit höchster Wahrscheinlichkeit eine eigenständige Entität ist, weil es häufiger durch Infektionen entsteht (z. B. Herpes-simplex-Virus, *Mycoplasma pneumoniae*) und vor allem Kinder betrifft. Die anderen Formen werden vorwiegend durch Medikamente ausgelöst. Zwar können fast alle Medikamente zu derartigen Reaktionen führen, die schwersten Hautreaktionen finden sich jedoch nur bei einigen wenigen, allen voran den Antibiotika (vor allem Sulfonamide), Antiepileptika sowie Allopurinol und den nichtsteroidalen Antiphlogistika (NSAID).

Klinisches Bild: Die Reaktionen treten unabhängig von Geschlecht und ethnischer Zugehörigkeit auf. Aus unbekannten Gründen sind Patienten mit einer HIV-Infektion weitaus häufiger von schweren Arzneimittelreaktionen betroffen als HIV-negative Kontrollen. Der Pathomechanismus dieser Reaktion ist nur schlecht verstanden.

Das *Erythema exsudativum multiforme minor* ist die häufigste Form dieser Hautreaktionen. Es tritt bevorzugt bei Kindern und jungen Erwachsenen auf und kann durch zahlreiche Infektionen und Medikamente ausgelöst werden. Auch eine Exposition gegenüber topischen Antigenen, wie dem Urushiol des Giftefeus, löst ein Exanthem ähnlich dem Erythema multiforme minor aus. Häufigste bekannte Ursache ist das Herpes-simplex-Virus. Das Exanthem des Erythema multiforme minor tritt im Rahmen einer Herpesvirusinfektion oder unabhängig davon auf und dauert meist 2–3 Wochen. Bei einem Teil der Patienten treten rezidivierende Episoden auf. Das Exanthem manifestiert sich akut als gut abgegrenzte, schießscheibenartige Macula mit rotem Zentrum, einem umgebenden Ring aus normal erscheinender Haut und einem ringförmigen Erythemsaum um die gesamte Läsion, der sehr gut von der normalen Haut abgegrenzt ist. Im Laufe eines Tages werden aus den Maculae ödematöse Plaques. Im weiteren Verlauf verfärbt sich das Zentrum der Läsion rotblau oder dunkelrot. Es können zwischen einer und in schweren Fällen hundert Läsionen vorhanden sein. Das Erythema multiforme minor betrifft auch Handflächen und Fußsohlen und imponiert dort oft recht deutlich und klassisch. In 20 % der Fälle finden sich auch an der Mundschleimhaut ödematöse lividrote Plaques sowie die typischeren Schießscheibenläsionen. Bei Befall weiterer Schleimhäute sollte nicht von einem Erythema multiforme minor gesprochen werden, sondern eher von einem Erythema multiforme major. Das Erythema multiforme minor klingt oft von allein wieder ab, rezidiviert aber häufig.

Das *Erythema exsudativum multiforme major* wird oft als mit dem Stevens-Johnson-Syndrom identisch betrachtet, was durchaus möglich sein kann, da Pathogenese und klinisches Bild häufig ähnlich sind. Allerdings gibt es subtile Unterschiede, die eine getrennte Klassifikation erfordern. Beide Krankheitsbilder werden meist durch Medikamente ausgelöst und betreffen auch signifikant die Schleimhäute. In schweren Fällen sind sogar die respiratorischen und gastrointestinalen Schleimhäute betroffen. Erythema multiforme major und Stevens-Johnson-Syndrom beginnen in der Regel mit Fieber und Krankheitsgefühl als unspezifische Prodromi. Fieber ist das häufigste nichtmukokutane Symptom. Das Exanthem manifestiert sich schleichend mit lividen Maculae, die rasch zentral dunkelrot-blau werden. Die typische Schießscheibenläsion des Erythema multiforme minor fehlt meist beim Stevens-Johnson-Syndrom, kann aber beim Erythema multiforme

Erythema multiforme, Stevens-Johnson-Syndrom und toxische epidermale Nekrolyse

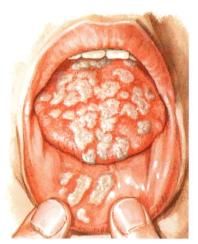

Erythema multiforme exsudativum

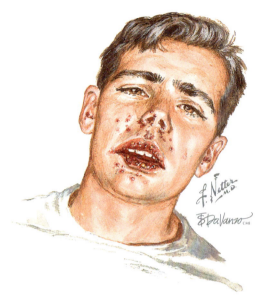

Stevens-Johnson-Syndrom

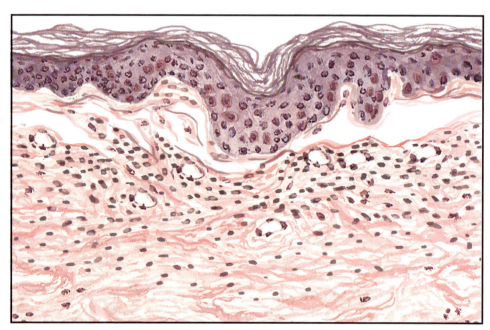

Alle besitzen ähnliche und einander überschneidende histologische Eigenschaften. Hier entsteht durch die Nekrose der darüberliegenden Epidermis eine subepidermale Blase. Es besteht ein perivaskuläres, überwiegend lymphozytäres Infiltrat.

Abb. 4.27

(Fortsetzung)

major, das sich vom Erythema multiforme minor durch den großflächigeren und auf zwei Schleimhäute ausgedehnten Befall unterscheidet, vorkommen.

Beim *Stevens-Johnson-Syndrom* bilden sich auf dem dunklen Läsionszentrum rasch zunächst kleine Bläschen, die zu größeren Blasen verschmelzen. Die Abgrenzung gegenüber der *toxischen epidermalen Nekrolyse* erfolgt anhand des von den Blasen betroffenen Bereichs der Körperoberfläche (KOF). Die meisten Autoren definieren das Stevens-Johnson-Syndrom als eine Blasenbildung auf 10 % der KOF und Beteiligung von mindestens zwei Schleimhäuten. Bei Befall von 10–30 % der KOF besteht eine Übergangsform und bei Befall von mehr als 30 % der KOF eine toxische epidermale Nekrolyse. Ein objektiver Test, der am Bett durchgeführt werden kann, ist der leichte seitliche Druck auf die Kante einer Blase. Wenn sie sich dabei ausbreitet oder größer wird, bedeutet dies eine Ablösung der Epidermis von der Dermis *(Nikolsky-Zeichen)*.

Pathogenese: Das Erythema multiforme major/Stevens-Johnson-Syndrom ist vermutlich eine Überempfindlichkeitsreaktion auf bestimmte Medikamente, die als Antigen wirken oder zu einem erkennbaren Antigen abgebaut werden. Antikörper binden an dieses Antigen und bilden Antigen-Antikörper-Komplexe, die sich in der Haut und andernorts ablagern und eine Entzündungskaskade sowie das klinische Bild auslösen.

Histologie: Typisch für das Erythema multiforme minor und major ist ein akutes entzündliches Infiltrat entlang der Übergangszone von Dermis und Epidermis. Das Stratum corneum ist normal. Es besteht eine Interface-Dermatitis mit vakuolärer Degeneration der Basalzellschicht, die zur Nekrose und zum Tod der basilären Keratinozyten führt. Wenn sich die Nekrosen ausbreiten und verschmelzen, bilden sich kleine subepidermale Blasen. Das Erythema multiforme minor weist einige ähnliche Merkmale wie das fixierte Arzneimittelexanthem auf, unterscheidet sich von ihm aber durch die fehlenden Melanophageneruptionen. Biopsien der Läsionen des Stevens-Johnson-Syndroms und der toxischen epidermalen Nekrolyse zeigen eine stärkere Interface-Schädigung und Blasenbildung der Haut; Separationsebene ist der Subepidermalraum.

Behandlung: Die Therapie von Erythema multiforme minor und major erfordert supportive Pflege. Die Hautläsionen klingen in der Regel mit minimalen oder gar keinen Folgen ab. Topische Kortikosteroide reduzieren oft die Heilungszeit und den Juckreiz. Rezidivierende Episoden des Erythema multiforme durch das Herpesvirus werden durch die Langzeitgabe von Virustatika (z. B. Aciclovir) behandelt. Dies reduziert die Rezidive der Herpes-simplex-Infektion und die Stärke des Erythema multiforme. Orale Läsionen werden topisch mit Analgetika sowie in schweren Fällen mit oralen Kortikosteroiden behandelt.

Das lebensbedrohliche Stevens-Johnson-Syndrom kann in eine toxische epidermale Nekrolyse übergehen. Bei beiden Krankheitsbildern muss der Auslöser identifiziert und abgesetzt und die Infektion entsprechend behandelt werden. Wichtig ist eine aggressive supportive Therapie mit Wundtoilette und Flüssigkeits- sowie Elektrolytsatz. Die meisten Patienten mit großflächiger Erkrankung profitieren von den Erfahrungen eines Verbrennungszentrums. Das Stevens-Johnson-Syndrom und toxische epidermale Nekrolyse werden ähnlich wie Verbrennungen behandelt. Es besteht kein Konsensus über die medikamentöse Behandlung. Die frühzeitige Gabe von oralen Kortikosteroiden kann die Ausdehnung der Krankheit reduzieren, erhöht aber die Gefahr einer Sekundärinfektion und sollte bei infektiöser Krankheitsgenese nicht erfolgen. Im späteren Krankheitsverlauf sind sie nicht mehr von Nutzen, sondern erhöhen nur die Gefahr von Nebenwirkungen. Die Behandlung mit intravenösem Immunglobulin (IVIG) wurde mit unterschiedlichem Erfolg durchgeführt. Bei frühzeitiger Gabe beeinflussen sie den Krankheitsverlauf, bei später Gabe sind sie kaum noch von Nutzen. Die Prognose hängt vom Anteil der von Blasen betroffenen KOF ab. Je mehr Haut betroffen ist, umso schlechter ist die Prognose.

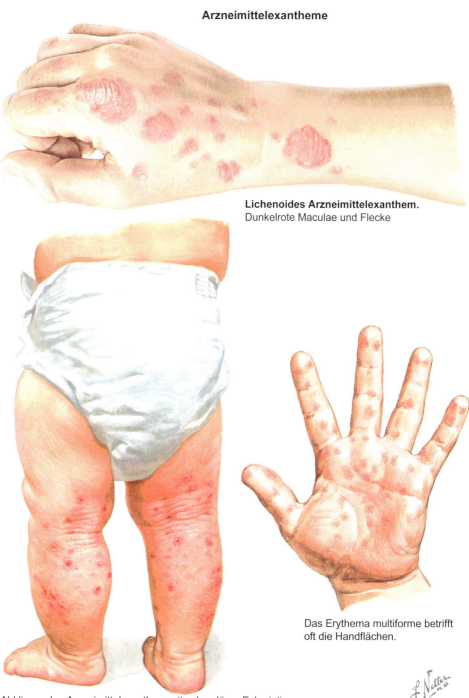

Arzneimittelexantheme

Lichenoides Arzneimittelexanthem. Dunkelrote Maculae und Flecke

Das Erythema multiforme betrifft oft die Handflächen.

Abklingendes Arzneimittelexanthem mit sekundären Exkoriationen. Es beginnt in der Regel am Rumpf und breitet sich dann auf die Extremitäten aus.

Abb. 4.28

Erythema nodosum

Das Erythema nodosum ist eine idiopathische Form der Pannikulitis, die bei zahlreichen entzündlichen und infektiösen Erkrankungen, meist im Rahmen von Schwangerschaften sowie bei Einnahme oraler Kontrazeptiva, auftritt. Das Erythema nodosum ist eine Sekundärreaktion auf eine Grunderkrankung, die in der Regel spontan wieder abklingt, manchmal jedoch schwer zu behandeln ist. Das Erythema nodosum tritt fast immer an den Schienbeinen auf.

Klinisches Bild: Das Erythema nodosum betrifft unabhängig von der ethnischen Zugehörigkeit meist junge erwachsene Frauen. Die Hautveränderungen beginnen schleichend mit kleinen, schmerzhaften Regionen in der Dermis, aus denen feste, schmerzhafte dermale Knoten werden. Oft sind beide Schienbeine gleichzeitig betroffen. Die Läsionen können multifokal oder solitär auftreten. Bei den meisten Patienten sind mehrere Bereiche von unterschiedlich großen Läsionen betroffen. Auch andere Körperbereiche können einbezogen sein, was jedoch ausgesprochen selten ist. Die über diesen dermalen Knoten liegende, normal erscheinende Epidermis ist oft leicht rot oder livide verfärbt. Bei Ulzerationen sollten andere Diagnosen erwogen werden und eine Biopsie erfolgen. Obwohl sich fast alle Fälle klinisch diagnostizieren lassen, sind bei atypischer Lage oder ungewöhnlichem Bild, wie Ulzerationen, Oberflächenveränderungen, palpabler Purpura oder anderen Merkmalen, die nicht zu einem klassischen Erythema nodosum passen, Hautbiopsien erforderlich.

Die Diagnose eines Erythema nodosum sollte zur Suche nach Grunderkrankungen veranlassen. Eine der häufigsten Ursachen sind orale Kontrazeptiva, die bei vermutetem Zusammenhang abgesetzt werden sollten. Danach klingen die Läsionen des Erythema nodosum in der Regel ab. Eine weitere häufige Ursache ist eine Schwangerschaft, in deren Verlauf sich die Läsionen oft schwer behandeln lassen. Nach der Entbindung verschwinden sie jedoch von allein. Außerdem kann das Erythema nodosum bei einem Sarkoid auftreten. Das Löfgren-Syndrom ist ein akutes Sarkoid mit einer Kombination aus Fieber, Erythema nodosum und bilateraler hilärer Adenopathie. Bei einem Erythema nodosum unbekannter Ursache sollte eine Röntgenaufnahme des Thorax erfolgen, um ein Sarkoid, eine mykotische sowie eine atypische Infektion auszuschließen. Das durch den Pilz *Coccidioides immitis* ausgelöste Talfieber (Kokzidioidomykose), wurde mit der Entwicklung eines Erythema nodosum in Verbindung gebracht. Diese Pilzinfektion sollte bei Patienten ausgeschlossen werden, die sich in Endemiegebieten aufgehalten oder dort gelebt haben. Auch Streptokokkeninfektionen und eine Tuberkulose kommen infrage. Außerdem wurde das Erythema nodosum bei entzündlichen Darmerkrankungen und Hodgkin-Lymphom beschrieben.

Histologie: Das Erythema nodosum ist eine primär septale Pannikulitis. Die Entzündung betrifft primär die fibrösen Septen im Subkutangewebe, die das Gerüst des Fettgewebes bilden. Es besteht keine Vaskulitis; ihr Vorhandensein ist ein Hinweis auf eine andere Diagnose. Die darüberliegende Dermis weist ein superfizielles und tiefes perivaskuläres Infiltrat auf. Typisch sind Miescher-Radiärknötchen aus multiplen Histiozyten um eine zentrale Spalte. Außerdem enthält das Septuminfiltrat auch mehrkernige Riesenzellen.

Pathogenese: Die Ätiologie des Erythema nodosum ist unbekannt. Vermutlich handelt es sich um eine Überempfindlichkeitsreaktion gegen unterschiedliche Reize. Möglicherweise befindet sich das zu den Antikörper-Antigen-Komplexen führende Antigen im Septalbereich des Fettgewebes.

Behandlung: Die Behandlung erfolgt primär symptomatisch. Wichtig ist der Ausschluss einer Grunderkrankung. Das Erythema nodosum wird durch Medikamente oder Schwangerschaften ausgelöst und klingt spontan wieder ab, sobald das Medikament abgesetzt wurde oder die Schwangerschaft beendet ist. Bei zugrunde liegender Infektion, Malignom oder entzündlicher Darmerkrankung besteht das Exanthem oft länger oder kommt und geht. Medikamente der Wahl sind topische Kortikosteroide, Kompressionsstrümpfe, Hochlagerung und nichtsteroidale Antiphlogistika. Schwere Fälle werden mit einem kurzen Prednisonzyklus behandelt. Auch übersättigtes Kaliumiodid und Colchicin sind von Nutzen.

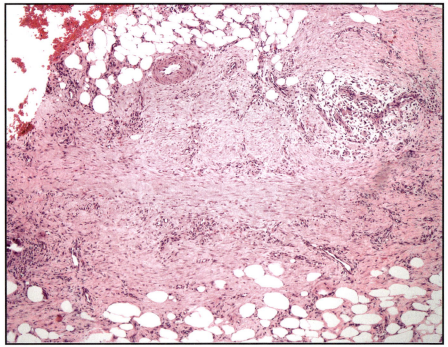

Das Erythema nodosum tritt bei < 5 % mit entzündlichen Darmerkrankungen auf. Häufig sind die Schienbeine betroffen.

Ein Eckpfeiler der Therapie ist die Hochlagerung der Beine.

Hauptformen der Pannikulitis
Überwiegend septale Pannikulitis
▶ Erythema nodosum
Überwiegend lobuläre Pannikulitis
▶ Lipodermatosklerose
▶ α1-Antitrypsinmangel-Pannikulitis
▶ Erythema induratum
▶ Sclerema neonatorum
▶ Traumatische Pannikulitis
▶ Pankreatische Pannikulitis

Das Erythema nodosum ist eine Pannikulitis überwiegend der septalen Anteile des Fettgewebes. Das septale Gewebe ist durch ein Lymphozyteninfiltrat aufgetrieben.

Abb. 4.29

Angiokeratoma corporis diffusum

Das Angiokeratoma corporis diffusum (Fabry-Krankheit) ist eine seltene lysosomale Speicherkrankheit durch den Mangel von Ceramidtrihexosidase (α-Galaktosidase A), die X-chromosomal-rezessiv vererbt wird. Der Enzymdefekt führt zur Störung des Metabolismus von Globotriaosylceramid (Ceramidtrihexosid) und zur Akkumulation dieser Lipide in verschiedenen Körpergeweben. Betroffen sind Haut, Nieren, kardiovaskuläres System, Augen und Nervensystem. Es gibt keine bekannte Heilung, aber vielversprechende Fortschritte bei der Enzymersatztherapie. Männer sind schwerer betroffen als Frauen, die unterschiedlich stark erkranken oder als Carrier dienen. Das Angiokeratoma corporis diffusum betrifft etwa 1 von 50.000 Männern. Die Mortalitätsrate steigt und das durchschnittliche Sterbealter beträgt bei klassischer Krankheit 40 Jahre.

Klinisches Bild: Die klinischen Manifestationen beginnen allmählich im Laufe der Kindheit; durchschnittliches Erkrankungsalter liegt bei 5–6 Jahre. Initialsymptom sind meist Akroparästhesien. Die Patienten haben schwere Schmerzepisoden in Händen und Füßen, die Minuten bis Stunden oder in Extremfällen auch Tage dauern können. Der Schmerz wird oft als brennend beschrieben und durch Stressphasen ausgelöst. Er geht mit Ausbrüchen einer Hypohidrose oder seltener Anhidrose einher. Die Unfähigkeit zu schwitzen führt zu Wärmeerschöpfung und Wärmeintoleranz. Außerdem besteht eine unterschiedlich ausgeprägte Schwerhörigkeit.

Hautbefunde sind zahlreiche Angiokeratome in ungewöhnlicher Verteilung. Diese feinen, roten, hyperkeratotischen Papeln treten an Rumpf und unteren Extremitäten auf und liegen fast immer zwischen Nabel und Knien. Die Zahl der Angiokeratome nimmt mit der Zeit zu und erreicht irgendwann die Tausende. Auch an den Schleimhäuten können Angiokeratome auftreten. Kinder oder junge Erwachsene mit multiplen Angiokeratomen sind immer verdächtig auf ein Angiokeratoma corporis diffusum und sollten zur Suche nach weiteren Symptomen dieser Krankheit veranlassen. Besteht ein Angiokeratoma corporis diffusum, sollten die Patienten in ein darauf spezialisiertes Zentrum überwiesen werden.

Typischer Augenbefund ist die Cornea verticillata, wirbelartige Korneatrübungen, die bei der Spaltlampenuntersuchung zu erkennen sind und das Sehvermögen nicht beeinträchtigen.

Im Laufe der Zeit entwickeln die Patienten eine progressive Niereninsuffizienz. Frühzeichen ist oft eine asymptomatische Proteinurie. Die ständige Nierenschädigung führt zur chronischen und schließlich terminalen Niereninsuffizienz. Das Urinsediment enthält oft Lipidakkumulationen in Form von Malteserkreuzen. Kardiovaskuläre Veränderungen sind möglich und führen zur ischämischen Herzkrankheit. Schlaganfälle und zerebrovaskuläre Erkrankungen sind häufig und führen bei diesen Patienten zu einer signifikanten Mortalität.

Die Diagnose der Fabry-Krankheit erfolgt durch die Bestimmung der α-Galaktosidase A im Serum. Männer mit klassischem Krankheitsbild weisen weniger als 1% der normalen Enzymaktivität auf. Durch eine DNA-Gensequenzanalyse lässt sich der Gendefekt isolieren. Bei Frauen ist die Gentestung die einzige zuverlässige Diagnostik, da weibliche Carrier eine Restaktivität im Serum aufweisen.

Behandlung: Zur Behandlung der Akroparästhesien werden viele Medikamente, in der Regel Antiepileptika, verwendet. Phenytoin und Gabapentin reduzieren Frequenz und Dauer der Schmerzepisoden. Früher gab es keine spezifische Therapie. Im Endstadium war oft eine Nierentransplantation erforderlich. Seit 2003 ist eine Enzymersatztherapie verfügbar, die sich inzwischen auf die Morbidität dieser Patienten auswirkt. Für die Beurteilung der Effekte auf die Mortalität sind Langzeitstudien erforderlich.

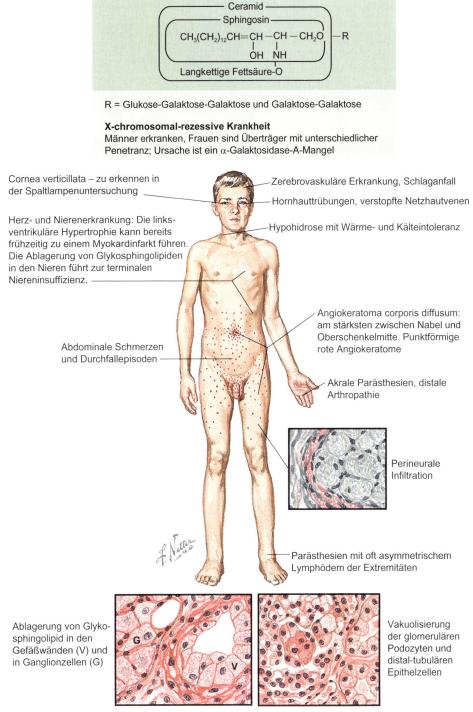

Abb. 4.30

Fixiertes Arzneimittelexanthem

Fixierte Arzneimittelexantheme machen bis zu 20% aller kutanen Arzneimittelreaktionen aus. Sie können überall am Körper auftreten und werden durch sehr viele Medikamente, insbesondere aber durch in frei verkäuflichen Abführmitteln enthaltenes Phenolphthalein, ausgelöst. Nachdem die zahlreichen Nebenwirkungen dieser Substanz bekannt wurden, wurde es vom Markt genommen und hat nur noch historische Bedeutung. Fixierte Arzneimittelexantheme sind in mehrfacher Hinsicht klinisch und histologisch einzigartig. Die genaue Pathogenese ist unbekannt.

Klinisches Bild: Klinisch imponieren fixierte Arzneimittelexantheme als ovale bis runde, dunkel- bis blaurote Maculae mit minimalen Oberflächenveränderungen und gelegentlich bullösen Reaktionen. Bemerkenswert ist, dass es bei erneuter Exposition immer wieder im selben Bereich rezidiviert, auch wenn zwischen den Expositionen Monate vergehen. Häufig sind die Glans penis, die Mundschleimhaut und die Hände betroffen, wobei grundsätzlich jeder Hautbereich einbezogen sein kann. Meist treten die Läsionen nur an einer Stelle auf, gelegentlich aber auch an mehreren, in der Regel aber an weniger als fünf, sowie vereinzelt ausgedehnt. In diesen Fällen gehört das Erythema multiforme zu den Differenzialdiagnosen. Weiteres typisches Merkmal ist eine postinflammatorische Hyperpigmentierung, die nach dem Abklingen auftritt. Sie entsteht durch eine umfangreiche Pigmentinkontinenz durch die Störung der Übergangszone zwischen Epidermis und Dermis. Diese Hyperpigmentierung klingt oft erst über Monate bis Jahre ab.

Die Liste der Medikamente, die zu einem fixierten Arzneimittelexanthem führen können, wächst immer weiter. Die häufigsten Auslöser sind Sulfonamid-Antibiotika, nichtsteroidale Antiphlogistika und Tetrazykline. Auch zahlreiche frei verkäufliche Substanzen, wie Paracetamol und Phytopharmaka, sollen fixierte Arzneimittelexantheme auslösen können. Daher ist eine umfangreiche Arzneimittelanamnese aller eingenommenen Präparate erforderlich.

Histologie: Fixierte Arzneimittelexantheme gehören zu den lichenoiden Hautkrankheiten und weisen ein starkes lichenoides Lymphozyteninfiltrat auf. Es geht mit deutlichen vakuolären Veränderungen des Stratum basale der Epidermis und der Bildung nekrotischer Keratinozyten (Civatte-Körperchen) einher. Grundsätzlich besteht eine Melanininkontinenz in der Dermis, anhand derer es sich von anderen lichenoiden Reaktionen unterscheidet. Die Blasen der bullösen Variante entstehen im Subepidermalraum. Extrem selten ist eine Variante mit Hinweisen auf eine Vaskulitis.

Pathogenese: Die Ätiologie ist unbekannt. Studien haben $CD8^+$ T-Zellen als primären Zelltyp im entzündlichen Infiltrat ergeben. Diese anormale Immunreaktion ist für den Gewebeschaden verantwortlich. Die genaue Interaktion und der Mechanismus, über den bestimmte Medikamente mit dem Immunsystem suszeptibler Menschen reagieren und zum fixierten Arzneimittelexanthem führen, sind unbekannt.

Behandlung: Im Vordergrund stehen die korrekte Diagnose und das Absetzen der auslösenden Substanz. Anschließend heilen die Läsionen binnen Monatsfrist. Mittelstarke bis potente topische Kortikosteroide lindern den Juckreiz und beschleunigen oft die Heilung. Fixierte Arzneimittelexantheme hinterlassen nach dem Abheilen der Primärläsion einen Bereich mit postinflammatorischer Hyper- oder Hypopigmentierung. Diese Pigmentstörung kann Monate bis Jahre andauern.

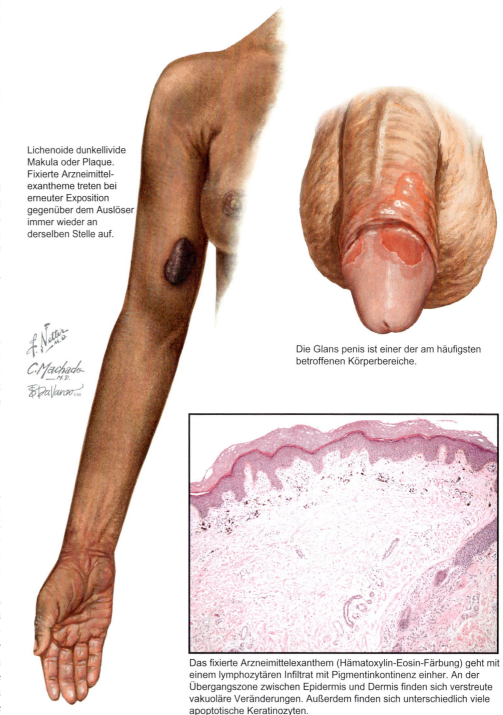

Lichenoide dunkellivide Makula oder Plaque. Fixierte Arzneimittelexantheme treten bei erneuter Exposition gegenüber dem Auslöser immer wieder an derselben Stelle auf.

Die Glans penis ist einer der am häufigsten betroffenen Körperbereiche.

Das fixierte Arzneimittelexanthem (Hämatoxylin-Eosin-Färbung) geht mit einem lymphozytären Infiltrat mit Pigmentinkontinenz einher. An der Übergangszone zwischen Epidermis und Dermis finden sich verstreute vakuoläre Veränderungen. Außerdem finden sich unterschiedlich viele apoptotische Keratinozyten.

Abb. 4.31

Gicht

Gicht gehört zu den kristallinduzierten Arthropathien und entsteht durch das Ausfällen von Harnsäurekristallen in Gelenkräumen, Nieren und Hautläsionen. Sie hat eine akute und eine chronische Phase mit unterschiedlichem klinischem Bild und unterschiedlicher Behandlung. Die Immunreaktion des menschlichen Körpers gegen Harnsäurekristalle erzeugt mehr Schaden als die Kristalle selbst. Die Gicht ist seit Jahrhunderten bekannt und klinisch leicht zu diagnostizieren. Mitverantwortliche Ursachen sind Medikamente, genetische Prädisposition und Ernährungsgewohnheiten. Es gibt noch weitere kristallinduzierte Arthropathien, insbesondere die durch Kalziumpyrophosphatkristalle verursachte, die als Differenzialdiagnosen der Gicht dienen.

Klinisches Bild: Die Gicht betrifft vorwiegend Männer. Klassisches Bild einer akuten Gichtattacke ist die *Podagra*, die ebenfalls seit Jahrhunderten beschrieben ist. Sie manifestiert sich als akute Monoarthritis vor allem des Großzehengrundgelenks. Klinische Zeichen sind eine Rötung, Schwellung und Überwärmung des Gelenks mit starken Schmerzen. Oft wird die Podagra als eine der schmerzhaftesten Erfahrungen, die ein Patient machen kann, bezeichnet. Ein diagnostischer Hinweis ist, dass die Schmerzen weitaus schwerer sind, als es der klinische Befund vermuten lässt. Die Patienten tolerieren nicht die leichteste Bewegung oder Berührung, können keine Schuhe tragen oder den Fuß belasten und ertragen oft nicht einmal ein dünnes Laken auf dem betroffenen Gelenk. Oft treten akute Attacken auf, die unbedingt behandelt werden müssen. Unbehandelt dauert ein akuter Gichtanfall 7 Tage oder länger. Jedes Gelenk des Körpers kann betroffen sein, weitaus am häufigsten aber das Großzehengrundgelenk. Diagnoseweisend sind Laborwertveränderungen, wie eine fast immer vorhandene Leukozytose mit Linksverschiebung. Auch die Akut-Phase-Marker, wie Blutsenkungsgeschwindigkeit (BSG), Ferritin und C-reaktives Protein, sind erhöht.

Die Diagnose kann am Bett durch Gelenkaspiration und mikroskopische Untersuchung gestellt werden. Dazu wird das Gelenk mit einer feinen Nadel punktiert und das Aspirat anschließend unter dem Polarisationsmikroskop untersucht. Dabei zeigen sich nadelartige, langgezogene Harnsäurekristalle, die frei in der Synovia schwimmen und in den Leukozyten enthalten sind. Beim Röntgen des betroffenen Gelenks sind keine Harnsäurekristalle, sondern eine starke Weichgewebeschwellung zu erkennen. Die Serumharnsäure ist bei akuter Gicht oft normal oder leicht oder anormal erhöht und daher diagnostisch unzuverlässig.

Die *chronische Gicht* als Folge wiederholter akuter Gichtanfälle führt zur Gelenkzerstörung und chronischer Arthritis. Auch bei Patienten mit chronischer Gicht können Gichtattacken auftreten; zudem sind sie prädisponiert für die Entwicklung von Gichttophi, d. h. Ablagerungen von Harnsäurekristallen in der Haut. Sie können überall auftreten und liegen meist im Subkutangewebe. Sie ähneln klinisch anderen subkutanen Knoten, liegen oft an den Streckseiten der Gelenke, vor allem an Ellenbogen, Achillessehnen und Hände. Aus unbekannten Gründen treten auch an der Ohrmuschel oft Tophi auf. Die Knoten werden dünner und z. T. durchscheinend. Oft wirken sie gelblich unter der Haut und gelegentlich finden sich unmittelbar unter der Haut Kristallklumpen. Verletzungen führen gelegentlich zur Ulzeration der Knoten mit Kristallaustritt. Die Bleigicht ist eine Sonderform durch den Verzehr von selbst gemachtem Schwarzgebrannten, der mit Blei kontaminiert ist.

Pathogenese: Gicht entsteht durch erhöhte Harnsäurespiegel bei reduzierter Sekretion, vermehrter Produktion oder erhöhter Zufuhr von Harnsäure. Meist scheiden die Nieren zu wenig Harnsäure aus. Die Ursache dafür kann genetisch sein oder durch die Aufnahme von Substanzen, die mit dem Harnsäuretransport kompetieren, vor allem Alkohol und Schleifendiuretika, hervorgerufen werden. Normalerweise entsteht Harnsäure durch den Abbau von Purinnukleotiden. Patienten mit Lesch-Nyhan-Syndrom besitzen einen Defekt in der Hypoxanthin-Guanin-Phosphoribosyltransferase (HGPRT), für die das HPRT1-Gen kodiert und die entscheidend für das Purin-Recycling ist. Dieses Syndrom kommt bei Kindern vor und kann zu einer schweren neurologischen Krankheit, die mit schwerer

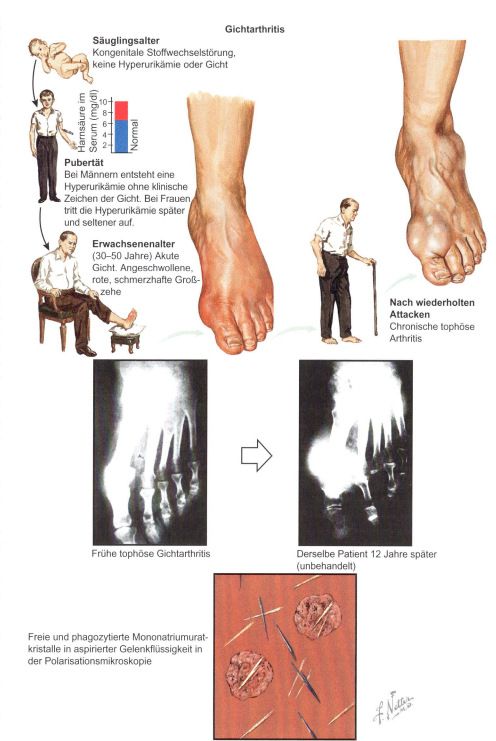

Abb. 4.32

(Fortsetzung)

Gicht einhergeht, führen. Bestimmte Chemotherapien führen zum schweren sofortigen Absterben zahlreicher Leukozyten mit Freisetzung großer Mengen von Harnsäure, welche die normale Körperausscheidung überschreitet, sodass es zur Gicht kommt. Nahrungsmittel mit hohem Puringehalt sollten von Gichtpatienten gemieden werden, da sie die Krankheit exazerbieren.

Histologie: Biopsien erfolgen bei Gicht nur selten, da das klinische Bild oft diagnostisch ist. Gewebeproben aus Tophi sollten mit Alkohol fixiert werden, da Formalin die Harnsäurekristalle auflöst, sodass sie histologisch übersehen werden. Die Diagnose kann trotzdem anhand der nadelförmigen Spalten, welche die aufgelösten Kristalle zurücklassen, gestellt werden. In alkoholfixiertem Gewebe imponieren die Kristalle unter polarisiertem Licht als nadelförmige, doppelbrechende Kristalle. Die histologische Unterscheidung zwischen Gicht und Kalziumpyrophosphatarthropathie ist in der Regel unproblematisch. Die Kristalle der Pseudogicht sind rhomboid und schwach doppelbrechend.

Behandlung: Therapeutisches Ziel bei akuter Gicht ist die Schmerzkontrolle. Dafür werden seit Langem nichtsteroidale Antiphlogistika (NSAID) eingesetzt. Auch Indometacin wurde jahrelang viel verwendet. Acetylsalicylsäure sollte auf keinen Fall bei akuter Gicht gegeben werden, da es die Harnsäurespiegel bei Therapiebeginn vorübergehend erhöhen kann. Colchicin wird ebenfalls zur Attackentherapie der Gicht gegeben. Prednison kann die akute Entzündung, die Schmerzen und die Schwellung reduzieren. Medikamente zur Gichtprophylaxe werden im Akutfall nicht eingesetzt, da sie die Attacke verschlechtern können. Außerdem haben sie gelegentlich akute Attacken ausgelöst.

Die am häufigsten bei chronischer Gicht zur Prophylaxe akuter Attacken eingesetzten Medikamente sind Allopurinol und Probenecid. Allopurinol wird nur bei Überproduktion von Harnsäure gegeben und Probenecid bei zu geringer renaler Harnsäuresekretion. Bei bis zu einem Drittel der Patienten entsteht zu Beginn der Allopurinoltherapie ein Exanthem. In diesem Fall sollte es wieder abgesetzt werden, da es zu einer schweren Überempfindlichkeitsreaktion kommen kann. Allopurinol hemmt die purinabbauende Xanthinoxidase, wodurch beim Abbau der Purine weniger Harnsäure entsteht. Allopurinol war das erste zur Hemmung eines spezifischen Enzyms entwickelte Medikament.

Tophi werden durch die Langzeitgabe von Allopurinol oder Probenecid behandelt, um längerfristig die Harnsäure aus dem Gewebe zu mobilisieren und ihre Ausscheidung zu erhöhen. Dies kann Jahre dauern. Gelegentlich werden Tophi im Bereich von Gelenken zur Funktionsverbesserung oder operativ entfernt, eine weitere Indikation sind kosmetisch störende Tophi.

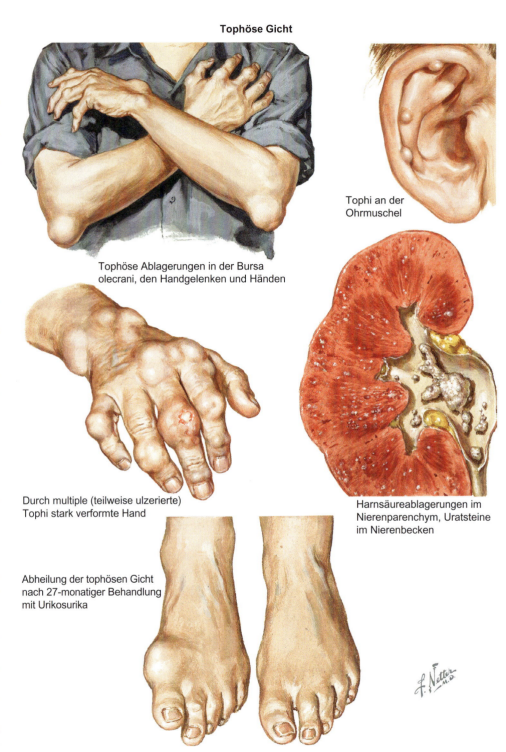

Tophöse Gicht

Tophöse Ablagerungen in der Bursa olecrani, den Handgelenken und Händen

Tophi an der Ohrmuschel

Durch multiple (teilweise ulzerierte) Tophi stark verformte Hand

Harnsäureablagerungen im Nierenparenchym, Uratsteine im Nierenbecken

Abheilung der tophösen Gicht nach 27-monatiger Behandlung mit Urikosurika

Abb. 4.33

Graft-versus-Host Disease

Durch die auch weiterhin steigende Anzahl von Knochenmarktransplantationen und die immer besseren Überlebensraten steigt auch die Prävalenz der Graft-versus-Host Disease (GVHD). Sie kann akut oder chronisch auftreten. Die akute GVHD manifestiert sich oft mit mukokutanen Veränderungen, die von einem leichten makulösen Exanthem bis zu lebensbedrohlichen Hautblasen führen. Die chronische kutane GVHD geht mit vollkommen anderen Symptomen einher. Außerdem treten beide Formen zu unterschiedlichen Zeitpunkten auf: die akute GVHD eher in den ersten 3 Monaten nach Transplantation, die chronische GVHD eher später, in der Regel mindestens 4 Monate nach der Transplantation.

Eine GVHD tritt nicht nur nach Knochenmarktransplantationen auf, sondern nach jeder Transplantation immunologischer und lebensfähiger Zellen mit nachfolgender Immunsuppression, z. B. einer Organtransplantation oder seltener einer Bluttransfusion. Durch die Verwendung leukozytendepletierten Blutes wurde das GVHD-Risiko nach Bluttransfusionen reduziert.

Klinisches Bild: Die *akute GVHD* ist eine häufige Komplikation nach Knochenmarktransplantation mit einer Inzidenz von bis zu 90 % und unterschiedlichem Ausmaß. Sie betrifft Männer und Frauen gleich häufig und ohne ethnische Bevorzugung. Bei akuter GVHD treten die Symptome in der Regel bald nach der Erholung der Zellzahl, meist 1–2 Wochen nach der Transplantation, auf. Exantheme in der ersten Woche nach einer Transplantation beruhen für gewöhnlich nicht auf einer GVHD. Oft sind die Haut, der obere und untere Verdauungstrakt und die Leber betroffen und diese Organsysteme werden zur Diagnosestellung der GVHD untersucht. Das Exanthem der akuten GVHD reicht von einem feinen makulapapulösen Exanthem bis zur schweren Blasenbildung der Haut ähnlich einer toxischen epidermalen Nekrolyse, die lebensbedrohlich sein kann. Die Entwicklung und der Verlauf einer akuten GVHD lassen sich kaum oder gar nicht vorhersagen. Da diese Patienten grundsätzlich zahlreiche Medikamente einnehmen, besteht die Differenzialdiagnose eines Arzneimittelexanthems. Histologisch lassen sich beide nicht unterscheiden. Die Koexistenz von Mukositis, Diarrhö und erhöhten Leberenzymen sind diagnoseweisend für eine akute GVHD.

Die *chronische GVHD* beginnt 3–6 Monate nach der Transplantation und betrifft meist die Haut. Es gibt zwei Formen der chronischen kutanen GVHD, die lichenoide und die sklerodermatöse. Die lichenoide Variante manifestiert sich mit Papeln, Flecken und Plaques, die überall auf der Haut auftreten können und eine gewisse Ähnlichkeit mit dem Lichen planus haben. Die sklerodermatöse Variante ist seltener und manifestiert sich mit verdickter, fester Haut mit poikilodermatösen Veränderungen. Die Hautoberfläche glänzt und verliert unterschiedlich viele ihrer Hautanhangsgebilde. Diese Form der chronischen GVHD kann auf einen kleinen Bereich begrenzt oder generalisiert auf der gesamten Haut auftreten. Die Morbidität hängt direkt vom Ausmaß des Hautbefalls ab.

Histologie: Histologisch ist keine Unterscheidung zwischen akuter GVHD und Arzneimittelexanthemen möglich. Die akute GVHD wird histologisch eingeteilt in die Grade 1–4. Beim Grad 1 bestehen vakuoläre und Interfaceveränderungen der basalen Schicht, beim Grad 2 sterben die Keratinozyten ab. Grad 3 zeigt eine Spaltbildung im subepidermalen Raum und Grad 4 Blasenbildung mit Ablösung der Epidermis.

Die lichenoide chronische GVHD zeigt eine lichenoide Dermatitis mit überwiegend lymphozytärem Infiltrat, die sklerodermatöse Form zeigt anormal dickes dermales Kollagen ähnlich wie bei der Sklerodermie.

Behandlung: Die Behandlung der akuten GVHD erfolgt anhand der klinischen Symptome und der Art der Hautläsionen. Häufig werden bei akuter und chronischer GVHD Kortikosteroide gegeben. Die akute Form wurde zudem mit Tacrolimus und Ciclosporin behandelt. Daneben werden auch viele andere Immunsuppressiva gegeben.

Die chronische GVHD ist schwer zu behandeln. Sie ist nicht heilbar, sodass durch die Behandlung eine Stabilisierung und Verbesserung der Hautfunktion und Besserung der funktionellen Leistungsfähigkeit angestrebt wird. Die Fototherapie wie auch die extrakorporale Photopherese werden mit Erfolg angewandt.

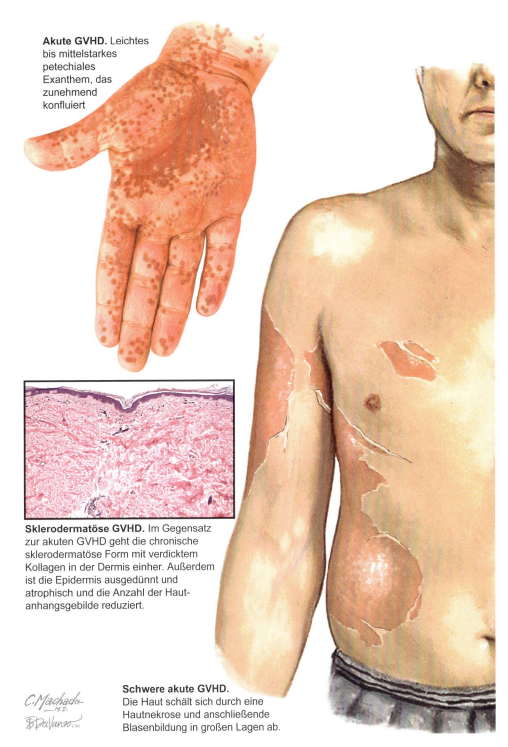

Akute GVHD. Leichtes bis mittelstarkes petechiales Exanthem, das zunehmend konfluiert

Sklerodermatöse GVHD. Im Gegensatz zur akuten GVHD geht die chronische sklerodermatöse Form mit verdicktem Kollagen in der Dermis einher. Außerdem ist die Epidermis ausgedünnt und atrophisch und die Anzahl der Hautanhangsgebilde reduziert.

Schwere akute GVHD. Die Haut schält sich durch eine Hautnekrose und anschließende Blasenbildung in großen Lagen ab.

Abb. 4.34

Granuloma anulare

Das Granuloma anulare ist ein häufiges Exanthem mit unbekannter Ätiologie und unterschiedlichen klinischen Formen: lokalisiert, generalisiert, subkutan, aktinisch und perforierend. Die generalisierte Version tritt bei Diabetes auf. Die meisten Fälle klingen spontan ab. Es gibt zahlreiche Behandlungsansätze.

Klinisches Bild: Das Granuloma anulare ist ein bei Kindern häufiges Exanthem, das aber in allen Altersgruppen auftreten kann. Es gibt keine ethnische Prädilektion, Männer sind allerdings doppelt so häufig betroffen wie Frauen. Die lokalisierte Form beginnt in der Regel allmählich als kleine, fleischfarbene bis hellgelbe Papel, die sich zentrifugal vergrößert. Sobald sie eine gewisse Größe erreicht hat, nimmt sie ihr typisches Aussehen an. Schlussendlich entsteht eine anuläre Plaque mit minimalen oder gar keinen Oberflächenveränderungen. Der Rand der Plaque ist erhaben und ihr zentraler Anteil sieht fast normal aus. Der periphere Randsaum ist hellgelb. Die Läsionen können auch durchgehend fleischfarben sein. Es treten kaum Symptome, wie ein leichter Juckreiz, auf. Oft sind mehrere Bereiche, vorzugsweise Fuß- und Handrücken, betroffen. Bei manchen Patienten bessert sich das Exanthem im Sommer. Die Läsionen reichen von kleinen Papeln mit einem Durchmesser von wenigen Millimetern bis zu großen Plaques mit einem Durchmesser von mehreren Zentimetern. Sofern nur kleine Papeln vorhanden sind, ist zur Diagnose eine Biopsie erforderlich. Das klinische Bild der größeren Plaques ist so typisch, dass die Diagnose klinisch gestellt werden kann.

Die generalisierte Form des Granuloma anulare geht mit zahlreichen verstreuten Papeln und kleinen Plaques einher. Oft gibt es keine anulären Plaques; die Verdachtsdiagnose wird klinisch gestellt, zur Diagnosesicherung ist aber eine Biopsie erforderlich. Diese Form tritt fast nur bei Erwachsenen und oft bei Diabetes auf. Bei Patienten mit einem generalisierten Granuloma anulare sollte ein Diabetes ausgeschlossen werden. Die anderen Varianten des Granuloma anulare sind selten. Dazu gehören die subkutane, die perforierende und die aktinische Form. Letztere wird oft als eigenständiges Krankheitsbild betrachtet und als *anuläres elastolytisches Riesenzellgranulom* bezeichnet. Das subkutane Granuloma anulare manifestiert sich mit tiefsitzenden intradermalen Knoten. Die Diagnose wird durch eine Biopsie gestellt. Diese Form ist bei Kindern häufiger. Die perforierende Form ist am seltensten und die einzige Variante mit Oberflächenveränderungen in Form von kleinen Erosionen, die meist auf Hand- und Fußrücken erscheinen.

Pathogenese: Die Ätiologie ist unbekannt. Vermutlich handelt es sich um eine anormale Immunreaktion auf ein Fremdantigen, wie ein Virus oder eine Bakterie. Dies ist jedoch unbewiesen und es gibt viele weitere Theorien zur Pathogenese. Schließlich wird das Kollagen in den Läsionen zerstört, was zu einer entzündlichen Reaktion mit entsprechenden klinischen Befunden führt.

Histologie: Die Histologie ist typisch. Es bestehen Bereiche mit nekrobiotischem Kollagen, umgeben von granulomatösem Infiltrat. Das Kollagen wird zentral zerstört und unterschiedlich viel Muzin ist vorhanden. Die wichtigste histologische Differenzialdiagnose des Granuloma

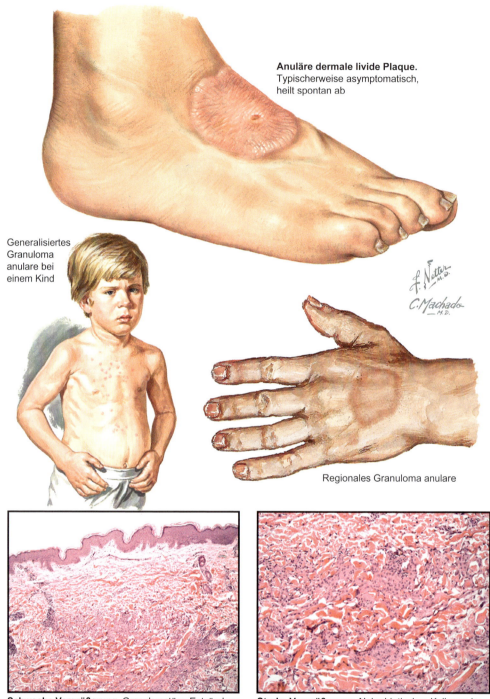

Anuläre dermale livide Plaque. Typischerweise asymptomatisch, heilt spontan ab

Generalisiertes Granuloma anulare bei einem Kind

Regionales Granuloma anulare

Schwache Vergrößerung. Granulomatöse Entzündung im gesamten Biopsat mit nekrobiotischen Kollagenbündeln

Starke Vergrößerung. Nekrobiotisches Kollagen im granulomatösen Bereich

Abb. 4.35

anulare ist die Necrobiosis lipoidica, deren Entzündung in der Regel das gesamte Biopsat in einer Lage durchzieht. Zu den histologischen Varianten des Granuloma anulare gehört eine interstitielle Form.

Behandlung: Die asymptomatischen lokalisierten Formen des Granuloma anulare müssen nicht behandelt werden. Die meisten Fälle klingen im Laufe der Zeit ohne Narbenbildung und ohne klinische Auffälligkeiten spontan ab. Die Entzündungsreaktion lässt sich oft mit topischen Kortikosteroiden abschwächen. Gelegentlich können intraläsionale Kortikosteroide gegeben werden, wobei das Risiko einer Atrophie durch die Steroidinjektion bedacht werden muss. Die generalisierten Formen sprechen nicht auf eine topische Therapie an. Die Fototherapie ist erfolgreich. Psoralen + Ultraviolett-A-Strahlen (PUVA) sind erfolgreicher als Ultraviolett-B-Strahlen (UVB), vermutlich weil UVA-Strahlung tiefer in die Dermis eindringt als UVB-Strahlung. Die Fototherapie mit UVA_1 erscheint vielversprechend.

Basedow-Krankheit und prätibiales Myxödem

Die Basedow-Krankheit ist die häufigste Form der Hyperthyreose bei jungen Erwachsenen. Bei dieser Autoimmunerkrankung produziert die Schilddrüse Hormone, wodurch die klinischen Symptome entstehen.

Klinisches Bild: Die Basedow-Krankheit ist bei Frauen häufiger als bei Männern (7 : 1). Häufig beginnen die Symptome schleichend. Zwei der häufigsten und frühesten Symptome sind Wärmeintoleranz und Nervosität. Angst und emotionale Probleme können das Leben verändern, oft bestehen Schlafstörungen. Mögliche Allgemeinsymptome sind Gewichtsverlust, vermehrter Appetit, vermehrtes Schwitzen und ausgeprägte Nervosität. Frauen leiden unter Menstruationsstörungen. Im Krankheitsverlauf treten oft Herzrhythmusstörungen auf. Die beiden ersten kardiovaskulären Symptome sind oft Hypertonie und Tachykardie. Mit fortschreitender Krankheit wird der Exophthalmus immer deutlicher, eine Struma ist zu erkennen oder zu tasten und ein prätibiales Myxödem entsteht.

Der *Exophthalmus* kann zu intermittierenden Doppelbildern und retrookulärem Druckgefühl führen. Oft bestehen Lichtscheu oder ein Ziehen und Fremdkörpergefühl im Auge, das zu Tränenlaufen und Schmerzen führt. Zu diesem Zeitpunkt bemerkt der Patient die Struma, weil oft der Kragen zu eng wird. Die Struma ist diffus. Die Schilddrüse ist leicht zu tasten und fest. Gelegentlich lässt sich durch den vermehrten Blutfluss in der wachsenden Drüse ein Schwirren über der Schilddrüse auskultieren.

Häufigste Hautveränderung ist das *prätibiale Myxödem*. Es beginnt mit kleinen, verhärteten Papeln auf dem Schienbein, die zu leicht eindrückbaren Plaques, die sich klinisch wie ein Lymphödem verhalten, verschmelzen. Das prätibiale Myxödem kann selten auch an anderen Stellen am Körper auftreten. Die Haut ist in der Regel warm und kann sich samtig anfühlen. Die erhöhte Schweißneigung imponiert meist mit feuchtwarmen Handflächen und Fußsohlen ähnlich wie bei Hyperhidrose. Bei einem kleinen Teil der Patienten finden sich Trommelschlägelfinger. Auch eine Gesichtsrötung mit vermehrtem Schwitzen ist möglich. Bei Frauen kann sich die Brust vergrößern, bei Männern eine Gynäkomastie auftreten.

Die Diagnose wird im Labor gestellt. Die Szintigrafie zeigt eine diffuse, asymmetrische Anreicherung von radioaktiv markiertem Jod. Das Aufnahmemuster unterscheidet sich von dem Muster bei „heißen Knoten" in der Schilddrüse mit starker fokaler Anreicherung in den Knoten. Die Bestimmung der Schilddrüsenantikörper ist bei der Unterscheidung der Basedow-Krankheit von anderen Hyperthyreosen sehr hilfreich. Bestimmt werden Antithyreoglobulin, antimikrosomale und Anti-TSH-Rezeptor-Antikörper.

Pathogenese: Die Basedow-Krankheit ist eine idiopathische Autoimmunerkrankung mit Autoantikörpern gegen den TSH-Rezeptor, die als Agonisten wirken und eine ununterbrochene Aktivität der thyreoidalen TSH-Rezeptoren mit vermehrter Produktion von Triiodothyronin (T_3) und Thyroxin (T_4) verursachen. Der Anstieg der metabolischen Funktion der Schilddrüse führt zu deren diffuser Vergrößerung und zur Struma. Die klinischen Symptome sind Folge der erhöhten Produktion von Schilddrüsenhormonen und deren Effekten auf die Zielgewebe.

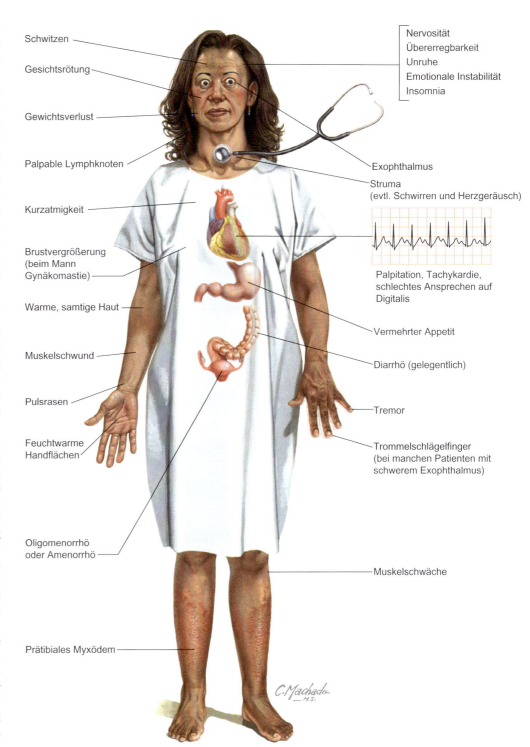

Abb. 4.36

Histologie: Die prätibiale Hautbiopsie zeigt große Mengen von Muzinablagerungen in der mittleren und unteren Dermis zwischen den Kollagenbündeln. Das Muzin ist so dick, dass die Kollagenfaserbündel auseinander gedrückt werden. Darüber findet sich eine Hyperkeratose. Biopsien aus klinisch nicht betroffener Haut weisen histologisch ähnliche, aber geringere Veränderungen auf.

Behandlung: Ziel der Behandlung ist die Beendigung der exzessiven Hormonproduktion in der Schilddrüse. Die Ablation der Schilddrüsenfunktion kann durch eine Strahlentherapie oder operative Entfernung erfolgen. Zur symptomatischen Therapie werden Medikamente, wie Betablocker, gegeben, bis die Krankheit unter Kontrolle ist. Die medizinische Behandlung der Basedow-Krankheit erfolgt mit Propylthiouracil oder Methimazol, die beide die Produktion der Schilddrüsenhormone reduzieren.

Hidradenitis suppurativa (Acne inversa)

Die Hidradenitis suppurativa (Acne inversa) ist eine seltene chronische, beeinträchtigende Krankheit. Sie kann isoliert oder gemeinsam mit Acne conglobata, Perifolliculitis capitis abscedens et suffodiens und Pilonidalzysten auftreten.

Klinisches Bild: Am häufigsten ist die Hidradenitis suppurativa bei postpubertären Frauen. Frauen und Männer sind etwa im Verhältnis 4 : 1 betroffen. Die Krankheit manifestiert sich bevorzugt in Bereichen mit hoher Dichte von apokrinen Drüsen und Terminalhaaren, meist in Axillen, Leisten und Inframammärfalten. Zunächst treten winzige, rote, follikulozentrische Papeln oder Knoten auf. Die Papeln sind schmerzhaft und fest. Differenzialdiagnosen sind eine frühe Follikulitis oder Furunkulose. Mit fortschreitender Krankheit fluktuieren die harten Knoten und entleeren sich spontan auf die Hautoberfläche. Die Knoten können zu unterschiedlich stark vernarbten Plaques konfluieren. Die Vernarbung ist umso stärker, je länger die Krankheit andauert. Schließlich entstehen Fisteln, welche die subkutanen Knoten mit multiplen Hautöffnungen verbinden, sodass es bei Druck auf die Knoten zu Absonderungen aus entfernten Fisteln kommt. Immer wieder entstehen neue Läsionen und es bestehen erhebliche Schmerzen. Oft sind die Patienten adipös. Wegen des Auftretens bei der Crohn-Krankheit wird die Hidradenitis gelegentlich als deren kutane Manifestation betrachtet. Bei lange andauernder Erkrankung kann ein Plattenepithelkarzinom, das bei Diagnosestellung meist schon groß ist, auftreten.

Oft sind große Verbände erforderlich, um die Kleidung vor dem faulig stinkenden Sekret aus den kutanen Knoten zu schützen. Die Fistelgänge und Knoten sind oft bakteriell besiedelt und in den Kulturen des eitrigen Sekrets finden sich verschiedene Organismen, wie *Staphylococcus aureus* und Streptokokken. Allerdings handelt es sich um keine Primär-, sondern um eine Sekundärinfektion durch die entzündlichen Hautveränderungen und den Zusammenbruch der normalen Hautbarriere.

Pathogenese: Die Hidradenitis suppurativa ist eine entzündliche Krankheit mit bakterieller Superinfektion und Kolonisierung. Oft sind die Routinekulturen aus den Knoten und dem Sekret steril. Ursache der Hidradenitis ist vermutlich eine Ruptur des reifen Follikelepithels in Bereichen mit apokrinen Drüsen, daher auch das bevorzugte Auftreten in Bereichen mit hoher Dichte an apokrinen Drüsen. Wegen des gehäuften Auftretens bei adipösen und postpubertären Frauen wurde ein hormoneller Zusammenhang vermutet. Nach Ruptur der Haarfollikel beginnt eine entzündliche Kaskade, welche die Knoten, Zysten, Fisteln und Narben verursacht. Es scheint sich um einen sich selbst unterhaltenden Prozess zu handeln, dessen genauer Mechanismus unbekannt ist.

Histologie: Chronische Läsionen weisen ein dichtes, entzündliches Mischinfiltrat mit Abszess- und Fistelbildung auf. Es finden sich eine unterschiedlich starke Fibrose und Narbengewebe. In vielen Fällen zeigt sich eine Entzündung der apokrinen Drüsen, die sich auf das Subkutangewebe ausbreitet.

Behandlung: Behandlungsziel ist eine Reduktion der Entzündung und bakteriellen Superinfektion. Es gibt keine kurative Therapie und Behandlungserfolge sind nur aus Einzelfallberichten bekannt. Substanzen der ersten Wahl bei leichter Erkrankung sind oft topisches Clindamycin und andere antibakterielle Produkte, wie Benzylperoxid. Daneben werden oft oral Antibiotika, in der Regel Tetrazykline, gegeben, da sie antiphlogistisch und antibakteriell wirken. Wichtig ist eine Gewichtsreduktion. Andere Substanzen mit begrenztem Erfolg sind Isotretinoin, Etanercept und Infliximab. Chirurgische Optionen sind ausgedehnte lokale Exzisionen zur Entfernung des betroffenen Gewebes und zur Reparatur mit komplexem Lappenschluss. Auch die Liposuktion wurde eingesetzt, um die betroffene Einheit aus apokrinen Drüsen und Haarfollikel zu entfernen. Die einzige, potenziell kurative Option ist die Operation, die am besten bei Befall der Achseln wirkt. Inguinale und inframammäre Läsionen rezidivieren fast immer postoperativ. Außerdem muss der Patient psychosozial betreut werden, da diese Krankheit die Lebensqualität erheblich einschränkt.

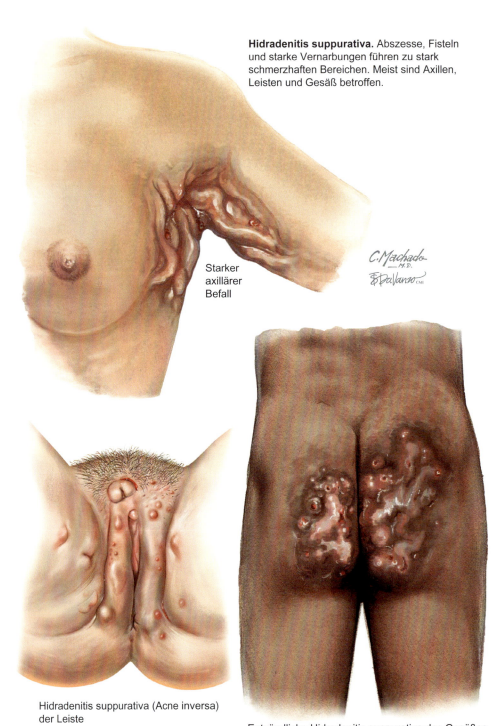

Hidradenitis suppurativa. Abszesse, Fisteln und starke Vernarbungen führen zu stark schmerzhaften Bereichen. Meist sind Axillen, Leisten und Gesäß betroffen.

Starker axillärer Befall

Hidradenitis suppurativa (Acne inversa) der Leiste

Entzündliche Hidradenitis suppurativa des Gesäßes

Abb. 4.37

Toxisches Kontaktekzem

Das toxische Kontaktekzem ist eine der häufigsten Dermatosen, deren genaue Inzidenz jedoch unbekannt ist. Es kann durch zahlreiche Faktoren ausgelöst werden und eine unterschiedliche Morphologie aufweisen. Eine der häufigsten Formen des toxischen Kontaktekzems betrifft die Hände und entsteht durch berufsbedingte Kontakte mit Reizstoffen oder durch exzessives Händewaschen.

Klinisches Bild: Das toxische Kontaktekzem kann in jedem Alter auftreten. In manchen Studien waren Frauen häufiger betroffen. Eine Abhängigkeit von der ethnischen Zugehörigkeit besteht nicht. Es gibt viele auslösende Substanzen, die jedoch alle ein ähnliches klinisches Bild hervorrufen. Variationen bestehen hinsichtlich der Lokalisation. Leitbefund des toxischen Kontaktekzems ist die Xerose. Sobald die Hauttrockenheit einen bestimmten Punkt erreicht hat, entzündet sich die Haut und trockene livide oder rote Flecke treten auf. An den Händen bilden sich schmerzende Fissuren oder Risse in den Hautlinien.

Die *Windeldermatitis des Säuglings* ist eine Sonderform des Kontaktekzems. Die Haut wird durch die nasse, gegen das Gesäß und die Beine reibende Windel gereizt, sodass rote Flecke und gelegentlich Erosionen auftreten. Das Kind wird reizbar, leidet unter Juckreiz und hat ein erhöhtes Risiko für bakterielle Sekundärinfektionen.

Viele Chemikalien reizen die Haut direkt, sodass in der dermatologischen Praxis immer wieder entsprechende Veränderungen zu sehen sind. Der Kontakt der Haut mit Salzsäure führt zu Zelltod, Nekrose und Entzündung und dies wiederum zu roten Flecken oder Plaques mit unterschiedlich starken Erosionen und Ulzera. Diese Patienten müssen oft notfallmäßig behandelt werden. Dasselbe gilt bei Hautkontakt mit starken Basen, wie Ätznatron. Basen lösen durch die Nekrose der Hautoberfläche ein Kontaktekzem aus.

Eine der häufigsten Ursachen des toxischen Kontaktekzems ist häufiges Händewaschen. Seife entzieht der Haut die natürlichen Öle und Fette, die sie physiologischerweise produziert, um sich vor dem Austrocknen zu schützen. Sobald diese Öle und Fette nicht mehr in ausreichender Menge nachproduziert werden können, trocknet die Haut aus. Wenn sie nicht ausreichend Zeit zur Reparatur hat, trocknet die Epidermis immer weiter aus und entzündet sich. Es entstehen livide bis rote Flecke und bei fortdauernder Reizung und fortschreitender Austrocknung Fissuren und Risse.

Das Ringekzem ist eine weitere häufige Form des toxischen Kontaktekzems. Es entsteht vermutlich durch Seifenreste zwischen Ring und Haut. Dieser andauernde Kontakt verursacht ein toxisches Kontaktekzem unter dem Ring, das mit einem allergischen Kontaktekzem verwechselt werden kann, weil sich diese beiden Formen initial nicht unterscheiden. Das toxische Kontaktekzem beginnt in der Regel akut und klingt langsam ab, sofern es nicht zum erneuten Kontakt kommt. Das allergische Kontaktekzem hingegen kommt und geht. Durch diese unetrschiedlichen Verläufe ist eine Unterscheidung möglich.

Pathogenese: Der Kontakt mit einem sauren oder basischen Reizstoff sowie der wiederholte Kontakt mit Seite und Wasser löst eine ähnliche Entzündungskaskade aus. Die beschädigten Keratinozyten setzen Unmengen entzündlicher Zytokine frei. Die Intensität der Reaktion hängt von der Konzentration der Chemikalie und der Kontaktzeit ab. Im späteren Krankheitsverlauf kommt es beim toxischen, nicht hingegen beim allergischen, Kontaktekzem zur Rekrutierung von T-Zellen.

Behandlung: Ziel ist die Beendigung der Hautexposition. Oft reichen Barrierecremes und häufiges Windelwechseln aus, damit eine Windeldermatitis abheilt. Das Handekzem wird mit einer Kombination aus Feuchtigkeitscremes, topischen Kortikosteroiden und seltenerem Händewaschen behandelt. Sind diese Veränderungen möglich, ist die Prognose ausgezeichnet. Bei beruflicher Exposition mit Reizstoffen muss der Umgang mit diesen Substanzen fachgemäß und mit entsprechender persönlicher Schutzbekleidung erfolgen.

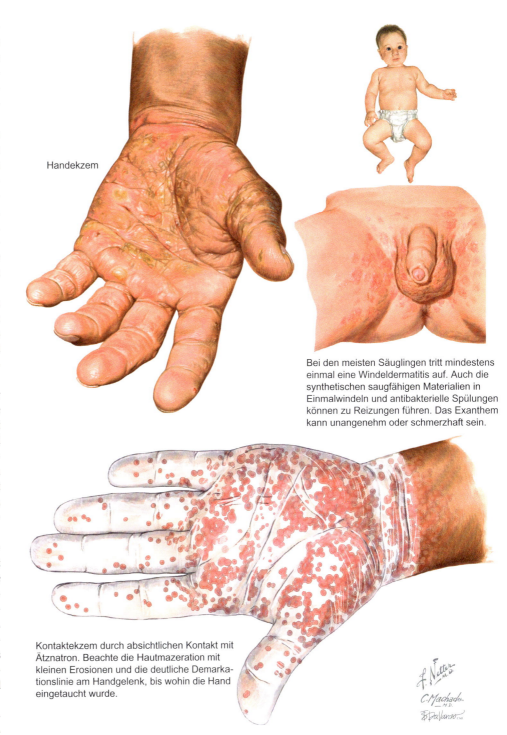

Handekzem

Bei den meisten Säuglingen tritt mindestens einmal eine Windeldermatitis auf. Auch die synthetischen saugfähigen Materialien in Einmalwindeln und antibakterielle Spülungen können zu Reizungen führen. Das Exanthem kann unangenehm oder schmerzhaft sein.

Kontaktekzem durch absichtlichen Kontakt mit Ätznatron. Beachte die Hautmazeration mit kleinen Erosionen und die deutliche Demarkationslinie am Handgelenk, bis wohin die Hand eingetaucht wurde.

Abb. 4.38

Keratosis follicularis

Die Keratosis follicularis ist eine extrem häufige Dermatose, deren leichte Formen eine Variante der normalen Haut sind. Meist wird dem Arzt eher beiläufig darüber berichtet oder es handelt sich um einen Zufallsbefund, über deren Bedeutung der Patient dann aufgeklärt wird. Bei den schwereren Formen der Keratosis follicularis sucht der Patienten den Dermatologen mit der Bitte um eine Behandlung auf. Es gibt viele Varianten der Keratosis follicularis, die nach den Manifestationsbereichen benannt sind.

Klinisches Bild: Die Keratosis follicularis kommt bei mehr als 40 % der erwachsenen Bevölkerung und bis zu 80 % der Kinder vor. Es besteht keine Abhängigkeit von Geschlecht und ethnischer Zugehörigkeit. Sie beginnt in der Regel kurz nach dem Erreichen des 5. Lebensjahrs, verläuft oft asymptomatisch oder ist nur kosmetisch störend. Meist sind Außenseiten der Oberarme betroffen. Es bilden sich unterschiedlich viele kleine (1–2 mm), livide bis rote follikuläre hyperkeratotische Papeln. Manche sind so winzig, dass sie nur palpiert werden können. In anderen Fällen ist der Befund so ausgedehnt, dass auch Oberschenkel, Schultern und Wangen betroffen sind. Derartige Fälle sind leichter zu erkennen und die kleinen Papeln sind eher entzündlich bedingt.

Diese entzündliche Form der Keratosis follicularis wird auch als Keratosis follicularis rubra bezeichnet. Sie manifestiert sich in der Regel mit hellroten, kleinen, hyperkeratotischen Papeln, die Pusteln ähneln und oft mit akneiformen Läsionen verwechselt werden. Beim Kratzen wird aus den entzündlichen Läsionen ein kleiner Keratinpfropf und nicht der Inhalt einer akneiformen Pustel freigesetzt. Die Lokalisation an der Außenseite der Oberarme und auf den Oberschenkeln hilft ebenfalls bei der Abgrenzung zur Akne. Sowohl Keratosis follicularis als auch Akne sind extrem häufig und treten oft gemeinsam auf.

Das *Ulerythema ophryogenes* ist eine Variante der Keratosis follicularis, die sich im Kleinkindalter mit winzigen, roten, keratotischen Papeln im lateralen Drittel der Augenbrauen manifestiert. Das Exanthem kann auch andere Teile des Gesichts betreffen und mit winzigen grübchenförmigen Narben verheilen. Es tritt fast immer gemeinsam mit einer Keratosis follicularis auf. Im Laufe der Zeit entwickelt sich oft eine Alopezie in den betroffenen Bereichen, insbesondere an den lateralen Augenbrauen.

Die *Atrophodermia vermiculata* ist eine der seltensten Varianten der Keratosis follicularis. Sie manifestiert sich mit kleinen, hyperkeratotischen Pfröpfen auf den Wangen, die unter Bildung kleiner atrophischer Narben in einem feinen Netzmuster ausheilen.

Die *Erythromelanosis follicularis faciei et colli* ähnelt der Atrophodermia vermiculata, geht aber nicht mit Narben einher. Sie tritt häufig bei jungen Männern im Alter von 10–30 Jahren auf. Ein weiteres typisches Merkmal, das bei anderen Varianten nicht vorkommt, ist die postinflammatorische Hyperpigmentierung.

Die *Keratosis follicularis spinulosa decalvans* ist die vermutlich seltenste Form der Keratosis follicularis. Sie wird X-chromosomal vererbt und betrifft daher nur Männer. Sie geht mit einer regionalen Verhornungsstörung und

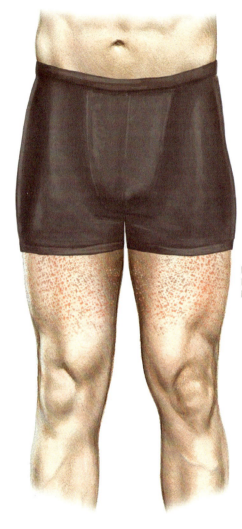

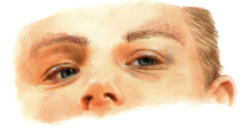

Ulerythema ophryogenes mit Verlust der lateralen Augenbrauen

Keratosis pilaris der oberen Oberschenkelhälfte.
Häufig betroffen sind die Oberarme und die Oberschenkel. Kleine 1–2 mm große hyperkeratotische rote Papeln

Varianten der Keratosis pilaris

▶ Keratosis pilaris rubra
▶ Ulerythema ophryogenes
 (Keratosis pilaris atrophicans faciei)
▶ Atrophodermia vermiculata
 (Folliculitis ulerythematosa reticulata)
▶ Erythromelanosis follicularis faciei et colli
▶ Keratosis follicularis spinulosa decalvans

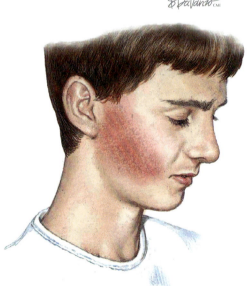

Keratosis pilaris atrophicans faciei.
Deutliches perifolliküläres Erythema und Bereiche mit kleinen atrophischen Narben

Abb. 4.39

vernarbenden Alopezie einher. Außerdem sind oft die Wimpern betroffen. Korneadystrophie und Blepharitis sind möglich.

Pathogenese: Die Ätiologie der Keratosis follicularis ist unbekannt. Vermutlich entsteht sie durch eine gestörte follikuläre Keratinisierung des Infundibulums.

Histologie: Die Keratosis follicularis wird selten biopsiert. Wichtigster Befund ist der Keratinpfropf, der in der Regel einen Durchmesser von 1–2 mm besitzt und über einem schwachen Lymphozyteninfiltrat liegt.

Behandlung: Meist ist keine Therapie erforderlich. Gut wirksam ist ein keratolytisches Feuchtigkeitsmittel oder Feuchthaltemittel, ebenso Mittel auf der Basis von Milch- und Salizylsäure. Nach dem Absetzen rezidiviert das Exanthem der Keratosis follicularis jedoch über mehrere Wochen bis Monate. Viele andere Therapien wurden ausprobiert. Zu den häufiger eingesetzten Therapien gehören Vitamin-A-Derivate (z. B. Tretinoin). Die Creme wird täglich aufgetragen und behebt erfolgreich Rötung und Hyperkeratose.

Langerhans-Zell-Histiozytose

Die Langerhans-Zell-Histiozytose ist eine seltene Erkrankung durch Proliferation der Langerhans-Zellen in verschiedenen Geweben. Historisch wurde die Krankheit anhand der Symptome und betroffenen Organe klassifiziert, z. B. als Letterer-Siwe-Krankheit und Hand-Schüller-Christian-Krankheit. In den letzten 10 Jahren wurde die Klassifikation standardisiert. Dabei wurden die seit Jahren verwendeten Eponyme nicht entfernt, sondern die Langerhans-Zell-Histiozytose anhand ihrer Prognose und dem Ausmaß des Befalls in Untergruppen eingeteilt. Diese Histiozytosen sind eine heterogene Krankheitsgruppe der Haut und verschiedener innerer Organe. Leitbefund ist die Akkumulation pathologischer Langerhans-Zellen in den betroffenen Geweben. Die Diagnose erfolgt anhand der klinischen, histologischen, radiologischen und Laborbefunde. Die neuere Klassifikation basiert auf der Anzahl der betroffenen Organsysteme und umfasst die fokale und disseminierte Single-System Disease und die Multi-System Disease. Die ausgedehnte Multi-System Disease wird weiter unterteilt in Formen mit und ohne Organfunktionsstörungen. Prognose und Therapie hängen vom betroffenen Organ und der Anzahl der beeinträchtigten Systeme ab. Die optimale Therapie ist unbekannt.

Klinisches Bild: Die Langerhans-Zell-Histiozytose ist sehr selten (etwa 8 : 1.000.000). Männer sind doppelt so häufig betroffen wie Frauen, eine ethnische Abhängigkeit besteht nicht. Meist wird die Diagnose in der Kindheit gestellt, aber auch Erstmanifestationen bei Erwachsenen sind beschrieben. Die auf die Haut begrenzte Erkrankung hat die beste Prognose aller Langerhans-Zell-Histiozytosen. Oft ist zunächst nur die Haut betroffen und erst später treten systemische Symptome auf, sodass alle Patienten mit kutaner Langerhans-Zell-Histiozytose routinemäßig auf systemische Erkrankungen untersucht werden sollten.

Die bei Säuglingen typischen Hautbefunde sind ein persistierendes papulosquamöses Kopfhautexanthem ähnlich dem Milchschorf. Bei genauerer Betrachtung sind kleine Petechien zu erkennen, die sehr typisch für die Krankheit sind und leicht übersehen werden. Der Kopfhautbefall wird im frühen Säuglingsalter oft mit einer seborrhoischen Dermatitis verwechselt und bei Persistenz wird häufig erst im Alter von 3–6 Monaten eine Langerhans-Zell-Histiozytose diagnostiziert. Eine weitere häufige Manifestation bei Kindern ist die persistierende Windeldermatitis. Das Exanthem betrifft die Leistenfalten, ist oft stark entzündet und refraktär gegenüber der topischen Therapie des toxischen Kontaktekzems oder Windelexanthems. Das Leistenexanthem besteht aus roten bis gelblich-orangen Papeln, die zu Plaques konfluieren. Oft finden sich Ulzera und Erosionen. Durch bakterielle Superinfektionen kommt es zur Geruchsbildung. Die beiden Formen werden fast immer zunächst mit anderen Krankheiten verwechselt, bevor die Diagnose einer Langerhans-Zell-Histiozytose gestellt wird; zur Diagnosesicherung erfolgt eine Hautbiopsie. Weitere dezente Hautbefunde sind eine Adenopathie, eine Ohrenzündung mit Sekretabgang aus dem Gehörgang und eine Weichgewebeschwellung, wobei letztere nur bei zugrunde liegenden Knochenerkrankungen auftritt. Auch eine oft dezente Gingivahypertrophie ist möglich. Bei Säuglingen kann es zur prämaturen Zahneruption, die meist von der noch stillenden Mutter bemerkt wird, kommen.

Bei 20 % der Patienten treten keine Hautbefunde, sondern nur verschiedene systemische Beschwerden auf. Die häufigste extrakutane Form der Langerhans-Zell-Histiozytose, die früher als eosinophiles Granulom bezeichnet wurde, wird inzwischen als unifokale Single-System Disease des Knochens bezeichnet. Die Kinder weisen über den betroffenen Knochenbereichen, häufig dem Schädeldach, eine nicht schmerzhafte bis leicht schmerzhafte Weichgewebeschwellung auf, die fluktuiert und unter der sich gelegentlich ein Knochendefekt ertasten lässt. Das Röntgen zeigt das Ausmaß des Befunds. Bei einem beteiligten knöchernen Bereich sollte ein Skelett-Screening auf weitere asymptomatische Knochenläsionen, die sich in bis zu 15 % der Fälle finden, erfolgen. Der beteiligte Knochen ist im Röntgenbild aufgehellt und scharf vom umgebenden Knochen abgegrenzt. Es kann fast jeder Knochen betroffen sein. Die meisten Fälle sind nicht relevant; lediglich bei Beteiligung wichtiger Wirbelsäulenabschnitte, möglicher Gelenkschwächung und Frakturgefahr sind lebensbedrohliche Komplikationen möglich. Als „schwimmende Zähne"

Klinisches Bild der Langerhans-Zell-Histiozytose bei Kindern

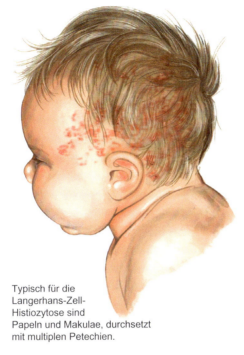

Typisch für die Langerhans-Zell-Histiozytose sind Papeln und Makulae, durchsetzt mit multiplen Petechien.

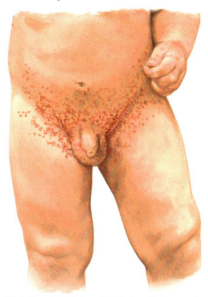

Der Windelbereich ist eine der häufiger bei Langerhans-Zell-Histiozytose betroffenen Regionen. Die Krankheit gehört insbesondere bei Petechien zu den Differenzialdiagnosen der therapierefraktären Windeldermatitis.

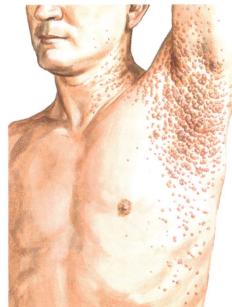

Disseminierte Langerhans-Zell-Histiozytose in der Axilla sowie an Hals und Rumpf

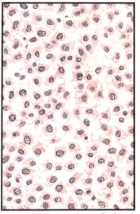

Lagen aus Langerhans-Zellen mit reichlichem lividem Zytoplasma und gefalteten Kernen mit deutlichen Grübchen

Abb. 4.40

(Fortsetzung)

bezeichnet man aufgehellte Bereiche im Unterkiefer, die wie frei schwebende Zähne aussehen.

Die Langerhans-Zell-Histiozytose kann lebensbedrohlich und progressiv verlaufen. Oft sind lymphatisches System, Lunge, Hypothalamus und Hypophyse betroffen. Im Bereich von Haut- und Knochenläsionen besteht oft eine Lymphadenopathie. Histologisch finden sich in den Lymphknoten Langerhans-Zellen.

Eine Lungenbeteiligung tritt fast immer im Rahmen einer Multi-System Disease auf. Das Röntgenbild ist normal oder zeigt zystisch erweiterte Räume oder ein unspezifisches interstitielles Infiltrat. Oft ergibt die Lungenfunktionstestung eine Reduktion der Diffusionskapazität und des forcierten exspiratorischen Volumens. Derartige Lungenveränderungen finden sich bevorzugt bei Erwachsenen mit Langerhans-Zell-Histiozytose.

Auch der Hypophysenstiel kann betroffen sein. Die *Hand-Schüller-Christian-Krankheit* bezeichnet eine Langerhans-Zell-Histiozytose mit Diabetes insipidus, Osteolysen und Exophthalmus. Der Befall des Hypophysenstiels führt zum Diabetes insipidus, das fehlende antidiuretische Hormon zur Ausscheidung von stark verdünntem Urin und vermehrtem Durst. Häufig ist der knöcherne Schädel betroffen.

Die *Abt-Letterer-Siwe Krankheit* geht mit schwerer Hautbeteiligung, Hepatosplenomegalie, Anämie und Leukopenie einher. Die Krankheit beginnt bereits im Säuglingsalter. Die Prognose ist wegen der Aggressivität und des Ausmaßes der Krankheit schlecht.

Diagnose und Prognose der Langerhans-Zell-Histiozytose hängen von der Anzahl der betroffenen Organsysteme und dem Ausmaß der Krankheit ab. Da auch die Behandlung von diesen Faktoren abhängig ist, sollte ein multidisziplinärer Ansatz verfolgt werden.

Pathogenese: Die Ätiologie ist unbekannt. Derzeit wird untersucht, ob es sich um ein klonales Malignom oder um einen reaktiven Prozess handelt. Die Langerhans-Zellen in den betroffenen Bereichen sind im Gegensatz zu den normalen Langerhans-Zellen rund, ohne dendritische Fortsätze und exprimieren andere Oberflächenmarker. Der oder die Auslöser dieser Befunde sind noch unbekannt. Ein Gendefekt ist nicht bekannt.

Histologie: Es bestehen nur diskrete histologische Auffälligkeiten der Haut. Leitbefund sind die Lagen aus anormalen Langerhans-Zellen. Die Zellen besitzen einen bohnenförmigen Kern, weisen einen unterschiedlich starken Epidermotropismus auf und sind positiv für CD1a, S100 und CD207. Unter dem Elektronenmikroskop sind die typischen tennisschlägerartigen Birbeck-Granula zu erkennen.

Behandlung: Die Therapie richtet sich nach Ausmaß und Lokalisation der Krankheit. Bei leichtem unilokulärem Hautbefall kann zugewartet und auf eine systemische Beteiligung kontrolliert werden. Unterstützend werden topische Antiphlogistika sowie Antiinfektiva gegeben, um Infektionen, insbesondere Infektionen der Leiste beim Säugling, zu verhindern oder zu behandeln. Bei einem kleinen Teil der Patienten kommt es zur Spontanremission. Auch unilokulärer Knochenbefall kann spontan remittieren.

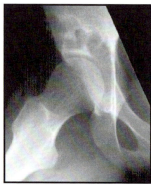

Umschriebene, blasige Aufhellung im supraazetabulären Bereich des rechten Darmbeins

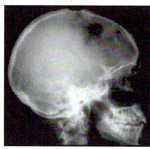

Zahlreiche Osteolysen in den flachen Schädelknochen

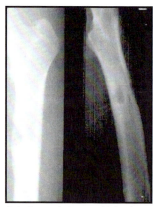

Anterior-posteriore und laterale Ansicht mit typischen abgegrenzten hellen Läsionen im Femurschaft

Eosinophiles Granulom

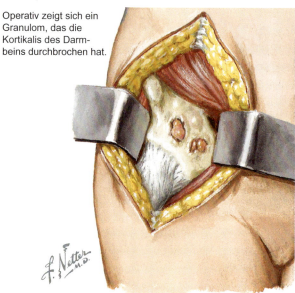

Operativ zeigt sich ein Granulom, das die Kortikalis des Darmbeins durchbrochen hat.

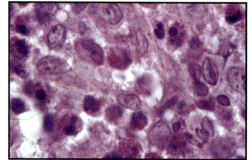

Blass anfärbende, schaumige Histiozyten und dazwischen eingestreute bilobäre Eosinophile (Hämatoxylin-Eosin-Färbung)

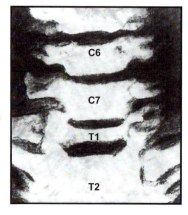

Deutliche Höhenabnahme des ersten Wirbelkörpers, die bei einem 13-jährigen Jungen zu einem Rückenmarkschaden führte. Eine Vertebra plana bei jungen Patienten ist hochverdächtig auf ein eosinophiles Granulom.

Abb. 4.41

Osteolysen werden reseziert, kürettiert oder systemisch mit Kortikosteroiden behandelt, wobei nach dem Absetzen der Kortikosteroide Rezidive beobachtet wurden.

Bei multilokulärem Befall gibt es abhängig von der Krankheitslast, der systemischen Beteiligung und den Symptomen zahlreiche Behandlungsoptionen. Die Krankheit ist oft nur schwer zu behandeln. Eckpfeiler sind systemische Chemotherapien und Regimes der ersten Wahl, meist mit Vinblastin oder Etoposid. Einige refraktäre Fälle wurden mit ablativer Chemotherapie und anschließender Knochenmarktransplantation behandelt.

Leukozytoklastische Vaskulitis

Viele Vaskulitiden gehen mit Manifestationen an der Haut einher, am häufigsten die leukozytoklastische Vaskulitis. Vaskulitiden mit selteneren Hautsymptomen und Befall innerer Organe sind die Churg-Strauss-Vaskulitis, die Purpura Schoenlein-Henoch, die Wegener-Granulomatose, die Polyarteriitis nodosa und die Urtikariavaskulitis. Ursachen und Pathomechanismen variieren und Diagnose und Behandlung erfolgen abhängig von den klinischen und histologischen Befunden.

Klinisches Bild: Die leukozytoklastische Vaskulitis betrifft überwiegend die untere Extremität oder abhängige Körperbereiche. Entsprechend tritt sie bei gehfähigen Patienten meist an den Beinen und bei bettlägerigen Patienten meist am Gesäß auf. Klinisches Leitsymptom der Vaskulitis ist eine palpable Purpura. Oft beginnt das Exanthem mit kleinen, hell- bis dunkellividen Maculae, aus denen rasch rote bis blaurote palpable Papeln werden – daher auch die Bezeichnung *palpable Purpura*. Häufig sind die Läsionen der palpablen Purpura gleich groß; sie können winzig sein oder einen Durchmesser von ≥ 1 cm aufweisen. Die Patienten klagen oft über einen leichten Juckreiz oder keine Symptome; Anlass für den Arztbesuch ist in aller Regel das sichtbare Exanthem. Oft bestehen leichte Allgemeinsymptome, überwiegend niedriges Fieber, Müdigkeit und Krankheitsgefühl. Die dermalen Symptome reichen von einem leichten Juckreiz über Schmerzen bis zur Berührungsempfindlichkeit bei Palpation.

Die Ätiologie der leukozytoklastischen Vaskulitis ist heterogen. Die drei häufigsten Ursachen sind Infektionen, Medikamente und idiopathische Ursachen. Als auslösende Faktoren wurden fast alle möglichen Infektionen (bakterielle, virale, parasitäre und mykotische) beschrieben. Oft sind Medikamente, die bei unzureichender Anamnese leicht übersehen werden, die Ursache. Nach entsprechender Behandlung der auslösenden Infektion oder Absetzen des verantwortlichen Medikaments klingt die Vaskulitis innerhalb von etwa einem Monat ab. Dabei verschwinden die Symptome oft schneller als das Exanthem. Zurück bleibt oft eine postinflammatorische Hyperpigmentierung mit Hämosidereinlagerungen, die im Laufe von 6–12 Monaten abklingt.

Pathogenese: Die leukozytoklastische Vaskulitis ist eine Typ-III-Hypersensitivitätsreaktion, bei der Antikörper vermutlich in löslichen Komplexen gebunden werden. Mit der Größenzunahme dieser Antigen-Antikörper-Komplexe bleiben sie in den feinen Gefäßen der abhängigen Körperpartien hängen. Dort lösen sie die Komplementkaskade aus und verursachen den Tod von Endothelzellen, die Rekrutierung von Neutrophilen und die andauernde Zerstörung von Blutgefäßen, sodass schließlich die Hautbefunde auftreten.

Histologie: Pathologisch im Mittelpunkt stehen die Blutvenolen der Dermis. Es findet sich ein starkes neutrophiles Infiltrat. Grundsätzlich besteht eine Degeneration der Neutrophilen mit Kernstaub *(Leukozytoklase)*. Leicht zu erkennen ist eine fibrinoide Nekrose der Gefäßwände. Im Bereich der Vaskulitis findet sich ein erythrozytäres Extravasat. Die Thrombose der betroffenen Gefäßwände ist ein sekundäres und kein primäres Phänomen.

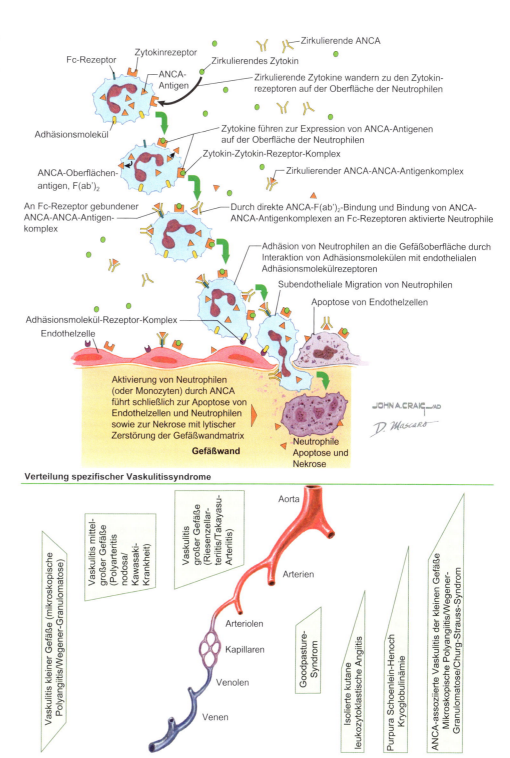

Abb. 4.42

Behandlung: Die Therapie richtet sich gegen die Ursache der leukozytoklastischen Vaskulitis. Neue auslösende Medikamente sollten abgesetzt und durch Substanzen einer anderen Medikamentenklasse ersetzt werden. Infektionen müssen entsprechend behandelt werden. Gelegentlich helfen topische hochpotente Kortikosteroide sowie bei arzneimittelbedingter leukozytoklastischer Vaskulitis orale Kortikosteroide. Bei ursächlicher Infektion sollte Prednison erst nach entsprechender Behandlung der Infektion gegeben werden. Die idiopathische Vaskulitis wird mit oralen Kortikosteroiden behandelt und oft erfolgt eine Suche nach Infektionen oder anderen Auslösern. Wichtig sind eine gründliche Anamnese und körperliche Untersuchung sowie ein Labor-Screening, das jedoch nur bei wegweisender Anamnese oder klinischen Befunden hilfreich ist. Wenn mehr als nur leichte systemische Symptome bestehen, sollten schwerere Formen der Vaskulitis ausgeschlossen werden.

Lichen planus

Der Lichen planus ist eine häufige entzündliche Hautkrankheit, die typischerweise Haut, Schleimhäute, Nägel und das Epithel der Haarfollikel betreffen kann. Meist tritt der Lichen planus an der Haut auf, kann aber auch nur die anderen Bereiche einzeln oder in Kombination befallen. Der kutane Lichen planus bildet sich 1–2 Jahre nach seinem Beginn häufig spontan wieder zurück, während die orale Variante fast immer chronisch verläuft.

Klinisches Bild: Der Lichen planus kann Menschen jedes Alters betreffen, ist aber bei Erwachsenen weitaus am häufigsten. Er tritt unabhängig von Geschlecht und ethnischer Zugehörigkeit auf. Das klassische Exanthem geht mit flachen, polygonalen, juckenden, blauroten Papeln, die oft von weißlichen, filigranen Schuppen bedeckt sind (Wickham-Zeichnung), einher. Das Besondere am Lichen planus ist, dass der Patient den juckenden Bereich weniger kratzt als vielmehr reibt, dass er mit dem Koebner-Phänomen einhergeht und dass die Läsionen oft durch das Reibetrauma linear angeordnet sind. Dies hilft bei der klinischen Untersuchung des Patienten, da Kratzspuren und Exkoriationen selten sind, häufiger hingegen eine Lichenifikation durch das wiederholte Reiben der Läsionen. Das Exanthem ist an den Beugeseiten, insbesondere an den Handgelenken, etwas deutlicher ausgeprägt. Die Glans penis ist ebenfalls eine typische Lokalisation des Lichen planus.

Es sind zahlreiche klinische Varianten beschrieben. Außerdem können beim selben Patienten verschiedene Morphologien vorliegen. Der *Lichen planus verrucosus* geht mit derben, schuppigen Plaques mit rauer oder verrukösen Oberfläche einher. Oft sind die peripheren Läsionen besonders klassisch ausgeprägt. Diese Variante ist oft nur schwer zu diagnostizieren und häufig ist eine Biopsie erforderlich. Auch die Behandlung kann schwierig sein und es besteht ein chronischer Verlauf. Selten entwickelt sich ein Plattenepithelkarzinom. Der *Lichen planus bullosus* ist eine extrem seltene Variante, die oft auf den unteren Extremitäten auftritt. Dabei entsteht die Blase in der Regel im Zentrum der Lichen-planus-Läsion.

Der *Lichen planopilaris* betrifft die Follikel der Terminalhaare. Er ist auf der Kopfhaut am häufigsten und führt zu einer vernarbenden Alopezie. Typische Befunde sind kleine, erythematöse Flecke um jeden Haarfollikel. Mit fortschreitender Erkrankung gehen Haarfollikel verloren und es kommt zur Vernarbung. Oft ist der Mittelscheitelbereich und nur selten die gesamte Kopfhaut betroffen. Sobald es zur Vernarbung gekommen ist, ist der Haarverlust permanent. Der Lichen planopilaris fluktuiert im klinischen Verlauf.

Der Lichen planus kann die oralen und genitalen Schleimhäute sowie die Konjunktiven befallen. Die betroffenen Bereiche weisen glänzende Flecke mit filigranen, weißen Netzen an der Oberfläche auf. Dieser *Lichen planus mucosae* ulzeriert häufiger als die kutane Form. Da die Entwicklung von Plattenepithelkarzinomen beschrieben ist, muss eine Langzeitüberwachung erfolgen. Außerdem kann der Lichen planus die Nagelmatrix und das Nagelbett betreffen und zur Dystrophie und zu Nagelveränderungen führen. Am häufigsten bilden sich in den Nägeln Längsrillen, am typischsten ist aber die Ausbildung eines Pterygiums.

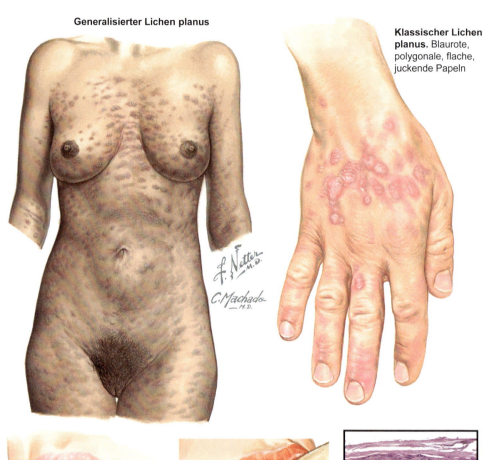

Generalisierter Lichen planus

Klassischer Lichen planus. Blaurote, polygonale, flache, juckende Papeln

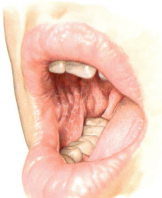

Lichen planus mucosae

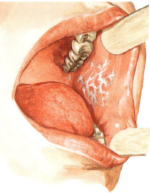

Wickham-Zeichnung. Weiße retikuläre Flecke auf der Wangenschleimhaut

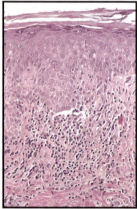

Histologie des Lichen planus. Lichenoides lymphozytäres Infiltrat mit sägezahnartigen Reteleisten, reduziertem Stratum granulosum und einem Max-Joseph-Raum am dermo-epidermalen Übergang

Abb. 4.43

Pathogenese: Der Lichen planus entsteht vermutlich durch eine anormale T-Zell-Reaktion. Die T-Zellen wirken lokal auf die Keratinozyten und lösen so die klinischen Befunde aus. Der genaue Pathomechanismus ist noch unbekannt.

Histologie: Typische Veränderungen sind ein dichtes lichenoides lymphozytäres Infiltrat entlang des dermo-epidermalen Übergangs. Oft finden sich in der hyperplastischen Epidermis nekrotische Keratinozyten *(Civatte-Körperchen)*. Leitbefunde sind eine Hypergranulose und eine sägezahnartige epidermale Hyperplasie. Bei Vorhandensein von Eosinophilen besteht der Verdacht auf ein Lichen-planus-artiges Arzneimittelexanthem oder ein lichenoides Kontaktekzem.

Behandlung: Einzelne Läsionen werden mit topischen Kortikosteroiden behandelt. Bis zu zwei Drittel der Hautläsionen klingen spontan wieder ab. Ausgedehnte Krankheitsbilder sind schwer zu behandeln. Die ultraviolette Fototherapie, orale Kortikosteroide und orale Retinoide, wie Acitretin und Isotretinoin, werden angewendet.

Lichen simplex chronicus

Der Lichen simplex chronicus ist eine häufige chronische Dermatose mit zahlreichen Auslösern. Er betrifft bevorzugt Unterschenkel und Sprunggelenk sowie Hinterhaupt, kann aber überall auftreten. Auslöser kann jede juckende Hautverletzung sein. Der Zyklus aus Jucken und Kratzen wird niemals durchbrochen, sodass die Haut ein lichenoides Aussehen annimmt. Dabei handelt es sich um eine umschriebene Hautveränderung ohne systemische Beteiligung oder Ursachen. Es gibt zahlreiche, unterschiedlich erfolgreiche Behandlungsansätze.

Klinisches Bild: Frauen sind geringfügig häufiger betroffen, eine ethnische Bevorzugung ist nicht vorhanden. Die meisten Patienten mit einem Lichen simplex chronicus erinnern keine auslösende Verletzung des chronischen Juckreizes. Manche geben einen Insektenstich, ein Trauma oder ein auslösendes Exanthem, wie ein allergisches Kontaktekzem durch Giftefeu, an. Der Befund ist auf einen Körperbereich, meist das Sprunggelenk, beschränkt; seltener sind Hinterhaupt und Anogenitalbereich betroffen. Die Patienten geben ein kontinuierliches Jucken oder Brennen an, aufgrund dessen sie den Bereich chronisch gerieben oder gekratzt haben. Initial findet sich ein winziger Fleck mit Exkoriationen. Im chronischen Stadium entsteht das typische Exanthem des Lichen simplex chronicus. Die Haut wird derb und lichenifiziert mit Betonung der normalen Hautlinien und unterschiedlich starker Hyperpigmentierung der betroffenen Bereiche. Bei starkem Juckreiz können durch ständiges Kratzen des Patienten kleine Exkoriationen und sogar kleine Ulzera auftreten.

Der Zyklus aus Juckreiz und Kratzen besteht unbehandelt oft für Jahre bis Jahrzehnte. Viele Patienten geben an, dass der Lichen simplex chronicus durch belastende Ereignisse aufflackert und dass der Juckreiz in den Abendstunden vor dem Schlafengehen am stärksten ist. Dies wird häufig dadurch erklärt, dass der Kortex zu diesem Zeitpunkt kaum andere Informationen verarbeiten muss und andere Gehirnbereiche, die für den Juckreiz verantwortlich sind, aktiviert oder von der kortikalen Kontrolle abgekoppelt werden. Selbst bei Behandlung dauern die Erkrankungen oft viele Jahre. In der Regel sind die Patienten irgendwann von der Therapie frustriert und suchen die Hilfe anderer Ärzte oder nehmen alternative Angebote, wie die Akupunktur, wahr. Die klassische Läsion des Lichen simplex chronicus ist eine gut abgegrenzte, lichenifizierte Plaque mit Exkoriationen und blutiger Kruste.

Pathogenese: Der genaue Pathomechanismus ist unbekannt. Bekannte Auslöser sind Insektenbisse, eine atopische Diathese, Angststörungen, belastende Ereignisse und andere psychische Erkrankungen. Allerdings weisen viele Patienten bei identischem klinischem Bild keinen dieser Faktoren auf.

Histologie: Die Epidermis ist akanthotisch mit Elongation der Reteleisten. Es besteht eine unterschiedlich starke Parakeratose mit Exkoriationen und gelegentlich oberflächlichen Ulzera. In der papillären Dermis verlaufen die Kollagenbündel vertikal und parallel zu den Reteleisten. Die Elongation der Reteleisten ist ungleichmäßig im Gegensatz zum regelmäßigen Muster bei der Psoriasis. Es besteht eine unterschiedlich starke epidermale Spongiose,

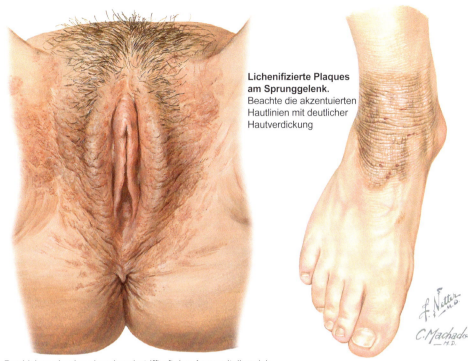

Lichenifizierte Plaques am Sprunggelenk. Beachte die akzentuierten Hautlinien mit deutlicher Hautverdickung

Der Lichen simplex chronicus betrifft oft den Anogenitalbereich von Männern und Frauen. Er manifestiert sich mit konstantem Juckreiz und einer Lichenifizierung der betroffenen Haut.

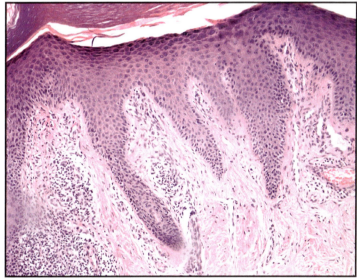

Akanthose mit Elongation der Reteleisten. Fleckige Hyperkeratose und Parakeratose. In den dermalen Papillen findet sich vertikal verlaufendes Kollagen.

Abb. 4.44

aber kein Epidermotropismus. Das entzündliche Infiltrat besteht überwiegend aus Lymphozyten.

Behandlung: Ziel der Therapie ist häufig die Unterbrechung des Zyklus aus Juckreiz und Kratzen. Dazu erfolgt die topische Gabe hochpotenter Kortikosteroide und oraler Antihistaminika oder Gabapentin. Die sedierenden Antihistaminika wirken besser als die neueren, nicht sedierenden. Die topischen Kortikosteroide können für eine bessere Penetration in die lichenifizierten Bereiche unter Okklusion angewandt werden. Möglich sind auch intraläsionale Injektionen von Triamcinolon und die Applikation von Capsaicin. Letzteres sorgt dafür, dass die oberflächlichen Nervenendigungen Substanz P, den für den Juckreiz erforderlichen Neurotransmitter, verlieren. Um Verletzungen beim Kratzen zu vermeiden, sollten die Fingernägel kurz gehalten werden. Auch eine Verhaltenstherapie durch einen Psychiater oder Psychologen ist möglich. Risikofaktoren, wie Stress, sollten ausgeschaltet werden. Meist verläuft die Krankheit rezidivierend.

Venöse Insuffizienz und arterielle Verschlusskrankheit

Die venöse Insuffizienz und die arterielle Verschlusskrankheit sind bei älteren Menschen häufig. Risikofaktoren sind Diabetes, Adipositas, Rauchen, Hypertonie und Hypercholesterinämie. Eine Kombination aus venöser Insuffizienz und arterieller Verschlusskrankheit findet sich oft bei älteren Patienten mit Diabetes, vor allem bei Rauchern. Erkrankungen des lymphatischen Systems können eine venöse Insuffizienz vortäuschen; Risikofaktoren sind vorausgegangene Operationen (z. B. inguinale Lymphknotendissektion), Strahlentherapie und idiopathisches Lymphödem.

Klinisches Bild: Die *venöse Insuffizienz* ist eine häufige Krankheit. Sie tritt unabhängig von der ethnischen Zugehörigkeit und bei Frauen etwas häufiger auf. Sie führt schlussendlich zur venösen Stase und zu Ulzera. Schätzungsweise > 50 % der Unterschenkelulzera entstehen durch eine venöse Insuffizienz, gefolgt von der arteriellen Verschlusskrankheit, neuropathischen Ursachen und Lymphödemen. Erste Hinweise auf eine venöse Insuffizienz sind das Auftreten von Varizen oder kleinen dilatierten retikulären Venen. Im Laufe der Zeit treten die Zeichen der venösen Stase, wie trockene, livide bis rote ekzematöse Flecke mit einem unterschiedlich starken eindrückbaren peripheren Ödem, auf. Es kommt zum Austritt von Erythrozyten in die Dermis, wo sie zugrunde gehen und Hämosiderinablagerungen, die als braunrötliche Maculae und Flecke imponieren, bilden. Durch die anhaltende venöse Hypertonie, die Stauung und die Schwellung entsteht schließlich – meist am Innenknöchel, grundsätzlich aber überall am Unterschenkel – ein venöses Stauungsulkus. Es ist häufig nicht schmerzhaft, kann aber auch sehr schmerzhaft sein.

Die *arterielle Verschlusskrankheit* entsteht meist durch eine Atherosklerose der größeren Beinarterien. Oft liegen Risikofaktoren, wie höheres Alter, Hypertonie, Rauchen, Diabetes und Hypercholesterinämie, vor. Arterielle Ulzera sind bei Männern etwas häufiger, eine ethnische Prädisposition besteht nicht. Klinische Befunde sind oft eine Rötung beim Herabhängen, eine Claudicatio und Ruheschmerzen. Bei der körperlichen Untersuchung fehlen die peripheren Pulse der Aa. dorsalis pedis und tibialis posterior. Dadurch besteht ein hohes Risiko für arterielle Ulzera und eine nachfolgende Gangrän. Einzige Behandlungsoption ist die Operation.

Pathogenese: Die venöse Drainage des Beins erfolgt durch ein oberflächliches und ein tiefes Venensystem, die miteinander durch horizontal verlaufende Gefäße verbunden sind. Diese Venen enthalten bikuspide Rückschlagklappen, die den Rückstrom des Blutes verhindern und gemeinsam mit den Muskelkontraktionen dafür sorgen, dass das venöse Blut nach superior und schließlich in die V. cava inferior fließt. Der Blutfluss zur V. cava wird vor allem durch die Beinmuskeln, allen voran den Wadenmuskeln, sichergestellt. Bei überwiegend sitzender Tätigkeit besteht ein erhöhtes Risiko für eine venöse Insuffizienz. Beim Gehen sinkt der venöse Druck in der Regel mit zunehmendem Blutstrom zur V. cava. Geschieht dies aufgrund einer Störung nicht, entwickelt sich eine venöse Hypertonie. Das kongenitale Fehlen der Venenklappen, inkompetente Klappen und ein Zustand nach tiefer Beinvenenthrombose sind nur drei der potenziellen Gründe für eine venöse Insuffizienz. Sobald eine venöse Hypertonie auftritt, besteht ein Risiko für eine venöse Stauung und venöse Ulzera.

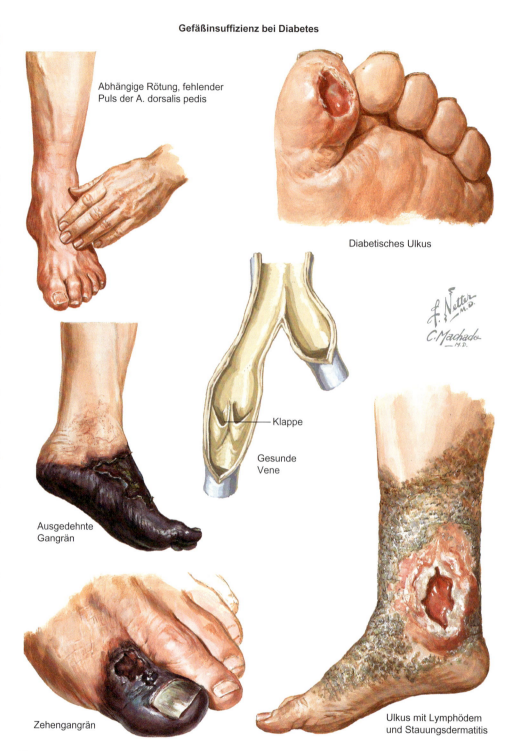

Abb. 4.45

Die arterielle Verschlusskrankheit entsteht durch die langsame Verengung der Arterien durch Cholesterinplaques, sodass immer weniger Blut zu den Geweben gelangt. Sobald der Blutfluss die Bedürfnisse der Muskulatur und der normalen physiologischen Abläufe nicht mehr erfüllen kann, treten Symptome auf.

Histologie: Bei arterieller Verschlusskrankheit sollten keine Biopsien entnommen werden, da sie zu Ulzera, Infektionen und vor allem Notfalloperationen führen können. Das venöse Ulkus ist histologisch unspezifisch mit einem Ödem, einer Proliferation der oberflächlichen dermalen Gefäße und einem erythrozytären Extravasat mit unterschiedlich starker Hämosiderinablagerung.

Behandlung: Die venöse Insuffizienz wird mit Kompression und Hochlagerung des Beins behandelt. Auch Gewichtsreduktion und vermehrte Bewegung helfen. Bei arterieller Verschlusskrankheit erfolgt chirurgisch die Platzierung eines Stents oder arteriellen Bypasses der verengten Arterie. Im Frühstadium wurde Pentoxifyllin mit unterschiedlichem Erfolg eingesetzt.

Mastozytose

Die Mastozytose ist eine seltene Krankheit mit vielen klinischen Varianten und Unterformen. Sie kann wie beim solitären Mastozytom isoliert auftreten oder wie bei der Urticaria pigmentosa zu einer augedehnten Hautkrankheit führen. Die meisten Formen der Mastozytose entstehen durch eine Veränderung des c-kit-Gens (KIT). Es gibt viele andere, überwiegend beninge Mastozytosen, die sich vor allem an der Haut oder vor allem systemisch manifestieren. Systemische Formen sind die seltene Mastzellleukämie und das Mastzellsarkom mit jeweils schlechter Prognose. Wichtig ist, dass die Mastzellen aus dem Knochenmark stammen und einige Gemeinsamkeiten mit anderen hämatopoetischen Zellen haben. Die Weltgesundheitsorganisation (WHO) hat eine vereinfachte Klassifikation der Mastozytosen erarbeitet (> Kasten rechts).

Klinisches Bild: Das *solitäre Mastozytom* ist eine der häufigsten Mastozytosen. Es tritt meist in den ersten Lebensjahren als gelbliche bis bräunliche Macula, Papel oder Plaque auf. Selten entsteht ein Bläschen oder eine Blase. Die meisten Läsionen sind asymptomatisch, solange sie nicht gerieben oder gekratzt werden. Durch Kratzen oder Reiben kommt es zu einer lokalen urtikariellen Reaktion über dem Mastozytom, die sich in die umgebende Haut ausbreitet. Dieses so genannte Darier-Zeichen ist bei allen kutanen Mastozytosen diagnoseweisend. Solitäre Mastzellansammlungen klingen in der Regel spontan und ohne Folgeerscheinungen wieder ab.

Die *Urticaria pigmentosa* ist eine diffuse kutane Mastozytose und die häufigste Variante der Mastozytose. Auf der Hautoberfläche treten wenige bis Hunderte leicht hyperpigmentierte Maculae und Plaques auf. Aus einigen entwickeln sich Bläschen und Blasen. Die Manifestation erfolgt meist im Kleinkindalter, seltener auch bei Erwachsenen. Die Diagnose wird bei den Kindern überwiegend anhand des klinischen Bildes und des positiven Darier-Zeichens gestellt. Die Krankheit verläuft bei Kindern in der Regel benigne, bildet sich nach einigen Jahren spontan zurück und verschwindet etwa zum Zeitpunkt der Pubertät. Bei Beginn im Erwachsenenalter verläuft die Urticaria pigmentosa eher chronisch und bildet sich nur selten zurück. Erwachsene Patienten müssen regelmäßig auf die Entwicklung einer systemischen Mastzellbeteiligung untersucht werden.

Die *Teleangiectasia macularis eruptiva perstans* ist eine seltenere Form der Mastozytose, die fast nur Erwachsene betrifft. Die Patienten weisen oft ausgedehnte Teleangiektasien in ungewöhnlicher Verteilung auf, z. B. auf Rücken, Brust und Abdomen. Begleitend kann ein Erythem bestehen und das Darier-Zeichen kann positiv sein. Häufigstes Symptom ist der Juckreiz. Am störendsten wird oft das Exanthem empfunden. Obwohl die Krankheit hauptsächlich auf die Haut begrenzt ist, sollte nach Zeichen der systemischen Beteiligung gesucht werden.

Das präziseste Screening auf eine systemische Beteiligung bei einem Mastozytom ist die Bestimmung der Serumtryptase. Spiegel im Normalbereich sprechen für eine isolierte kutane Erkrankung; Spiegel > 20 ng/ml weisen auf eine systemische Beteiligung hin, sodass weitere Untersuchungen erforderlich sind. Im Urin kann zudem der Spiegel von Histamin und seinen Metaboliten bestimmt werden, ist aber weniger sensitiv und spezifisch als der Serumspiegel der Tryptase. Bei Verdacht auf eine systemische Beteiligung kann eine Biopsie des Knochenmarks mit molekulargenetischer Testung auf eine Mutation des KIT-Gens erfolgen.

Histologie: Die histologischen Befunde hängen von der Art der Mastozytose ab. Meist finden sich exzessiv Mastzellen, die sich in der Regel um die Hautgefäße gruppieren. Diese Mastzellen lassen sich am besten durch Spezialfärbungen darstellen; am häufigsten werden die Leder-Färbung (Chloracetatesterase), die Giemsa-Färbung und die Färbung mit Toluidinblau verwendet. Außerdem lassen sich die Mastzellen immunhistochemisch mit CD117 anfärben.

Pathogenese: Das Darier-Zeichen entsteht durch die Freisetzung von Histamin und anderen Entzündungsmediatoren aus der massenhaften Ansammlung von Mastzellen in der betroffenen Haut. Bei direkter Stimulation, wie Kratzen oder Reiben, entleeren die Mastzellen automatisch ihre Granula, die Histamin und andere vasoaktive Substanzen, die zu Schwellung, Rötung und Juckreiz führen, enthalten.

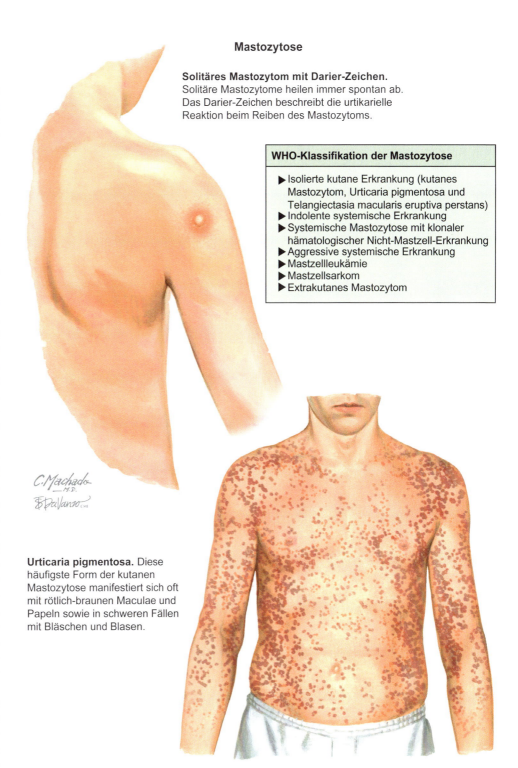

Mastozytose

Solitäres Mastozytom mit Darier-Zeichen.
Solitäre Mastozytome heilen immer spontan ab. Das Darier-Zeichen beschreibt die urtikarielle Reaktion beim Reiben des Mastozytoms.

WHO-Klassifikation der Mastozytose
- Isolierte kutane Erkrankung (kutanes Mastozytom, Urticaria pigmentosa und Telangiectasia macularis eruptiva perstans)
- Indolente systemische Erkrankung
- Systemische Mastozytose mit klonaler hämatologischer Nicht-Mastzell-Erkrankung
- Aggressive systemische Erkrankung
- Mastzellleukämie
- Mastzellsarkom
- Extrakutanes Mastozytom

Urticaria pigmentosa. Diese häufigste Form der kutanen Mastozytose manifestiert sich oft mit rötlich-braunen Maculae und Papeln sowie in schweren Fällen mit Bläschen und Blasen.

Abb. 4.46

(Fortsetzung)

Die Mastozytose entsteht durch eine Mutation des KIT-Gens, einem Protoonkogen, das für den KIT-Rezeptor des Stem Cell Factor (SCF) kodiert. Dieser Rezeptor kommt auf zwei Hautzellarten, Mastzellen und Melanozyten, sowie auf zahlreichen anderen primitiven hämatologischen Zellen vor. Der Stem Cell Factor besitzt verschiedene andere Namen, wie KIT-Ligand, CD117, Steel Factor und Mastzellwachstumsfaktor. Er bindet an den transmembranösen KIT-Rezeptor (SCFR) und fördert die Reproduktion von Mastzellen. Die bei der Mastozytose vorhandene aktivierende SCFR-Mutation verursacht eine Heraufregulation der Signalgebung über diesen Signalweg und dadurch die unkontrollierte Proliferation von Mastzellen. Die kontinuierliche Aktivierung von Stem Cell Factor verlängert das Überleben der Mastzellen, das auch zu ihrer vermehrten Anzahl beiträgt. Es sind zahlreiche KIT-Mutationen beschrieben und vermutlich tragen jeweils unterschiedliche Mutationen zu den verschiedenen klinischen Bildern bei. Am häufigsten ist die D816V-Mutation mit Ersatz des normalen Aspartats an Position 816 durch Valin.

Behandlung: Die kutane Mastozytose bei Kindern verläuft oft selbstlimitierend und klingt im Laufe der Zeit spontan ab. Antihistaminika helfen gegen den Juckreiz und lindern die Symptome, bis die Krankheit von allein abheilt. Am wichtigsten ist bei Kindern mit kutaner Mastozytose, vor allem der Urticaria pigmentosa, die Meidung von chemischen oder physikalischen Schädigungen, die zu einer massiven Degranulation der Mastzellen führen. Derartige Auslöser sind Medikamente, wie Anästhetika, Narkotika, Polymyxin B und viele andere. Physikalische Auslöser sind Temperaturextreme, körperliche Überanstrengung, wiederholtes Reiben der betroffenen Haut und viele andere, individuell unterschiedliche Reize.

Eckpfeiler der Therapie sind Antihistaminika. Adjuvant werden zudem Leukotrienantagonisten gegeben. Cromoglycinsäure ist ein Mastzellstabilisator, der gastrointestinal nicht resorbiert wird. Sein Einsatz ist auf die Behandlung einer begleitenden Diarrhö durch eine Mastozytose des Darms begrenzt. Bei Teleangiectasia macularis eruptiva perstans kann eine kosmetische Behandlung der Rötung und der Teleangiektasien mit dem gepulsten 585-nm-Farblaser erfolgen. Die systemische Krankheit wurde mit gewissen Erfolgen mit dem Tyrosinkinasehemmer Imatinib behandelt. Abhängig von den Symptomen und den beteiligten Organsystemen kann eine systemische Chemotherapie erforderlich sein, um die Mastzelllast zu senken. Diese Substanzen erzeugen nur selten eine Langzeitremission, sondern meist nur ein vorübergehendes Ansprechen. Bislang gibt es keine kurative Therapie der Mastozytose.

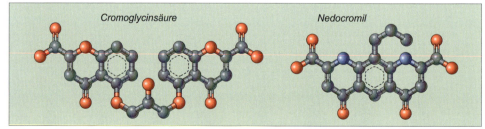

Abb. 4.47

Zirkumskripte Sklerodermie

Die zirkumskripte Sklerodermie ist eine idiopathische Dermatose. Sie tritt meist solitär auf, es gibt aber viele klinische Varianten, wie die plaqueförmige, die lineare, die kleinfleckige und die disseminierte Form. Ein kleiner Teil der Patienten (< 1 %) entwickelt eine progressive systemische Sklerose.

Klinisches Bild: Die zirkumskripte Sklerodermie tritt in der Regel bei jungen, hellhäutigen Frauen auf und ist bei Frauen doppelt so häufig wie bei Männern. Sie beginnt mit einer kleinen erythematösen Macula, die sich nach außen ausdehnt und einen lividen bis roten Randsaum entwickelt. Gleichzeitig entstehen im Zentrum eine leichte Hypopigmentierung und Induration. Meist ist der Rumpf betroffen und die Läsionen sind asymptomatisch oder jucken nur leicht. Liegen sie über einem Gelenk, kann es zu Bewegungseinschränkungen und Schmerzen beim Beugen und Strecken kommen. Die wichtigste Differenzialdiagnose der zirkumskripten Sklerodermie ist der Lichen sclerosis et atrophicus, dessen Läsionen in der Regel stärker weiß gefärbt und weniger induriert sind.

Es gibt viele Varianten der zirkumskripten Sklerodermie. Die kleinfleckige Form manifestiert sich mit verstreuten feinen, tränenförmigen, hypopigmentierten Maculae mit leichter Induration an Rumpf und Extremitäten. Die Induration ist nicht annähernd so deutlich wie bei der plaqueförmigen Form und oft kaum wahrnehmbar. Klinisch lassen sich diese Läsionen oft nicht von denen des Lichen sclerosis et atrophicus unterscheiden, sodass eine Biopsie unumgänglich ist. Die seltene disseminierte Form geht mit einer extensiven Beteiligung der Hautoberfläche einher. Definitionsgemäß besteht aber im Gegensatz zur progressiven systemischen Sklerose keine systemische Beteiligung. Allerdings können Patienten mit disseminierter zirkumskripter Sklerodermie unter den Hautläsionen eine Atrophie des Fett- und Muskelgewebes entwickeln.

Die lineare Form (lineares Sklerodermie) ist eine eigenständige, gut beschriebene kutane Variante mit typischem Erscheinungsbild und potenziellen Komplikationen. Sie tritt entlang einer Extremität auf und manifestiert sich meist bei Kindern. Die betroffene Haut kann eingezogen sein und beim Wachstum zu Längenabweichungen der Extremitäten führen. Die Gelenkbeweglichkeit kann eingeschränkt sein. Unter den Hautläsionen der linearen Form treten kortikale Hyperostosen der Röhrenknochen auf (*Melorheostose*). Unterformen der linearen zirkumskripten Sklerodermie sind die Sclérodermie en coup de sabre und das Parry-Romberg-Syndrom. Die *Sclérodermie en coup de sabre* tritt an der Stirn auf und reicht teilweise bis auf die Wangen und die Kopfhaut. Sie imponiert als eingedellte, lineare Furche, die von der Kopfhaut ausgehend vertikal über die Stirn verläuft. Sie kann subtil sein oder sehr deutlich und dann erhebliche kosmetische Probleme verursachen. Die Läsion des *Parry-Romberg-Syndroms* verläuft vertikal über das Gesicht, sodass eine hemifaziale Atrophie auftritt. Durch die Beteiligung des darunterliegenden Fettgewebes, der Muskeln und des Knochens entstehen entstellende Läsionen. Bei neurologischer Beteiligung kommt es zu Krampfanfällen.

Pathogenese: Die Pathogenese der zirkumskripten Sklerodermie ist schlecht verstanden. Der Auslöser dieser kutanen Reaktion mit exzessiver Produktion von Kollagen durch die lokalen Fibroblasten ist unbekannt. Mögliche auslösende Faktoren sind Endothelschäden, bestimmte Infektionen mit *Borrelia burgdorferi* und Störungen der Fibroblasten, die zu einer vermehrten Kollagenproduktion führen. Die borrelienbedingte zirkumskripte Sklerodermie ist bislang in den USA unbekannt, wurde aber in Europa und Asien beschrieben.

Histologie: Stanzbiospien ergeben gut geformte Zylinder. Die Dermis ist expandiert und enthält exzessive Mengen von Kollagen. Oft findet sich entlang des dermo-epidermalen Übergangs ein leichtes entzündliches Infiltrat. Plasmazellen sind ebenfalls häufig.

Behandlung: Eine Therapie der plaqueförmigen zirkumskripten Sklerodermie ist nicht erforderlich. Sie kann aber mit topischen Kortikosteroiden, Calcipotriol und Fototherapie erfolgen. Die lineare Form sollte wegen der signifikanten funktionellen und kosmetischen Auswirkungen behandelt werden. Am besten untersucht sind dazu Immunsuppressiva, wie Methotrexat und Prednison.

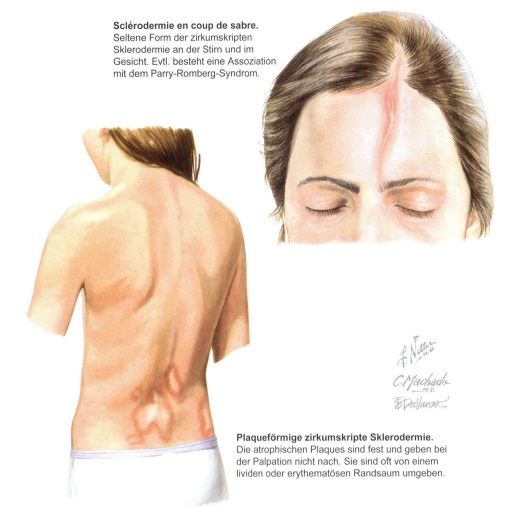

Sclérodermie en coup de sabre. Seltene Form der zirkumskripten Sklerodermie an der Stirn und im Gesicht. Evtl. besteht eine Assoziation mit dem Parry-Romberg-Syndrom.

Plaqueförmige zirkumskripte Sklerodermie. Die atrophischen Plaques sind fest und geben bei der Palpation nicht nach. Sie sind oft von einem lividen oder erythematösen Randsaum umgeben.

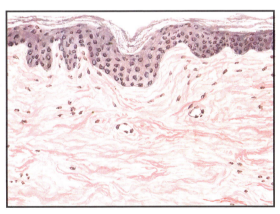

Progressive systemische Sklerose (Sklerodermie). Typische Hautveränderungen bei Sklerodermie: extensive Kollagenablagerungen und geringe Epidermisatrophie

Abb. 4.48

Myxödem

Das Myxödem tritt bei unbehandelter schwerer Hypothyreose auf. Ursache ist das vollständige Fehlen der Schilddrüsenhormone mit anschließender Ablagerung von Mukopolysacchariden in der Haut und anderen Organen. Die schwere Hypothyreose geht mit zahlreichen dermalen und systemischen Befunden einher und betrifft fast nur noch Erwachsene. Das adulte Myxödem ist eine seltene Krankheit.

Klinisches Bild: Häufig entwickelt sich die Hypothyreose allmählich. Mögliche Ursachen sind eine Autoimmunthyreoiditis, ein Schilddrüsentumor, ein Hypophysentumor oder -infarkt oder eine Erkrankung des Hypothalamus. Außerdem tritt sie nach der Behandlung einer Hyperthyreose mit unzureichendem Hormonersatz auf. Zunächst treten leichte, unspezifische Symptome auf, bis bei zunehmendem Mangel der Schilddrüsenhormone ein schweres klinisches Krankheitsbild entsteht. Oft haben die Patienten Allgemeinsymptome und klagen fast immer über Müdigkeit, Kälteintoleranz und ein generalisiertes Krankheitsgefühl. Fast immer bestehen Obstipation und Gewichtszunahme. Manche Patienten entwickeln einen Perikarderguss und eine Bradykardie. Die Muskelreflexe sind abgeschwächt und die Patienten klagen über geistige Trägheit.

Die typischen Hautbefunde des Myxödems helfen bei der Diagnosefindung. Die Patienten entwickeln eine diffuse, nicht vernarbende Alopezie. Das Haar ist oft trocken und brüchig. Die laterale Hälfte der Augenbrauen ist ausgefallen. Die Fingernägel werden brüchig und lösen sich vom Nagelbett. Der Gesichtsausdruck ist oft lethargisch. Es bestehen ein deutlich periorbitales Ödem und eine ausgeprägte Hauttrockenheit, die einer Ichthyosis vulgaris ähneln kann. Die Lippenhaut ist ebenso wie die Zunge verdickt. Die Zunge kann so groß werden, dass die Zähne an den Kanten Spuren hinterlassen. Bei sehr ausgeprägtem Mukopolysaccharidinfiltrat kann sich die Kopfhaut verdicken und Furchen ausbilden (Cutis verticis gyrata). Die Haut kann durch eine Karotinämie leicht gelblich aussehen, was auf der unbehaarten Haut am deutlichsten zu erkennen ist.

Die Laborbefunde sind diagnosesichernd. Es findet sich eine unspezifische Anämie im Rahmen der chronischen Krankheit. Zwei unspezifische Befunde sind eine Hypercholesterinämie und eine Hyponatriämie. Die Elektrokardiografie zeigt eine Bradykardie und eine verlängerte PR-Zeit. Typisch sind die Spiegel der Schilddrüsenhormone: ein erhöhter Spiegel des thyreoidstimulierenden Hormons (TSH) bestätigt die primäre Hypothyreose. Der Spiegel von Thyroxin (T_4) ist niedrig.

Wichtig ist die Differenzierung des adulten generalisierten Myxödems bei Hypothyreose vom prätibialen Myxödem. Letzteres ist ein Leitbefund der Hyperthyreose, nicht der Hypothyreose.

Pathogenese: Der Abbau der Glykosaminoglykane erfolgt ebenso wie zahlreiche andere Stoffwechselvorgänge abhängig von den Schilddrüsenhormonen. Sind diese reduziert oder gar nicht mehr vorhanden, können die Glykosaminoglykane nicht mehr korrekt abgebaut werden und akkumulieren im Subkutangewebe vor allem der Gesichts- und Kopfhaut. Dies führt zu den typischen Hautbefunden des Myxödems.

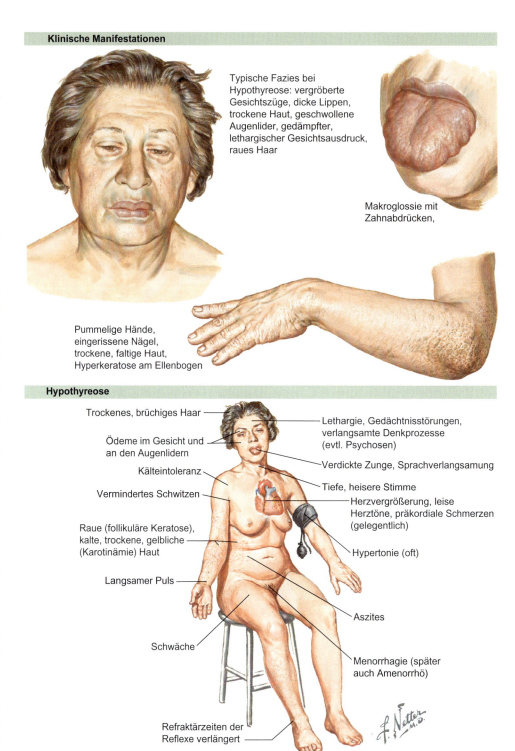

Abb. 4.49

Histologie: Die betroffene Haut weist zwischen den Kollagenbündeln der Dermis leichte Ablagerungen von Mucin, überwiegend Hyaluronsäure, auf. Die Alopezie ist nicht vernarbend.

Behandlung: Wichtig ist eine rasche Diagnose des Myxödems, da es unbehandelt tödlich verläuft; das komplette Fehlen der Schilddrüsenhormone führt zum Myxödemkoma. Die Behandlung erfolgt durch Gabe von L-Thyroxin (synthetischem T_4). Bei ausreichender Stabilisierung des Patienten sind keine weiteren Maßnahmen erforderlich. Zum Ausschluss von Schilddrüsenkarzinomen, Hypophysen- und Hypothalamuserkrankungen muss die Ursache der Hypothyreose geklärt werden. Das rasche Erkennen der Hautmanifestationen und die Überweisung an einen Endokrinologen können lebensrettend sein. Bei angemessener L-Thyroxin-Therapie bilden sich Befunde an Haut und Haaren allmählich wieder zurück.

Necrobiosis lipoidica

Die Necrobiosis lipoidica ist ein häufiges Exanthem, das meist im Rahmen eines Diabetes auftritt und dann als Necrobiosis lipoidica diabeticorum bezeichnet wird. Da aber nicht alle Fälle mit einem Diabetes assoziiert sind, ist der Begriff *Necrobiosis lipoidica* besser geeignet. Bei allen Patienten mit einer Necrobiosis lipoidica sollte nach einem Diabetes gesucht werden und wiederholte Kontrollen im Laufe des Lebens erfolgen, da 60–80 % irgendwann eine Glukoseintoleranz haben oder entwickeln werden. Die Necrobiosis lipoidica kann überall an der Haut auftreten, oft jedoch anterior an der unteren Extremität. Aufgrund des typischen Befundes kann die Diagnose oft klinisch und ohne Hautbiopsie gestellt werden. Die histologischen Befunde sind diagnosesichernd. Dazu ist eine Stanz- oder Exzisionsbiopsie erforderlich, da eine Shave-Biopsie keine ausreichende histologische Beurteilung ermöglicht.

Klinisches Bild: Die Krankheit tritt unabhängig von Geschlecht und ethnischer Zugehörigkeit vor allem im jungen Erwachsenenalter auf. Häufig ist die anteriore Seite der unteren Extremität betroffen. Das Exanthem beginnt in der Regel als winzige rote Papel, die sich langsam ausdehnt und ein eingedrücktes, atrophisches Zentrum mit leicht erhabenem Randsaum hinterlässt und scharf abgegrenzt ist. Die Ränder sind leicht erhaben, entzündlich gerötet und heben sich gut von der umgebenden, normal erscheinenden Haut ab. Die Größe der Läsionen reicht von wenigen Millimetern bis in manchen Fällen zum Befall des gesamten vorderen Unterschenkels. Die Plaques haben eine typische orange-braune Farbe und signifikante Atrophie. Die darunterliegende Dermis ist stark ausgedünnt; die dermalen und subkutanen Venen sind leicht zu erkennen und scheinen aus der Haut hervorzustehen. Bei der Palpation fühlt sich das Zentrum der Läsionen an, als ob überhaupt kein dermales Gewebe vorhanden ist. Es besteht ein eindrucksvoller Unterschied bei der Palpation der normalen und der betroffenen Haut.

Bei einem kleinen Teil der Patienten treten Ulzera auf, die langsam und nur schwer abheilen. Selten wurde die Entwicklung eines Plattenepithelkarzinoms aus einer chronischen ulzerativen Necrobiosis lipoidica beschrieben; diese Entwicklung ist vermutlich eher Folge der chronischen Ulzeration und Entzündung als der zugrunde liegenden Necrobiosis lipoidica. Die einzige mit der Necrobiosis lipoidica assoziierte systemische Krankheit ist der Diabetes.

Pathogenese: Der Pathomechanismus der Necrobiosis lipoidica ist unbekannt. Es gibt viele Theorien, aber keine gute wissenschaftliche Evidenz für eine bestimmte Ursache.

Histologie: Die Histologie der Necrobiosis lipoidica ist typisch. Um eine Vollschichtprobe zu gewinnen, ist eine Stanz- oder Exzisionsbiopsie erforderlich. Die Dermis wirkt geschichtet mit nekrobiotischen Kollagenbündeln in Granulomen im Wechsel mit Bereichen mit Histiozyten und mehrkernigen Fremdkörper- und Langerhans-Riesenzellen. Histologische Differenzialdiagnose ist das Granuloma anulare. Bei der Necrobiosis lipoidica enthält das entzündliche Infiltrat weniger Muzin und mehr Plasmazellen und die Entzündung reicht meist bis ins subkutane Fettgewebe.

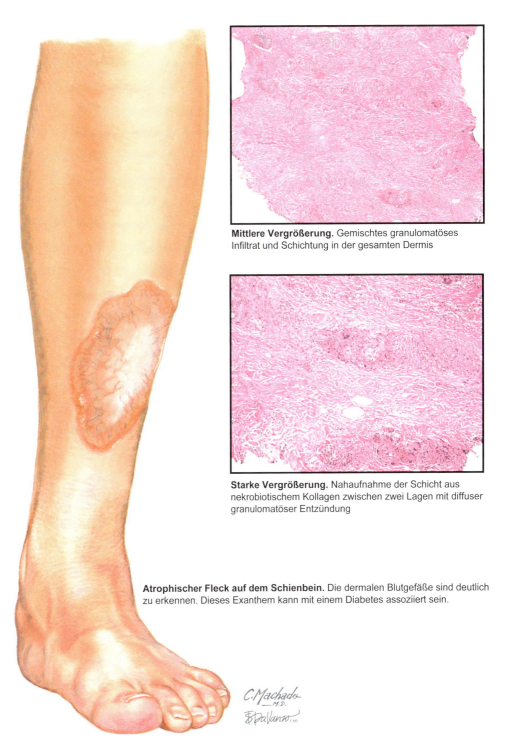

Mittlere Vergrößerung. Gemischtes granulomatöses Infiltrat und Schichtung in der gesamten Dermis

Starke Vergrößerung. Nahaufnahme der Schicht aus nekrobiotischem Kollagen zwischen zwei Lagen mit diffuser granulomatöser Entzündung

Atrophischer Fleck auf dem Schienbein. Die dermalen Blutgefäße sind deutlich zu erkennen. Dieses Exanthem kann mit einem Diabetes assoziiert sein.

Abb. 4.50

Behandlung: Die Behandlung beginnt in der Regel mit hochpotenten topischen Kortikosteroiden. Es erscheint kontraproduktiv, eine Atrophie mit topischen Kortikosteroidcremes, die zur Atrophie führen, zu behandeln. Bei der Necrobiosis lipoidica verstärken die hochpotenten Kortikosteroide nicht die Atrophie. Die Kortikosteroide reduzieren das entzündliche Infiltrat und verhindern, dass es auftritt oder sich selbst unterhält. Auch intraläsionale Triamcinoloninjektionen waren erfolgreich. In Einzelfallberichten waren auch viele andere Substanzen erfolgreich, die jedoch nie in standardisierten, placebokontrollierten Studien überprüft wurden. Die Kontrolle des zugrunde liegenden Diabetes scheint sich nicht auf den Verlauf der Hautkrankheit auszuwirken. Ulzerationen sollten mit aggressiver Wundtoilette behandelt werden und bei Ödem und venöser Insuffizienz sollte ein Kompressionsverband getragen werden. Die Heilung der Ulzera kann Monate dauern. Sobald die Entzündung abgeklungen ist, bleibt bei den meisten Patienten eine Atrophie zurück, die permanent sein oder sich mit der Zeit bessern kann.

Nekrobiotisches Xanthogranulom

Das nekrobiotische Xanthogranulom ist eine seltene Hautkrankheit, die oft mit einer monoklonalen Gammopathie einhergeht und erstmals in den frühen 1980er Jahren beschrieben wurde. Seitdem wurde über viele Fälle berichtet, sodass inzwischen sicher ist, dass es sich um eine eigenständige, wenn auch ungewöhnliche und seltene Hautkrankheit handelt. Die Diagnose wird anhand der typischen histologischen Befunde gestellt. Patienten mit dieser Diagnose müssen routinemäßig überwacht werden, um die Entwicklung einer monoklonalen Gammopathie und eines multiplen Myeloms zu erfassen.

Klinisches Bild: Es sind zu wenige Fälle beschrieben, als dass zuverlässige Rückschlüsse zur Epidemiologie möglich sind. Es handelt sich jedoch um eine Krankheit des höheren Erwachsenenalters, da fast alle Patienten älter als 50 Jahre sind. Die Läsionen treten überall am Körper auf, meist jedoch auf Stirn, Wangen und Schläfen im Bereich der Augen. Der Periorbitalbereich ist fast immer betroffen. Das nekrobiotische Xanthogranulom geht in der Regel mit gelblichen bis roten Papeln und Plaques, zwischen denen sich atrophische Bereiche befinden können, einher. Der Randsaum der Plaques kann rot bis blaurot sein. Gelegentlich entstehen Knoten. Sekundäre Ulzera wie auch Teleangiektasien und dilatierte dermale Gefäße, vor allem in atrophischen Bereichen, sind häufig. Die Abheilung der Ulzerationen dauert recht lange. Die meisten Patienten leiden unter dem Aussehen des Exanthems und einem leichten Juckreiz, obwohl viele keine Symptome haben. Zur klinischen Differenzialdiagnose gehören planare Xanthome. Eine Hautbiopsie hilft bei der Unterscheidung dieser Krankheiten. Die Krankheit schreitet mit der Zeit fort und remittiert in der Regel nicht spontan.

Fast immer klagen die Patienten über trockene Augen oder haben objektive Befunde einer Proptose. Selten betrifft das nekrobiotische Xanthogranulom die Tränendrüse und das retrobulbäre Fettgewebe.

Das nekrobiotische Xanthogranulom geht meist mit einer monoklonalen Gammopathie von Immunglobulin G-κ (IgG:κ) einher. Bei einer Gammopathie sollte ein Hämatologe, der eine Knochenmarkbiopsie zur Diagnose des multiplen Myeloms macht, hinzugezogen werden. Ein kleiner Teil der Patienten mit Gammopathie leidet unter einem multiplen Myelom oder entwickelt es später. Andere oft auffällige Laborwerte sind eine beschleunigte Blutsenkungsgeschwindigkeit (BSG), reduziertes Komplement C4 und eine Leukopenie. Auch viele andere Veränderungen, die mehr Evidenz dafür liefern, dass es sich um eine systemische Krankheit und nicht um eine isolierte Hautkrankheit handelt, sind beschrieben. Die Läsionen des nekrobiotischen Xanthogranuloms treten auch in den oberen Atemwegen und im Herz auf.

Pathogenese: Vermutlich handelt es sich um eine Antikörperreaktion gegen Selbstantigene, höchstwahrscheinlich einer Lipidform. Dies ist jedoch unbewiesen und die exakte Ätiologie ist unbekannt.

Histologie: Die Befunde des nekrobiotischen Xanthogranuloms sind typisch. Für eine adäquate Evaluation ist eine Stanz- oder Exzisionsbiopsie erforderlich. Auf den ersten Blick ist die gesamte Dermis voller entzündlicher Zellen. Es besteht eine granulomatöse Entzündung. Ty-

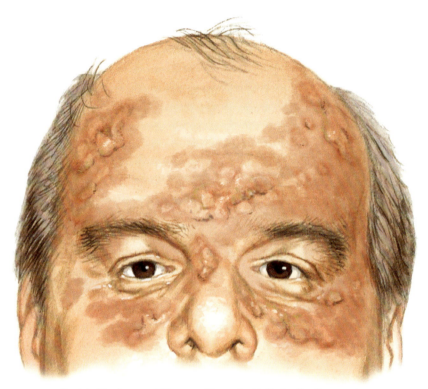

Faziale Flecken und Plaques. Das nekrobiotische Xanthogranulom tritt meist periokulär auf.

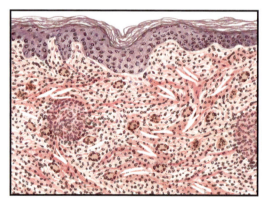

Schwache Vergrößerung. Diffuses dermales granulomatöses Infiltrat mit Riesenzellen

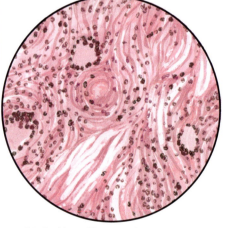

Starke Vergrößerung. Am besten sind die Riesenzellen bei starker Vergrößerung zu erkennen. Die Riesenzellen gehören überwiegend zum Touton-Typ.

Abb. 4.51

pisch sind die oft vorhandenen cholesteringefüllten, nadelförmigen Spalten im granulomatösen Infiltrat. Häufig sind Riesenzellen vom Fremdkörper- und Touton-Typ vorhanden. Das granulomatöse Infiltrat umgibt und umschließt das nekrobiotische Kollagengewebe. Normalerweise besteht eine zugrunde liegende, überwiegend lobuläre Pannikulitis ohne Vaskulitis.

Behandlung: Die Therapie ist schwierig. Es wurden keine randomisierten prospektiven Studien zu dieser seltenen Krankheit durchgeführt, sodass nur Erfahrungen aus Einzelfallberichten vorliegen. Topische und orale Kortikosteroide waren in gewissem Umfang erfolgreich. Mit unterschiedlichem Erfolg wurden Chemotherapeutika, wie Alkylanzien, eingesetzt. Manche Patienten erreichten Langzeitremissionen. Bei allen Patienten muss eine Gammopathie und die Entwicklung eines multiplen Myeloms ausgeschlossen werden. Ein Myelom bedeutet eine schlechte Prognose.

Neutrophile ekkrine Hidradenitis

Die neutrophile ekkrine Hidradenitis ist auch unter anderen Namen, wie palmoplantare ekkrine Hidradenitis und idiopathische rezidivierende plantare Hidradenitis, bekannt. Diese Namen implizieren, dass sie nur an Handflächen und Fußsohlen vorkommt. Der Begriff neutrophile ekkrine Hidradenitis wird allgemein akzeptiert, da er alle Fälle unabhängig von der Lokalisation umfasst. Dieses typische und seltene Exanthem kann in allen Körperbereichen mit ekkrinen Drüsen, die an Handflächen und Fußsohlen besonders zahlreich vorhanden sind, auftreten, weswegen die Krankheit bevorzugt palmoplantar auftritt. Sie wird oft bei Patienten mit Leukämie unter Chemotherapie beobachtet, aber auch in anderen klinischen Situationen, wie Infektionen mit dem Human Immunodeficiency Virus, bakteriellen Infektionen, anderen Malignomen und der Einnahme von anderen Medikamenten als Chemotherapeutika, sowie bei Patienten ohne andere Risikofaktoren.

Klinisches Bild: Die neutrophile ekkrine Hidradenitis hat zahlreiche klinische Manifestationen. In der Regel tritt sie bei einer prädisponierenden Grundkrankheit, wie den oben aufgeführten, auf. Die Patienten entwickeln plötzlich schmerzhafte rote Papeln und Knoten mit minimalen bis gar keinen Ulzera. Die Papeln blassen bei Druck ab. Die Läsionen treten meist palmoplantar auf, können aber am gesamten Körper vorhanden sein. Sie sind asymptomatisch, leicht schmerzhaft, schmerzhaft oder jucken. Zur Differenzialdiagnose gehört das Hot-Foot-Syndrom durch eine Pseudomonasinfektion, das in der Regel die Füße betrifft und mit einer Follikulitis, wie der Pseudomonas-Follikulitis, einhergehen kann. Meist haben die Patienten eine benigne Anamnese und sich vor kurzem in einem heißen Bad oder Schwimmbad aufgehalten.

Pathogenese: Die chemotherapiebedingte neutrophile ekkrine Hidradenitis entsteht vermutlich sekundär durch Akkumulation der Chemotherapeutika in den ekkrinen Drüsen bis zu einem für die sekretorischen Zellen toxischen Niveau, sodass es zur Nekrose kommt. Die neutrophile Entzündung ist schlecht verstanden. Es gibt nur Theorien zur Pathogenese der nicht durch Chemotherapeutika verursachten Form der Krankheit; die genaue Pathogenese ist unbekannt.

Histologie: Die Evaluation der ekkrinen Drüsen erfordert eine Stanz- oder Exzisionsbiopsie. Eine Shave-Biopsie reicht in der Regel nicht aus. Es besteht eine ausgeprägte neutrophile Entzündung in und um den ekkrinen Drüsenapparat. Die ekkrinen Drüsen sind unterschiedlich stark nekrotisch. Es besteht keine Vaskulitis.

Behandlung: Die Behandlung erfolgt supportiv. Auslösende Infektionen müssen entsprechend behandelt werden. Wichtigste Ziele sind die Schmerzkontrolle und die Prävention von Sekundärinfektionen. Bei Auslösung durch eine Chemotherapie kann ein Substanzwechsel erwogen werden. Sofern dies nicht möglich ist, können topische Kortikosteroide und nichtsteroidale Antiphlogistika gegeben werden. Bei ausbleibendem Erfolg kommen aufgrund ihrer antineutrophilen Wirkung Dapson und Colchicin infrage. Orale Kortikosteroide wurden mit unterschiedlichem Erfolg gegeben. Es gibt keine placebokontrollierten Studien zur Behandlung dieser Krankheit.

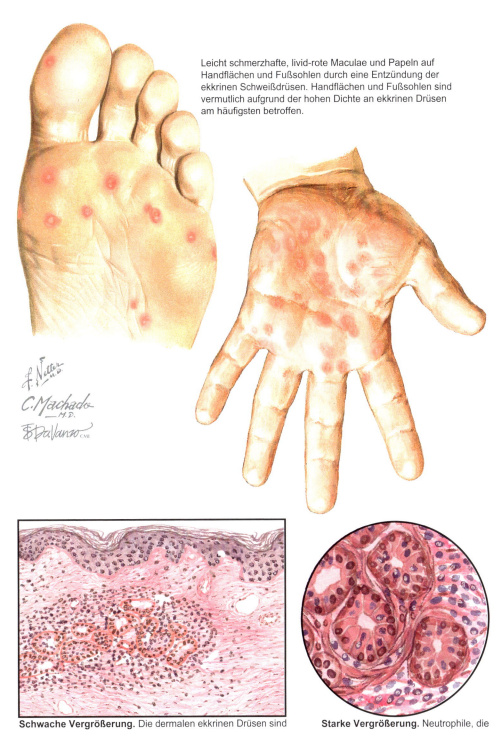

Leicht schmerzhafte, livid-rote Maculae und Papeln auf Handflächen und Fußsohlen durch eine Entzündung der ekkrinen Schweißdrüsen. Handflächen und Fußsohlen sind vermutlich aufgrund der hohen Dichte an ekkrinen Drüsen am häufigsten betroffen.

Schwache Vergrößerung. Die dermalen ekkrinen Drüsen sind von einem Neutrophileninfiltrat umgeben.

Starke Vergrößerung. Neutrophile, die den ekkrinen Drüsenapparat infiltrieren

Abb. 4.52

Ochronose

Als *Ochronose* bezeichnet man das klinische Spätstadium der Alkaptonurie, die durch eine angeborene Stoffwechselstörung durch einen Defekt oder Mangel des Enzyms Homogentisat-Dioxygenase entsteht. Durch vollständiges Fehlen des Enzyms in den Nieren und der Leber akkumuliert Homogentisat. Die Alkaptonurie wird autosomal-rezessiv vererbt. Die Homogentisat-Dioxygenase ist für den Abbau von Homogentisat, einem Abbauprodukt der Aminosäuren Phenylalanin und Tyrosin, verantwortlich. Sie metabolisiert Homogentisinsäure zu 4-Maleylacetoacetat, das schließlich zu Fumarat und Acetoacetat umgewandelt wird. Bei einem Defekt der Homogentisat-Dioxygenase akkumuliert Homogentisat im Blut und wird mit dem Urin ausgeschieden. Die Krankheit beginnt schleichend und oft stellen sich die Patienten deswegen erstmals im jungen Erwachsenenalter vor.

Klinisches Bild: Erstes klinisches Symptom ist eine Dunkelfärbung des Urins in der Windel eines betroffenen Säuglings, weshalb die Eltern oft einen Arzt aufsuchen. Nach kurzer Standzeit wird der Urin durch den in der Luft enthaltenen Sauerstoff schwarz. Mit einer stark basischen Lösung, wie Natriumhydroxyd, kann der Urin alkalisiert werden; durch Zugabe einer basischen Lösung zu einer Urinprobe färbt sich der Urin sofort schwarz. Der Urin von Patienten mit Alkaptonurie kann auch mit Benedict-Reagenz getestet werden; bei Zugabe zu einer Urinprobe färbt sich der Überstand schwarz, was diagnosesichernd für die Alkaptonurie ist.

Das akkumulierte Homogentisat lagert sich bevorzugt in der Haut und dem Knorpelgewebe ab, was im Alter von 30–40 Jahren auch zu erkennen ist. Die Sklera ist als erstes sichtbar betroffen. Die Verfärbung beginnt hellbraun am lateralen Aspekt der Sklera und wird im Laufe des Lebens immer dunkler. Der Ohrknorpel wird durch die Einlagerung von Homogentisat dunkelbraun bis fast blau. Das Cerumen ist pechschwarz. Bei der Ohruntersuchung erscheinen das Trommelfell, Stapes, Incus und Malleus ebenfalls dunkler und ein Tinnitus besteht.

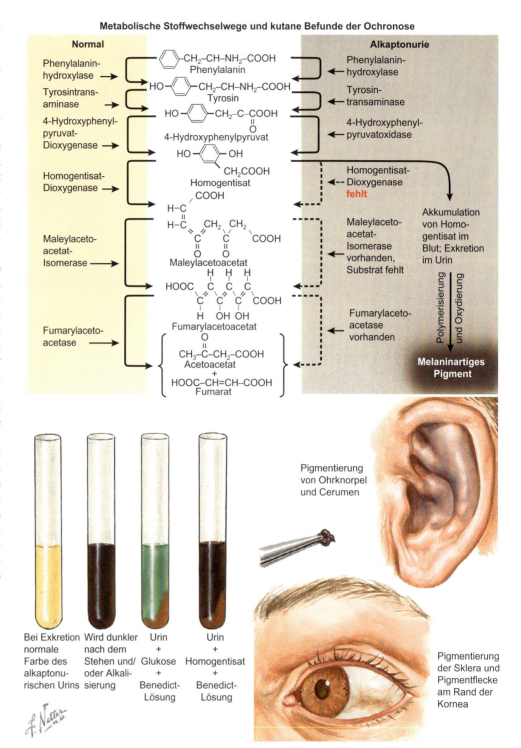

Abb. 4.53

(Fortsetzung)

Im Laufe der Zeit kommt es in verschiedenen Bereichen der Haut zur Hyperpigmentierung. Am stärksten betroffen sind zunächst Bereiche mit einer hohen Dichte an Schweißdrüsen. Axillen und Leiste sind ebenfalls deutlich betroffen. Das überschüssige Homogentisat wird mit dem Schweiß ausgeschieden und die umgebende Haut ist durch das Pigment verfärbt. Auch die Wangen sind deutlich betroffen.

Für den Patienten am stärksten belastend ist die Ablagerung von Homogentisat im hyalinen und Faserknorpel. Dadurch kommt es altersunabhängig zu einer schweren degenerativen Gelenkerkrankung. Das Pigment verändert den Knorpel, sodass er spröde und brüchig wird. Der Knorpel fragmentiert und desintegriert und kann in Synovialgewebe eingebettet sein, sodass Synovialpolypen entstehen. Die Bandscheiben werden stark pigmentiert und beginnen aufgrund der massiven Knorpeldestruktion zu kalzifizieren. Die Bandscheiben werden zerstört, sodass es zu einer erheblichen Größenabnahme des Patienten, zu chronischen Schmerzen und zur Steifheit der Wirbelsäule kommt. Schließlich zeigen auch Herz, Prostata, Aorta und Nieren Zeichen der Ochronose.

Pathogenese: Die Ochronose entsteht infolge einer autosomal-rezessiven Erkrankung, aufgrund derer dem Patienten das Enzym Homogentisat-Dioxygenase fehlt. Im Laufe der Zeit führt dieser Mangel zur Akkumulation von Homogentisat in verschiedenen Geweben im gesamten Körper und entsprechenden klinischen Manifestationen.

Histologie: Die Histologie ist pathognomonisch für die Ochronose. In der Dermis finden sich große, ockerfarbene Körperchen. Sie sind bei geringer Vergrößerung gut zu erkennen und bestätigen die Diagnose.

Behandlung: Es ist keine kurative oder effektive Behandlung bekannt. Durch physikalische Therapie und Gelenkersatz werden Beweglichkeit und Bewegungsumfang erhöht und die Morbidität reduziert. Einige Untersucher befürworten eine Ernährung mit wenig Phenylalanin und Tyrosin, wobei damit allenfalls in Einzelfällen Erfolge erzielt wurden. Derzeit untersuchen die National Institutes of Health einen Inhibitor des Enzyms 4-Hydroxyphenylpyruvat-Dioxygenase, der mit der Produktion von Homogentisat auch die Gelenkzerstörung reduzieren würde.

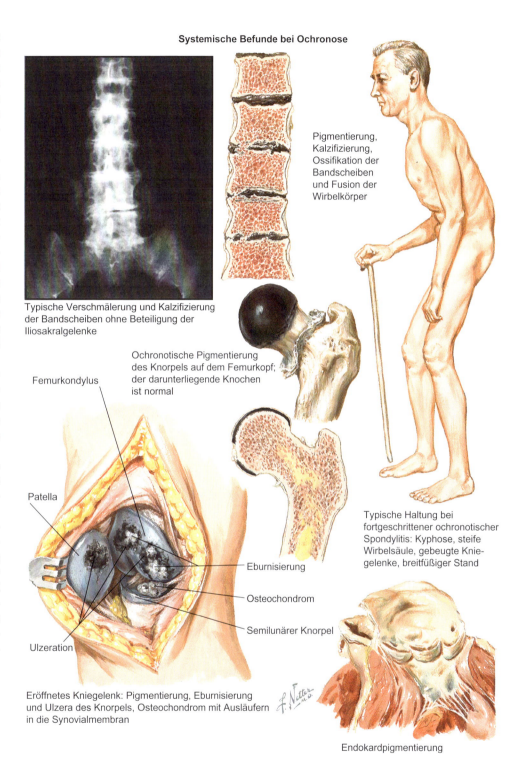

Abb. 4.54

Orale Manifestationen von hämatologischen Erkrankungen

Orale Manifestationen von hämatologischen Erkrankungen finden sich bei Agranulozytose, perniziöser Anämie, Leukämie, Polycythaemia vera und thrombotisch thrombozytopenischer Purpura.

Klinisches Bild: Bei der *Agranulozytose* entstehen orale Ulzera und Erosionen. Viele Ursachen der Agranulozytose führen zu diesen klinischen Befunden. Die medikamentöse Agranulozytose ist die häufigste Ursache einer Neutropenie < 500/μl. Auslösende Medikamente sind Dapson, Methotrexat und zahlreiche Chemotherapeutika. Es ist eine seltene autosomal-rezessive Krankheit, die infantile genetische Agranulozytose oder Kostmann-Krankheit, beschrieben. Sie führt in den ersten Lebensmonaten zu rezidivierenden oralen Ulzera, multiplen bakteriellen Infektionen und einer stark reduzierten absoluten Neutrophilenzahl. Unbehandelt versterben die Kinder in der Regel im Alter von einem Jahr. Die Behandlung erfolgt mit Granulocyte Colony-Stimulating Factor (G-CSF) oder in fortgeschrittenen Fällen mit einer Knochenmarktransplantation. Selbst bei erfolgreicher G-CSF-Therapie entwickeln die Patienten durch das Fehlen eines antimikrobiellen Peptids orale Ulzera und eine schwere Parodontose, sodass sich manche Bakterien (vor allem *Actinobacillus actinomycetes comitans*) ungehemmt vermehren können.

Die *perniziöse Anämie* entsteht durch einen Mangel von Vitamin B_{12} und betrifft meist Patienten, die Vitamin B_{12} nicht absorbieren können, oder strikte Vegetarier. Sie manifestiert sich oft mit einer makrozytären Anämie und neurologischen Komplikationen. Die Hunter-Glossitis führt zur Atrophie der filiformen und fungiformen Zungenpapillen, sodass die Zungenoberfläche hochrot und spiegelglatt ist. Es besteht eine unterschiedlich stark ausgeprägte Glossodynie und eine Schmeckstörung.

Bei **akuter Leukämie** kann eine Infiltration der Gingiva mit leukämischen Zellen im Vordergrund stehen – Zahnfleischbluten ist das häufigste orale Symptom der Leukämie. Die leukämische Gingivahypertrophie geht oft mit oralen Ulzera einher. Das Zahnfleisch ist rot und geschwollen mit unterschiedlich starker Gingivitis und kann den Großteil der Zähne überwuchern. Diese Form der leukämischen Infiltration findet sich fast nur bei akuter myelomonozytärer Leukämie (M4) und akuter monozytärer Leukämie (M5). Schätzungsweise zwei Drittel der Patienten mit M5-Krankheit und 20 % der Patienten mit M4-Krankheit sind betroffen. Andere Leukämien führen seltener zu einer geringeren Gingivahyperplasie.

Die *Polycythaemia vera* (früher *Polycythaemia rubra vera*) entsteht durch die übermäßige Produktion von Erythrozyten mit erhöhten Werten von Hämoglobin und Hämatokrit. Oft kommt komplizierend eine Thrombose hinzu. Die meisten dieser Patienten weisen eine Mutation des JAK2-Gens, das für eine Thyrosinkinase aus der Familie der Januskinasen kodiert, auf. Die Möglichkeit zum Nachweis dieser Mutationen hat die Diagnostik stark vereinfacht. Die oralen Manifestationen beschränken sich auf Zunge und Gingiva. Die Zunge ist oft leicht vergrößert, glatt und hyperämisch. Auch Gingivablutungen sind mög-

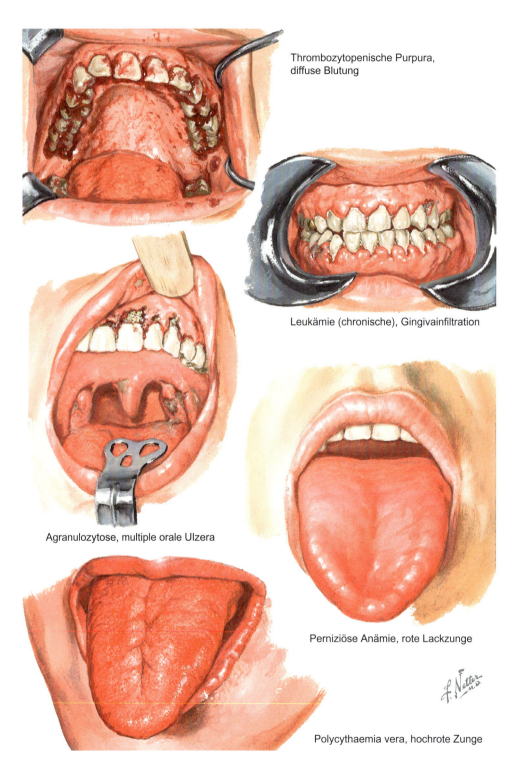

Abb. 4.55

lich. Die Krankheit manifestiert sich noch mit vielen anderen systemischen Symptomen.

Die *thrombotisch-thrombozytopenische Purpura* ist eine seltene, lebensbedrohliche Krankheit, die sich rasch entwickeln kann. Sie manifestiert sich mit der Bildung von Mikrothromben in den kleinen Gefäßen mit nachfolgendem, rasch tödlichem Multiorganversagen, sofern keine Therapie erfolgt. Ursache ist meist ein hereditärer Defekt des ADAMTS13-Gens, ein medikamentös reduzierter Thrombozytenspiegel oder Autoimmunität. ADAMTS13 kodiert für eine Plasma-Metalloprotease, die für die Regulation der Funktion des von-Willebrand-Faktors wichtig ist. Orale Manifestationen der Krankheit sind ausgedehnte Petechien und Ekchymosen der Mukosa von Zunge, Gingiva, Lippen und Wangen. Später im Krankheitsverlauf treten Petechien am Zahnfleisch auf.

Wiesengräser-Dermatitis

Die Wiesengräser-Dermatitis ist eine Sonderform des phototoxischen oder photoallergischen Kontaktekzems. Auslöser sind Pflanzenspezies aus bestimmten Familien. Diese Form der Dermatitis beginnt schleichend und in der Regel besteht zuvor keine oder nur eine geringe Entzündung, was die Diagnose erschweren kann. Die Diagnose erfolgt anhand der klinischen Leitbefunde und der beteiligten Pflanze.

Klinisches Bild: Ursache ist der Hautkontakt mit bestimmten Pflanzenspezies, der jedoch allein nicht ausreicht, um eine entzündliche Reaktion und eine nachfolgende postinflammatorische Hyperpigmentierung auszulösen: Nach dem Kontakt mit dem Pflanzenmaterial besteht ein Zeitfenster, innerhalb dessen ultraviolette Strahlung einwirken muss. Erst die Kombination der Pflanzenöle und -resine mit der ultravioletten Strahlung führt zum typischen Exanthem.

Im klassischen Fall hatte ein Patient Kontakt mit einer Pflanze oder Pflanzenteilen, die ein Psoralen, wie den Saft von Limetten *(Citrus aurantifolia)*, enthalten. Die Limette gehört zur Familie der Rutaceae, der am weitesten verbreiteten Pflanzenfamilie, von der die Auslösung dieser Reaktion bekannt ist, wobei Limetten die mit Abstand häufigste Ursache sind.

Oft geben die Patienten an, dass sie im Strandurlaub einen Cocktail mit einer Limette getrunken haben. Der Limettensaft gelangt auf die Haut und wenn die Haut einer bestimmten ultravioletten Strahlung ausgesetzt wird, entsteht die Hautreaktion. Oft bestehen keine akuten Symptome. Bei einer schweren Reaktion besteht ein akutes Brennen, sodass die Diagnose relativ klar ist. Die meisten Reaktionen sind jedoch subtil und treten erst nach einigen Tagen bis Wochen auf. In der Regel bemerken die Patienten nach ihrer Rückkehr aus dem Urlaub eine leichte Hyperpigmentierung am Mund und an den Körperstellen, die während des Sonnenbades Kontakt mit dem Limettensaft hatten. Diese Hyperpigmentierung kann für Monate bis Jahre bestehen. Selten geht diese schwere akute Reaktion mit einer roten Plaque und mit Blasen einher.

Alle Pflanzenfamilien, die diese Reaktion auslösen können, enthalten Psoralen, einen potenten Fotosensitizer, der in gereinigter Form auch klinisch verwendet wird (orale oder topische Gabe von Psoralen + Bestrahlung mit Ultraviolett-A-Strahlen, PUVA). Besonders gut geeignet ist die PUVA-Behandlung bei refraktären palmoplantaren Dermatosen.

Die beteiligten Bereiche sind in der Regel asymptomatisch ohne offensichtliche Entzündungszeichen. Sie imponieren als hyperpigmentierte, unregelmäßig geformte Maculae auf der Haut und bilden sich nach einigen Monaten spontan zurück.

Pathogenese: Fast alle als Auslöser der Wiesengräser-Dermatitis infrage kommenden Pflanzen gehören zu einer von vier Familien – Umbelliferae, Rutaceae, Moraceae und Leguminosae – und enthalten in unterschiedlicher Konzentration potente Fotosensitizer. Die mit Abstand wichtigsten Fotosensitizer sind Furocoumarie, insbesondere Psoralene. Bei Kontakt penetriert das Psoralen die Haut. Bei anschließender Exposition mit Ultraviolett-A-Strahlen im Spektrum von 320–400 nm entstehen in den DNA-Strängen Pyrimidindimere, welche die DNA-Synthese unterbrechen. Außerdem führen Psoralen und ultraviolettes Licht zur Hyperpigmentierung (Bräunung).

Histologie: Die pathologischen Merkmale hängen vom Zeitpunkt der Biopsie ab. Die akut entzündete Läsion weist oberflächlich ein perivaskuläres lymphozytäres Infiltrat sowie ein dermales Ödem mit apoptotischen Keratinozyten in der Epidermis auf. Spätläsionen besitzen in der Dermis Melanophagen.

Behandlung: Die akut betroffenen Bereiche werden topisch mit Kortikosteroidcremes behandelt. Im Zentrum der Behandlung steht die prolongierte postinflammatorische Hyperpigmentierung. Eine wirksame Therapie gibt es bislang nicht, allerdings klingen alle Läsionen mit der Zeit wieder ab. Wichtig ist das Vermeiden von Behandlungen, die das kosmetische Endergebnis verschlechtern können.

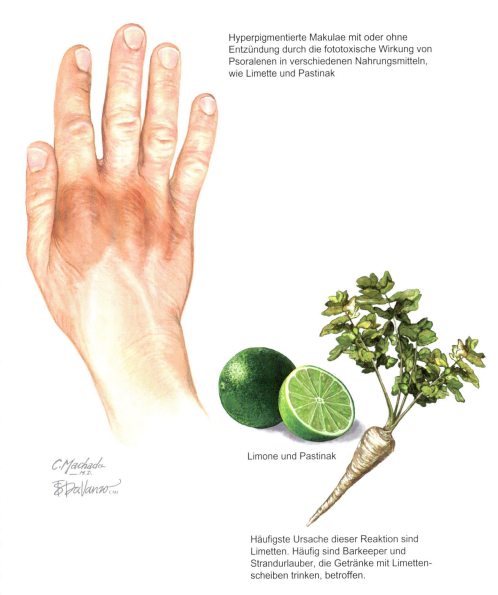

Hyperpigmentierte Makulae mit oder ohne Entzündung durch die fototoxische Wirkung von Psoralenen in verschiedenen Nahrungsmitteln, wie Limette und Pastinak

Limone und Pastinak

Häufigste Ursache dieser Reaktion sind Limetten. Häufig sind Barkeeper und Strandurlauber, die Getränke mit Limettenscheiben trinken, betroffen.

Pflanzenfamilien, die eine Wiesengräser-Dermatitis auslösen und ausgewählte Spezies	
Umbelliferae (Doldengewächse) ▶ Dill – *Anethum graveolens* ▶ Petersilie – *Petroselinum crispum* ▶ Pastinak – *Heracleum sphondylium* ▶ Riesenbärenklau – *Heracleum mantegazzianium* **Moraceae (Maulbeergewächse)** ▶ Echte Feige – *Ficus carica*	**Rutaceae (Rautengewächse)** ▶ Raute – *Cneoridium dumosum* ▶ Zitrone – *Citrus limon* ▶ Limette – *Citrus aurantifolia* ▶ Orange – *Citrus sinensis* **Leguminosae (Hülsenfrüchtler)** ▶ Bakuchi – *Psoralea corylifolia*

Abb. 4.56

Purpura pigmentosa progressiva

Die Purpura pigmentosa umfasst eine Gruppe von idiopathischen Exanthemen, die in jedem Alter auftreten können. Sie entstehen vermutlich nicht durch eine Vaskulitis, sondern durch eine Kapillaritis. Das Exanthem ist in der Regel ohne klinische Relevanz, kann aber erhebliche kosmetische Folgen haben. Die Purpura muss von anderen Erkrankungen, die zu einem ähnlichen Exanthem führen, unterschieden werden. Die Familie der Purpura pigmentosa progressiva umfasst fünf Krankheiten: das Schamberg-Syndrom, die ekzemoidartige Purpura, die Dermatitis lichenoides purpurica et pigmentosa, der Lichen aureus und die Purpura anularis teleangiectodes.

Klinisches Bild: Diese Krankheitsbilder werden aus vielen Gründen zusammengefasst. Vermutlich handelt es sich um leicht unterschiedliche Manifestationen derselben Krankheit mit einer auffallend ähnlichen Histopathologie. Die Purpura pigmentosa prograssiva ist benigne, nicht mit einer Grunderkrankung assoziiert, kann in jedem Alter auftreten und verläuft fast immer asymptomatisch. Die echte Inzidenz dieser Krankheiten ist unbekannt, da oft kein Arzt aufgesucht wird. Vermutlich sind sie recht häufig.

Das *Schamberg-Syndrom* ist die häufigste Form der Purpura pigmentosa. Es beginnt fast immer an der unteren Extremität mit winzigen (1 mm) Cayennepfeffer-ähnlichen petechialen Maculae auf der Haut. Im Laufe der Zeit entsteht sekundär durch das Extravasat von Erythrozyten und ihren anschließenden Abbau in der Haut mit Freisetzung von Hämosiderin ein bräunlich-roter Hintergrund. Die Läsionen blassen nicht ab und sind nicht palpabel. Das Exanthem breitet sich an der unteren Extremität nach proximal aus, betrifft aber nur selten andere Körperbereiche. Die meisten Patienten werden zum Ausschluss einer Vaskulitis an den Dermatologen überwiesen, was durch Nachweis der palpablen Purpura einfach möglich ist. Das Exanthem ist fast immer asymptomatisch und oft klagen die Patienten über ihr Aussehen. Bei ausgedehnten Petechien sollte eine Thrombozytopenie ausgeschlossen werden. Bei normaler Thrombozytenzahl sollte eine Hautbiopsie aus Läsionen an der oberen Extremität oder am Rumpf erfolgen, um die sehr seltene, pigmentierte, juckende Mycosis fungoides auszuschließen.

Die *ekzematoide Purpura* ist eine seltene Variante, die sich mit Petechien und Hyperpigmentierung manifestiert und mit einem Ekzem einhergeht. Sie juckt häufig stark und kann sekundäre Exkoriationen aufweisen.

Die *Dermatitis lichenoides purpurica et pigmentosa* geht mit kleinen, hellividen bis rotblauen Papeln an der unteren Extremität, die mit einem Lichen planus verwechselt werden können, einher. Histologisch enthalten diese Papeln ein lichenoides Infiltrat. Diese Form der Purpura pigmentosa lässt sich durch die nichtpalpablen Hautläsionen vom Schamberg-Syndrom unterscheiden. Es gibt keine echte palpable Purpura.

Der *Lichen aureus* kann in jedem Alter auftreten und manifestiert sich mit multiplen feinen, goldfarbenen Maculae, die zu großen Makeln oder Flecken konfluieren. Der Lichen aureus kann überall am Körper auftreten und ist solitär.

Die bei der *Purpura anularis teleangiectodes* betroffenen Bereiche weisen durch die Hämosiderinablagerung anuläre Flecke mit Petechien und Hyperpigmentierung auf. Diese seltene Form der Purpura pigmentosa beginnt in der Regel an den Beinen und breitet sich mit der Zeit aus.

Pathogenese: Ursache ist vermutlich eine Kapillaritis. Die exakte Ätiologie ist unbekannt.

Histologie: Alle Varianten weisen ähnliche histologische Merkmale auf. Es besteht ein starkes erythrozytäres Extravasat in der Umgebung der Kapillaritis. Das Infiltrat ist überwiegend lymphozytär. Bei chronischen Läsionen ist der Nachweis von Hämosiderin erleichtert.

Behandlung: Es gibt keine allgemein anerkannte Therapie, sodass oft gar keine Behandlung erfolgt. In Einzelfällen können für mehrere Wochen topische Kortikosteroide versucht werden. Die orale Gabe von Vitamin C und Bioflavonoiden war erfolgreich, allerdings auch nur ein Einzelfallberichten.

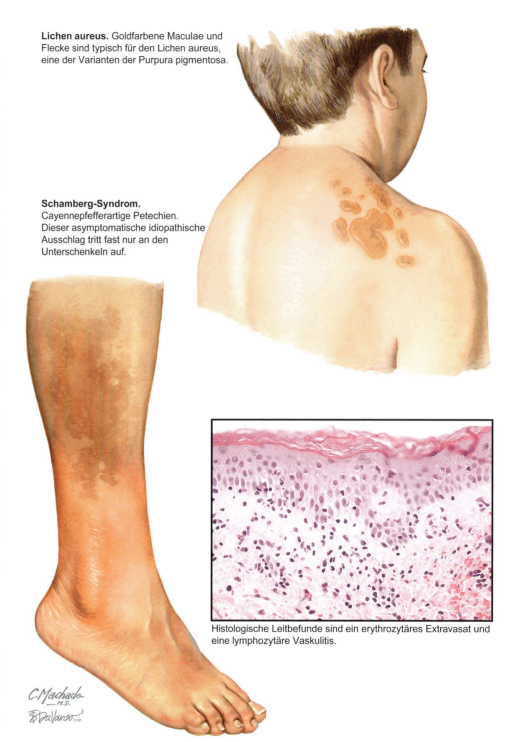

Lichen aureus. Goldfarbene Maculae und Flecke sind typisch für den Lichen aureus, eine der Varianten der Purpura pigmentosa.

Schamberg-Syndrom. Cayennepfefferartige Petechien. Dieser asymptomatische idiopathische Ausschlag tritt fast nur an den Unterschenkeln auf.

Histologische Leitbefunde sind ein erythrozytäres Extravasat und eine lymphozytäre Vaskulitis.

Abb. 4.57

Pityriasis rosea

Die Pityriasis rosea ist ein häufiges idiopathisches Exanthem mit typischem Beginn und typischer Verteilung. Es verläuft selbstlimitierend und klingt binnen weniger Monate spontan wieder ab. Es gibt mehrere klinische Varianten. Wichtig ist die Unterscheidung der Pityriasis rosea von anderen Exanthemen mit ähnlichem klinischem Bild.

Klinisches Bild: Die Pityriasis rosea ist ein bei jungen Erwachsenen und Kindern häufiges Exanthem, das unabhängig von der ethnischen Zugehörigkeit vorzugsweise im Frühling und Herbst auftritt. Eine örtliche Häufung ist beschrieben. Da bei einem kleinen, aber signifikanten Teil der Patienten eine obere Atemwegsinfektion vorausgegangen ist, wurde – allerdings erfolglos – nach einer viralen Ursache gesucht. Das Exanthem der Pityriasis rosea besitzt verschiedene Morphologien, beginnt aber meist mit einem Primärmedaillon als erste sichtbarere Hautläsion, das der Manifestation der Pityriasis rosea um einige Tage vorausgeht. Die rote Plaque mit einem Durchmesser von 2–4 cm und einer feinen anheftenden Schuppe tritt am Rumpf auf. Nach ein paar Tagen treten am Rumpf und an den Extremitäten kleinere ovale Plaques mit einem Durchmesser von 0,5–1 cm auf. Das Exanthem folgt den Hautspaltlinien und besitzt ein typisches „Weihnachtsbaummuster". Gesicht und unbehaarte Haut bleiben in der Regel ausgespart.

Gelegentlich klagen die Patienten über einen leichten bis mittelschweren Juckreiz, oft bestehen aber keine Symptome. Die wichtigsten Differenzialdiagnosen sind die Psoriasis guttata sowie bei palmoplantarem Befall die Frühsyphilis. Die Pityriasis rosea verläuft selbstlimitierend und klingt in der Regel nach 2–3 Monaten spontan wieder ab. Die Psoriasis guttata beginnt häufig nach einer Streptokokkeninfektion und geht nicht mit einem Primärmedaillon einher. Außerdem folgen ihre tränentropfenförmigen Flecke nicht den Spaltlinien, wodurch sich diese beiden Krankheiten unterscheiden lassen. Auch die Tinea corporis kommt fast immer differenzialdiagnostisch bei fleckförmigen Exanthemen mit feinschuppiger Oberfläche infrage. Sie lässt sich leicht durch die mikroskopische Untersuchung eines Hautgeschabsels diagnostizieren. Eine ausgedehnte Tinea geht nahezu immer mit einer Onychomykose einher und betrifft vor allem Patienten, die chronisch Immunsuppressiva einnehmen oder topische Kortikosteroide anwenden. Da das Exanthem der Frühsyphilis sehr ähnlich ist, sollte bei allen Patienten mit einer palmoplantaren Pityriasis rosea eine Syphilisdiagnostik erfolgen.

Es gibt ein paar klinische Varianten der Pityriasis rosea. Eine davon ist die papulöse Pityriasis rosea, die vor allem Schulkinder mit dem Hauttyp IV, V oder VI nach Fitzpatrick betrifft. Sie breitet sich weiter aus und juckt stärker. Statt kleiner, ovaler Flecke bilden sich kleine (0,5 cm) Papeln mit geringer Schuppung. Sie verläuft ebenfalls nach einigen Wochen bis Monaten selbstlimitierend, kann aber nach der Heilung eine für mehrere Monate bestehende postinflammatorische Hyper- oder Hypopigmentierung hinterlassen.

Histologie: In der Umgebung der dermalen Blutgefäße findet sich ein oberflächliches und tiefes lymphozytäres und histiozytäres Infiltrat. In der oberen Dermis befindet sich ein unterschiedlich starkes erythrozytäres Extravasat.

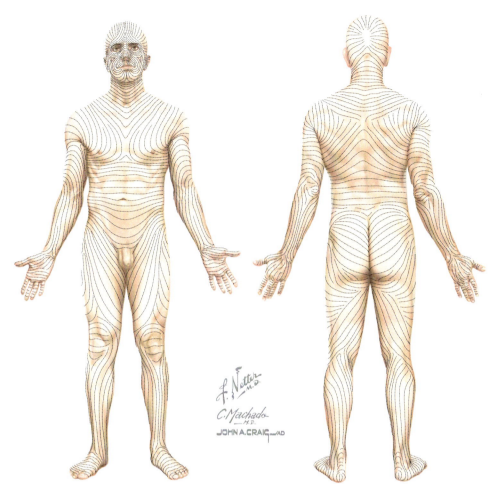

Das Exanthem der Pityriasis rosea folgt den Hautspaltlinien (Langer-Spaltlinien).

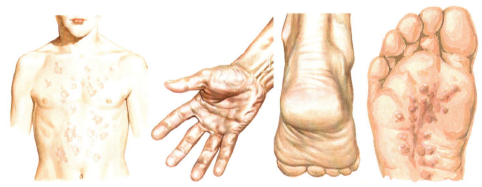

Generalisierte, dünne, ovale Plaques am Rumpf, die den Spaltlinien folgen

Da Handflächen und Fußsohlen in der Regel ausgespart sind, sollte bei palmoplantarem Befall serologisch eine Frühsyphilis ausgeschlossen werden.

Sekundäre Syphilis der Fußsohle

Abb. 4.58

Das Stratum corneum weist eine unterschiedlich starke Akanthose und Parakeratose auf.

Pathogenese: Alle Versuche, bei Pityriasis rosea einen viralen oder bakteriellen Auslöser nachzuweisen, sind gescheitert. Bislang wurde keine infektiöse Ursache identifiziert. Somit sind Ursache und Pathogenese weiterhin unbekannt.

Behandlung: Es besteht kein Behandlungsbedarf. Die meisten Fälle verlaufen asymptomatisch und leicht. Der Pruritus wird mit oralen Antihistaminika und adjuvanten topischen Kortikosteroiden behandelt. Die orale Gabe von Erythromycin zweimal täglich für 2 Wochen verkürzt die Krankheitsdauer. Auch eine ultraviolette Therapie hilft gegen Exanthem und Juckreiz. Bei anamnestischem oder klinischem Verdacht auf Syphilis sollte eine serologische Diagnostik erfolgen.

Pityriasis rubra pilaris

Die Pityriasis rubra pilaris ist ein seltenes idiopathisches Exanthem mit zahlreichen Hautmanifestationen, die oft fast mit einer Erythrodermie einhergeht. Sie hat mehrere klinische Varianten und ein typisches histologisches Muster, das jedoch nicht immer vorhanden ist.

Klinisches Bild: Die Pityriasis rubra pilaris hat zwei Erkrankungsgipfel: einen Frühbeginn bei Kindern unter 5 Jahren und einen Spätbeginn bei Erwachsenen über 50 Jahren. Es besteht kein Zusammenhang mit dem Geschlecht oder der ethnischen Zugehörigkeit. Die Krankheit verläuft chronisch. Sie beginnt schleichend mit kleinen, rot-bräunlichen Papeln mit zentraler Keratose. Die nachfolgenden follikelzentrierten Plaques („Muskatnussreibe") konfluieren zu größeren Flecken und Plaques, bis schließlich ein großflächiges Erythem besteht. Typisch sind die ausgesparten Inseln normaler Haut im Erythem, die meist nur wenige Zentimeter groß sind, gelegentlich aber auch weitaus größer. Sie sind oft eckig und nur selten rund oder oval. Die Haut der Handflächen und Fußsohlen verdickt sich und wird gelblich. Dieser Befund ist typisch für die Pityriasis rubra pilaris. Oft bilden sich schmerzhafte Rhagaden in der keratotischen Haut, die superinfizieren können.

Die Pityriasis rubra pilaris wird in fünf Unterformen eingeteilt: die klassische adulte, die klassische juvenile, die atypische adulte, die atypische juvenile und eine zirkumskripte oder lokalisierte Form. Die klassische adulte und die juvenile Form wurden bereits beschrieben. Sie verlaufen in der Regel chronisch und klingen meist nach ein paar Jahren spontan wieder ab. Paraneoplastische Varianten sind beschrieben, wobei das Malignom dem Exanthem der Pityriasis rubra pilaris vorausgeht und sich der Hautbefund bei Behandlung des zugrunde liegenden Tumors bessert. Dieses klinische Szenario ist jedoch äußerst selten. Bei einer Infektion mit dem Human Immunodeficiency Virus (HIV) besteht ein erhöhtes Risiko für eine Pityriasis rubra pilaris.

Zur Differenzialdiagnose der klassischen Formen der Pityriasis rubra pilaris gehören die Psoriasis, das Arzneimittelexanthem und das kutane T-Zell-Lymphom. Hautbiopsie und klinische Pathologie helfen bei der Diagnosefindung.

Pathogenese: Die Ätiologie ist unbekannt. Theorien konzentrieren sich auf eine Vitamin-A-Stoffwechselstörung oder eine anormale Immunreaktion auf ein Fremdantigen, sie wurden jedoch weder umfassend untersucht noch bestätigt. Ein Bericht über eine familiäre Form der Pityriasis rubra pilaris könnte eventuell zur ätiologischen Klärung beitragen.

Histologie: Der pathognomonische histologische Befund bei der Pityriasis rubra pilaris sind die vertikalen und horizontalen Schichten mit Parakeratose und Orthokeratose, die zu einem Schachbrettmuster führen, das jedoch nicht immer vorhanden ist oder nur bei genauer Betrachtung auffällt.

Behandlung: Die Therapie ist schwierig. Mit unterschiedlichem Erfolg wurden viele Substanzen eingesetzt. Lange Zeit waren Feuchtumschläge mit topischen Kortikosteroiden, orale Retinoide und ultraviolette Therapie die Methoden der ersten Wahl. Retinoide gelten auch heute noch als Therapie der Wahl; eingesetzt werden Isotretinoin

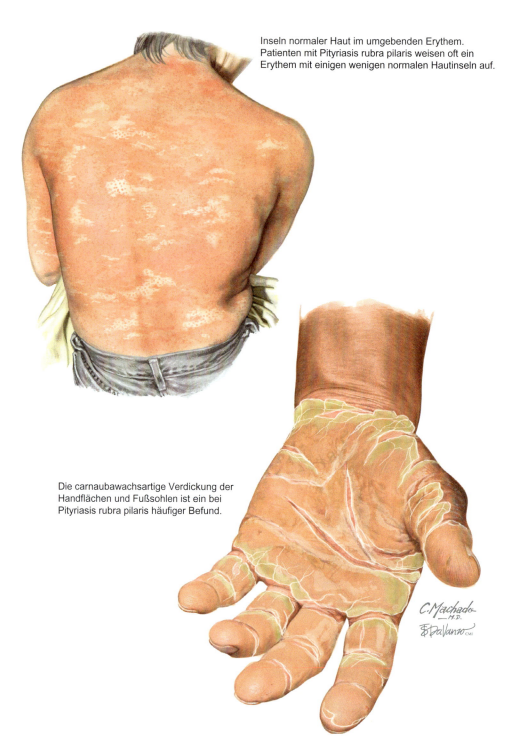

Inseln normaler Haut im umgebenden Erythem. Patienten mit Pityriasis rubra pilaris weisen oft ein Erythem mit einigen wenigen normalen Hautinseln auf.

Die carnaubawachsartige Verdickung der Handflächen und Fußsohlen ist ein bei Pityriasis rubra pilaris häufiger Befund.

Abb. 4.59

und Acitretin. Auch andere Immunsuppressiva, wie Methotrexat, Azathioprin und die neueren Tumornekrosefaktor-Inhibitoren, wurden gegeben. Bislang wurden keine randomisierten placebokontrollierten Studien zur Therapie der Pityriasis rubra pilaris durchgeführt.

Polyarteriitis nodosa

Die Polyarteriitis nodosa ist eine seltene chronische Vaskulitis der mittleren bis kleinen Gefäße mit signifikanten kutanen und systemischen Manifestationen. Sie ist selten und betrifft jährlich etwa 5 von 1 Million Menschen. Die Symptome hängen von der Organbeteiligung und dem Ausmaß der Vaskulitis ab. Aus unbekannten Gründen ist das respiratorische System nie betroffen. Gelegentlich tritt die Polyarteriitis nodosa als chronische, nicht lebensbedrohliche, auf die Haut begrenzte Krankheit auf, weitaus häufiger jedoch als Multiorganerkrankung. Zahlreiche Organe können betroffen sein und die Hautsymptome können im Vordergrund stehen. Exzisionsbiopsien der Hautläsionen zeigen die typische nekrotisierende Vaskulitis der mittelgroßen Gefäße in der tiefen retikulären Dermis. Die Hautbefunde der Polyarteriitis nodosa sollten zur Suche nach systemischer Beteiligung veranlassen. Die Polyarteriitis tritt meist idiopathisch, seltener auch bei Virusinfektionen, Malignomen und Autoimmunerkrankungen auf. Klassisch und am häufigsten ist die Koinfektion mit dem Hepatitis-B-Virus.

Klinisches Bild: Die primäre kutane Manifestation ist eine palpable Purpura, die große Körperbereiche betrifft und nicht nur die abhängigen Körperpartien, wie es bei der leukozytoklastischen Vaskulitis der Fall ist. Oft entstehen tiefere, schmerzhafte dermale Knoten, die in der Regel dem Verlauf einer Arterie folgen. Gelegentlich entwickeln die Patienten eine Livedo reticularis der Extremitäten und sekundäre Ulzera, wenn durch die fortschreitende Vaskulitis eine Nekrose der Haut auftritt. Die Art der Vaskulitis lässt sich nur schwer allein anhand der Klinik diagnostizieren. Zur Bestimmung des betroffenen Gefäßtyps ist eine Biopsie erforderlich. Zudem geht die Polyarteriitis nodosa mit unspezifischen Veränderungen, wie roten Maculae und Papeln, die ein Arzneimittel- oder Virusexanthem vortäuschen, einher. Bei isoliertem Auftreten an der Haut ist die Prognose gut und die Krankheit verläuft in der Regel chronisch und behandelbar.

Nachdem die Diagnose einer kutanen Polyarteriitis nodosa gestellt wurde, sind systemische Untersuchungen erforderlich, um eine möglicherweise lebensbedrohliche Organbeteiligung auszuschließen. Bei Befall weiterer Organe muss eine systemische Therapie durchgeführt werden und ein multidisziplinäres Vorgehen ist angeraten. Da die sensiblen Nerven fast immer von einer Mononeuritis multiplex betroffen sind, entsteht als häufigste extrakutane Manifestation eine periphere Neuropathie. Auch Nieren, Herz und Gastrointestinaltrakt sind fast immer betroffen und können jeweils zu lebensbedrohlichen Komplikationen führen. Entlang der Äste der Nierenarterie können Aneurysmen entstehen, die später thrombosieren. Dadurch bilden sich in der Niere keilförmige Infarkte mit unterschiedlich starker Funktionseinschränkung. Infarkte der gastrointestinalen Arterien können zur Darmischämie und einem akuten Abdomen führen. Auch das zentrale Nervensystem und der Bewegungsapparat sind häufig betroffen.

Pathogenese: Der Pathomechanismus der Polyarteriitis nodosa ist schlecht verstanden. Die hepatitisinduzierte Form entsteht vermutlich teilweise durch die Zerstörung der arteriellen Endothelzellen durch die zirkulierenden Antigen-Antikörper-Komplexe.

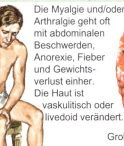
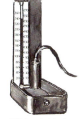
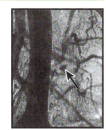

Polyarteritis nodosa mit typischer Multiorganbeteiligung

Die Myalgie und/oder Arthralgie geht oft mit abdominalen Beschwerden, Anorexie, Fieber und Gewichtsverlust einher. Die Haut ist vaskulitisch oder livedoid verändert.

Grobknotige, unregelmäßig vernarbte Niere. Die Schnittfläche zeigt kortikomedullär sich organisierende Infarkte und thrombosierte Aneurysmen.

Oft besteht eine Hypertonie.

Das Angiogramm zeigt ein Mikroaneurysma der A. mesenterica superior.

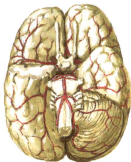
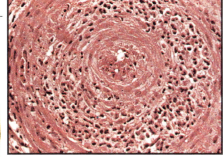

Bei zentralnervöser Beteiligung sind Kopfschmerzen, Sehstörungen, Krampfanfälle, Aphasie, Hemiplegie und Kleinhirnzeichen möglich.

Das entzündliche Zellinfiltrat und die fibrinoide Nekrose der Wände der kleinen Arterien führen in zahlreichen Organen und Geweben zu Infarkten.

Mononeuritis multiplex bei Polyarteriitis nodosa

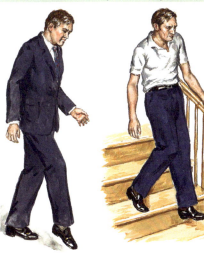
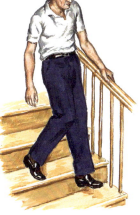
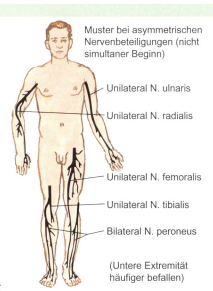

Plötzliche Fußheberschwäche beim Gehen (N. peroneus)

Plötzliches Wegsacken des Knies beim Hinabgehen einer Treppe (N. femoralis)

Muster bei asymmetrischen Nervenbeteiligungen (nicht simultaner Beginn)

- Unilateral N. ulnaris
- Unilateral N. radialis
- Unilateral N. femoralis
- Unilateral N. tibialis
- Bilateral N. peroneus

(Untere Extremität häufiger befallen)

Abb. 4.60

Histologie: Leitbefund ist die nekrotisierende Vaskulitis der mittelgroßen und kleinen Arterien in der tiefen retikulären Dermis. Das entzündliche Infiltrat besteht überwiegend aus Neutrophilen mit Beimischung anderer Leukozyten. Es besteht eine deutliche fibrinoide Nekrose und oft eine intraluminale Thrombenbildung. Abhängig von der biopsierten Hautläsion besteht eine unterschiedlich starke Hautnekrose, meist im Bereich von infarzierter Haut und Ulzera.

Behandlung: Die Substanzen der Wahl sind orale Kortikosteroide, deren Nebenwirkungen sich durch die frühzeitige Gabe von steroidsparenden Medikamenten, in der Regel Cyclophosphamid, reduzieren lassen. Die Therapie der Polyarteriitis nodosa durch eine Hepatitis-B-Virusinfektion richtet sich gegen die replizierenden Viruspartikel.

Polymorphe Schwangerschaftsdermatose

Die polymorphe Schwangerschaftsdermatose ist die in der Schwangerschaft häufigste Dermatose. Der Name bezieht sich auf das unterschiedliche Aussehen des Exanthems. Es ist idiopathisch, tritt meist während der Erstschwangerschaft auf, hat aber weder Auswirkungen auf den Schwangerschaftsverlauf noch auf das Kind. Die Diagnose wird klinisch gestellt, Biopsien sind selten. Es gibt keine assoziierten Laborveränderungen. Typisch sind die klassische Histologie und die variable Morphologie des Exanthems.

Klinisches Bild: Die polymorphe Schwangerschaftsdermatose tritt gegen Ende des 3. Trimenons oder bald nach der Entbindung auf. Es beginnt fast immer in den Striae distensae des Abdomens, in denen sich kleine urtikarielle Papeln und Plaques, die sehr stark jucken, bilden. Wie der Name schon sagt, ist das Exanthem oft polymorph. Es wurden Papeln, Plaques, Maculae und selbst kleine Bläschen beschrieben. Das Exanthem kann sich vom Abdomen auf andere Körperregionen ausbreiten. Aus unbekannten Gründen tritt es meist bei der Erstschwangerschaft und bei einem männlichen Kind auf und bildet sich spontan nach der Entbindung, in der Regel innerhalb von 2–4 Wochen, zurück. Bei Beginn nach der Entbindung klingt es in der Regel rascher nach etwa 1 Woche mit intensivem Juckreiz ab. Normalerweise sind bei nachfolgenden Schwangerschaften keine Rezidive zu erwarten und kein Aufflackern bei oraler Kontrazeption, wie es beim Pemphigoid gestationis beobachtet wird.

Die wichtigste Differenzialdiagnose ist der *Prurigo gestationis,* der keine primären Läsionen bildet, sondern sich als diffuser Juckreiz mit Exkoriationen manifestiert. Oft sind die Leberenzyme erhöht. Der Prurigo gestationis geht mit einem erhöhten Frühgeburtlichkeitsrisiko einher. Auch *Skabies* juckt stark und ist ebenfalls eine Differenzialdiagnose. Sie lässt sich leicht durch ein Scraping und die mikroskopische Evaluation eines Gangs diagnostizieren. Skabies kann jederzeit während der Schwangerschaft auftreten und geht in der Regel nicht mit urtikariellen Papeln und Plaques einher. Sollten sie doch vorhanden sein, sind sie nicht so zahlreich und uniform wie bei der polymorphen Schwangerschaftsdermatose. Das *Pemphigoid gestationis* ist das schwerste aller Schwangerschaftsexantheme. Es kann mit urtikariellen roten Plaques am Abdomen beginnen und sich von dort auf andere Regionen ausbreiten, tritt aber in der Frühschwangerschaft auf. Wichtigstes Unterscheidungsmerkmal ist die Bildung kleiner Bläschen, die rasch zu größeren Blasen konfluieren, da bei der polymorphen Schwangerschaftsdermatose niemals Blasen auftreten. Ursache ist die Bildung maternaler Antikörper gegen hemidesmosomale Antigene. Der Titer lässt sich bestimmen und meist finden sich Antikörper gegen das 180-kD-bullöse-Pemphigoid-Antigen (BP180). Es besteht ein erhöhtes Risiko für Frühgeburtlichkeit und niedriges Geburtsgewicht. Oft sind orale Kortikosteroide erforderlich, um das Pemphigoid gestationis einzudämmen. Das Exanthem geht nach der Entbindung zurück, rezidiviert aber oft bei nachfolgenden Schwangerschaften und kann bei der Einnahme oraler Kontrazeptiva aufflackern.

Pathogenese: Die Ätiologie ist unbekannt. Die polymorphe Schwangerschaftsdermatose tritt meist während der Erstschwangerschaft auf und ist bei Mehrlingsschwangerschaften vermutlich häufiger. Der pathogenetische Beitrag der Hautdistension, der hormonellen Veränderungen und der Interaktionen mit dem Immunsystem wird noch untersucht.

Histologie: Die Histologie der polymorphen Schwangerschaftsdermatose ist unspezifisch; es besteht ein oberflächliches und tiefes perivaskuläres Lymphozyteninfiltrat. Gelegentlich sind Eosinophile und ein dermales Ödem vorhanden.

Behandlung: Im Zentrum der Behandlung stehen die supportive Therapie und die Unterdrückung des Juckreizes. Das Kind ist nicht gefährdet und die werdende Mutter kann gegen den Juckreiz topische mittel- bis hochpotente Kortikosteroide erhalten. Gelegentlich ist die Gabe von Antihistaminika, wie Diphenhydramin, erforderlich.

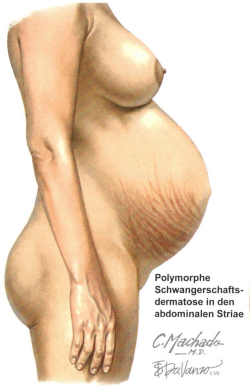

Polymorphe Schwangerschaftsdermatose in den abdominalen Striae

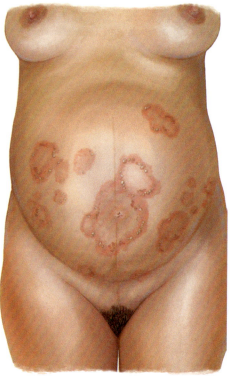

Pemphigoid gestationis. Auch bekannt als bullöses Pemphigoid der Schwangerschaft. Juckende Blasen auf erythematöser oder urtikarieller Haut

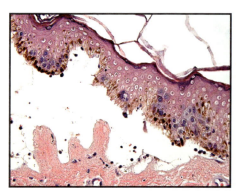

Pemphigoid gestationis (Hämatoxylin-Eosin-Färbung). Prominente subepidermale Blasen in der gesamten Probe. Die zur Blasenbildung führende Abhebung erfolgt durch Antikörper gegen das BP180-Protein.

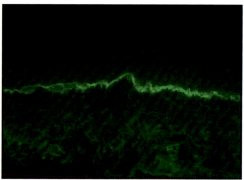

Immunfluoreszenz. Lineare Anfärbung von C3 entlang der Basalmembran bei Pemphigoid gestationis

Abb. 4.61

Pseudoxanthoma elasticum

Das Pseudoxanthoma elasticum ist eine seltene genetische Erkrankung mit kutanen und systemischen Befunden und autosomal-rezessivem Erbgang. Ursache ist ein Defekt eines Adenosintriphosphat-bindenden (ATP) Proteins, das in vielen Geweben, einschließlich Haut, Augen, Gastrointestinaltrakt und kardiovaskuläres System, vorkommt. Die kutanen Befunde gehen den systemischen oft voraus, sodass das Erkennen der Hautmanifestationen das Risiko für systemische Komplikationen reduzieren kann. Die Behandlung muss multidisziplinär erfolgen. Die Hautbefunde wirken sich nicht auf die Mortalität aus.

Klinisches Bild: Das Pseudoxanthoma elasticum manifestiert sich in der späten Kindheit oder im jungen Erwachsenenalter. Die Hautbefunde sind fast immer das Erstsymptom der Krankheit. Oft ist die Haut am Hals bereits früh und am stärksten betroffen. Die betroffen Bereiche sind übersät mit kleinen gelben Papeln, die im Laufe der Zeit zu großen, symmetrischen Plaques konfluieren. Die dazwischenliegende Haut wirkt stumpf mit feiner, kieselartiger Struktur. Der Hals ist bei weitem am häufigsten betroffen, aber auch andere Regionen, wie die Intertrigines, können beteiligt sein. Eine generalisierte kutane Form ist ebenfalls beschrieben. Die feinen gelben Papeln können auch die Schleimhäute befallen. Im Laufe der Zeit wird die Haut locker und scheint am Körper herabzuhängen, was für den Patienten oft kosmetisch belastend ist. Der beteiligte Hautbereich ist überwiegend asymptomatisch. Gelegentlich besteht ein leichter Pruritus. Ein unspezifischer Hautbefund, der immer häufiger beim Pseudoxanthoma elasticum auftritt, ist die Elastosis perforans serpiginosa. Diese perforierende Erkrankung tritt in verschiedenen klinischen Situationen auf und entsteht durch die transepidermale Elimination von beschädigtem elastischem Gewebe. Warum es beim Pseudoxanthoma elasticum auftritt, ist unbekannt.

Eine frühzeitige Diagnose ist wichtig, um einige der schweren systemischen Komplikationen zu verhindern. Auch der Augapfel ist betroffen, erstes Zeichen ist eine Gelbverfärbung der Netzhaut. Später treten Risse in der Lamina vitrea, die bei der Fundoskopie zu erkennen sind, auf. Diese *angioid Streaks* treten später im Leben auf als die Hautbefunde. Ursache sind Veränderungen der elastischen Fasern in der Lamina vitrea. Angioid Streaks kommen bei vielen Kollagenosen vor und sind nicht spezifisch für das Pseudoxanthoma elasticum. Die schwerste ophthalmologische Komplikation sind Netzhautblutungen und die dadurch entstehenden Gesichtsfelddefekte.

Kardiovaskuläre und gastrointestinale Symptome entstehen durch die anormale Kalzifikation des elastischen Gewebes der Blutgefäßwände. Dazu gehören lebensbedrohliche gastrointestinale Blutungen sowie eine Angina und eine Hypertonie durch die Beteiligung der koronaren bzw. renalen Arterien.

Histologie: Typisch ist das anormal frakturierte, kalzifizierte elastische Gewebe in der Dermis, das besonders gut in einer Spezialfärbung, welche die kalzifizierten elastischen Fasern hervorhebt, zu erkennen ist. Allerdings ist die Diagnose auch mit einer Hämatoxylin-Eosin-Färbung möglich.

Pathogenese: Das Pseudoxanthoma elasticum wird autosomal-rezessiv vererbt und entsteht durch einen Defekt im ABCC6-Gen, das für das Multidrug Resistance-associated Protein 6 (MRP6), das auch als ATP-binding Cassette Transporter 6 (ABCC6) bekannt ist, kodiert. Dieses Protein kommt in Leber und Nieren sowie in geringerem Umfang auch in den bei dieser Krankheit betroffenen Geweben vor. Vermutlich führt der Defekt zu einer Stoffwechselstörung mit Akkumulation eines Metaboliten, der die elastischen Fasern im betroffenen Gewebe schädigt.

Behandlung: Die Therapie erfolgt vor allem präventiv. Durch kardiovaskuläre und ophthalmologische Routine-Untersuchungen werden Hypertonie und Frühzeichen des Netzhautbefalls erfasst. Netzhautblutungen müssen sofort ophthalmologisch behandelt werden. Gastrointestinale Routine-Untersuchungen, auch auf Blut im Stuhl, dienen dem Screening auf eine gastrointestinale Blutung, dem wichtigsten Morbiditäts- und Mortalitätsfaktor bei diesen Patienten. Die Patienten sollten gebeten werden, Normalgewicht zu halten und nicht zu rauchen. Die Lebenserwartung ist meist normal.

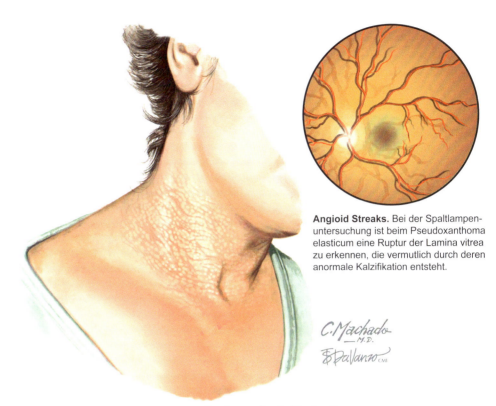

Angioid Streaks. Bei der Spaltlampenuntersuchung ist beim Pseudoxanthoma elasticum eine Ruptur der Lamina vitrea zu erkennen, die vermutlich durch deren anormale Kalzifikation entsteht.

Initial ist oft der Hals betroffen. Die Haut ähnelt „gerupfter Geflügelhaut".

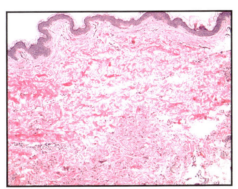

Schwache Vergrößerung (Hämatoxylin-Eosin-Färbung). In der mittleren und unteren Dermis imponieren fragmentierte und kalzifizierte elastische Fasern als basophile Klumpen. Dieser Befund ist ausgesprochen typisch für das Pseudoxanthoma elasticum.

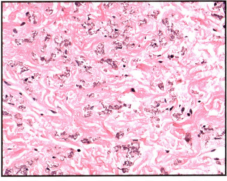

Starke Vergrößerung (Hämatoxylin-Eosin-Färbung). Die basophile Verklumpung der kalzifizierten, fragmentierten elastischen Fasern ist in dieser starken Vergrößerung gut zu erkennen. Diese Störung der elastischen Fasern führt zu verschiedenen klinischen Manifestationen.

Abb. 4.62

Psoriasis

Die Psoriasis ist eine Autoimmunerkrankung, die 1–2 % der US-amerikanischen Bevölkerung betrifft. Die Inzidenz unterliegt starken regionalen Schwankungen und ist in Skandinavien weitaus häufiger als im Rest der Welt, während amerikanische Ureinwohner zu den Bevölkerungen mit der geringsten Inzidenz gehören. Inzwischen ist die Pathogenese der Psoriasis besser verstanden und entscheidende Fortschritte in der Therapie haben vielen Patienten geholfen. Die Psoriasis gehört zu den papulosquamösen Hauterkrankungen und befällt nicht nur die Haut, sondern auch die Gelenke. Die Auswirkungen der Psoriasis auf den Patienten lassen sich nicht allein vom Hautbefall ableiten, weil die Krankheit auch nachhaltige psychische und soziale Folgen hat. Eine kurative Therapie der Psoriasis ist nicht bekannt, wobei die Forschung immer mehr Fortschritte erzielt und neue Therapien entwickelt werden.

Klinisches Bild: Die Psoriasis ist eine papulosquamöse Hauterkrankung, die geschlechtsunabhängig in jedem Alter auftreten kann. Etwa 40 % der Betroffenen haben eine positive Familienanamnese. Die Krankheit verläuft meist schwerer, wenn sie bereits früh im Leben beginnt. Die Psoriasis beginnt oft mit silbrigen, austernartigen, schuppigen Flecken und Plaques vor allem auf Knien, Ellenbogen und behaartem Kopf. Austernartig bezieht sich auf die konkave hyperkeratotische Schuppe, die wie eine Auster aussieht. Ein typischer klinischer Befund ist der *Woronoff-Ring,* eine periphere anuläre Abblassung um die frühen psoriatischen Plaques. Das *Auspitz-Zeichen* ist ein weiteres typisches klinisches Merkmal, anhand dessen sich die Psoriasis von anderen Exanthemen unterscheiden lässt. Es bezeichnet die punktförmigen Blutungen nach dem Entfernen der aufliegenden Schuppe von einer psoriatischen Plaque. Das Woronoff-Zeichen ist spezifisch für die Psoriasis und entsteht vermutlich durch die lokalisierte Vasokonstriktion im Bereich der Läsion mit erhöhter Durchblutung. Das Exanthem ist ausgesprochen symmetrisch. Die Psoriasis kann mit verschiedenen Hautbefunden einhergehen. Es gibt viele gut beschriebene Varianten mit typischen klinischen Befunden.

Die *Psoriasis vulgaris* ist die häufigste Form. Sie manifestiert sich mit symmetrischen, silbrigen, schuppigen Flecken und Plaques auf der Kopfhaut, den Knien, den Ellenbogen und dem lumbalen Rücken. Die Psoriasis kann nur kleine Hautbereiche betreffen oder ausgedehnt vorhanden sein, sodass fast eine Erythrodermie besteht. Das Gesicht ist in der Regel ausgespart. Bei großflächiger Beteiligung besteht ein höheres Risiko für eine Psoriasis-Arthritis und einen Nagelbefall. Bei allen Patienten mit Psoriasis ist das *Koebner-Phänomen* positiv. Es besagt, dass bei der Verletzung zuvor gesunder Haut im Läsionsbereich psoriatische Plaques auftreten.

Die *Psoriasis inversa* ist eine gut beschriebene klinische Variante, welche die Intertrigines, wie Leiste, Gluteafalte, Axillen und Nabel, befällt. Die Flecke sind nicht so dick wie bei anderen Formen und haben eine feine Schuppung, weil sie in okkludierten Bereichen mit hoher Feuchtigkeit auftreten, sodass eine nur minimale Schuppung auftritt. Die Flecke können hellrot sein und werden oft mit einer Kandidose verwechselt. Die Psoriasis inversa ist symmetrisch und oft schwer zu behandeln.

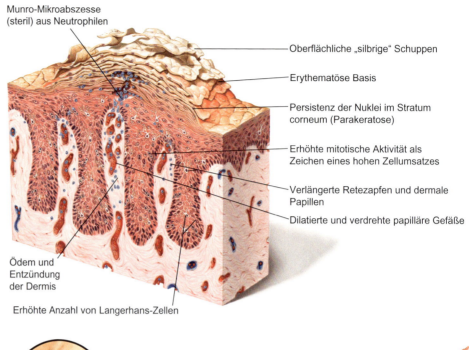

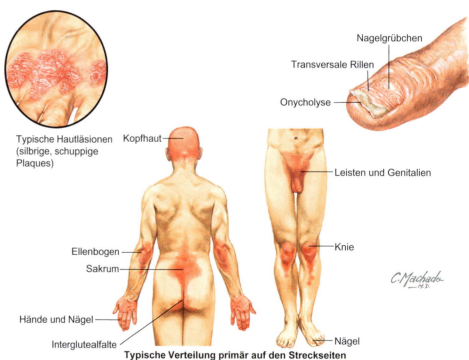

Abb. 4.63

Die *Psoriasis guttata* ist eine Variante der Psoriasis, die nach einer Infektion – meist nach einer Streptokokkeninfektion – auftritt. Die Läsionen entstehen bald nach oder während der Infektion und sind tränentropfenförmig mit feiner anhaftender Schuppung. Das Wort *guttata* bedeutet „Tröpfchen" und die Läsionen der Psoriasis guttata geht mit kleinen, tränentropfenförmigen psoriatischen Flecken an der gesamten Haut einher, als ob sich die psoriatischen Bereiche in versprengten Wassertropfen gebildet haben. Kinder mit Psoriasis guttata können nur einmalig nach einer Streptokokkeninfektion daran erkranken und zeigen anschließend keine Hinweise auf eine Psoriasis. Erwachsene mit Psoriasis guttata hingegen entwickeln fast immer irgendwann später eine Psoriasis vulgaris.

Die *Psoriasis capillitii* betrifft nur die Kopfhaut. Die Patienten klagen über dicke, schuppige Flecke, die jucken und eine starke Seborrhö verursachen können. Die meisten Patienten mit Psoriasis capillitii entwickeln irgendwann auch in anderen Körperregionen eine Psoriasis.

(Fortsetzung)

Die *Psoriasis pustulosa* ist eine seltene und markante Form, die bei Patienten mit anamnestisch bekannter Psoriasis oder als Erstmanifestation auftreten kann. Bei seit langem bekannter Psoriasis und pustulösem Aufflackern ist die Diagnose klar. Die häufigste Ursache ist das rasche Absetzen der systemischen Kortikosteroide, z. B. wenn ein Patient mit Psoriasis aus anderen Gründen, wie einem allergischen Kontaktekzem durch Giftefeu, Methylprednisolon erhält. Das rasche Ausschleichen des Kortikosteroids kann einen pustulösen Schub auslösen. Dabei entwickeln die psoriatischen Flecke stecknadelkopfgroße (1–2 mm) Pusteln, die zu oberflächlichen Eiterseen verschmelzen. Die Patienten wirken oft krank und haben eine assoziierte Hypokalzämie. Bei einer Psoriasis pustulosa ohne bekannte Psoriasis ist die Diagnose zunächst schwierig. Zu den Differenzialdiagnosen gehören neben der Psoriasis ein pustulöses Arzneimittelexanthem und die subkorneale Pustulose. Hautbiopsie und Follow-up sichern die Diagnose.

Die *Nagelpsoriasis* geht meist mit einer schweren Psoriasis vulgaris und Psoriasis-Arthritis einher, kann aber gelegentlich auch isoliert vorkommen. Mögliche Befunde sind Ölflecke, Onycholyse, Tüpfelnägel und eine unterschiedlich starke Nagelverdickung. Der Nagelbefall ist gegenüber den meisten topischen Therapien refraktär und oft ist eine systemische Therapie erforderlich, um ein gutes klinisches Ansprechen zu erzielen. Die Nagelpsoriasis ist ein Marker der Psoriasis-Arthritis und Patienten mit Nagelpsoriasis haben ein erhöhtes Risiko für eine Psoriasis-Arthritis.

Die *palmoplantare Psoriasis* ist eine andere seltenere klinische Variante. Sie manifestiert sich an Handflächen und Fußsohlen mit roten, schuppenden Flecken und Plaques oder als Flecke, die unterschiedlich stark mit kleinen Pusteln übersät sind. Diese Variante der Psoriasis ist bei Frauen häufiger; der klinische Verlauf verschlechtert sich durch Rauchen.

Die *Erythrodermia psoriatica* ist eine seltene Variante, die infolge eines Steroidentzugs oder anderer, nicht definierter Auslöser auftritt. Sie manifestiert sich mit einer fast totalen Hautrötung. Die Rötung entsteht durch eine massive Dilatation der Hautgefäße, die zu einer Herzinsuffizienz führen kann. Diese Patienten werden allgemein stationär behandelt.

Die *Psoriasis-Arthritis* manifestiert sich entweder im Rahmen einer psoriatischen Hautkrankheit oder als Arthritis mit Nagelbefunden. Die Patienten leiden in der Regel unter einer asymmetrischen oligoartikulären Arthritis, einer symmetrischen Polyarthritis, einem vorwiegenden Befall der distalen Interphalangealgelenke, einer spinalen Spondylitis oder einer Arthritis mutilans. Letztere ist die seltenste Form der Psoriasis-Arthritis mit Einschränkung der Lebensqualität und verheerenden Funktionsverlusten. Die Psoriasis-Arthritis ist eine seronegative entzündliche Arthritis.

Pathogenese: Die Psoriasis ist eine Autoimmunerkrankung durch eine Störung der Immunzellen. Es besteht eine genetische Prädisposition und meist findet sich als (nicht einziger) Suszeptibilitätsfaktor der Cw6-Locus des humanen Leukozytenantigens (HLA) bei Patienten, die eine Psoriasis entwickeln. Der Erfolg der Therapie mit Ciclosporin, das die T-Zell-Funktion dramatisch reduziert

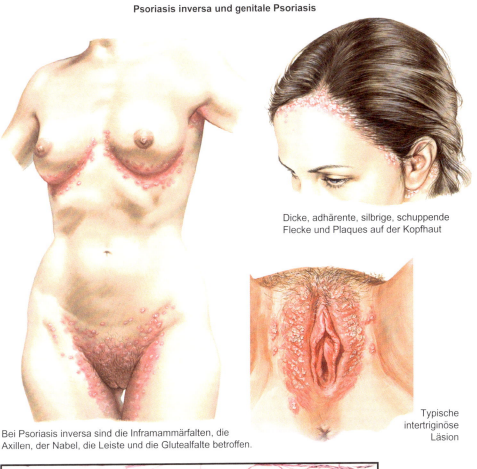

Psoriasis inversa und genitale Psoriasis

Dicke, adhärente, silbrige, schuppende Flecke und Plaques auf der Kopfhaut

Bei Psoriasis inversa sind die Inframammärfalten, die Axillen, der Nabel, die Leiste und die Glutealfalte betroffen.

Typische intertriginöse Läsion

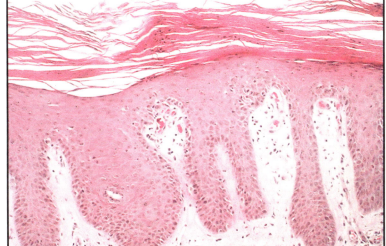

Regelmäßig dicke und geformte Akanthose der Epidermis mit teleangiektatischen Gefäßen in der papillären Dermis

Abb. 4.64

und bei fast allen Patienten zu einer raschen klinischen Besserung führt, war einer der ersten Hinweise auf die Pathogenese der Psoriasis.

Vermutlich sind T-Lymphozyten und dermale dendritische Zellen die für die Psoriasis verantwortlichen Präkursor-Zellen; sie sind beide vermehrt in psoriatischen Plaques enthalten. In der Epidermis finden sich vorzugsweise CD8⁺ T-Zellen; sie enthalten auf der Zelloberfläche das kutane Lymphozytenantigen (CLA), dessen Bedeutung darin besteht, dass es diese Zellen in die Haut lenkt. In den psoriatischen Plaques finden sich viele Unterformen dermaler denritischer Zellen. Diese Zellen sind potente Stimulatoren der T-Zellen und vermutlich für die Aufrechterhaltung einer Entzündungsreaktion erforderlich. Diese beiden Zellarten interagieren miteinander und verändern das lokale Zytokinprofil, sodass es proinflammatorisch wird und das für die Entwicklung der klinischen Befunde der Psoriasis erforderliche Milieu bereitstellt. Weiterhin unbekannt sind der initiale Reiz, der diese Ereigniskaskade auslöst, und wie sich diese Kaskade ausbreitet und fortbesteht.

(Fortsetzung)

Histologie: Histologisch besteht eine gleichmäßige psoriasiforme Hyperplasie der Epidermis. In den Keratinozyten finden sich multiple, normal erscheinende mitotische Figuren. Das Stratum corneum und das Lumen der Blutgefäße der papillären Dermis enthalten zahlreiche Neutrophile. Im Stratum corneum findet sich eine hügelartige Parakeratose mit vielen Neutrophilen. Die papilläre Dermis zeigt eine Proliferation ektatischer Kapillargefäße mit einem perivaskulären Infiltrat aus Lymphozyten, Langerhans-Zellen und Histiozyten. Die Ansammlungen der Neutrophilen im Stratum corneum werden als *Munro-Mikroabszesse* bezeichnet. *Kogoj-Mikroabszesse* sind ähnliche Ansammlungen von Neutrophilen im Stratum spinosum. Die granuläre Zellschicht ist ausgedünnt. Im Laufe der Zeit konfluieren einige der Spitzen der Reteleisten und bilden verdickte Enden.

Die pustuläre Psoriasis weist unterschiedlich viele intraepidermale Pusteln auf; es besteht keine prominente Akanthose oder psoriasiforme Hyperplasie. Auch hier finden sich multiple dilatierte Kapillargefäße in der papillären Dermis.

Behandlung: Es gibt keine kurative Therapie. Die Behandlung hängt von Menge und Lage der psoriatischen Plaques und Überlegungen hinsichtlich der psychischen Gesundheit der Betroffenen ab. Kleine Bereiche in unauffälligen Regionen können mit topischen Kortikosteroiden, Anthralin, Teerkomponenten sowie Vitamin-D- oder -A-Analoga behandelt werden oder unbehandelt bleiben. Mit großem Erfolg wurde die ultraviolette Therapie mit natürlichem Sonnenlicht, Schmalband-Ultraviolett-B-Strahlen (UVB) oder Psoralen + Ultraviolett-A-Strahlen (PUVA) angewandt. Oft werden diese Therapieansätze kombiniert.

Mit zunehmendem Befall der Körperoberfläche oder bei psychischer Belastung des Patienten ist eine systemische Therapie erforderlich, für die zahlreiche Substanzen zur Verfügung stehen. Die Fototherapie mit Schmalband-UVB oder PUVA wird seit Jahrzehnten mit ausgezeichneten Ergebnissen angewandt. Da diese Therapien längerfristig das Risiko für Hautkrebserkrankungen erhöhen, sind lebenslange dermatologische Kontrollen erforderlich.

Bei der mittelschweren bis schweren Psoriasis werden zudem orale systemische Substanzen eingesetzt. Die einmal wöchentliche Gabe von Methotrexate hat sich seit Jahren bewährt. Orales Ciclosporin wird mit großem Erfolg bei erythrodermischer und pustulärer Psoriasis gegeben, wobei die Anwendung wegen seiner Nephrotoxizität auf 6–12 Monate begrenzt ist. Im Laufe der letzten 10 Jahre sind zahlreiche Biologika verfügbar geworden. Sie werden subkutan, intramuskulär oder intravenös gegeben. Dazu gehören Etanercept, Alefacept, Adalimumab, Infliximab und Ustekinumab. Alle diese Substanzen führen zu einem ausgezeichneten Ansprechen. Sie wirken jeweils immunsuppressiv, sodass die Patienten engmaschig überwacht weden müssen, da sie nach mehrjähriger Einnahme ein erhöhtes Risiko für Infektionen sowie vermutlich auch für systemische Krebserkrankungen, wie Lymphome, haben.

Psoriasis-Arthritis

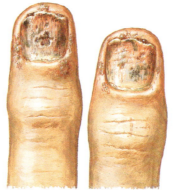

Tüpfelung, Verfärbung und Erosion der Fingernägel mit fusiformer Schwellung der distalen Interphalangealgelenke

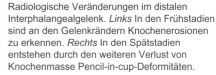

Psoriatische Flecke auf dem Handrücken mit Schwellung und Verformung vieler Interphalangealgelenke und Verkürzung der Finger durch Verlust von Knochenmasse

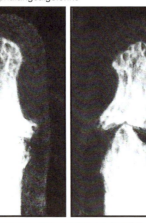

Radiologische Veränderungen im distalen Interphalangealgelenk. *Links* In den Frühstadien sind an den Gelenkrändern Knochenerosionen zu erkennen. *Rechts* In den Spätstadien entstehen durch den weiteren Verlust von Knochenmasse Pencil-in-cup-Deformitäten.

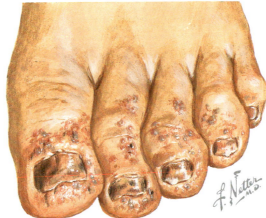

Zehen mit wurstartiger Schwellung, Hautläsionen und Nagelveränderungen

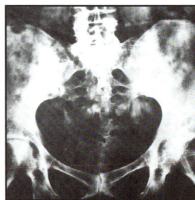

Röntgenaufnahme der Iliosakralgelenke mit dünnem Knorpel und unregelmäßiger Oberfläche und Kondensation des angrenzenden Knochens in Sakrum und Os ilium

Abb. 4.65

Strahlendermatitis

Durch die immer häufigere adjuvante Strahlentherapie bei zahlreichen Krebserkrankungen ist die Inzidenz der Strahlendermatitis angestiegen. Die akute und chronische Form der Strahlendermatitis und deren Entwicklung hängen von der kumulativen Strahlendosis ab. In den 1950er Jahren war die Strahlentherapie häufiger Hauterkrankungen, wie Akne, Tinea und viele andere Dermatosen, weit verbreitet. Dies wurde erst beendet, nachdem die Langzeitfolgen der Strahleneinwirkung besser verstanden waren. Bei manchen Hauterkrankungen erfolgt auch weiterhin eine lokalisierte oder ausgedehnte Strahlentherapie, meist aber nur von Malignomen, wie der Mycosis fungoides im Tumorstadium, oder adjuvant bei Melanom, Plattenepithelkarzinom, Merkel-Zell-Karzinom oder seltener dem nicht resektablen Basalzellkarzinom. Die äußere Strahlentherapie kann abhängig vom Bestrahlungsfeld weitere Komplikationen verursachen. Die Bestrahlung von Kopf und Hals führt oft zu Xerostomie und Mukositis. Auch eine Dysphagie ist möglich. Wenn keine Schutzmaßnahmen für das Auge ergriffen werden, sind Sehstörungen bis zur Erblindung möglich.

Das Bestrahlungsverfahren (fraktioniert, hyperfraktioniert oder akzeleriert hyperfraktioniert) wirkt sich nicht so stark auf die Strahlendermatitis aus wie die Kumulativdosis oder eine gleichzeitige Chemotherapie. Eine kombinierte Chemoradiotherapie erhöht das Risiko für eine Strahlendermatitis dramatisch.

Klinisches Bild: Man unterscheidet eine akute und eine chronische Form. Die *akute Strahlendermatitis* beginnt innerhalb von einer Woche nach Beginn der Strahlentherapie. Die Akuität wird in die Stadien I–IV eingeteilt. Fast alle Patienten entwickeln bei einer Strahlentherapie Symptome einer Grad-I-Strahlendermatitis. Der Grad I ist definiert als ein leichtes Erythem der Haut über dem Bestrahlungsfeld mit Xerose. Grad II manifestiert sich mit stärker entzündlichen roten Flecken und einem Ödem. Grad III geht mit einem hellen Erythem, einem Ödem und einer Desquamation der Epidermis einher. Grad IV, die schwerste Form, manifestiert sich mit einer Vollschichtnekrose der Haut, einem Erythem und Ulzerationen. Diese seltenste, aber stärkste Form der akuten Strahlendermatitis erfordert ein sofortiges Management.

Die *chronische Strahlendermatitis* tritt oft viele Monate bis Jahre nach der Strahlenexposition auf. Im Vordergrund steht eine Poikilodermie mit Dickenzunahme und Verhärtung der exponierten Haut. Die Poikilodermie manifestiert sich mit Teleangiektasien, Atrophie, Hyper- und Hypopigmentierung. Haarausfall ist ebenso häufig wie der Verlust aller Hautanhangsgebilde, wie der ekkrinen und apokrinen Drüsen. Der Haarausfall ist permanent.

Behandlung: Die Therapie der akuten Strahlendermatitis erfolgt stadienabhängig. Es gibt kein akzeptiertes, zuverlässiges prophylaktisches Verfahren zur Prävention der Strahlendermatitis. Die akute Grad-I-Dermatitis wird mit Feuchtigkeitsmitteln sowie eventuell mit einer niedrigpotenten Kortisoncreme behandelt. Die akute Grad-II- oder Grad-III-Dermatitis sollte mit Feuchtigkeitsmitteln wie Zinkpaste behandelt werden. Sonnenexposition sollte strikt gemieden werden. Außerdem können mittelpotente Kortikosteroide gegeben werden und Superinfektionen müssen vermieden werden. Bei Verdacht auf eine kutane Infektion sind eine Kultur und die Gabe geeigneter Antibiotika erforderlich. Die Grad-IV-Dermatitis muss von Wundspezialisten, die Erfahrung mit Verbrennungen haben, behandelt werden.

Die chronische Strahlendermatitis muss erst behandelt werden, wenn der Patient über eine ausgeprägte Spannung und Verhärtung der Haut klagt. In Einzelfallberichten konnten Bereiche mit chronischer Strahlendermatitis mithilfe von Pentoxiphyllin weicher gemacht werden. Gegen die Hauttrockenheit helfen topische Feuchtigkeitsmittel. Wichtigster Aspekt ist die Routine-Inspektion des Bereichs mit der chronischen Strahlendermatitis auf die Entwicklung von Hauterkrankungen, meist des Basalzell- und Plattenepithelkarzinoms.

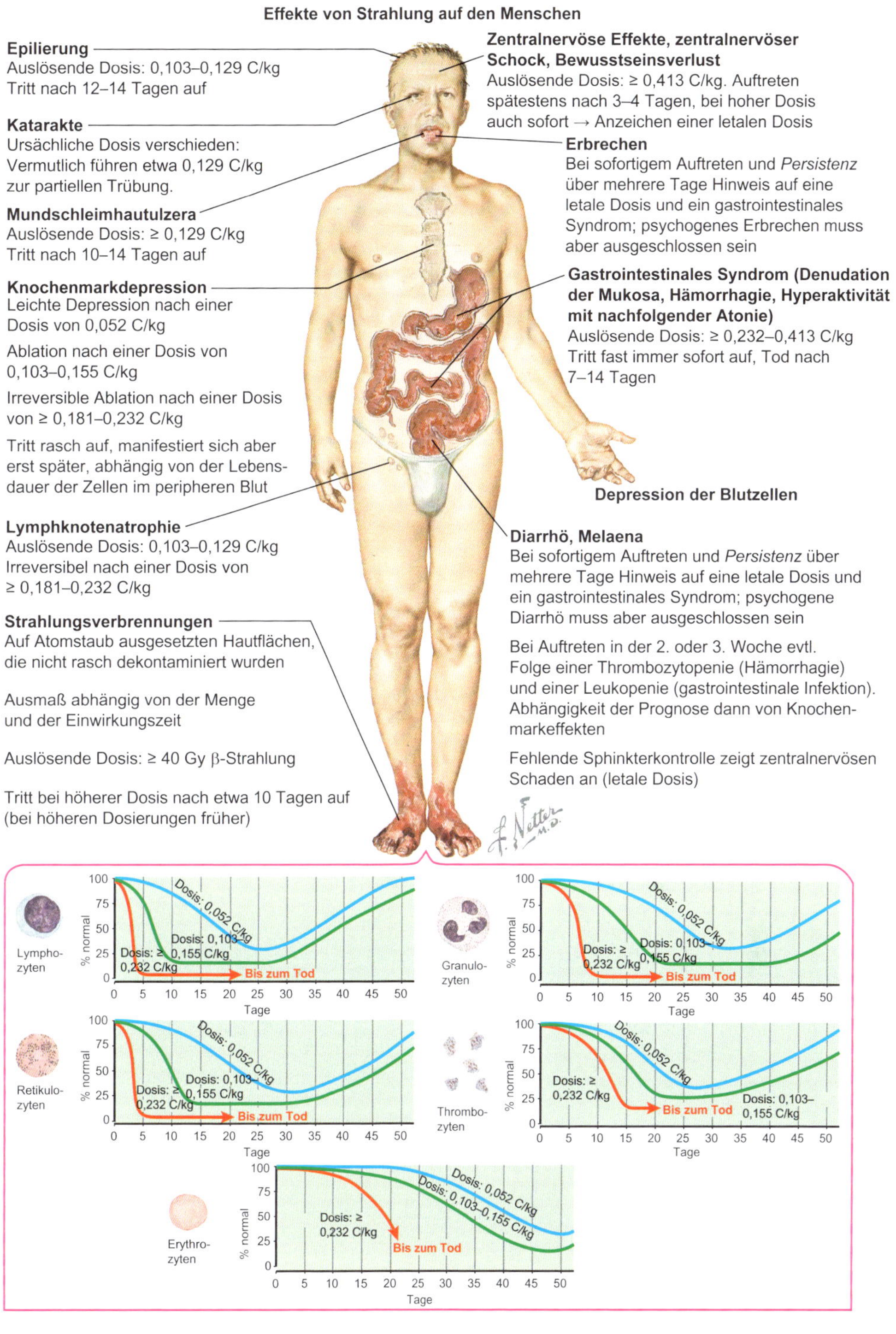

Effekte von Strahlung auf den Menschen

Epilierung
Auslösende Dosis: 0,103–0,129 C/kg
Tritt nach 12–14 Tagen auf

Katarakte
Ursächliche Dosis verschieden: Vermutlich führen etwa 0,129 C/kg zur partiellen Trübung.

Mundschleimhautulzera
Auslösende Dosis: ≥ 0,129 C/kg
Tritt nach 10–14 Tagen auf

Knochenmarkdepression
Leichte Depression nach einer Dosis von 0,052 C/kg
Ablation nach einer Dosis von 0,103–0,155 C/kg
Irreversible Ablation nach einer Dosis von ≥ 0,181–0,232 C/kg
Tritt rasch auf, manifestiert sich aber erst später, abhängig von der Lebensdauer der Zellen im peripheren Blut

Lymphknotenatrophie
Auslösende Dosis: 0,103–0,129 C/kg
Irreversibel nach einer Dosis von ≥ 0,181–0,232 C/kg

Strahlungsverbrennungen
Auf Atomstaub ausgesetzten Hautflächen, die nicht rasch dekontaminiert wurden
Ausmaß abhängig von der Menge und der Einwirkungszeit
Auslösende Dosis: ≥ 40 Gy β-Strahlung
Tritt bei höherer Dosis nach etwa 10 Tagen auf (bei höheren Dosierungen früher)

Zentralnervöse Effekte, zentralnervöser Schock, Bewusstseinsverlust
Auslösende Dosis: ≥ 0,413 C/kg. Auftreten spätestens nach 3–4 Tagen, bei hoher Dosis auch sofort → Anzeichen einer letalen Dosis

Erbrechen
Bei sofortigem Auftreten und *Persistenz* über mehrere Tage Hinweis auf eine letale Dosis und ein gastrointestinales Syndrom; psychogenes Erbrechen muss aber ausgeschlossen sein

Gastrointestinales Syndrom (Denudation der Mukosa, Hämorrhagie, Hyperaktivität mit nachfolgender Atonie)
Auslösende Dosis: ≥ 0,232–0,413 C/kg
Tritt fast immer sofort auf, Tod nach 7–14 Tagen

Depression der Blutzellen

Diarrhö, Melaena
Bei sofortigem Auftreten und *Persistenz* über mehrere Tage Hinweis auf eine letale Dosis und ein gastrointestinales Syndrom; psychogene Diarrhö muss aber ausgeschlossen sein

Bei Auftreten in der 2. oder 3. Woche evtl. Folge einer Thrombozytopenie (Hämorrhagie) und einer Leukopenie (gastrointestinale Infektion). Abhängigkeit der Prognose dann von Knochenmarkeffekten

Fehlende Sphinkterkontrolle zeigt zentralnervösen Schaden an (letale Dosis)

Abb. 4.66

Reaktive Arthritis (Reiter-Syndrom)

Die reaktive Arthritis (frühere Bezeichnung Reiter-Syndrom) geht mit typischen Befunden einher und wird vermutlich durch ein infektiöses Agenz, oft *Shigella* oder *Chlamydia*, ausgelöst.

Klinisches Bild: Betroffen sind in der Regel Männer zwischen 20 und 50 Jahren. Die häufigsten Hautbefunde sind eine Balanitis circinata und ein Keratoderma blennorrhagicum. Die *Balanitis circinata* manifestiert sich mit kleinen psoriasiformen, livid-roten Flecken auf der Glans penis und kann wie eine Psoriasis aussehen. Das *Keratoderma blennorrhagicum* ist seltener und betrifft überwiegend die Fußsohlen sowie seltener die Handflächen. Auf der unbehaarten Haut treten kleine papulosquamöse Papeln, Flecke und Plaques auf. Die betroffene Haut kann verstreut kleine, spongiforme Papeln und Pusteln aufweisen und das klinische Bild einer Psoriasis vortäuschen.

Das Leitsymptom, welches die reaktive Arthritis von der Psoriasis abgrenzt, ist die Trias aus Urethritis, Konjunktivitis und Arthritis. Die Urethritis ist in der Regel der erste klinische Befund. Sie beginnt oft wenige Tage bis eine Woche nach einer Infektion. Häufigster infektiöser Auslöser ist *Chlamydia trachomatis*. Auch gastrointestinale bakterielle Infektionen können diese Reaktion auslösen. Die verantwortlichen Erreger sind dann z. B. *Shigella flexneri*, *Salmonella* spp., *Yersinia enterocolitica* und *Campylobacter jejuni*. Mögliche Symptome sind Dysurie, Harndrang und Pyurie. Frauen mit schwerer Urethritis können eine Zervizitis, Zystitis und Pyelonephritis entwickeln. Männer entwickeln am ehesten eine Zystitis und Prostatitis. Einige Tage bis Wochen später entstehen eine Konjunktivitis und eine Arthritis. Die Konjunktiva ist gerötet mit Gefäßinjektion und wässrigem Exsudat. Iritis und Uveitis sind seltene, aber mögliche Manifestationen.

Die reaktive Arthritis ist eine seronegative Form der Arthritis. Sie ist in der Regel polyartikulär und betrifft die großen Gelenke, wie Knie und Hüfte. Die Gelenke sind geschwollen, gerötet und schmerzhaft. Oft besteht eine schmerzhafte Bewegungseinschränkung. Die meisten Fälle klingen spontan wieder ab, aber ein Teil der Patienten entwickelt eine chronische progressive destruktive Arthritis.

Bei manchen Patienten entstehen unscheinbare, vereinzelte orale Ulzera, die wie aphthöse Ulzera aussehen können. Sie sind oft nicht schmerzhaft, wodurch sie sich von anderen oralen Ulzera unterscheiden, und klingen meist spontan wieder ab. Das Labor belegt eine Seronegativität; es finden sich weder der Rheumafaktor noch antinukleäre Antikörper (ANA). Die Blutsenkung ist oft stark beschleunigt und viele Patienten tragen das humane Leukozytenantigen (HLA) B27, das vermehrt bei ankylosierender Spondylitis und reaktiver Arthritis auftritt. Allerdings entwickeln die meisten HLA-B27-positiven Patienten niemals eines dieser Krankheitsbilder. Es gibt keinen für die reaktive Arthritis diagnoseweisenden Labortest. Das Röntgen hilft bei der Beurteilung der Gelenkentzündung und -zerstörung. Die Diagnose der reaktiven Arthritis wird klinisch gestellt. Oft liegen nicht alle erwähnten Befunde vor, sodass die Diagnose davon abhängt, wie viele Befunde wie lange bestanden haben. Das American College of Rheumatology hat umfangreiche diagnostische Kriterien veröffentlicht.

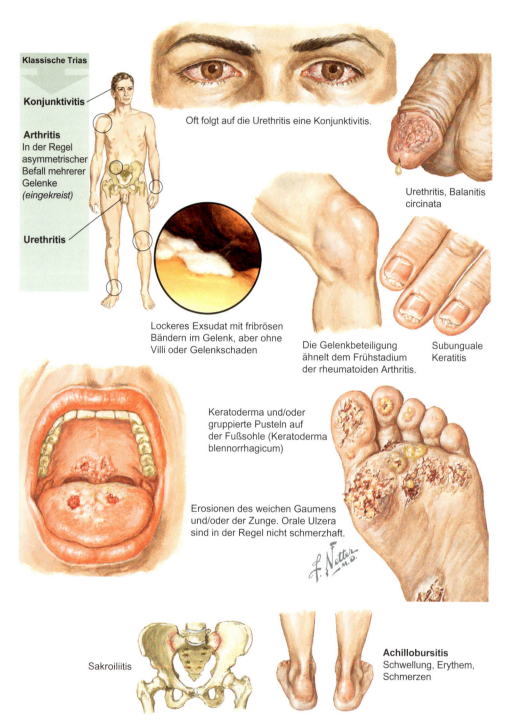

Abb. 4.67

Pathogenese: Nach der führenden Theorie wird diese immunologische Reaktion bei entsprechender Prädisposition durch eine Infektion ausgelöst. HLA-B27 ist bei reaktiver Arthritis oft positiv, wobei nur ein kleiner Teil der HLA-B27-positiven Menschen erkrankt. Der genaue Pathomechanismus ist unbekannt. Eventuell verursacht ein bakterielles Antigen eine Epitopausbreitung und löst eine Autoimmunreaktion aus.

Histologie: Die pathologischen Befunde sind nicht diagnoseweisend und identisch mit denen der Psoriasis. Es besteht eine deutliche psoriasiforme Hyperplasie der Epidermis mit Einlagerung von Neutrophilen. Die Anzahl der Blutgefäße in der Dermis ist erhöht.

Behandlung: Eine auslösende Infektion muss abgeklärt und antibiotisch behandelt werden. Die Arthritis wird mit nichtsteroidalen Antiphlogistika behandelt und eine Augenuntersuchung durch einen Ophthalmologen sollte erfolgen. Oft werden kortikosteroidhaltige Augentropfen gegeben. Die Hautbefunde werden mit topischen Kortikosteroiden behandelt. Bei vielen Patienten kommt es nach ein paar Monaten zur spontanen Remission.

Rosazea

Die Rosazea ist eine extrem häufige chronisch-entzündliche Dermatose mit vielen auslösenden Faktoren, durch welche die Entzündungsreaktion aufflackern kann. Sie verläuft in mehreren Stadien, von der erythematösen über die papulopustulöse und phymatöse Form oft mit okulärer Beteiligung bis zur Rosacea fulminans. Am häufigsten ist die Rosacea erythematosa, am seltensten und bei weitem am schwersten die Rosacea fulminans.

Klinisches Bild: Betroffen sind vor allem weißhäutige Menschen überwiegend nordeuropäischer Abstammung mit leichter Bevorzugung des weiblichen Geschlechts. Die Rosacea phymatosa tritt fast nur bei Männern auf. Der Altersgipfel liegt im Alter von 20–40 Jahren. Die Rosacea beginnt häufig mit einer subtilen Rötung auf Wangen und Nase. Stirn und Ohren sind seltener betroffen. Oft bemerken die Patienten einen Trigger oder Auslöser der Hautrötung. Trigger sind Alkohol, stark gewürzte Speisen, Heißgetränke (z. B. Kaffee, Tee) und Temperaturextreme. Die Patienten können auf alle, einzelne oder keine dieser Trigger reagieren. Bei Exposition kommt es oft zur Überwärmung und Rötung der von Rosazea betroffenen Haut.

Die Diagnose ist in der Regel eindeutig und erfolgt klinisch; Differenzialdiagnosen sind andere Ursachen der Rötung und des Lupus erythematodes. Das Schmetterlingsexanthem des Lupus erythematodes kann sehr ähnlich aussehen, sodass gelegentlich eine Hautbiopsie zur Unterscheidung erforderlich ist; allerdings fehlen bei Rosazea die systemischen Manifestationen des Lupus. Bei bekanntem Lupus erythematodes und Gesichtsexanthem muss der Lupus gelegentlich von einer gleichzeitig vorliegenden Rosazea abgegrenzt werden.

Weitere häufige Formen sind die *papulopustulöse* und die *okuläre Rosazea*. Die papulopustulöse Form kann sich gelegentlich aus der erythematösen Form entwickeln und imponiert mit entzündlichen Papeln und Pusteln vor allem auf Nase und Wangen. Auch Stirn und Kinn können betroffen sein. Oft fällt die Unterscheidung von einer Akne schwer, wobei diese Patienten in der Regel Trigger und eine Rötung aufweisen und später im Leben erkranken. Rücken und Brust sind nicht betroffen. Die okuläre Rosazea geht mit einer Konjunktivitis und Blepharitis einher und manifestiert sich klinisch durch eine Rötung der Konjunktiven und ein Fremdkörpergefühl im Auge. Dieser Befund kann isoliert vorliegen, findet sich aber häufiger im Rahmen der Hautkrankheit.

Die *phymatöse Rosazea* entsteht durch eine massive Wucherung der Talgdrüsen mit einem Ödem und einer Vergrößerung der betroffenen Strukturen. Meist ist die Nase von Männern betroffen (Rhinophym). Die Nase kann gerötet, ödematös und bulbös verformt mit vergröberten Follikelöffnungen sein.

Die *Rosacea fulminans* ist eine seltene Variante mit akutem Auftreten von schweren Papeln, Pusteln, Knoten und Zysten.

Pathogenese: Die Ätiologie der Rosazea ist unbekannt. Die Unterformen sind vermutlich eine heterogene Gruppe ähnlich imponierender Krankheitsstadien.

Histologie: Bei der erythematösen Form finden sich in der Regel einige wenige dilatierte Blutgefäße und Dermatoheliose. Die Hautanhangsgebilde können von einem

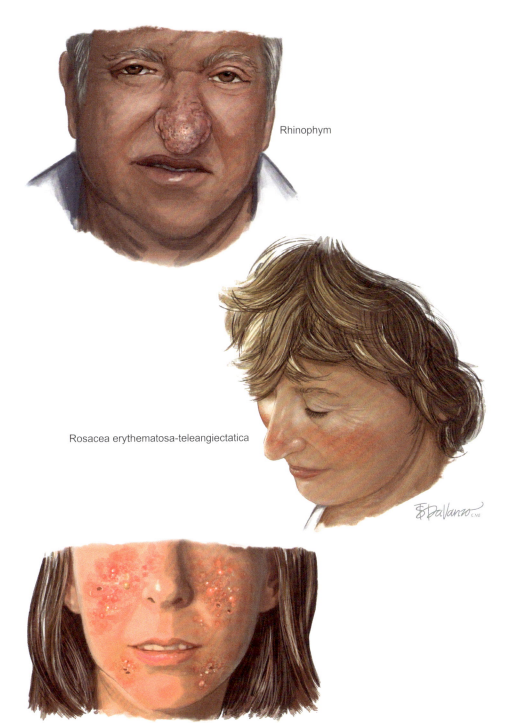

Rhinophym

Rosacea erythematosa-teleangiectatica

Rosacea fulminans

Abb. 4.68

dünnen, oberflächlichen Lymphozyteninfiltrat umgeben sein. Die papuläre Rosazea weist perifolliculäre Abszesse auf. Ein interessanter Befund unbekannter Bedeutung ist der Nachweis zahlreicher Demodex-Milben in den Haarfollikeln. Histologisch kann eine granulomatöse Form der Rosazea vorliegen.

Behandlung: Sonnenschutz ist bei allen Patienten mit Rosazea wichtig, vor allem bei der erythematösen Form. Lange Zeit waren topische und orale Antibiotika (z. B. topisches Metronidazol, Sulfacetamid, orale Tetrazykline) Eckpfeiler der Therapie. Auch topische Azelainsäure ist von Nutzen. Gelegentlich hilft das Meiden der Auslöser. Die Behandlung der Grundrötung durch die Teleangiektasien durch den gepulsten 585-nm-Farblaser führt zu ausgezeichneten Ergebnissen. In schweren Fällen, wie der Rosacea fulminans, wurde Isotretinoin eingesetzt. Das Rhinophym wird in der Regel durch operative Abtragung des überschüssigen Gewebes und Wiederherstellung der Nasenform behandelt.

Sarkoidose

Die Sarkoidose ist eine relativ häufige Erkrankung, die zahlreiche Organsysteme betrifft. Die Krankheit kann auf einzelne Hautbereiche beschränkt sein oder das gesamte Integument, Lunge, Herz, Gastrointestinaltrakt, Augen, endokrine Organe, Nervensystem und lymphatisches System betreffen. Meist besteht jedoch eine leichte Erkrankung, die sich gut behandeln lässt. Es gibt Theorien über eine infektiöse Genese, die jedoch nie belegt wurden. Diese idiopathische Krankheit kann zu zahlreichen Hautbefunden führen, deren Vorliegen zur Suche nach einer systemischen Beteiligung veranlassen sollte.

Klinisches Bild: Die Sarkoidose tritt weltweit mit besonderer Häufung bei Afroamerikanern und Frauen auf. Die Erkrankung beginnt in der Regel vor einem Alter von 40 Jahren und verläuft in bis zu 90 % der Fälle benigne ohne erhöhte Mortalität. Da es eine familiäre Form der Sarkoidose gibt, wurde nach spezifischen Gendefekten gesucht, welche die Krankheit erklären könnten. Allerdings ist die Sarkoidose weiterhin eine idiopathische Multisystemerkrankung, die in Form mehrerer typischer Syndrome verlaufen kann, die so häufig sind, dass sie Eigennamen erhalten haben: Löfgren-Syndrom, Lupus pernio, Heerfordt-Syndrom und Mikulicz Syndrom.

Die Sarkoidose manifestiert sich an der Haut mit zahlreichen spezifischen und unspezifischen Veränderungen. Häufigster unspezifischer Befund ist das Erythema nodosum der vorderen Unterschenkel, das mit schmerzhaften subkutanen Knoten oder Plaques einhergeht. Histologisch findet sich eine unspezifische Form der Pannikulitis. Die Ätiologie des Erythema nodosum bei Sarkoidose ist nur schlecht verstanden.

Die häufigste Hautläsion sind hellbraune bis rotbraune Papeln, Plaques oder Knoten mit unterschiedlich starker Hyperpigmentierung. Die Sarkoidose imitiert vor allem an der Haut zahlreiche andere Krankheiten. Mögliche Hautveränderungen sind Maculae, Ulzera, subkutane Knoten, anuläre Plaques, eine ichthyosiforme Erythrodermie und eine Alopezie.

Das am häufigsten betroffene extrakutane System ist die Lunge. Es gibt eine relativ klare Stadieneinteilung der pulmonalen Sarkoidose anhand der Röntgenbefunde. Je höher das radiologische Stadium ist, umso schwerer ist die Krankheit. Häufigster Lungenbefund ist eine isolierte bilaterale hiläre Adenopathie als radiologisches Stadium I. Diese Patienten sind in der Regel asymptomatisch und die Adenopathie ist ein Zufallsbefund bei einer routinemäßigen Röntgenaufnahme. Bei Hinweisen auf eine pulmonale Sarkoidose sollte der Patient sofort zur Lungenfunktionstestung an einen Pulmologen überwiesen werden.

Das *Löfgren-Syndrom* geht mit einem akuten Erythema nodosum sowie mit Fieber, einer bilateralen hilären Adenopathie und einer Uveitis sowie unspezifischen Allgemeinsymptomen einher. Die Blutsenkungsgeschwindigkeit ist grundsätzlich beschleunigt. Aus unbekannten Gründen tritt dieses Syndrom häufig bei jungen erwachsenen weißhäutigen Frauen auf. Diese Form der Sarkoidose klingt in der Regel spontan innerhalb von 2–3 Jahren ab.

Der *Lupus pernio* bezeichnet eine kutane Sarkoidose der Nase und des Gesichts. Diese Form der Sarkoidose ist relativ therapierefraktär, verläuft eher prolongiert und ist oft

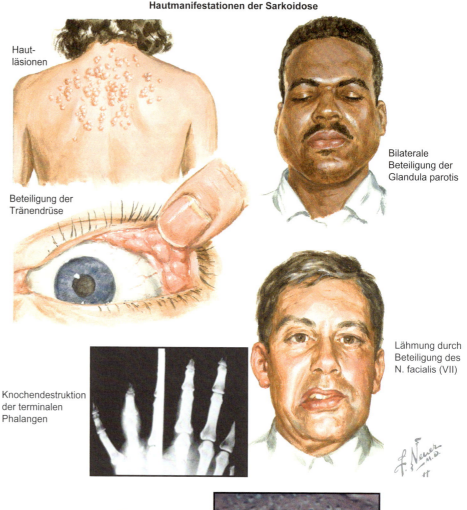

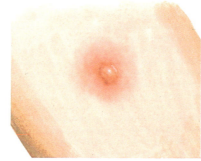

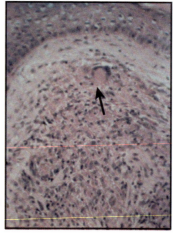

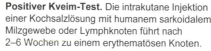

Abb. 4.69

schwer zu behandeln. Die Hautbefunde sind in der Regel glänzende, rotbraune Plaques, Papeln und Knoten auf der Nase und in anderen Gesichtsbereichen. Diese Beteiligung kann so schwer sein, dass es zur Entstellung der Nase durch glänzende, rotbraune Papeln und Plaques kommt. Der Lupus pernio hat nichts mit dem autoimmunen Lupus zu tun. Er ist sehr schwer zu behandeln und erfordert oft eine systemische Immunsuppression.

Die seltene *subkutane Sarkoidose* manifestiert sich mit subkutanen Plaques unterschiedlicher Größe sowie mit leicht schmerzhaften, dermalen Knoten mit darüberliegender hyperpigmentierter oder normal erscheinender Haut. Die Biopsie eines subkutanen Knotens zeigt das typische Bild eines Sarkoids.

Das *Heerfordt-Syndrom* ist eine extrem seltene Variante der Sarkoidose, die vor allem bei jungen erwachsenen Männern und etwas seltener bei gleichaltrigen Frauen auftritt. Es manifestiert sich mit Fieber, einer Hypertrophie der Glandula parotis und einer Vergrößerung der Tränendrüse in Assoziation mit einer Fazialisparese und einer

(Fortsetzung)

Uveitis. Bei neurologischer Beteiligung entstehen oft ein Papillenödem und eine Liquorpleozytose im Sinne eines entzündlichen Reaktionsmusters. Auch ein Meningismus mit Kopfschmerzen, Nackenstarre und Lichtscheu ist möglich.

Das *Mikulicz-Syndrom* ist nicht spezifisch für eine Sarkoidose. Es manifestiert sich mit der bilateralen Vergrößerung verschiedener Drüsen, einschließlich der Glandula parotis, submandibularis und lacrimalis. Auch das Tonsillengewebe kann betroffen sein. Fieber ist ebenso häufig wie die anschließende Entwicklung von Augen- und Mundtrockenheit durch die ausgedehnte, oft schmerzlose Entzündung der betroffenen Drüsen. Es kann mit einer Uveitis einhergehen und gilt gelegentlich als Variante des Sjögren-Syndroms.

Die wichtigste Untersuchung zur Bestätigung einer Sarkoidose ist die histologische Evaluation einer Gewebebiopsie. Sie ist diagnosesichernd und sollte zur Überprüfung weiterer Organsysteme auf eine Sarkoidose veranlassen. Das Labor ergibt oft erhöhte Serumspiegel von Kalzium und Angiotensin-Converting Enzym. Das Thorax-Röntgen zeigt ein Krankheitsspektrum, das anhand bestimmter Kriterien eingeteilt wird. Bei allen Patienten ist die Hypersensitivitätsreaktion vom verzögerten Typ herabgesetzt. Dies zeigt sich durch das Ausbleiben einer Reaktion auf die intradermale Gabe von Antigenen, wie Tuberkulin oder Candida, und wird als *Anergie* bezeichnet. Früher war der Kveim-Test oft positiv; er wird aber wegen der Gefahr einer Übertragung von Pathogenen mit dem Blut nicht mehr durchgeführt. Beim Kveim-Test wird ähnlich wie beim Tuberkulin-Test auf Tuberkulose intradermal eine kleine Menge einer Suspension aus sarkoidal verändertem humanem Milz- und Lymphknotengewebe gegeben. Dieser Test war bei mehr als 85 % der Patienten mit Sarkoidose positiv.

Bei schwerer Beteiligung von Herz, Nieren oder Lunge ist die Mortalität erhöht.

Pathogenese: Die exakte Ätiologie der Sarkoidose ist unbekannt. Jahrelang wurde nach einem ursächlichen Zusammenhang zwischen der Sarkoidose und Infektionen, in der Regel mit atypischen Mykobakterien, gesucht. Allerdings gibt es keine schlüssigen Belege für eine infektiöse Ursache der Sarkoidose.

Histologie: Leitbefund sind die klassischen multiplen, nicht verkäsenden Epitheloidgranulome mit dünnem umgebendem entzündlichem Infiltrat, die sich in allen klinisch betroffenen Geweben finden. Außerdem finden sich zahlreiche inkonsistente, unspezifische histologische Veränderungen, wie Schaumann-Einschlüsse und Asteroide.

Behandlung: Die Behandlung hat sich im Laufe der Zeit nicht verändert und erfolgt durch eine unspezifische Immunsuppression, in der Regel mit oralen Kortikosteroiden wie Prednison. Isolierte Hautveränderungen können mit topischen Kortikosteroiden oder intraläsionalen Infektionen von Kortikosteroiden behandelt werden. Methotrexat ist eine steroidsparende Substanz, die bei schlechtem Ansprechen und bei Lupus pernio gegeben wird. Ebenfalls wurden die Tumornekrosefaktor-Inhibitoren Infliximab und Adalimumab mit Erfolg gegeben. Auch die Anwendung von Hydroxychloroquin wurde bei der Hautsarkoidose empfohlen.

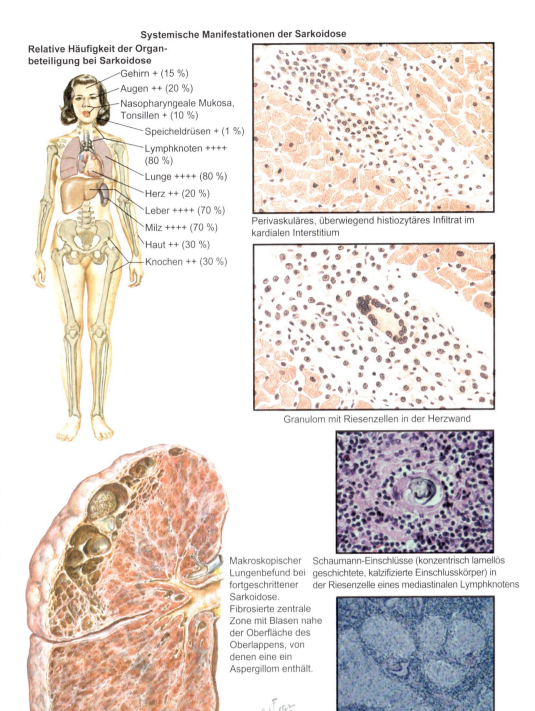

Abb. 4.70

Sklerodermie (progressive systemische Sklerose)

Die Sklerodermie oder progressive systemische Sklerose ist eine idiopathische, lebensbedrohliche Kollagenose, die viele Organsysteme betrifft. Oft kommt es schleichend zu einer diffusen Hautverdickung, einer Sklerodaktylie, einem Raynaud-Phänomen, periungualen Gefäßektasien und perioral gespannter Gesichtshaut. Wie der Name schon sagt, handelt es sich um eine progressive Krankheit mit signifikanter Morbidität und Mortalität.

Klinisches Bild: Diese hartnäckige Kollagenose betrifft überwiegend junge erwachsene Frauen und Afroamerikaner etwas häufiger als hellhäutige Menschen, aber grundsätzlich alle ethnischen Gruppen. Die Hautbefunde sind zwar von Patient zu Patient unterschiedlich, es besteht aber immer eine persistierende und fortschreitende Hautsklerose, die schleichend mit einer Verdickung und Verhärtung der Haut beginnt, sodass die darunterliegende Dermis bei der Palpation fest wirkt. Durch die Thrombose der peripheren Blutgefäße kommt es zu Ulzera der Fingerspitzen. Die Haarschäfte der betroffenen Haut verschwinden langsam und stetig und fast unmerklich. Ursache ist das Zusammendrängen der Haarfollikel durch die exzessive Produktion von dermalem Kollagen.

Mit fortschreitender dermaler Sklerose fällt die gespannte Haut auf und der Patient bemerkt Schwierigkeiten bei den Fingerbewegungen. Die periorale Hautspannung manifestiert sich durch eine radiäre periorale Fältelung und die Unfähigkeit, den Mund so weit wie früher zu öffnen. Mit zunehmender Spannung und Verfestigung der Haut geht die Mimik verloren und das Gesicht wird ausdruckslos.

Die Haut über der Sklerose wird hyper- oder hypopigmentiert, sodass ein Salz- und Pfeffermuster entsteht. Die periungualen Gefäßektasien werden immer länger und größer, sodass sie mit bloßem Auge zu erkennen sind; sie finden sich bei bis zu drei Viertel der Patienten mit progressiver systemischer Sklerose.

Als *Sklerodaktylie* wird die progressive Verdickung und Sklerose der Haut auf den Fingern bezeichnet. Sie entsteht durch eine übermäßige Kollagenproduktion in der Dermis.

Die progressive systemische Sklerose ist eine Multiorganerkrankung, die neben den Hautveränderungen auch lebensbedrohliche Organschäden verursacht. Der Ösophagus ist bereits früh betroffen, sodass eine Dysphagie beim Verzehr fester Nahrung besteht. Oft kommt es zur Aspiration von Nahrung und Flüssigkeit mit nachfolgender Aspirationspneumonie. Häufigste Ursache von Morbidität und Mortalität ist die Lungenfibrose. Die Patienten klagen über Kurzatmigkeit und Husten. Fast immer besteht eine pulmonale Hypertonie. Im kardiovaskulären System können Überleitungsstörungen sowie eine konstriktive Kardiomyopathie aufgrund einer Verdickung des Myokards auftreten. Bei Nierenbeteiligung entwickeln sich oft eine Niereninsuffizienz und eine Hypertonie.

Pathogenese: Es ist unbekannt, welcher Faktor die Fibroblasten zur unkontrollierten und dauerhaften Produktion von Kollagen anregt. Zu den möglichen, derzeit untersuchten Ursachen gehören die Fibroblasten, die Endothelzellen, verschiedene Fremdantigene und interne T-Zell-Defekte.

Histologie: Die histologischen Befunde der Haut sind typisch. Stanzbiopsien wirken makroskopisch wegen des

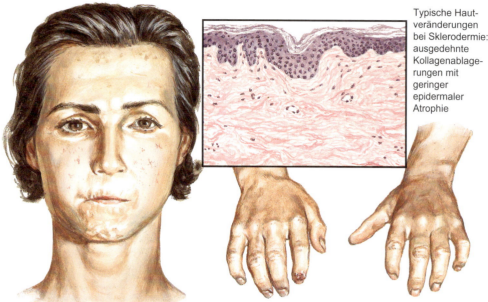

Befund. In der atrophischen Phase der Sklerodermie verdickte, stramme und unelastische Gesichtshaut mit kleinem, zusammengezogenem Mund und schmalen Lippen

Sklerodaktylie. Partiell in Semiflexion fixierte Finger; Atrophie der terminalen Phalangen; zugespitzte, ulzerierte Fingerspitzen

Typische Hautveränderungen bei Sklerodermie: ausgedehnte Kollagenablagerungen mit geringer epidermaler Atrophie

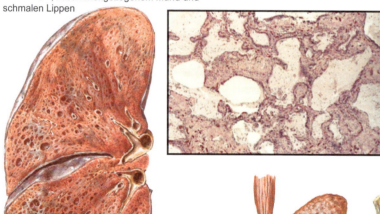

Mikroskopisches Lungenpräparat. Fibrose mit Mikrozysten, von denen viele dilatierten Bronchiolen entsprechen

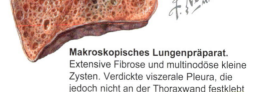

Makroskopisches Lungenpräparat. Extensive Fibrose und multinodöse kleine Zysten. Verdickte viszerale Pleura, die jedoch nicht an der Thoraxwand festklebt

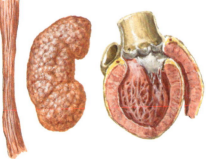

Betroffen sein können Ösophagus, Nieren, Herz, Haut und andere Organe sowie Gelenke

Abb. 4.71

erhöhten Kollagengehalts sehr eckig. Mikroskopisch zeigt sich der vermehrte Gehalt an Kollagen, das alle anderen Gewebe, auch die Hautanhangsgebilde und das subkutane Fettgewebe, ersetzt. Es ist dermaßen viel Kollagen vorhanden, dass es als amorphe eosinophile Masse imponieren kann, bei der nichts mehr zwischen den Kollagenbündeln liegt. Am Übergang zwischen dem Kollagen und dem darunterliegenden Gewebe befindet sich ein dünnes entzündliches Infiltrat, das überwiegend aus Plasmazellen bestehen kann.

Behandlung: Die Behandlung dieser Hautkrankheit ist schwierig. Gegen den Pruritus helfen Antihistaminika und topische Kortikosteroide. Auch die ultraviolette Fototherapie wurde eingesetzt; am besten wirken die tiefer eindringenden Ultraviolet-A-Strahlen (UVA), die oft gemeinsam mit Psoralen appliziert werden (PUVA). Die wichtigsten Behandlungsansätze sind systemische Kortikosteroide und nichtsteroidale Immunsuppressiva. Die Therapie der progressiven systemischen Sklerose muss multidisziplinär erfolgen, um erfolgreich zu sein.

Seborrhoisches Ekzem

Das seborrhoische Ekzem ist ein häufiges Exanthem mit zwei Altersgipfeln. Es gibt eine infantile und eine adulte Form, die einander klinisch nicht ähneln und jeweils mit typischen Symptomen einhergehen. Die infantile Form wird aufgrund der Prädilektionsstelle auf der Kopfhaut auch als „Milchschorf" bezeichnet. Die erwachsene Form kann im Rahmen zahlreicher Krankheiten vorkommen, ist aber meist isoliert vorhanden.

Klinisches Bild: Die infantile Form des seborrhoischen Ekzems manifestiert sich in den ersten Lebenswochen und dauert höchstens einige Monate. Es betrifft beide Geschlechter gleich häufig und unabhängig von der ethnischen Zugehörigkeit. Häufig ist die Kopfhaut betroffen. Wegen des in der Regel leichten Verlaufs mit feiner talgiger oder festklebender Schuppung wird kein Arzt aufgesucht. Das Kind ist sich der Dermatose nicht bewusst, die auch spontan wieder abheilt. Selten treten auf der gesamten Kopfhaut fettige, gelbe Flecke und sogar Plaques auf (Milchschorf). Bei stärkerer Entzündung und Nässen des Ekzems fängt der Säugling an zu kratzen, was auf einen Pruritus hinweist. In diesen schweren Fällen finden sich oft auch nässende Flecke und Plaques in Leiste und Achselfalten. Zur Generalisierung kommt es nur in Ausnahmefällen, während die Manifestation grundsätzlich überall am Körper möglich ist.

Die adulte Form verläuft chronisch und betrifft weitaus mehr Menschen als die infantile. Aufgrund des chronischen Verlaufs wird oft ein Arzt aufgesucht. Außerdem besteht eine erhebliche klinische Variationsbreite. Häufig ist das Gesicht mit Prädilektion der Nasolabialfalten, Augenbrauen, Ohren und der Kopfhaut betroffen. Es besteht eine auffallende Ähnlichkeit mit Flecken in anderen Hautbereichen. Die meisten Fälle verlaufen leicht mit fettigen, gelben bis hellroten schuppigen Flecken. Die Manifestation an der Kopfhaut sieht genauso aus. Das seborrhoische Ekzem betrifft vor allem Hautbereiche mit einer hohen Talgdrüsendichte. Gelegentlich sind nicht nur das Gesicht, sondern auch andere Bereiche, wie oberer Brustkorb und Rücken, betroffen.

Das adulte seborrhoische Ekzem ist mit zahlreichen Krankheiten, wie dem Parkinson-Syndrom und anderen chronischen neurologischen Erkrankungen, assoziiert. Zur Erstmanifestation eines schweren seborrhoischen Ekzems im Erwachsenenalter kommt es vor allem bei Patienten mit einer HIV-Infektion. In diesem Fall besteht ein ausgedehntes Ekzem mit starkem Gesichtsbefall. Bei Patienten mit schwerem seborrhoischem Ekzem müssen die HIV-Risikofaktoren überprüft werden.

Pathogenese: Die genaue Pathogenese ist unbekannt. Vermutlich entsteht das seborrhoische Ekzem durch die Interaktion verschiedener Hautkomponenten, wie der Talgproduktion und der normalen Reaktion des dermalen Immunsystems auf den Pilz *Malassezia furfur*. Der jeweilige Beitrag dieser Faktoren bei der Entstehung des seborrhoischen Ekzems ist nicht vollständig verstanden.

Histologie: Eine Biopsie ist zur Diagnosesicherung fast nie erforderlich. Histologisch findet sich eine Parakeratose über einer leicht verbreiterten Epidermis mit dezentem lymphozytärem perivaskulärem Infiltrat in der Dermis. Oberflächlich liegen der Epidermis Pilzsporen auf.

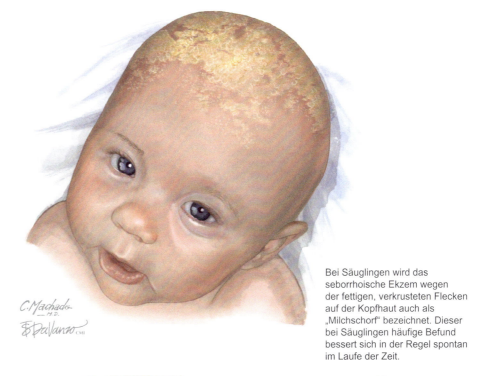

Bei Säuglingen wird das seborrhoische Ekzem wegen der fettigen, verkrusteten Flecken auf der Kopfhaut auch als „Milchschorf" bezeichnet. Dieser bei Säuglingen häufige Befund bessert sich in der Regel spontan im Laufe der Zeit.

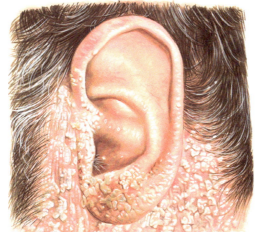

Das schwere seborrhoische Ekzem kann mit einer HIV-Infektion assoziiert sein.

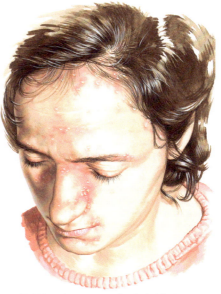

Bei Erwachsenen manifestiert sich das seborrhoische Ekzem oft mit fettigen, gelben Schuppenkrusten auf der Kopfhaut, den Ohren und den Augenbrauen sowie entlang der Nasolabialfalten.

Abb. 4.72

Behandlung: Die meisten Fälle des infantilen seborrhoischen Ekzems können ignoriert oder lediglich mit täglichen Bädern und milden Feuchtigkeitsmitteln behandelt werden. Bei stärkerem Befall erfolgt die Behandlung durch häufiges Einschamponieren der Kopfhaut und die Anwendung eines leicht potenten, topischen Kortikosteroids. In manchen Fällen wurde die Anwendung von Ketoconazolcreme befürwortet.

Aufgrund ihres chronischen Verlaufs ist topisches Ketoconazol die Therapie der Wahl des adulten seborrhoischen Ekzems. Die anderen Azole sind genauso effektiv. Durch Zugabe eines intermittierend gegebenen, schwachen topischen Kortikosteroids können ausgezeichnete Ergebnisse erzielt werden. Die Kopfhaut wird meist mit einem ketoconazol-, teer- oder selenhaltigen Shampoo behandelt. Das seborrhoische Ekzem kann nicht geheilt werden, spricht aber ausgezeichnet auf die meisten therapeutischen Ansätze an, sofern sie konsequent befolgt werden.

Hautmanifestationen entzündlicher Darmerkrankungen

Die Crohn-Krankheit und die Colitis ulcerosa sind zwei häufige gastrointestinale Autoimmunerkrankungen mit zahlreichen Hautbefunden. Allerdings entwickelt nur ein kleiner Teil der Patienten Veränderungen, wie ein Pyoderma gangraenosum, aphthöse Ulzera, eine orale Kandidose, ein Erythema nodosum, eine metastasierende Crohn-Krankheit, eine Iritis oder eine Konjunktivitis. Zudem kann die Haut im Bereich von Gelenken bei einer Arthritis gerötet, schmerzhaft und geschwollen sein.

Klinisches Bild: Die Colitis ulcerosa und die Crohn-Krankheit sind in der hellhäutigen Bevölkerung am häufigsten. Die Crohn-Krankheit betrifft Frauen etwas häufiger als Männer, bei der Colitis ulcerosa ist das Verhältnis ausgeglichen. Bis zu 20 % der Menschen mit entzündlicher Darmerkrankung haben eine positive Familienanamnese. Während die Colitis ulcerosa den Dickdarm befällt, kann die Crohn-Krankheit jeden Teil des Gastrointestinaltrakts betreffen.

Bei 5–10 % der Patienten mit entzündlicher Darmerkrankung treten Hautmanifestationen auf. Am häufigsten ist das *Erythema nodosum*, das mit schmerzhaften, in der Regel symmetrischen dermalen, bevorzugt prätibialen Knoten einhergeht. Es kommt jedoch nicht nur bei entzündlichen Darmerkrankungen vor, sondern unter anderem auch bei Schwangerschaften, der Einnahme von Kontrazeptiva, Sarkoidose, tiefen Pilzinfektionen, wie der Kokzidioidomykose, sowie idiopathisch. Ätiologie und Pathogenese sind unbekannt. Selten tritt es auch an anderer Stelle als prätibial auf.

Das *Pyoderma gangraenosum* ist eine der schwerwiegendsten Hautmanifestationen der entzündlichen Darmerkrankungen. Es manifestiert sich als kleine, rote Papel oder Pustel, die sich rasch zu einem großen Ulkus mit lividem, unterminiertem Randsaum vergrößert. Das Ulkus kann ein kribriformes Muster haben. Die beteiligte Haut entwickelt zentral kleine, kribriforme Ulzera, die sich konzentrisch vergrößern und zu einem großen Ulkus verschmelzen. Diese Ulzera sind extrem schmerzhaft und Ursache signifikanter Morbidität. Außerdem tritt das Pyoderma gangraenosum idiopathisch oder im Rahmen von in der Regel lymphoproliferativen Malignomen auf. Schätzungsweise 1 % der Patienten mit entzündlicher Darmerkrankung entwickelt ein Pyoderma gangraenosum.

Aphthöse Ulzera können überall an der oralen Mukosa auftreten. Sie sind flach mit weißem, fibrinösem Grund, recht schmerzhaft und können den Patienten aufgrund der starken Schmerzen am Essen hindern. Die *orale Kandidose* ist in der Regel eine iatrogene Manifestation der entzündlichen Darmerkrankung, weil die meisten Patienten systemische Kortikosteroide erhalten, was sie für die Entwicklung von oralen und vaginalen Candidainfektionen prädisponiert.

Die *Arthritis* betrifft etwa 10 % der Patienten mit entzündlicher Darmerkrankung und gilt als seronegative entzündliche Arthropathie.

Bei der metastasierenden Crohn-Krankheit breitet sich die granulomatöse Krankheit auf die Haut aus. Am häufigsten betroffen sind Bereiche mit großer Nähe zum Gastrointestinaltrakt, wie der Perianal- und Perioralbereich. Die Manifestation erfolgt mit schmerzhaften, drainierenden Papeln und Knoten. Eine Sonderform tritt entlang der

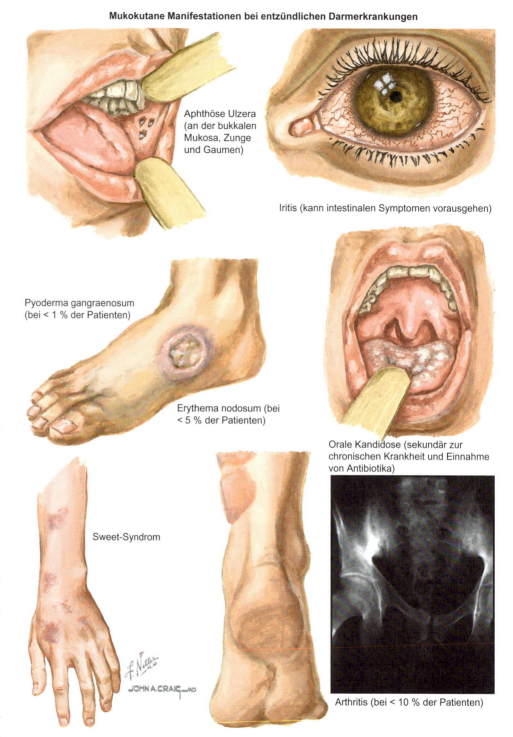

Abb. 4.73

Inguinalfalten auf und geht mit Fissuren oder Ulzera, die bis tief in die Dermis und selbst in das subkutane Fettgewebe reichen, einher. Sie imponieren als schlitzförmige oder messerförmige lineare Ulzera. Die isolierte Genitalschwellung ist eine weitere seltene Manifestation der metastatischen Crohn-Krankheit; daneben gibt es noch weitere, selten betroffene kutane Lokalisationen. Diese Form der Hautkrankheit ist oft nur schwer zu behandeln.

Weitere seltene Hautbefunde bei entzündlichen Darmerkrankungen sind Hautfisteln, Kollagenosen, wie die Polyarteriitis nodosa, Urtikaria, Sweet-Syndrom, Epidermolysis bullosa acquisita und Psoriasis.

Pathogenese: Die Pathogenese der Hautmanifestationen der entzündlichen Darmerkrankungen ist unbekannt. Vermutlich entstehen sie autoimmun durch eine gestörte zellvermittelte Immunität. Die metastasierende Crohn-Krankheit soll angeblich entstehen, wenn die entzündliche Darmerkrankung die Haut als Darmgewebe erkennt und dort dieselben granulomatösen Veränderungen erzeugt.

(Fortsetzung)

Histologie: Das *Pyoderma gangraenosum* weist keine diagnoseweisenden Befunde auf, sodass es sich um eine Ausschlussdiagnose handelt. Die multiplen Neutrophilen lassen auch eine Hautinfektion vermuten, die aber durch Gewebekulturen ausgeschlossen werden muss, um ein Pyoderma gangraenosum zu diagnostizieren. Das histologische Bild hängt stark vom Zeitpunkt der Biopsie und der biopsierten Läsion ab. Frühläsionen weisen ein follikelzentriertes Neutrophileninfiltrat mit einem dermalen Abszess auf. Im Laufe der Zeit ulzerieren die Läsionen mit einem überwiegend neutrophilen Infiltrat. Die Ulzera sind oft tief und reichen bis in das Subkutangewebe. Oft finden sich Zeichen einer Vaskulitis, die aber vermutlich Folge des darüberliegenden Ulkus ist; die Vaskulitis ist nicht der vorherrschende pathologische Prozess.

Das *Erythema nodosum* weist histologisch eine septale Pannikulitis auf. Die fibrösen Septen sind entzündet und enthalten ein gemischtes Entzündungsinfiltrat mit starker Prädominanz der Lymphozyten. Oft finden sich Riesenzellen in den verbreiterten Septen. Ein typischer Befund ist der Nachweis von radialen Miescher-Granulomen, bei denen zahlreiche Histiozyten einen kleinen Bereich besetzen. Sie liegen kreisförmig um einen zentralen schlitzförmigen Raum. Die Ursache für diesen Befund ist unbekannt. Das Erythema nodosum ist die häufigste Form der septalen Pannikulitis.

Aphthöse Ulzera sind histologisch kleine Ulzerationen oder Erosionen der Mukosa. Das Infiltrat ist überwiegend neutrophil. Diese Befunde sind unspezifisch.

Die orale Kandidose sollte ohne Hautbiopsie diagnostiziert werden. Das Abschaben einer weißen oralen Plaque erbringt leicht entfernbares, weißliches, klebriges Gewebe. Unter dem Mikroskop zeigen sich die Candidaanteile. Die Untersuchung einer Biopsie zeigt auf der Oberfläche der Mukosa Candida-Organismen mit darunterliegendem gemischt-entzündlichem Infiltrat.

Die metastasierende Crohn-Krankheit imponiert histologisch mit typischen, nichtverkäsenden Granulomen, die identisch mit denen des Darms sind. Die Hautgranulome befinden sich überwiegend in der Dermis, können aber auch im Bereich von Blutgefäßen und im Fettgewebe vorkommen.

Behandlung: Die Therapie richtet sich gegen die zugrunde liegende Darmerkrankung. Sobald diese gut eingestellt ist, folgen die Hautmanifestationen in der Regel dem Verlauf, die auch als Maß für die Aktivität der aktiven Darmerkrankung herangezogen werden können. Wenn ein Patient, der sich seit langem in Remission befindet, plötzlich ein Pyoderma gangraenosum entwickelt, ist höchstwahrscheinlich auch die Darmerkrankung wieder aktiv. Im Gegensatz zur Colitis ulcerosa kann die Crohn-Krankheit nicht durch eine Kolonektomie geheilt werden, da sie den gesamten Gastrointestinaltrakt befällt. Zur Behandlung beider Krankheiten werden orale und intravenöse Immunsuppressiva eingesetzt. Orales Prednison, Sulfasalazin, Azathioprin, Methotrexat und Mycophenolatmofetil sowie intravenöses Infliximab haben zu jeweils ausgezeichneten Ergebnissen geführt. Außerdem helfen sie auch gegen die Hautkrankheit. Ciclosporin und Prednison führen beim Pyoderma gangraenosum zu exzellenten Ergebnissen; bei kleineren Läsionen kann die intraläsionale Gabe von Triamcinolon versucht werden.

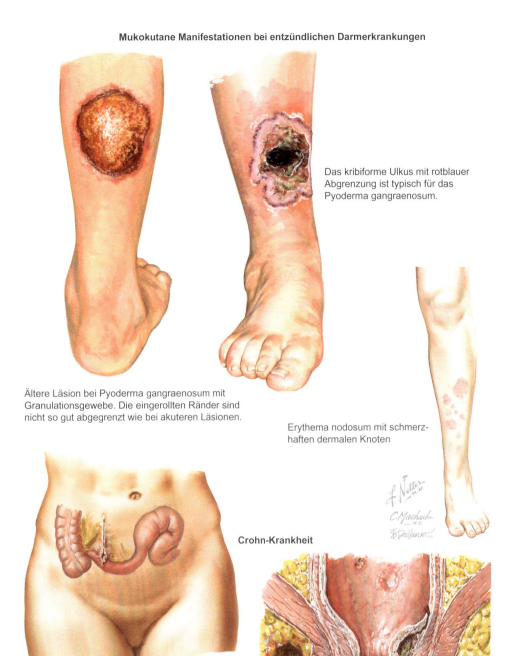

Abb. 4.74

Orale aphthöse Ulzera werden topisch mit Kortikosteroidgels oder -salben in Zahnpasta, damit sie besser an der Mukosa haften, behandelt. Oft werden topisch Lokalanästhetika eingesetzt.

Das Erythema nodosum kann mit Kompressionsstrümpfen, potenten topischen sowie in schweren Fällen oralen Kortikosteroiden behandelt werden. Die intraläsionale Gabe von Triamcinolon ist ebenfalls effektiv. Die metastasierende Crohn-Krankheit ist schwer zu behandeln; gegeben werden systemische Immunsuppressiva, wie Azathioprin, Prednison oder Infliximab. Die Behandlung erfolgt am besten multidisziplinär.

Stauungsdermatitis

Die Stauungsdermatitis ist eine häufige chronische Dermatose, die fast nur an den unteren Extremitäten auftritt. Die Entzündung kann zu chronischen Verfärbungen, Ulzera und Infektionen führen. Eine systemische Grunderkrankung, wie eine Herz- oder Niereninsuffizienz, prädisponieren für eine Stauungsdermatitis. Jeder Zustand, der ein Beinödem verursachen kann, kann auch zu einer Stauungsdermatitis führen.

Klinisches Bild: Die Stauungsdermatitis ist eine chronisch-entzündliche Hautkrankheit und Zeichen einer venösen Insuffizienz. Sie betrifft meist die ältere Population und tritt unabhängig von Geschlecht und ethnischer Zugehörigkeit auf. Häufig besteht eine Herzinsuffizienz mit assoziiertem Ödem. Die venöse Insuffizienz kann aber auch andere Ursachen, wie eine Varikosis oder postoperative Komplikationen, z. B. nach der Entnahme einer V. saphena im Rahmen einer koronaren Bypass-Operation oder nach einer inguinalen Lymphknotendissektion, haben.

Die Stauungsdermatitis ist die Hautmanifestation zahlreicher venöser Erkrankungen. Sie betrifft in mehr als 99 % der Fälle die Unterschenkel. Die Ausprägung des Beinödems reicht von einer dezenten Wasseransammlung am Ende eines langen Tages mit stehender Tätigkeit bis zum schweren, chronischen Ödem, das fast immer vorhanden ist. In der Regel treten zunächst im Bereich des Malleolus medialis rotbraune Flecke auf, die gelegentlich hellgelbe Verfärbungen aufweisen. Mit fortschreitender Erkrankung breiten sich die Flecke aus und können schließlich die gesamte Extremität betreffen, wobei sie meist maximal bis zur Höhe des Knies auftreten. Sie können auf dem betroffenen Bein zu einem Ekzem verschmelzen oder nur einen Teil des Beins betreffen.

Das Exanthem ist fast immer symmetrisch und wird nicht selten mit einer bilateralen Unterschenkelphlegmone verwechselt. In der Regel besteht ein Juckreiz, der so stark sein kann, dass Exkoriationen und kleine Ulzera entstehen. Abhängig von der Schwere entstehen nässende blasige Flecke und Plaques. Selten können sich Blasen bilden, sodass das bullöse Pemphigoid in den Bereich der Differenzialdiagnosen rutscht. Oft finden sich bei der Untersuchung Varizen oder es besteht ein Zustand nach Bypass-Operation. Unbehandelt führt eine venöse Stase zu Stauungsulzera, die überall am Unterschenkel auftreten können und gelegentlich sehr schmerzhaft sind. Die peripheren Pulse sind intakt, was bei der Abgrenzung gegenüber der arteriellen Verschlusskrankheit hilft. Unbehandelt vergrößern sich das Ödem und die Ulzera und superinfizieren. Wenn sie tief genug werden, können sie zu einer Osteomyelitis oder Phlegmone führen. Diese vernachlässigten Fälle enden nicht selten mit dem Verlust des betroffenen Teils des Beines, wenn sich die Infektion und die Ulzera konservativ nicht beherrschen lassen.

Pathogenese: Durch den erhöhten Druck in den Venen des Unterschenkels kommt es zur Extravasation von Serum und Blut in die umgebende Dermis und das Subkutangewebe. Mit zunehmendem Unterschenkelödem entwickelt die Haut durch den Flüssigkeitsstau die Zeichen einer chronischen Entzündung.

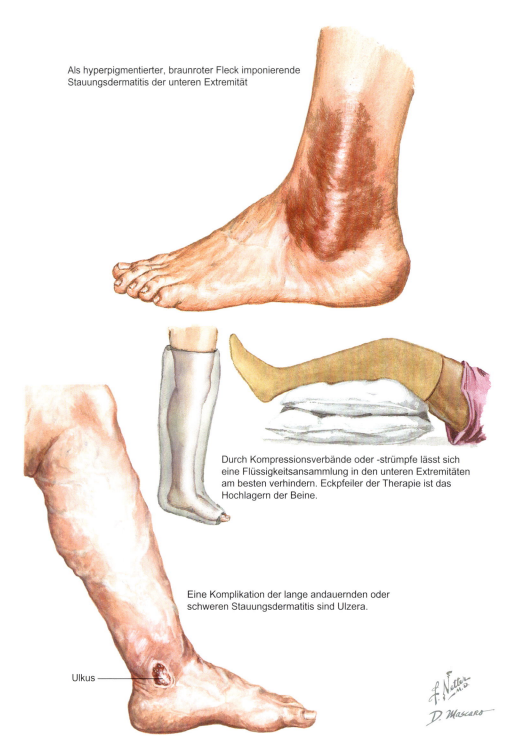

Als hyperpigmentierter, braunroter Fleck imponierende Stauungsdermatitis der unteren Extremität

Durch Kompressionsverbände oder -strümpfe lässt sich eine Flüssigkeitsansammlung in den unteren Extremitäten am besten verhindern. Eckpfeiler der Therapie ist das Hochlagern der Beine.

Eine Komplikation der lange andauernden oder schweren Stauungsdermatitis sind Ulzera.

Ulkus

Abb. 4.75

Histologie: Biopsien sind in der Regel nicht erforderlich; die Diagnose wird fast immer klinisch gestellt. Histologisch zeigen sich eine Zunahme der kleinen Gefäße, ein erythrozytäres Extravasat sowie Hämosiderinablagerungen in der Dermis. Die Epidermis zeigt eine unterschiedlich starke spongiotische Dermatitis.

Behandlung: Das Exanthem kann symptomatisch mit topischen Kortikosteroiden und Emollienzien behandelt werden. Wichtigstes Ziel ist die Wiederherstellung eines ausreichenden venösen Flusses. Abhängig von der Ursache der Stauungsdermatitis ist dies nicht immer möglich. Falls nicht, beruht die Therapie auf der Verwendung von Kompressionsverbänden oder -strümpfen. Allerdings ist die Compliance aufgrund des umständlichen Anziehens und des schlechten Tragekomforts gering. Bei der Verwendung von Kompressionsstrümpfen und topischen Kortikosteroiden ist die Prognose gut.

Urtikaria

Die Urtikaria ist eine häufige Hauterkrankung mit zahlreichen Ursachen. Man unterscheidet primäre und sekundäre Formen. Die meisten sekundären Fälle treten akut auf und lassen sich durch eine begleitende Krankheit, Medikamente oder Nahrungsmittel erklären. Als Symptom tritt die Urtikaria bei Krankheiten, wie dem Muckle-Wells-Syndrom, auf. Außerdem kann sie Folge zahlreicher Malignome, akuter und chronischer Infektionen sowei genetischer und rheumatologischer Krankheiten sein. Bei Anaphylaxie kann akut eine Urtikaria auftreten.

Die primäre Urtikaria wird in mehrere Formen unterteilt. Die häufigste ist die chronische idiopathische Urtikaria. Eine weitere Form ist die physikalische Urtikaria, von der es wiederum viele Formen gibt, die sich durch eine Provokationstestung erkennen lassen. Es gibt keine Heilung für die Urtikaria, wobei die meisten Fälle von primärer Urtikaria spontan im Laufe von 2–3 Jahren wieder abklingen.

Klinisches Bild: Wird bei einer Urtikaria, die länger als 6 Wochen besteht, keine Ursache gefunden, liegt eine *chronische idiopathische Urtikaria* vor, die ohne exogene oder endogene Einflüsse fluktuiert. Sie manifestiert sich mit flüchtigen, lividen bis roten ödematösen Plaques oder Quaddeln, die überall am Körper auftreten und für den Patienten durch ihr Aussehen und den starken Juckreiz äußerst belastend sein können. Als besonders störend werden Quaddeln im Gesicht und auf den Augenlidern empfunden, da es zu einer periorbitalen und periokulären Schwellung kommt. Bei Patienten mit chronischer Urtikaria werden in der Regel zahlreiche Laboruntersuchungen und Allergietests durchgeführt. Neben der Bestimmung eines Differenzialblutbilds und der klinischen Chemie sollten ein Thorax-Röntgen und die Bestimmung der Schilddrüsenhormone und von Schilddrüsenantikörpern erfolgen sowie bei anamnestischen Hinweisen Infektionen, z. B. Hepatitis B und C sowie eine HIV-Infektion, ausgeschlossen werden. Bei positiver Reiseanamnese erfolgen oft Stuhluntersuchungen auf Würmer und Wurmeier. Eine vollständige körperliche Untersuchung ist ebenso wichtig wie ein altersentsprechendes Krebs-Screening. Bei den meisten Patienten mit chronischer Urtikaria findet sich keine Ursache, sodass von einer idiopathischen Form ausgegangen wird.

Die physikalische Urtikaria wird nach dem Auslöser in Unterformen eingeteilt, z. B. in die aquagene oder cholinerge Urtikaria sowie in die Urtikaria durch Kälte, Druck, Sonnenlicht oder Vibrationen. Die Diagnose erfolgt durch eine Provokationstestung. Oft sind Anamnese und entsprechende Testung diagnoseweisend. So kann ein Patient bei einer druckinduzierten Urtikaria unter eng sitzenden Socken Quaddeln entwickeln. Sofern diese Reaktion bei entsprechender Provokationstestung reproduziert werden kann, ist die Diagnose gesichert.

Pathogenese: Die Pathogenese der Urtikaria ist schlecht verstanden. Eine kritische Rolle spielen die Mastzellen, die durch einen Reiz zur Freisetzung von Histamin, das die Durchlässigkeit der lokalen Gefäße erhöht, sodass eine Schwellung entsteht, veranlasst werden. Manche Formen der Urtikaria, z. B. die Urtikaria bei Anaphylaxie, entstehen durch eine Typ-I-Überempfindlichkeitsreaktion, während andere Formen der sekundären Urtikaria durch spezifische IgE-Antikörper, die mit den Mastzellen interagieren, verursacht werden.

Von vielen Medikamenten ist bekannt, dass sie unabhängig von Immunglobulin E (IgE) zur Mastzelldegeneration führen; am häufigsten ist dies bei Opiaten und Anästhetika der Fall. Auch andere chemische Transmitter als Histamin, wie die Leukotriene, Serotonin und verschiedene Kinine, spielen bei der Urtikaria eine Rolle.

Histologie: Die histologischen Befunde der Urtikaria sind nichtssagend. In der Regel findet sich ein perivaskuläres lymphozytäres Infiltrat mit einem dermalen Ödem. Die Epidermis ist normal.

Behandlung: Die Behandlung der chronischen idiopathischen Urtikaria erfolgt symptomatisch. Substanzen der Wahl sind Antihistaminika, die auch kombiniert werden können. Das fehlende Ansprechen kann für Arzt und Patient frustrierend sein. Die gleiche Behandlung erfolgt bei der physikalischen Urtikaria, wobei die Meidung im Vordergrund steht. Das klinische Ergebnis verbessert sich, wenn der auslösende Reiz gemieden werden kann.

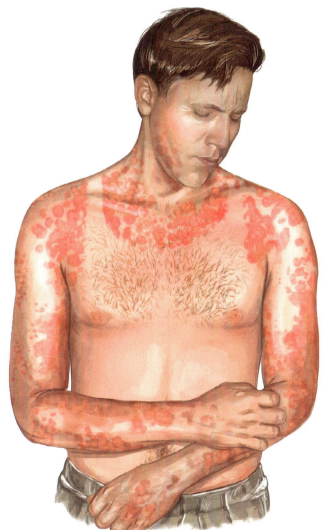

Solare Urtikaria. Beachte, dass bei diesem Mann, der ein Hemd getragen hatte, nur in den sonnenexponierten Bereichen Urticae vorhanden sind.

Abb. 4.76

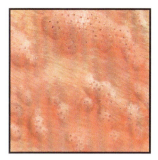

Urtikaria. Livide ödematöse Plaques mit follikulärer Akzentuierung durch ein dermales Ödem

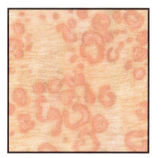

Anuläre und serpinginöse Urtikaria. Seltenere Variante der Urtikaria

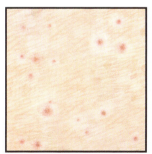

Cholinerge Urtikaria. Diese Form der Urtikaria lässt sich durch ein Anheben der Körpertemperatur durch Sport oder ein warmes Bad erzeugen.

Vitiligo

Die Vitiligo ist eine häufige erworbene Hautkrankheit mit zahlreichen klinischen Varianten. Ursache ist ein Funktionsverlust oder kompletter Untergang der Melanozyten in der Epidermis und dem Follikelepithel. Zur Entstehung gibt es viele Theorien, vermutlich handelt es sich aber um eine autoimmune Hautkrankheit, die auch im Rahmen anderer Autoimmunerkrankungen auftreten kann. Patienten mit Vitiligo leiden oft psychisch unter ihrer Krankheit.

Klinisches Bild: Etwa 1 % der Bevölkerung ist von einer Vitiligo betroffen. Sie kann in jedem Alter auftreten, häufig jedoch im Alter zwischen 10 und 25 Jahren. Eine Geschlechtspräferenz besteht nicht. Ein kleiner Teil der Fälle tritt familiär auf, wobei der Erbgang und der Grund für diese Konfiguration unbekannt sind. Die Vitiligo hat viele klinische Varianten mit unterschiedlich starker Hautbeteiligung. Wenn kein Melanin mehr produziert wird, bleiben scharf abgegrenzte, hellweiße, depigmentierte Flecke mit einem Durchmesser von wenigen Millimetern bis mehreren Zentimetern zurück. Die Haare im depigmentierten Bereich sind oft ebenfalls depigmentiert, wobei der Pigmentverlust mit der Zeit deutlicher wird. Allerdings können in den Vitiligo-Flecken auch normal pigmentierte Haare vorhanden sein. Meist besteht keine Entzündung und die Bereiche sind sonst asymptomatisch.

Patienten mit dem Hauttyp I nach Fitzpatrick sind weniger stark betroffen als Patienten mit dem Hauttyp VI. Die von der Vitiligo betroffenen Bereiche bräunen nicht im Sonnenlicht, dafür wird der Kontrast zur benachbarten gesunden Haut aber deutlicher, da dort die Melaninproduktion zunimmt und die Haut um den betroffenen Bereich dunkler wird. Die depigmentierten Bereiche verbrennen rasch und müssen vor Sonnenlicht geschützt werden.

Es gibt verschiedene klinische Varianten oder Klassifikationen der Vitiligo, z. B. fokale, generalisierte, segmentale und lineare Varianten und eine blaschkoide Form. Die generalisierte Form kann fast die gesamte Haut betreffen, sodass nur einige winzige Inseln mit normal aussehender Haut zurückbleiben. Eine lineare Vitiligo ist selten und betrifft in der Regel eine Extremität. Die blaschkoide Vitiligo folgt den embryologischen Blaschko-Linien.

Histologie: Es besteht keine Entzündung. Die Hämatoxylin-Eosin-Färbung erscheint normal. Erst beim Vergleich mit einer Biopsie aus normaler Haut fällt auf, dass kein Melanin produziert wird und Melanozyten fehlen. Deutlicher wird dies durch eine Spezialfärbung der Melanozyten.

Pathogenese: Die genaue Ursache der Vitiligo ist unbekannt. Höchstwahrscheinlich handelt es sich um ein autoimmunes Geschehen, bei dem ein unbekannter Faktor eine Immunreaktion gegen die Melanozyten auslöst, die dann als anormal identifiziert und zerstört werden. Dies könnte auch erklären, warum die Vitiligo oft gemeinsam mit Diabetes, Schilddrüsenerkrankungen und anderen Autoimmunerkrankungen auftritt.

Behandlung: Bei Patienten mit Vitiligo sollte nach Autoimmunerkrankungen, wie Diabetes und Schilddrüsenerkrankungen, gesucht werden, deren Behandlung allerdings keinen Einfluss auf die Vitiligo hat. Es ist keine Therapie erforderlich. Wünscht ein Patient eine Behandlung, gibt es zahlreiche Ansätze, die überwiegend in Einzelfällen erfolgreich waren. Potente topische Kortikosteroide und topische Immunmodulatoren, wie Tacrolimus und Pimecrolimus, wurden ebenso erfolgreich eingesetzt wie eine Fototherapie mit Schmalband-Ultraviolett-B-Strahlen (UVB) sowie Psoralen plus Ultraviolett-A-Strahlen (PUVA). Da die Verbrennungsgefahr in den betroffenen Bereichen sehr groß ist, muss die Therapie sehr vorsichtig begonnen werden. Kleine Läsionen wurden erfolgreich operativ behandelt, z. B. durch Autotransplantation von Haut aus nicht betroffenen Bereichen. Wenn die Therapie anschlägt, zeigt sich die Verjüngung der Melanozyten durch ein gesprenkeltes Pigmentmuster mit Zentrum über den Haarfollikeln. Der Haarfollikel ist vermutlich ein Reservoir von Melanozyten zur Repopulation von Bereichen, die ihre ursprüngliche Melanozytenpopulation verloren haben.

Selten erfolgt bei einem so schweren Befall, dass nur noch einige wenige Inseln von normaler Haut verbleiben, eine vollständige Depigmentierung, um wieder ein homogenes Hautbild zu erzeugen. Mit dem Monobenzylether von Hydrochinon werden die verbliebenen Melanozyten entfernt und die Haut depigmentiert.

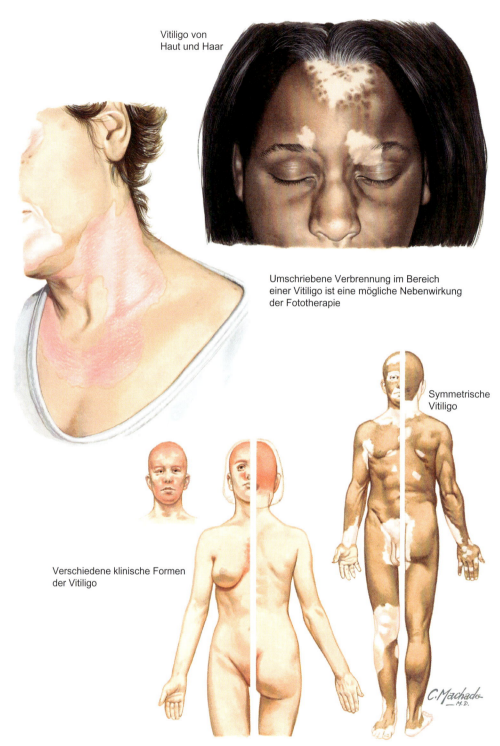

Abb. 4.77

KAPITEL 5
Autoimmune bullöse Erkrankungen

Basalmembran, Hemidesmosom und Desmosom

Basalmembran

Die Basalmembran der Epidermis ist eine wunderschöne, komplexe Struktur und ein Wunder des biologischen Engineering. Sie dient der Befestigung der Epidermis auf dem darunterliegenden Stroma, in diesem Fall der papillären Dermis, die überwiegend aus Kollagenbündeln besteht. Bei der Funktion der Basalmembran sind zahlreiche spezialisierte Proteine von erheblicher Bedeutung. Die normale Struktur kann durch Defekte oder anormale Antikörper zerstört werden, sodass es zur Ablösung der Basalmembran mit Blasenbildung kommt.

Die Basalmembran imponiert in den routinemäßigen Hämatoxylin-Eosin-Färbungen als eosinophiles Band unter den Keratinozyten. Die Bestandteile der Basalmembran werden an zwei Orten produziert: im epidermalen Keratinozyten und in den dermalen Fibroblasten. Diese Zellen produzieren die erforderlichen Proteine im korrekten Verhältnis, um eine funktionelle Basalmembran aufrechtzuerhalten. Die wichtigste Funktion der Basalmembran ist die Befestigung der Epidermis an der Dermis, die lebensnotwendig ist. Außerdem fördert diese spezialisierte Struktur das Einwandern von Zellen und die Reparatur der epidermal-dermalen Barriere nach einem Trauma. Viele andere wichtige Prozesse und physiologische Funktionen hängen von einer korrekten Funktion der Basalmembran ab, wie die Permeabilität für Wasser und andere chemische Substrate, Proteine und Zellbestandteile. Die hochorganisierte Basalmembran ist bei allen Menschen gleich aufgebaut.

Die Basalmembran kann zur Veranschaulichung in verschiedene Kompartimente unterteilt werden, die jedoch als Ganzes funktionieren: Zytokeratinfilamente, Hemidesmosomen, Lamina rara, Lamina densa und sublaminare papilläre Dermis. Jede dieser Komponenten besteht aus bestimmten Proteinen, die gemeinsam die Funktion der Basalmembran sicherstellen. Die Keratinozyten enthalten ein Zytoskelett aus Keratinfilamenten, die überwiegend aus Keratin 5 und Keratin 14 bestehen. Die Keratinfilamente inserieren in der hemidesmosomalen Plaque und befestigen so die Zelle am Hemidesmosom.

Die Zytokeratinfilamente interagieren mit dem Bullöses-Pemphigoid-Antigen 1 (BP230) und Plektin. Diese beiden Proteine sind die Hauptkomponenten der hemidesmosomalen Plaque. Plektin und BP230 sind fest miteinander verbunden. Plektin und der Bullöses-Pemphigoid-Antikörper 1 binden an die Integrine und an das Bullöses-Pemphigoid-Antigen 2 (BP180). Integrine und BP180 sind transzelluläre Proteine, welche die intrazellulären Moleküle, Plektin und BP230 verbinden; außerdem gehen sie vom Keratinozyten aus und interagieren mit Laminin 5 und den Kollagen-IV-Molekülen in Lamina rara und densa.

Die Lamina rara hat ihren Namen von ihrem durchscheinenden Aussehen in der Elektronenmikroskopie. Die Lamina densa liegt unmittelbar unter der Lamina rara. Die Lamina rara wird von den Adhäsionsmolekülen Integrin und BP180-Protein durchzogen, die jeweils an den Lamininen der Lamina densa inserieren. Die Lamina rara gilt als der schwächste Teil der Basalmembran und entspricht der Ebene, in der sich bei Saugblasen, junktionaler Epidermolysis bullosa und Salt-Split-Skin-Untersuchung die Blasen bilden. Die Lamina densa besteht aus einem Typ-IV-Kollagennetz. Typ-IV-Kollagen kommt nur in der Lamina densa vor und behält seine globulären Regionen an beiden Enden, die Verbindungen mit anderen Typ-IV-Kollagenfasern herstellen und so das Netz bilden. Typ-IV-Kollagen bindet stark an das hantelförmige Protein *Nidogen*, das kritisch für die Verbindung mit Laminin in der Lamina densa ist. Nidogen verbindet das Typ-IV-Kollagen mit den Lamininen, die an das darüberliegende Integrin und BP180 gebunden sind.

Laminin bildet invertierte Kreuze und befestigt die bereits erwähnten Proteine durch Interaktion mit Typ-VII-Kollagen an der papillären Dermis unter der Lamina densa. Typ-VII-Kollagen besteht aus drei identischen Alpha-Ketten und wird auch als Ankerfibrille bezeichnet. Diese Fibrillen inserieren zwischen den Typ-I- und Typ-II-Kollagenfasern der papillären Dermis und inserieren mit jedem Ende in der Lamina densa an Laminin, sodass sie die gesamte Epidermis und Basalmembran fest am Kollagen der papillären Dermis verankern.

Basalmembran und Hemidesmosom

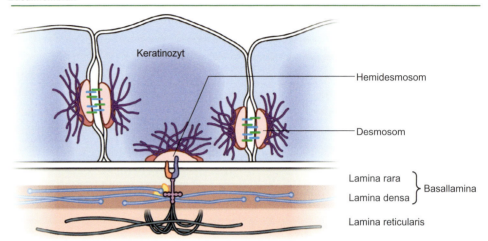

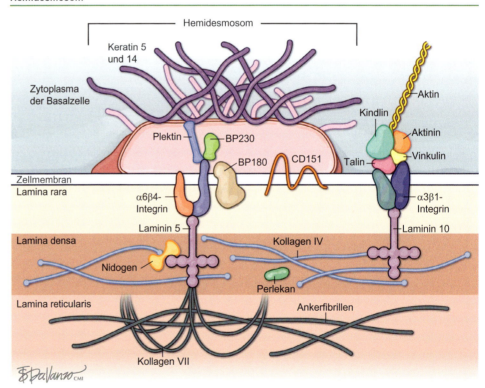

Abb. 5.1

(Fortsetzung)

Blasenbildende Erkrankungen durch genetische Veränderungen der Basalmembranproteine werden der Epidermolysis-bullosa-Gruppe der blasenbildenden Erkrankungen zugerechnet. Sie beruhen jeweils auf bestimmten Proteindefekten mit entsprechendem Phänotyp. Autoimmune blasenbildende Erkrankungen der Pemphigoid-Klasse greifen die Basalmembran und ihre Komponenten, wie das Hemidesmosom, an. Autoimmunerkrankungen der Pemphigus-Klasse betreffen das Desmosom.

Hemidesmosom

Das Hemidesmosom ist eine der Komponenten der Basalmembran. Es befestigt die Keratinozyten der Basalmembran am Stroma, also der papillären Dermis. Das Hemidesmosom besteht aus vielen hochintegrierten Gruppen bestimmter Protein-Protein-Verbindungen. Die wichtigsten Proteine der hemidesmosomalen Plaque sind die Bullöses-Pemphigoid-Antigene BP180 und BP230, Integrin, Plektin und Laminin. Ihre Interaktionen und ihre Verbindung des Zytoskeletts des Keratinozyten mit dem darunterliegenden Kollagen wurden bereits beschrieben. Antikörper gegen die Komponenten des Hemidesmosoms finden sich in der Pemphigoid-Gruppe.

Desmosom

Das Desmosom bildet die Hauptverbindung zwischen den einzelnen Keratinozyten und ist ihr komplexester Verbindungspunkt; andere Punkte sind Tight Junctions, Adherens Junctions und Gap Junctions. Desmosomen finden sich auf allen Keratinozyten vom Stratum basale bis zum Stratum granulosum. Sobald sie das Stratum corneum erreichen, degradieren die Desmosomen und zerbrechen im Rahmen der Desquamation der Korneozyten von der Hautoberfläche. Die Hauptfunktion der Desmosomen ist die Verbindung der Aktin-Zytoskelette benachbarter Keratinozyten durch eine Reihe hochgradig koordinierter Proteinverbindungen. Die für die Verbindung benachbarter Zellen und die Stärke dieser Verbindung wichtigsten Proteine sind Cadherine Desmoglein und Desmocolin, zwei kalziumabhängige, transmembranöse Adhäsionsmoleküle. Dabei interagieren die Desmocolin-Proteine benachbarter Keratinozyten im Verhältnis 1 : 1. Es gibt mehr als eine Form von Desmogleinen und Desmocollinen, die jedoch alle ähnlich interagieren. Einige dieser Unterformen finden sich in unterschiedlicher Menge an verschiedenen Lokalisationen, wie den Schleimhäuten und den verschiedenen epidermalen Schichten. Jedes Desmoglein- und Desmocolin-Molekül ist im Keratinozyten an Plakoglobin verankert, das wiederum an die Proteingruppe der *Desmoplakine* gebunden ist, welche die Verbindung zum interzellulären Aktin-Zytoskelett herstellen.

Zur Pemphigus-Gruppe gehören autoimmune, blasenbildende Erkrankungen durch die Bildung von Autoantikörpern gegen Desmoglein sowie gelegentlich auch gegen Desmocolin. Diese Autoantikörper unterbrechen den Zell-Zell-Adhäsionsprozess, sodass auf Haut und Schleimhäuten oberflächliche Blasen entstehen.

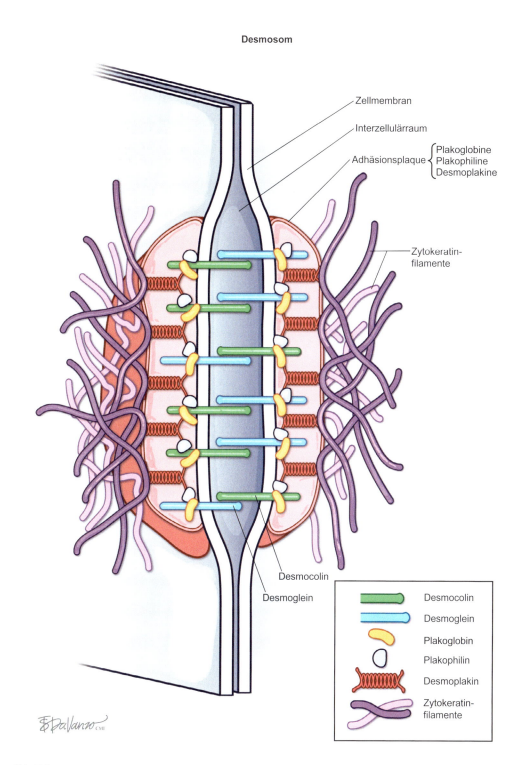

Abb. 5.2

Bullöses Pemphigoid

Das bullöse Pemphigoid ist die häufigste aller autoimmunen, blasenbildenden Erkrankungen. Es geht mit typischen klinischen Befunden und einem typischen Verlauf einher. Der Pathomechanismus wurde ausführlich beschrieben. Ursache ist die Bildung von Autoantikörpern gegen zwei hemidesmosomale Proteine, das Bullöses-Pemphigoid-Antigen 180 (BP180) und das Bullöses-Pemphigoid-Antigen 230 (BP230), die kritisch für die Stabilisierung der hemidesmosomalen Plaque sind. Wird sie zerstört oder beschädigt, entstehen subepidermale Blasen.

Klinisches Bild: Die hemidesmosomale Plaque ist das wichtigste Verankerungssystem der dermoepidermalen Junktionszone. Sein komplexer Apparat besteht aus zahlreichen Proteinen, die interagieren, um die Epidermis an der darunterliegenden Dermis zu befestigen. Wird er zerstört, tritt der Pemphigoid-Komplex der Erkrankungen auf. Dazu gehören das bullöse Pemphigoid als häufigste Erkrankung sowie der Herpes gestationis und das vernarbende Pemphigoid. Das bullöse Pemphigoid tritt meist im Alter von 40–70 Jahren und unabhängig von Geschlecht und ethnischer Zugehörigkeit auf.

Klinisch treten oft Prodromi, wie stark juckende Flecke und Plaques am Rumpf, vor allem am Abdomen, auf. Bald darauf werden daraus große, prall gespannte Blasen mit einem Durchmesser von 1–10 cm (durchschnittlich 2 cm). Die Blasen sind prall und rupturieren nur schwer. Bei Ruptur entleert sich eine dünnflüssige, klare bis leicht gelbliche seröse Flüssigkeit mit Exposition der darunterliegenden Dermis. Die Reepithelialisierung erfolgt recht schnell. Es bilden sich ständig neue Blasen, die abheilen, während sich wieder neue bilden, bis eine Behandlung erfolgt. Vernarbungen sind selten und finden sich nur nach Sekundärinfektion. Beim Pemphigoid ist die Mundschleimhaut im Gegensatz zur Pemphigus-Klasse der Erkrankungen meist ausgespart.

Das bullöse Pemphigoid fluktuiert spontan mit der Zeit. Die meisten Patienten suchen einen Arzt auf und werden dann mit zahlreichen Substanzen behandelt. Sie sprechen in der Regel gut auf die Therapie an und haben insgesamt eine ausgezeichnete Prognose. Sekundärinfektionen und Nebenwirkungen der Therapie sorgen für Morbidität und Mortalität.

Pathogenese: Das bullöse Pemphigoid entsteht durch IgG-Antikörper gegen BP180 oder BP230, die integrale Bestandteile der hemidesmosomalen Plaque sind. BP180 ist ein transmembranöses und BP230 ein intrazelluläres Protein, das im Keratinozyten liegt und an BP180 und Keratinfilamente bindet. Der Grund für die Entwicklung dieser Antikörper ist unbekannt. Sobald sie entstanden sind, binden sie an die hemidesmosomalen Proteine. Dies aktiviert zahlreiche pathogene Mechanismen, die eine Separation der Epidermis von der Dermis verursachen. Kritisch ist die Aktivierung der Komplementkaskade durch die IgG-Antikörper, die zur weiteren Rekrutierung von Entzündungszellen, die nach der Aktivierung Zytokine und Enzyme freisetzen, welche die Reaktion unterhalten, führt.

Histologie: Die Routinefärbung mit Hämatoxylin und Eosin zeigt eine zellarme subepidermale Blase mit verstreuten Eosinophilen. Die histologische Differenzialdiagnose zwischen bullösem Pemphigoid und Epidermolysis bullosa acquisita (EBA) erfolgt mittels Immunfluoreszenz.

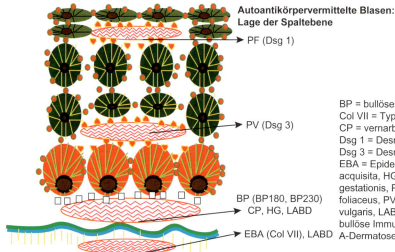

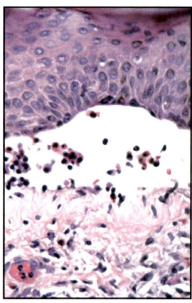

Bullöses Pemphigoid. Subepidermale Blasenhöhle mit multiplen Eosinophilen

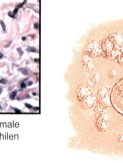

Pralle Blasen beim bullösen Pemphigoid

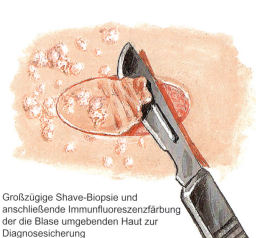

Großzügige Shave-Biopsie und anschließende Immunfluoreszenzfärbung der die Blase umgebenden Haut zur Diagnosesicherung

Abb. 5.3

IgG und Komplement C3 lokalisieren auf die Basalmembran und erscheinen als lineares Band. Auch die Salt-Split-Skin-Untersuchung kann zur Differenzierung herangezogen werden, indem Haut in einer 1 M NaCl-Lösung inkubiert wird, um die Haut in der Lamina rara abzuspalten. Bei der Immunfluoreszenzfärbung von Salt-Split-Skin reichern sich die Immunreaktanten beim bullösen Pemphigoid am Blasendach und bei EBA an der dermalen Basis an.

Behandlung: Die Schwere des bullösen Pemphigoids variiert. Die Therapie erfolgt individuell angepasst. Viele Patienten sind älter und haben Begleiterkrankungen, die in Betracht gezogen werden müssen. Leichte, umschriebene Erkrankungen werden mit hochpotenten topischen Kortikosteroiden behandelt. Die schwere Erkrankung wird initial mit oralen Kortikosteroiden behandelt und der Patient dann auf ein steroidsparendes Medikament umgestellt. Routinemäßig eingesetzte Medikamente sind Mycophenolatmofetil, Azathioprin und die Kombination aus Tetrazyklin und Nikotinamid. Neuere Substanzen, wie intravenöses Immunglobulin (IVIG), werden bei schwerer refraktärer Erkrankung eingesetzt.

Vernarbendes Pemphigoid

Das vernarbende Pemphigoid hat noch weitere Namen, wie cicatriciales Pemphigoid, vernarbendes Pemphigoid Typ Brunsting-Perry, okulärer Pemphigus und benignes Schleimhautpemphigoid. Der letztgenannte Name sollte nicht verwendet werden, da es sich um eine chronische progressive, entstellende Erkrankung mit schwerer Morbidität und Mortalität handelt. Der Begriff *cicatricial* bedeutet, dass die Erkrankung mit Narben einhergeht, was jedoch nicht immer der Fall ist. Daher besteht bei einem Patienten ohne Vernarbung eventuell ein okulärer Pemphigus und bei einem anderen mit Vernarbung ein cicatricialer okulärer Pemphigus. Wenn die Beobachtungszeit ausreichend lang gewählt wird, treten bei fast allen Patienten sehr leichte bis sehr schwere Narben auf. Tatsächlich bezeichnen diese Begriffe eine heterogene Gruppe von blasenbildenden Autoimmunerkrankungen mit jeweils typischem Phänotyp und geringen Abweichungen bei der Art der Basalmembran-Autoantikörper.

Klinisches Bild: Das vernarbende Pemphigoid kommt unabhängig von der ethnischen Zugehörigkeit vor und betrifft Frauen doppelt so häufig wie Männer. Betroffen sind vor allem ältere Menschen und der Altersgipfel liegt bei 70–90 Jahren. Diese schwere, chronische blasenbildende Autoimmunerkrankung führt oft zu Morbidität und Mortalität und ist schwer zu behandeln. Bei bis zu einem Viertel der Patienten sind die Augen betroffen, was zu Sehverlust und Erblindung führen kann. Initial treten in der Regel Schleimhautläsionen, wie schmerzhafte Erosionen der Nasenwege, des Oropharynx, der Genitalien und des Bronchialbaums, auf. Die Patienten klagen über Schmerzen, die zu Schwierigkeiten beim Essen führen. Meist finden sich Erosionen, aber auch Vesiculae und Bullae kommen vor. Die Beteiligung von Lunge und Ösophagus kann zu Strikturen führen, die mit Problemen beim Atmen bzw. Essen einhergehen. In der Folge kommt es in der Regel zu Gewichtsverlust, Krankheitsgefühl und Erschöpfung.

Auch an der Haut können sich Blasen bilden, die beim Verheilen Narben und Milien zurücklassen. Blasen auf der Kopfhaut hinterlassen eine vernarbende Alopezie *(vernarbendes Pemphigoid, Typ Brunsting-Perry)*; in diesen Fällen sind in der Regel nur Kopfhaut und Haut betroffen und die Schleimhäute ausgespart.

Der okuläre Pemphigus ist eine chronische symmetrische Erkrankung. Initial bestehen eine Konjunktivits, Schmerzen und eine vermehrte Tränenproduktion. Schon bald entstehen Narben und fibröse Adhäsionen zwischen der palpebralen und bulbären Konjunktiva *(Symblepharon)*. Die Vernarbung verläuft progressiv und kann dazu führen, dass der Bulbus unbeweglich wird. Oft besteht ein Entropium, in dessen Verlauf die Wimpern nach innen gedreht (Trichiasis) und gegen die Kornea gedrückt werden, was zu starken Schmerzen, Reizung und Hornhautulzera führt. Aufgrund der starken Vernarbung können die Patienten ihre Augen nicht vollständig schließen. Die beschädigte Kornea keratinisiert, sodass es zur Hornhauttrübung und Erblindung kommt.

Histologie: Leitbefund sind die subepidermalen Blasen, die unter Narbenbildung abheilen. Die Blasen entstehen unmittelbar unter dem Keratinozyten in der Lamina rara. Die immunhistochemische Färbung auf Typ-IV-Kollagen zeigt, dass die Blasenebene über der Lamina densa liegt.

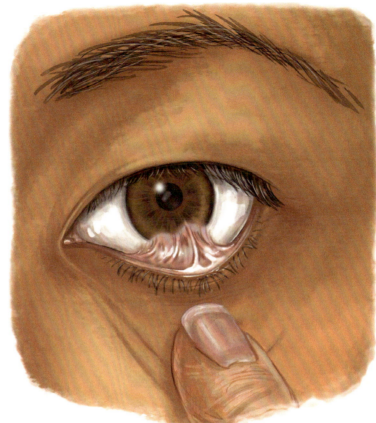

Okuläres vernarbendes Pemphigoid. Evtl. so starke Vernarbung, dass es zum Sehverlust kommt. Oft besteht ein Symblepharon.

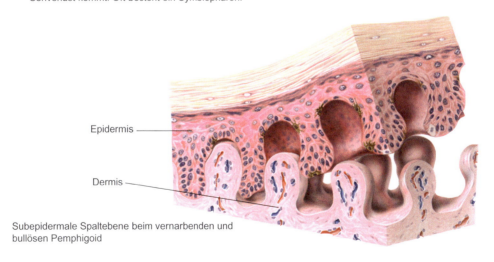

Subepidermale Spaltebene beim vernarbenden und bullösen Pemphigoid

Abb. 5.4

Die Immunfärbung und routinemäßige Hämatoxylin-Eosin-Färbung zeigen ein Bild ähnlich dem bullösen Pemphigoid. Entlang der Basalmembran färben in der Immunfluoreszenz linear Immunglobulin G und Komplement C3 an.

Pathogenese: Das vernarbende Pemphigoid ist mit Autoantikörpern gegen Proteine der Basalmembran assoziiert, z. B. gegen die Laminine, die Bullöses-Pemphigoid-Antigene 180 und 230 und viele noch nicht klassifizierte Proteine. Vermutlich ist die heterogene Antikörperproduktion für die verschiedenen klinischen Phänotypen verantwortlich.

Behandlung: Initial wird die Krankheit mit Prednison behandelt. Nachdem die Erkrankung unter Kontrolle ist, sollte die Zugabe von steroidsparenden Immunsuppressiva erfolgen. Häufig eingesetzte Medikamente sind Azathioprin, Methotrexat, Mycophenolatmofetil und Cyclophosphamid. Auch Dapson und Sulfapyridin, ein Alternativmedikament zu Dapson, wurden mit gewissem Erfolg angewandt. Intravenöses Immunglobulin (IVIG) war in refraktären Fällen effektiv.

Dermatitis herpetiformis

Die Dermatitis herpetiformis ist eine chronische blasenbildende Erkrankung, die isoliert oder bei einer glutensensitiven Enteropathie, deren Hautmanifestation sie ist, auftreten kann. Bei entsprechender genetischer Prädisposition werden IgA-Autoantikörper, die mit Gluten und bestimmten Komponenten der Haut und des Gastrointestinaltrakts kreuzreagieren, gebildet. Die Dermatitis herpetiformis geht immer mit einer Dünndarmerkrankung sowie gelegentlich mit einer begleitenden glutensensitiven Enteropathie einher. Vermutlich besteht durch die chronische Entzündung und Stimulation des gastrointestinalen lymphatischen Gewebes ein erhöhtes Risiko für gastrointestinale Lymphome. Eine glutenfreie Ernährung heilt die Erkrankung von Haut und Gastrointestinaltrakt.

Klinisches Bild: Der Altersgipfel liegt bei 40–60 Jahren, am häufigsten sind hellhäutige Frauen betroffen. Grund dafür ist vermutlich die Assoziation mit den humanen Leukozytenantigenhaplotypen HLA DQ2 und DQ8. Die Dermatitis herpetiformis manifestiert sich mit einem symmetrischen vesikulären Exanthem, dem oft ein Brennen oder Jucken vorausgeht. Betroffen sind die Streckseiten der Ellenbogen und Kniegelenke, der lumbale Rücken sowie die Kopfhaut. Die Bläschen sind fragil und rupturieren leicht. Oft kommt es zu Erosionen und Exkoriationen. Durch die Dünndarmbeteiligung kann auch eine rezidivierende Diarrhö vorliegen. Oft berichten die Patienten nach dem Verzehr bestimmter Speisen über ein Aufflackern des Exanthems, Bauchschmerzen und Durchfall.

Meist werden Laborwerte bestimmt und es finden sich hohe Spiegel der IgA-Antikörper gegen Anti-Tissue-Transglutaminase (anti-tTG) und der antiendomysialen Antikörper (EMA), die hochspezifisch für die Dermatitis herpetiformis sind. Bei Verdacht auf eine glutensensitive Enteropathie kann eine Ösophagogastroduodenoskopie mit Dünndarmbiopsie erfolgen, um die typische Atrophie der Villi nachzuweisen.

Pathogenese: Verantwortlich für die Symptomatik sind bestimmte Antikörper, vor allem Anti-tTG und EMA. Die Tissue Transglutaminase (tTG) hat große Ähnlichkeit mit der epidermalen Transglutaminase und offenbar greifen die Anti-tTG-Antikörper beide Proteine an. Diese Zerstörung der epidermalen Transglutaminase führt vermutlich zur Blasenbildung auf der Haut. Sobald die Antikörper an die epidermale Transglutaminase gebunden haben, werden die Komplementkaskade und verschiedene zytotoxische zelluläre Ereignisse aktiviert. Der für die Dermatitis herpetiformis spezifischste Antikörpertest ist der Anti-EMA-Test.

Histologie: Die Frühläsionen weisen eine subepidermale Spaltbildung mit neutrophilenreichem Infiltrat in der papillären Dermis auf. Im Laufe der Zeit werden aus den Läsionen subepidermale Blasen und die papilläre Dermis füllt sich mit Neutrophilen. Die histologischen Befunde der Dermatitis herpetiformis lassen sich in der routinemäßigen Hämatoxylin-Eosin-Färbung oft nur schlecht von denen der bullösen IgA-Dermatose unterscheiden. Zur Differenzierung ist eine direkte Immunfluoreszenzuntersuchung erforderlich, bei der das IgA bei der Dermatitis herpetiformis fleckig in der papillären Dermis und bei der linearen bullösen IgA-Erkrankung, wie der Name schon sagt, linear entlang der Basalmembran liegt.

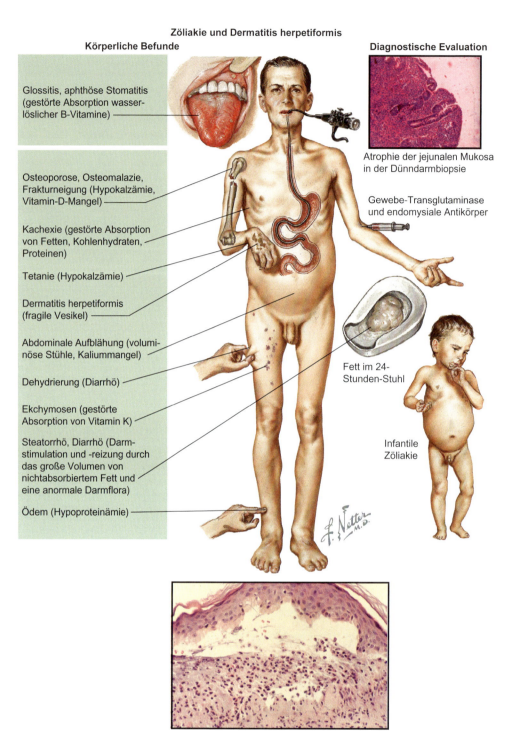

Abb. 5.5

Behandlung: Es gibt zwei Behandlungsansätze. Der erste ist die Kontrolle des Pruritus und der Blasenbildung, was rasch durch die Gabe von Dapson oder Sulfapyridin erreicht werden kann. Die Wirkung dieser Substanzen setzt erstaunlich schnell ein; bei den meisten Patienten sind die Symptome bereits nach einem Tag fast vollständig verschwunden. Bei Verdacht auf eine histologisch unbestätigte Dermatitis herpetiformis kann ein Behandlungsversuch mit Dapson erfolgen: Bei raschem Ansprechen innerhalb eines Tages handelt es sich höchstwahrscheinlich um eine Dermatitis herpetiformis. Dapson oder Alternativmedikamente helfen gegen die Blasenbildung und den Pruritus, senken aber nicht das Langzeitrisiko für ein Dünndarmlymphom. Die einzige Möglichkeit zur Reduktion oder Aufhebung des Lymphomrisikos ist eine strikt glutenfreie Ernährung, was eine Ernährungsberatung voraussetzt. Sofern der Patient glutenhaltige Produkte gänzlich meiden kann, klingen nicht nur das Exanthem, sondern auch die gastrointestinalen Veränderungen ab und das Lymphomrisiko entspricht wieder dem der Allgemeinbevölkerung.

Epidermolysis bullosa acquisita

Die Epidermolysis bullosa acquisita (EBA) ist eine seltene, chronische blasenbildende Autoimmunerkrankung durch Autoantikörper gegen Typ-VII-Kollagen. Sie hat viele Gemeinsamkeiten mit der dominant-vererbten Form, der dystrophen Epidermolysis bullosa, die durch einen genetischen Defekt von Kollagen VII, durch den dieses Kollagen in reduzierter Menge oder gar nicht mehr vorhanden ist, entsteht. Typ-VII-Kollagen bildet die Ankerfibrillen, mit denen die Epidermis über mehrere Proteinverbindungen an der Dermis befestigt ist. Jede Produktionsstörung von Typ-VII-Kollagen oder Zerstörung des Proteins führt zur Blasenbildung auf der Haut. Die Epidermolysis bullosa acquisita ist mit mehreren systemischen Erkrankungen, wie entzündlichen Darmerkrankungen, Leukämien und anderen Autoimmunerkrankungen, assoziiert.

Klinisches Bild: Die Epidermolysis bullosa acquisita ist extrem selten (1 : 2–3 Mio.). Sie betrifft ohne ethnische oder Geschlechtspräferenz fast nur Erwachsene mit einem Altersgipfel im Alter von 50–60 Jahren; einige wenige erkrankte Kinder sind beschrieben. Die Krankheit manifestiert sich mit Blasen oder fragiler Haut und Erosionen nach leichtem Trauma und ähnelt dann klinisch einer Porphyria cutanea tarda. Am stärksten ausgeprägt ist die Blasenbildung in traumatisierten oder mechanisch irritierten Bereichen. Fast immer ist der Handrücken betroffen und es bestehen Hautbrüchigkeit und Blasenbildung nach leichtem Trauma. Die Blasen heilen langsam mit Narbenbildung und bei näherer Betrachtung finden sich Milien in der abgeheilten Blase. Oft sind die Schleimhäute betroffen und bei oraler Erkrankung kommt es zum Gewichtsverlust. Andere klinische Formen, die in der Regel andere blasenbildende Autoimmunerkrankungen nachahmen, sind beschrieben, weswegen die Diagnose jeder blasenbildenden Erkrankung die Korrelation der klinischen und pathologischen Befunde voraussetzt.

Pathogenese: Ursache ist die Produktion von Autoantikörpern gegen Typ-VII-Kollagen. Die nichtkollagenen Anteile von Typ-VII-Kollagen sind am stärksten antigen. Typ-VII-Kollagen ist die Hauptkomponente der Ankerfibrillen in der Dermis. Die Antikörper gehören zur Immunglobulin-G-Subklasse und aktivieren Komplement, wodurch es zur Entzündung und Zerstörung der Ankerfibrillen und schließlich zu Brüchen in der dermoepidermalen Junktionszone sowie zur Blasenbildung kommt. Die Ätiologie der Antikörperbildung ist nicht vollständig verstanden.

Histologie: In der Biopsie findet sich eine zellarme subepidermale Blase mit oft minimaler Entzündung, wobei in manchen Fällen ein lymphozytäres Infiltrat vorhanden ist. Histologische Differenzialdiagnose ist das bullöse Pemphigoid, das sich nur durch eine Immunfärbung abgrenzen lässt. Bei immunhistochemischer Färbung auf Typ-IV-Kollagen, den Hauptbestandteil der Lamina densa, entstehen die Blasen beim bullösen Pemphigoid in der Ebene über der Lamina densa und bei Epidermolysis bullosa acquisita darunter. Mittels der Salt-Split-Skin-Methode lässt sich Haut in der Lamina rara spalten, indem die Hautprobe in 1 M NaCl-Lösung inkubiert wird. Die Immunfluoreszenzfärbung der Split Skin ergibt bei der Epidermolysis

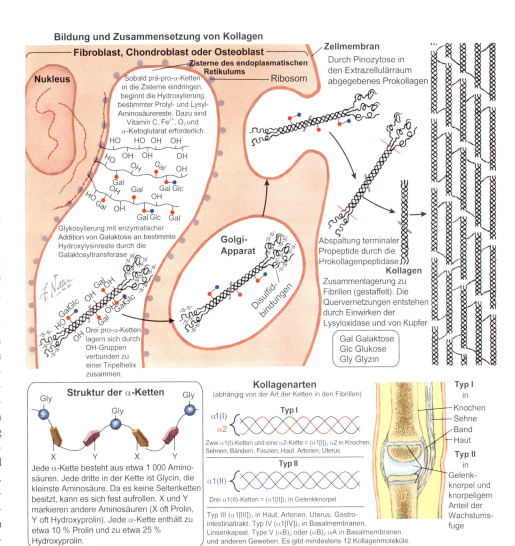

Abb. 5.6

bullosa acquisita eine Anfärbung unter und beim bullösen Pemphigoid über dem Spalt.

Behandlung: Die Therapie ist schwierig. Die Behandlung der zugrunde liegenden autoimmunen oder malignen Erkrankung hilft bei der Kontrolle der Blasenbildung. Selbst unter Therapie verläuft die Epidermolysis bullosa acquisita chronisch fluktuierend mit häufigem Aufflackern. Immunsuppressiva, wie Azathioprin, Methotrexat, Prednison, intravenöses Immunglobulin (IVIG), Rituximab, Mycophenolatmofetil und Cyclophosphamid, wurden mit unterschiedlichem Erfolg eingesetzt. Dapson und Colchicin waren in Einzelfällen erfolgreich.

Entscheidend ist die supportive Therapie. Der Schutz der Haut vor Verletzungen hilft bei der Reduktion der Blasenbildung. Wichtig ist das frühzeitige Erkennen und Behandeln von Superinfektionen. Trotz der aktuellen Behandlungsoptionen geht die Krankheit meist nicht in Remission, sondern verläuft weiterhin chronisch.

Lineare IgA-Dermatose

Die lineare IgA-Dermatose ist eine häufige blasenbildende Autoimmunerkrankung, die erstmals 1979 beschrieben wurde. Sie geht mit einem typischen Immunfluoreszenzfärbemuster einher, anhand dessen sie oft von anderen blasenbildenden Erkrankungen, wie der Dermatitis herpetiformis, abgegrenzt wird. Wie der Name schon sagt, wird linear entlang der dermoepidermalen Junktionszone IgA abgelagert. Die benigne chronische bullöse Dermatose bei Kindern wird oft demselben Krankheitsgeschehen zugeordnet, obwohl es Abweichungen beim Erkrankungsalter und bei Assoziationen gibt, anhand derer sich beide in zwei, wenn auch sehr ähnliche Krankheitsentitäten unterscheiden lassen. Die chronische bullöse Dermatose bei Kindern ist häufig idiopathisch, während die lineare IgA-Dermatose meist medikamentös bedingt ist (vor allem durch Vancomycin) und bei älteren Patienten auftritt.

Klinisches Bild: Die lineare IgA-Dermatose ist selten (etwa 1 : 2 Mio.) und tritt unabhängig von ethnischer Zugehörigkeit und Geschlecht auf. Betroffen sind vor allem Erwachsene. Die Krankheit beginnt ähnlich wie bei der Dermatitis herpetiformis plötzlich mit kleinen Bläschen. Die Blasen jucken, brennen aber nicht, wie es für die Dermatitis herpetiformis typisch ist; außerdem besteht kein Zusammenhang mit Nahrungsmitteln. Die Blasen der linearen IgA-Dermatose sind in der Regel strangförmig angeordnet. Alle Blasen sind länglich und werden zum Ende hin flacher. Anschließend folgt ein kleines Stück gesunder Haut, bis allmählich die nächste Blase beginnt. Die Anordnung kann herpetiform oder anulär sein. Die Blasen sind prall, rupturieren schließlich und heilen mit geringer Narbenbildung ab. Oft sind die Schleimhäute beteiligt, sodass das Bild eines vernarbenden Pemphigoids entsteht.

Die chronische bullöse Dermatose bei Kindern manifestiert sich im Kleinkindalter (4–5 Jahre). Die Blasenbildung ist ähnlich wie bei der linearen IgA-Dermatose und weist dieselben histologischen Merkmale auf. Die Blasen sind bei der chronischen bullösen Erkrankung bei Kindern oft auf Bauch und Beine begrenzt, können aber überall auftreten; außerdem sind häufig die Schleimhäute befallen.

Histologie: Die Immunfluoreszenzfärbung ist typisch und zeigt lineare IgA-Ablagerungen entlang der gesamten Basalmembran. Dieser Befund ist hochspezifisch und -sensitiv für die Diagnose der linearen IgA-Dermatose und der chronischen bullösen Erkrankung bei Kindern. Die Routinefärbung mit Hämatoxylin und Eosin zeigt subepidermale Blasen mit darunterliegendem neutrophilem Infiltrat, was keine Abgrenzung gegenüber der Dermatitis herpetiformis oder dem bullösen Lupus erythematodes erlaubt, sodass eine Immunfärbung erfolgen muss.

Pathogenese: Das Zielantigen bei linearer IgA-Dermatose ist unbekannt. Vermutlich ist der IgA-Antikörper gegen eine kleine Region des Bullöses-Pemphigoid-Antigens 180 (BP180) gerichtet. Es gibt noch weitere mögliche Antigene in der Lamina rara und Lamina densa der Basalmembran. Der Grund für die Bildung dieser Antikörper und deren Induktion durch bestimmte Medikamente ist unbekannt. Die Antikörper greifen die Basalmembran an und verursachen über mehrere Mechanismen eine Entzündung, die schlussendlich zur Zerstörung der dermoepidermalen Junktionszone und zur Blasenbildung führt.

Behandlung: Substanz der Wahl ist Dapson, auf das die Patienten rasch ansprechen. Es muss normalerweise nur in niedriger Dosis gegeben werden. Alternative Medikamente sind Sulfapyridin und Colchicin. Die orale Gabe von Prednison kann initial hilfreich sein, aufgrund der Langzeitnebenwirkungen sollten die Patienten jedoch auf eine der anderen erwähnten Substanzen umgestellt werden. Die arzneimittelinduzierten Varianten dieser blasenbildenden Erkrankung werden am besten durch sofortiges Absetzen des Auslösers behandelt. Anschließend normalisiert sich der Hautbefund bei den meisten Patienten im Laufe mehrerer Wochen. Bei auslösendem Malignom oder einer anderen Autoimmunerkrankung ist eine Dapsongabe indiziert. Auch die Grunderkrankung sollte behandelt werden. Sobald die maligne oder autoimmune Grunderkrankung in Remission ist, besteht eine gute Chance, dass auch die blasenbildende Erkrankung zurückgehen wird.

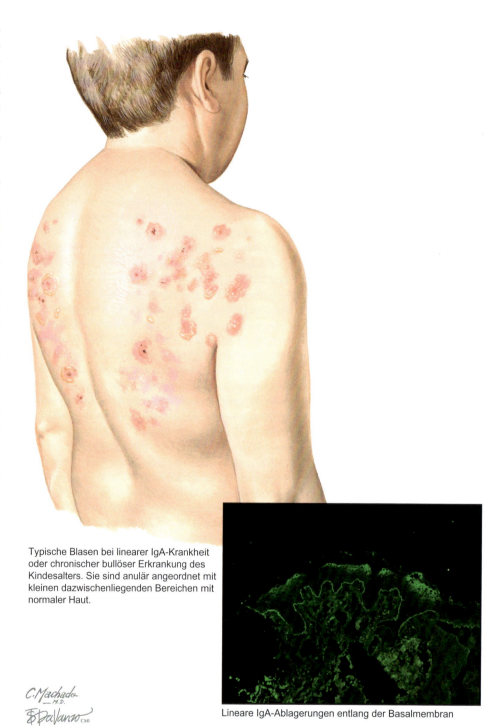

Typische Blasen bei linearer IgA-Krankheit oder chronischer bullöser Erkrankung des Kindesalters. Sie sind anulär angeordnet mit kleinen dazwischenliegenden Bereichen mit normaler Haut.

Lineare IgA-Ablagerungen entlang der Basalmembran

Abb. 5.7

Paraneoplastischer Pemphigus

Der paraneoplastische Pemphigus wurde erst Anfang der 1990er Jahre beschrieben. Es handelt sich um eine seltene Unterform der Erkrankungen der Pemphigus-Familie, bei der gleichzeitig ein systemisches Neoplasma, das der Diagnose des paraneoplastischen Pemphigus auch vorausgehen kann, auftritt. Diese Erkrankung unterscheidet sich von anderen Formen des Pemphigus durch ihr Antikörperprofil und ihr Anfärbemuster. Meist tritt der paraneoplastische Pemphigus sekundär bei einem hämatologischen Malignom auf, aber auch solide Tumoren sind beschrieben.

Klinisches Bild: Der paraneoplastische Pemphigus betrifft bevorzugt die ältere Bevölkerung (70–90 Jahre). Außerdem wurde er bei Kleinkindern mit Neoplasmen beschrieben. Es besteht keine Abhängigkeit von Geschlecht oder ethnischer Zugehörigkeit. Die meisten Patienten entwickeln den paraneoplastischen Pemphigus gleichzeitig oder nach Diagnosestellung eines inneren Malignoms.

Als erste Schleimhaut ist fast immer die orale Mukosa betroffen. Im gesamten Oropharynx treten schwere Erosionen und Ulzerationen auf, die sehr schmerzhaft sind und beim Essen stören, sodass die Patienten oft kaum noch etwas zu sich nehmen. Gewichtsverlust und Blasenbildung führen in Kombination mit dem Malignom zu einer schweren, lebensbedrohlichen Krankheit. Da die schwere Beteiligung der Mundschleimhaut Leitbefund der Krankheit ist, sollte die Diagnose bei ausgesparten Schleimhäuten neu überdacht werden, da in der Regel eine andere Form des Pemphigus vorliegt. Kurz nach dem Beginn der oralen Erkrankung treten auf der Haut des Patienten Bläschen und flache Blasen auf. Diese Blasen sind identisch mit denen des Pemphigus vulgaris und unterscheiden sich nur in der Immunfluoreszenz geringfügig.

Die Blasen können sich auf größere Hautregionen ausbreiten. Es gibt noch andere klinische Bilder der Hautbeteiligung, wie ein Exanthem ähnlich dem Erythema multiforme oder dem Pemphigoid und ein lichenoides Exanthem, das eine Graft-versus-Host-Erkrankung und einen Lichen planus vortäuschen kann. Diese Varianten sind selten. Die Kombination aus paraneoplastischem Pemphigus und einem Malignom geht mit einer schlechten Prognose einher; die Krankheit ist refraktär und nur sehr schwer zu behandeln. Die Diagnose erfolgt anhand des klinischen Befunds bei einem Patienten mit einem Malignom, der außerdem Autoantikörper gegen bestimmte Proteine, meist gegen die Plakine, aufweist.

Pathogenese: Der paraneoplastische Pemphigus entsteht durch zirkulierende Autoantikörper gegen verschiedene interzelluläre Keratinozytenproteine, meist gegen die Plakine, zu denen auch Envoplakin und Periplakin gehören. Daneben wurden noch viele andere Autoantikörper gefunden. Vermutlich veranlasst das Malignom das zelluläre und humorale Immunsystem über einen noch unbekannten Mechanismus zur Bildung dieser Autoantikörper.

Histologie: Wichtigster histologischer Befund in der Routinefärbung ist die Akantholyse. Außerdem findet sich eine unterschiedlich starke Nekrose der Keratinozyten. Die Blase entsteht intraepidermal. Die Routinefärbung kann nicht zwischen den verschiedenen Mitgliedern der Pemphigus-Familie unterscheiden. Die direkte Immunfluores-

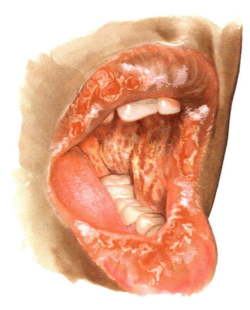

Die schwere Beteiligung der oralen Mukosa ist der Leitbefund des paraneoplastischen Pemphigus.

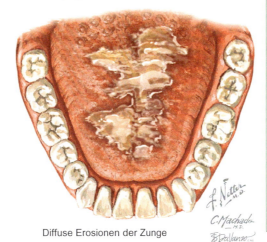

Diffuse Erosionen der Zunge

Abb. 5.8

Antikörper bei paraneoplastischem Pemphigus
Bullöses-Pemphigoid-Antigen II
Bullöses-Pemphigoid-Antigen I
Desmoglein 1
Desmoglein 3
Desmoplakin 1
Desmoplakin 2
Envoplakin
Periplakin
Plektin
Grundkrankheiten bei paraneoplastischem Pemphigus
Hämatologische Malignome (85 % der Fälle)
Non-Hodgkin-Lymphom
Hodgkin-Lymphom
Chronische lymphozytäre Leukämie
Lymphknotenhyperplasie
Castleman-Krankheit
Solide Tumoren (15 % der Fälle)
Thymom
Sarkome, v. a. retroperitoneale
Adenokarzinom
Mamma
Pankreas
Bronchien
Prostata
Kolon
Plattenepithelkarzinom
Mundhöhle
Melanom

zenzfärbung zeigt durch die Anfärbung der interzellulären hemidesmosomalen Keratinozyten ein fischnetzartiges Muster. Der paraneoplastische Pemphigus zeigt in der indirekten Immunfluoreszenz bei der Verwendung von Rattenblasenepithel weitaus häufiger ein positives Muster als alle anderen Pemphigus-Erkrankungen, während das Muster bei Affenösophagusepithel immer negativ ist. Bei den anderen Pemphigus-Erkrankungen findet sich ein umgekehrtes Färbeverhalten. Die typischen histologischen und Immunfluoreszenz-Färbemuster des paraneoplastischen Pemphigus sind diagnoseweisend. Auch ein Immunblotting ist möglich.

Behandlung: Die Therapie richtet sich gegen das zugrunde liegende Malignom. Die Prognose ist insgesamt sehr schlecht und die 2-Jahres-Überlebensrate wird mit 10 % angegeben. Wichtig sind unterstützende Maßnahmen zur Prävention von Superinfektionen der Haut. Mit Immunsuppressiva lässt sich die Blasenbildung zwar reduzieren, sie können sich aber verheerend auf das auslösende Malignom auswirken. Kann das Malignom geheilt werden, erhöht sich die Wahrscheinlichkeit für eine Remission der Hauterkrankung, was aber nicht immer geschieht. Mit begrenztem Erfolg wurden Kortikosteroide, Azathioprin, intravenöses Immunglobulin (IVIG), Rituximab, Plasmapherese, Knochenmarktransplantation und zahlreiche andere Therapieansätze angewandt.

Pemphigus foliaceus

Der Pemphigus foliaceus ist eine chronische blasenbildende Autoimmunerkrankung, der isoliert oder endemisch *(Fogo Selvagem)* auftreten kann. Beide Formen entstehen durch Autoantikörper gegen desmosomale Proteine. Die endemische Form tritt in kleinen Regionen in den Dschungeln Südamerikas, vor allem in Brasilien, auf. Der Pemphigus foliaceus ist eng mit dem Pemphigus vulgaris verwandt und gelegentlich verschieben sich das klinische Bild und das Antikörperprofil von einer Erkrankung zur anderen, was die Klassifikation erschwert.

Klinisches Bild: Der Pemphigus foliaceus ist eine seltene Erkrankung, die meist bei Patienten über 50 Jahren auftritt. Es besteht keine ethnische oder Geschlechtspräferenz. Oft besteht eine ausgedehnte und deutliche Blasenbildung auf der Haut. Die Blasen liegen etwas oberflächlicher als beim Pemphigus vulgaris und sind nur selten intakt, da sie durch die oberflächliche Lage sehr fragil sind. Die Schleimhäute sind selten betroffen, da sie weniger Desmoglein 1 enthalten. Das Nikolsky-Zeichen ist positiv, d.h. es kommt bei Druck (Reiben) auf nichtbetroffener Haut zu einer Blase oder Erosion.

Der Fogo selvagem (portugiesisch für „wildes Feuer") tritt in einem Alter von etwa 25 Jahren auf. Er entsteht vermutlich bei entsprechender Prädisposition durch den Biss von *Simulium nigrimanum* oder durch Moskitostiche, welche die Produktion der pathogenen Antikörper gegen Desmoglein 1 auslösen. Der von den Fliegen übertragene Erreger wurde noch nicht identifiziert. Da bei zahlreichen Patienten ein weiteres Familienmitglied betroffen ist, besteht vermutlich eine genetische Prädisposition. Die Erkrankung führt zur Fotosensitivität gegen UVB-Licht. Bei der indirekten Immunfluoreszenz finden sich im Serum Autoantikörper gegen Desmoglein 1.

Histologie: Der Pemphigus foliaceus und der Fogo Selvagem weisen identische histologische Befunde auf. Die intradermalen Blasen entstehen durch eine Akantholyse, die in der oberen Epidermis am ausgeprägtesten ist und in der Regel im Statum granulosum oder darüber beginnt. Typisch ist ein gemischtzelluläres entzündliches Infiltrat in der Dermis. In chronischen Erosionen finden sich unterschiedlich viele Krusten und oberflächliche Bakterien. In der Immunfluoreszenz zeigt die interzelluläre Anfärbung von Immunglobulin G und Komplement ein Fischnetzmuster.

Pathogenese: Die anormalen Antikörper sind gegen Desmoglein 1, eine wichtige Komponente des desmosomalen Attachments der benachbarten Keratinozyten, gerichtet. Desmogleine sind kalziumabhängige Adhäsionsproteine, die als Kadherine bezeichnet werden. Nachdem die Autoantikörper an Desmoglein gebunden haben und in der Epidermis abgelagert wurden, aktivieren sie Komplement. Dies führt gemeinsam mit den zytotoxischen Effekten der Lymphozyten zur Akantholyse der Keratinozyten und schließlich zur Blasenbildung auf der Epidermis. Das Hemidesmosom bleibt ausgespart und die Basalmembran der Keratinozyten bleibt an der Basalmembran befestigt.

Behandlung: Da die Schleimhäute fast nie betroffen sind und die Blasen eher oberflächlich liegen, verläuft der Pemphigus foliaceus in der Regel weniger schwer als der Pemphigus vulgaris – allerdings nicht immer. Therapieziel ist die Reduktion der Antikörperbildung. Immunsuppressiva sind ein Eckpfeiler der Therapie und müssen gelegentlich in Kombination eingesetzt werden, um die Erkrankung unter Kontrolle zu halten. In der Regel werden initial oral Kortikosteroide und eine steroidsparende Substanz gegeben. Dazu wurden mit unterschiedlichem Erfolg Azathioprin, Mycophenolatmofetil, Cyclophosphamid und Rituximab verwendet. Auch intravenöses Immunglobulin (IVIG) wurde angewandt. Gelegentlich war der Einsatz von Nichtimmunsuppressiva, wie Tetrazyklin und Nikotinamid, erfolgreich. Gleiches gilt für Hydroxychloroquin. Wichtig ist eine Langzeitbehandlung, da es sich beim Pemphigus foliaceus um eine chronisch-rezidivierende und remittierende Erkrankung handelt. Durch unterstützende Maßnahmen werden exzessive Traumen und Reibung der Haut, wodurch weiter Blasen entstehen können, vermieden. Bakterielle Superinfektionen müssen sofort behandelt werden. Die Therapie des Fogo Selvagem erfolgt ähnlich. Wichtig sind Maßnahmen zur Kontrolle der Moskito- und Fliegenpopulationen in den Endemiegebieten, da diese Insekten die Krankheit vermutlich auf prädisponierte Menschen übertragen.

Endemische Verteilung

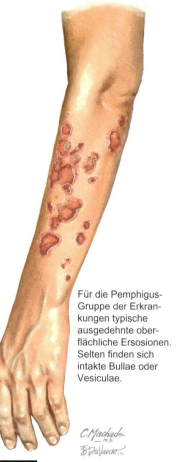

Für die Pemphigus-Gruppe der Erkrankungen typische ausgedehnte oberflächliche Ersosionen. Selten finden sich intakte Bullae oder Vesiculae.

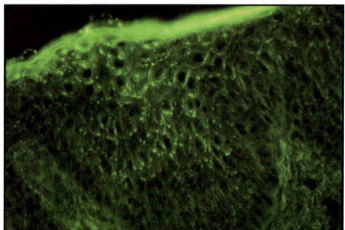

Abb. 5.9

Direkte Immunfluoreszenz mit homogener Färbung zwischen den Keratinozyten in der Dermis. Die Antikörper sind gegen Desmoglein 1 gerichtet.

Pemphigus vulgaris

Der Pemphigus vulgaris ist der Prototyp der akantholytischen blasenbildenden Autoimmunerkrankungen und eine der schwersten Formen der blasenbildenden Erkrankungen überhaupt. Die Blasen entstehen sekundär zur intraepidermalen Akantholyse. Die Autoantikörper sind gegen die desmosomale Plaque gerichtet.

Klinisches Bild: Das mittlere Erkrankungsalter beträgt etwa 55 Jahre. Die Krankheit manifestiert sich mit rapide auftretenden Blasen und Bläschen, die leicht rupturieren. Die flaziden Blasen sind nur selten intakt. Oft beginnt die Erkrankung in der Mundhöhle und die oralen Läsionen der Hauterkrankung gehen entweder voraus oder treten unabhängig davon auf. Da die Blasen beim Pemphigus oberflächlich sind und fast sofort nach dem Entstehen rupturieren, finden sich fast nie Blasen und Bläschen in der Mundhöhle. Die oralen Erosionen sind ausgesprochen schmerzhaft und werden oft mit einer Herpes-simplex-Infektion verwechselt. Vielfach erfolgt die Diagnose des Pemphigus erst, nachdem die Erosionen chronifiziert sind. Schließlich vermeiden die Patienten aufgrund der Schmerzen die Nahrungsaufnahme und klagen dann oft über Gewichtsverlust, Müdigkeit und Krankheitsgefühl.

Zuverlässiger ist die klinische Diagnose, sofern auch Hautläsionen vorhanden sind. Allerdings müssen andere Pemphigus-Varianten durch eine Biopsie ausgeschlossen werden. Der paraneoplastische Pemphigus beginnt immer im Mund und ist weitaus schwerer und therapierefraktärer als der Pemphigus vulgaris. Diese Diagnose sollte bei Patienten mit Begleitmalignom und therapierefraktärer Erkrankung erwogen werden. Immunoblot ist ein Nachweistest des spezifischen Autoantikörpers beim paraneoplastischen Pemphigus; er wird in hochspezialisierten Labors durchgeführt. Beim Pemphigus vulgaris ergibt die indirekte Immunfluoreszenz fast immer einen höheren Titer gegen Desmoglein 3. Der Antikörpertiter korreliert mit der Krankheitsaktivität und kann zur Überwachung des Behandlungserfolgs herangezogen werden. Pruritus ist selten, im Vordergrund stehen die Schmerzen. Unbehandelt verläuft die Erkrankung progressiv mit einer Mortalitätsrate von 60–65 %.

Die Hautblasen des Pemphigus vulgaris rupturieren bald nach ihrem Entstehen. Die zurückbleibenden Erosionen können jedoch recht groß werden. Sie sondern seröse Flüssigkeit ab und können bluten. Oft kommt es zu Superinfektionen, durch die die Produktion von Autoantikörpern ansteigen kann.

Pathogenese: Der Pemphigus vulgaris ist eine chronische blasenbildende Autoimmunerkrankung mit Autoantikörpern gegen die desmosomale Plaque, die für die korrekte Position der benachbarten Keratinozyten verantwortlich ist. Es gibt noch weitere interzelluläre Verbindungen zwischen den Keratinozyten, wie Gap Junctions, Adherens Junctions und Tight Junctions. Die desmosomale Plaque besteht aus verschiedenen Proteinen, die das intrazelluläre Aktinzytoskelett eines Keratinozyten mit dem eines anderen verbinden. Dazu gehören Desmogleine, Desmocoline, Desmoplakine, Plakophiline und Plakoglobine. Der zentrale Anteil des Desmosoms enthält Desmogleine und Desmocoline, die für die feste Verbindung der benachbarten Keratinozyten zuständig sind. Die Familien der Desmogleine und Desmocoline haben viele Mitglieder.

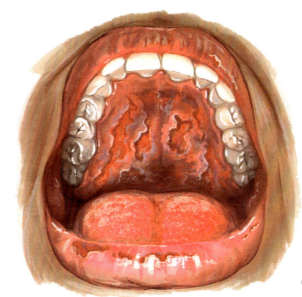

Orale Erosionen sind oft das erste mukokutane Zeichen des Pemphigus vulgaris.

Pemphigus-Varianten
- ▶ Pemphigus vulgaris
- ▶ Pemphigus foliaceus
- ▶ Endemischer Pemphigus
- ▶ Pemphigus erythematodes
- ▶ Paraneoplastischer Pemphigus
- ▶ Pemphigus vegetans
- ▶ IgA-Pemphigus

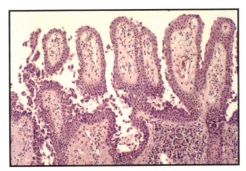

Blasenbildung durch Akantholyse ist der histologische Leitbefund bei Pemphigus vulgaris.

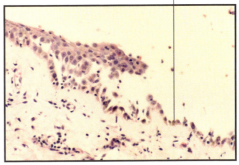

Pemphigus vulgaris. Schwere Akantholyse mit „Grabstein-Muster" entlang der Basalmembran durch die nicht beteiligten Hemidesmosomen, welche die Keratinozyten an der Basalmembran befestigen.

Abb. 5.10

Der Pemphigus vulgaris entsteht durch Autoantikörper gegen die Desmogleine, vor allem Desmoglein 3. Bei Pemphigus vulgaris und Pemphigus foliaceous wurden auch Antikörper gegen Desmoglein 1 nachgewiesen.

Histologie: Hautbiopsien des Pemphigus vulgaris zeigen die intraepidermale Blasenbildung. Die Blasen entstehen durch Akantholyse, sodass die Keratinozyten frei in der Blasenhöhle flottieren. Durch die basilären Keratinozyten, die über ihre nichtbetroffenen Hemidesmosomen mit der Basalmembran verbunden bleiben, kann ein „Grabstein-Muster" vorliegen. Dabei stehen die basilären Keratinozyten scheinbar wie Grabsteine in einer Reihe. Die Immunfluoreszenz zeigt in der gesamten Epidermis eine fischnetzartige Anfärbung von Immunglobulin G. Jede interzelluläre Verbindung zwischen den Keratinozyten ist zu erkennen.

Behandlung: Unmittelbar nach der Diagnose sollte mit einer entsprechenden Therapie begonnen werden. Eckpfeiler sind hoch dosierte orale oder intravenöse Kortikosteroide. Allerdings müssen die Patienten auf eine steroidsparende Substanz umgestellt werden. Zur Behandlung des Pemphigus vulgaris wurden viele Immunsuppressiva, allen voran Azathioprin, Mycophenolatmofetil, Cyclophosphamid und die neueren Substanzen, intravenöses Immunglobulin (IVIG) und Rituximab, eingesetzt. Seit der Einführung der Kortikosteroide und steroidsparenden Substanzen wurden Morbidität und Mortalität dramatisch reduziert.

KAPITEL 6
Infektionskrankheiten

Aktinomykose

Viele Spezies der bakteriellen Gattung *Actinomyces* sind humanpathogen. Die Infektionen verlaufen oft chronisch und gehen mit eitrigen granulomatösen Hautabszessen einher. Der klinische Verdacht besteht bei schmerzhaftem, drainierendem oder eiterndem Material und histologischen Hinweisen auf eine Granulombildung. Die Diagnosesicherung erfolgt durch die Kultur von Gewebe oder Eiter. Ohne entsprechende Behandlung verläuft die Krankheit progressiv. Die verantwortlichen Organismen kommen normalerweise in der Mundhöhle vor und sind Kommensalen. Außerdem kommen sie im gesamten Gastrointestinaltrakt vor.

Klinisches Bild: Männer erkranken an dieser Infektion etwa dreimal häufiger als Frauen. Die meisten Patienten sind 30–50 Jahre alt. Zu den Risikofaktoren gehört eine schlechte Mundhygiene. Die Infektion entsteht vermutlich endogen und ist in den USA selten. Die Aktinomykose hat mehrere klinische Bilder. Am häufigsten ist der zervikofaziale Subtyp, der mehr als 50 % der Fälle ausmacht. Er entsteht durch orale Traumen, wie kürzliche zahnärztliche Maßnahmen, die Eintrittspforten für die Bakterien schaffen; außerdem kommt es zur progressiven Induration des darunterliegenden Gewebes. Im Laufe der Zeit durchbricht die feste Schwellung die Haut und drainiert durch zahlreiche kutane Fisteln. Es bestehen oft starke Schmerzen, die bei spontaner Drainage durch die Fisteln nachlassen. Der englische Begriff „lumpy jaw" bezeichnet die Induration und Fistelbildung bei Patienten mit zervikofazialer Aktinomykose.

Die zweithäufigste Form ist die pulmonale Aktinomykose, die vermutlich durch Aspiration der auslösenden Bakterien entsteht. Oft klagen die Patienten über Hämoptyse und niedriges Fieber. Der Röntgenbefund des Thorax ähnelt dem bei Tuberkulose. Es kann jeder Lungenlappen betroffen sein, aufgrund der Aspiration jedoch meist der rechte Unterlappen. Unbehandelt entstehen schließlich Fistelgänge durch Lungenschleimhaut, Muskeln und Haut bis zur Thoraxhaut. Hautabszesse und nässende Fisteln in diesem Bereich sollten immer den Verdacht auf eine Lungenbeteiligung sowie auch auf ein beginnendes Empyem lenken. Die abdominalen Formen dieser Krankheit treten vermutlich nach Darmverletzungen, meist nach Appendektomie, auf; aus unbekannten Gründen sammeln sich die Bakterien in diesem Bereich. Die letzte Form ist die seltene disseminierte Aktinomykose, die aus allen unbehandelten Formen dieser Krankheit hervorgehen und alle Organsysteme befallen kann.

Histologie: Die Biopsie zeigt eine eitrige granulomatöse Reaktion. Das entzündliche Infiltrat besteht überwiegend aus Neutrophilen, Histiozyten und Lymphozyten. Die basophilen Granula (Schwefelgranula) sind von einem überwiegend neutrophilen Infiltrat umgeben.

Die Identifikation des verantwortlichen Organismus und somit auch die Auswahl der Therapie setzt die anaerobe Kultur des eitrigen Materials oder einer Gewebeprobe voraus. Das Material sollte sofort anaerob ans Labor gesandt werden. Auf den Kulturen bilden sich gelbe bis weiße Schwefelgranula, bei deren Evaluation unter einem Ölimmersionsmikroskop die filamentösen Bakterien sichtbar werden.

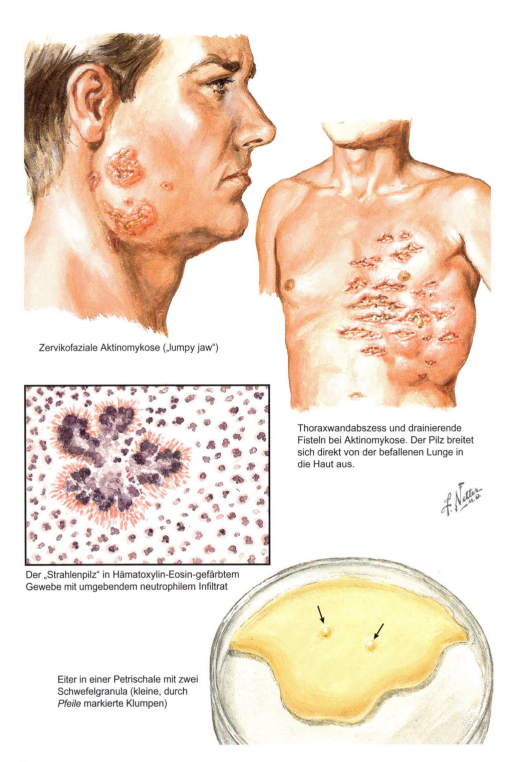

Zervikofaziale Aktinomykose („lumpy jaw")

Thoraxwandabszess und drainierende Fisteln bei Aktinomykose. Der Pilz breitet sich direkt von der befallenen Lunge in die Haut aus.

Der „Strahlenpilz" in Hämatoxylin-Eosin-gefärbtem Gewebe mit umgebendem neutrophilem Infiltrat

Eiter in einer Petrischale mit zwei Schwefelgranula (kleine, durch *Pfeile* markierte Klumpen)

Abb. 6.1

Pathogenese: Die Aktinomykose entsteht durch eines der grampositiven Fadenbakterien der Gattung *Actinomyces*: *A. israelii, A. turicensis, A. lingnae, A. gravenitzii, A. meyeri, A. naeslundii, A. radingae, A. europaeus, A. viscosus, A. neuii* oder *A. odontolyticus*. *A. israelii* ist die häufigste Ursache. Diese anaeroben, säurefesten Bakterien sind filamentös und unterschiedlich stark verzweigt. Die Diagnosesicherung erfolgt durch Erregerkultur.

Behandlung: Substanz der Wahl ist Penicillin, das über mehrere Monate gegeben werden muss, um eine zuverlässige und vollständige Heilung zu erzielen. Bei sofortiger Behandlung erholen sich fast alle Patienten vollständig von der Infektion. Bei Penicillinallergie kann ein Tetrazyklin verabreicht werden.

Blastomykose

Die Blastomykose ist eine Pilzinfektion, die überwiegend in Nordamerika vorkommt. Sie ist in Regionen der USA und Kanadas, die an die großen Seen, den Saint Lawrence Riverway und das Mississippi River Valley grenzen, endemisch. Die meisten Fälle sind aus Wisconsin und Ontario bekannt. Die Infektion ist auch bei anderen Säugetieren, wie Hunden, häufig. Die meisten Fälle treten sporadisch und isoliert auf; es gab aber schon Ausbrüche mit Infektion zahlreicher Menschen, die mit derselben Infektionsquelle Kontakt hatten.

Klinisches Bild: Nach Inhalation in die Lunge geht der Organismus rasch in seine Hefeform über. Die meisten Infektionen werden durch das lokale Immunsystem eingedämmt, sodass minimale bis gar keine Symptome auftreten. Häufig bleibt die Infektion auf die Lunge beschränkt, kann sich aber bei Immunsuppression auch auf andere Organsysteme ausbreiten. Nach Inhalation der Konidien (Sporen) kommt es oft zu Husten, Fieber, Pleuritis, Gewichtsverlust, Malaise, Arthralgien und Hämoptyse. Die Symptome können initial denen einer Influenza ähneln. Etwa die Hälfte der Patienten mit symptomatischer Erkrankung entwickelt nur pulmonale Symptome; bei der anderen Hälfte sind neben der Lunge auch andere Organe betroffen.

Die Hautbefunde sind unspezifisch und verrukös oder ulzerativ. Die verrukösen Läsionen reichen von kleinen Papeln und Plaques bis zu großen Knoten mit Fistelgängen und treten die bevorzugt zentrofazial und auf der Nase auf. Die ulzerierten Läsionen können überall auftreten und sind mit darunterliegender Abszessbildung und Drainage verbunden. Da die Hautläsionen andere Hautkrebserkrankungen vortäuschen können, ist zur Diagnosesicherung ist eine Biopsie erforderlich.

Histologie: Die Biopsien zeigen eine pseudoepitheliomatöse Hyperplasie der Epidermis. Innerhalb der Dermis befindet sich ein granulomatöses Infiltrat, das überwiegend aus nichtverkäsenden Granulomen besteht. Es finden sich zahlreiche Neutrophile. Die Hefe ist in der routinemäßigen Hämatoxylin-Eosin-Färbung als ovale Zellen mit refraktärer Wand zu erkennen. Oft besteht ein breitbasiges Budding. Diese Form mit solitärem breitbasigem Budding ist spezifisch für *Blastomyces dermatitidis*. Zur besseren Hervorhebung des Pilzes sind noch weitere Spezialfärbungen, wie das Periodsäure-Schiff-Reagenz und Silberfärbungen, geeignet.

Am besten für die Diagnose dieser Pilzinfektion ist die Kultur auf Sabouraud-Agar geeignet. Der Pilz wächst schnell und bildet weiße bis graue, wächserne Kolonien. Zur raschen Identifikation des im Medium wachsenden Pilzes stehen spezielle DNS-Sonden zur Verfügung.

Pathogenese: Die Blastomykose entsteht direkt durch eine Infektion mit dem dimorphen Pilz *B. dermatitidis*. Dieser Organismus lebt in seiner Schimmel- oder Myzelform im Erdreich und in Pflanzen. Bei Störung der pilzhaltigen Umgebung gelangen die Sporen dieses Pilzes durch direkte Inokulation oder Inhalation in den Körper eines Menschen (oder anderen Säugetiers). Sobald der Pilz in den Körper gelangt ist, wandelt er sich durch die Zunahme der Temperatur in seine Hefeform um. Diese Form ist nicht kontagiös, sodass der Mensch als Wirt für die Reproduktion dient, die Krankheit aber nicht auf andere Menschen übertragen kann. Der normale Wirt behält die inhalierten Sporen in den Alveolarmakrophagen und Granulomen der Lunge, wobei die Hefeform weitaus resistenter gegenüber einer Abtötung durch die natürliche Immunabwehr ist. Bei Immunschwäche kann der Pilz auch andere Organe, insbesondere die Hautoberfläche, befallen. Die Disseminierung erfolgt durch vaskuläre Ausbreitung des Hefeorganismus.

Behandlung: Therapie der Wahl bei disseminierter oder schwerer Erkrankung oder Hinweisen auf eine Immunsuppression ist die sofortige Gabe von Amphotericin B. Leichtere Fälle werden über längere Zeit mit Azolen behandelt; bei Therapieversagen wird Amphotericin B eingesetzt. Meist werden die Antimykotika Fluconazol und Itraconazol verabreicht, wobei es auch andere Optionen gibt. Vor der Verfügbarkeit der Antimykotika verliefen mehr als 80 % der Fälle fatal.

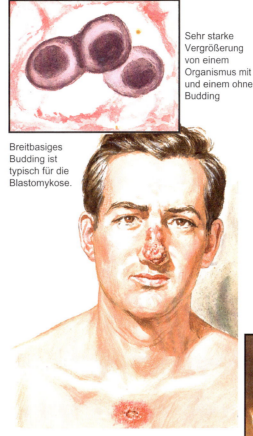

Breitbasiges Budding ist typisch für die Blastomykose.

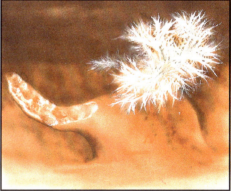

Granulomatöse Reaktion mit vielen erregerhaltigen Riesenzellen; starke Vergrößerung *(kleines Bild)* einer erregerhaltigen Riesenzelle

Organismus mit dicker, refraktärer Zellwand

Verruköse ulzerierte Plaques und Knoten

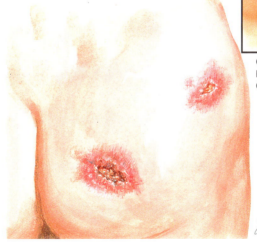

Organismus in Kultur: freilebende oder infektiöse Phase von *Blastomyces dermatitidis*. Sabouraud-Glukose-Agar

Abb. 6.2

Ulcus molle

Das Ulcus molle ist eine sexuell übertragene Krankheit, die durch *Haemophilus ducreyi* verursacht wird. Die Infektion mit diesem Bakterium ist eine der weltweit häufigsten Ursachen von akuten genitalen Ulzera. Obwohl es meist in Afrika und Asien vorkommt, tritt es weltweit auf. Oft bestehen noch weitere sexuell übertragene Krankheiten. Die Infektion mit *H. ducreyi* erhöht das Risiko für eine Infektion mit dem Human Immunodeficiency Virus (HIV). Obwohl spezielle serologische Tests entwickelt werden, basiert die Diagnose auf dem klinischen Bild und den Kulturergebnissen.

Klinisches Bild: *H. ducreyi* wird durch sexuelle Kontakte übertragen. Erstes Krankheitszeichen ist die Bildung einer Papel an der Inokulationsstelle. Die Papel tritt im Mittel 3–5 Tage nach der Exposition auf. Sie ist von einem roten Halo umgeben und verwandelt sich schnell in eine vesikulopustulöse und dann schmerzhafte Ulzeration. Das Ulkus ist nicht induriert und hat unterminierte, gut abgegrenzte Ränder. Unbehandelt werden die Ulzera sehr groß und gewunden. Der Ulkusgrund ist grau mit Granulationsgewebe. Die Infektion geht in etwa 50 % der Fälle mit einer massiven inguinalen Adenitis einher *(Bubonen)*. Die Krankheit wird durch ungeschützten Geschlechtsverkehr mit einem infizierten Partner übertragen. Frauen können subklinisch erkranken und sind dann Carrier. Dies ist vermutlich der Grund, warum Geschlechtsverkehr mit weiblichen Prostituierten das Erkrankungsrisiko erhöht. Die aktive Erkrankung ist bei Männern viermal häufiger als bei Frauen.

Pathogenese: *H. ducreyi* ist ein gramnegatives kokkoides Bakterium. Der Keim wird durch körperlichen Kontakt von einem Menschen auf den anderen übertragen. Durch eine Kontinuitätsunterbrechung der Epidermis gelangt der Keim in den Körper. Anschließend vermehrt er sich lokal und bildet die initiale Papel, aus der bald eine Pustel voller Bakterien wird. Sobald diese Papulopustel ulzeriert, erhöht sich die bakterielle Last und ermöglicht die weitere Transmission. Es wurde gezeigt, dass auch nichtulzerierte Läsionen Bakterien abschilfern können. Die Bildung von Ulzera auf der Epidermis gegenüber dem ursprünglichen Ulkus wird als *Kissing Ulcer* bezeichnet und entsteht durch direkte Autoinokulation der Bakterien. Außerhalb des menschlichen Körpers können die Bakterien nicht lange überleben, sodass sie schwer zu kultivieren sind. Es wurden zahlreiche Virulenzfaktoren, wie das Lipooligosaccharidprotein der Zelloberfläche, nachgewiesen. Die Bakterien wachsen auf Schokoladenagar.

Histologie: Eine Hautbiopsie vom Läsionsrand hilft bei der Diagnose. Es gibt von oben nach unten drei Entzündungszonen. Die 1. Zone enthält das nekrotische oberflächliche Gewebe. Die 2. Zone ist die größte und besteht aus einer Proliferation frisch entstandener Blutgefäße. Die 3. Zone ist eine tiefe Schicht aus einem entzündlichen Infiltrat mit vielen Plasmazellen. Sofern nicht sehr viele Keime vorhanden sind, ist der Nachweis von Bakterien aus Gewebebiopsien schwer. Bei hoher Bakterienlast sind sie unter dem Mikroskop fischzugartig angeordnet, was jedoch in Hautbiospien nur selten zu sehen ist. Die Diagnosesicherung erfolgt am besten durch eine Kultur der Bakterien.

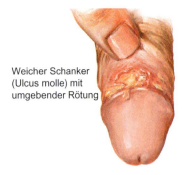
Weicher Schanker (Ulcus molle) mit umgebender Rötung

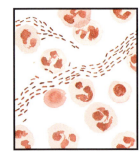
Haemophilus ducreyi in einem fischzugartigen Muster mit umgebenden Neutrophilen

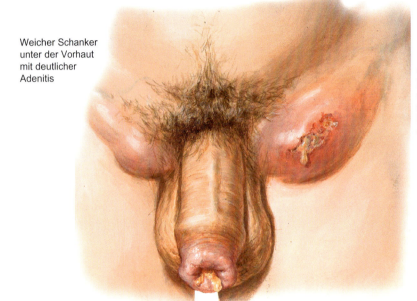
Weicher Schanker unter der Vorhaut mit deutlicher Adenitis

Geschwollene Lymphknoten (Bubonen), die spontan auf die Hautoberfläche drainieren können

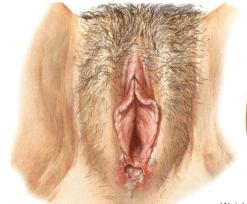
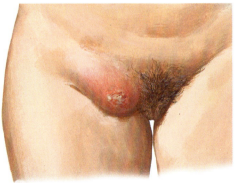
Weicher Schanker mit scharfer Abgrenzung und grau verfärbtem Grund

Abb. 6.3

Behandlung: Die Behandlung erfolgt mit Azithromycin, Erythromycin oder Ceftriaxon. Außerdem sollten empirisch andere sexuell übertragene Krankheiten behandelt werden, da sie oft gemeinsam auftreten. Dies gilt insbesondere für die Gonorrhö. Aus unbekannten Gründen ist die Behandlung bei koexistierender HIV-Infektion erschwert, vermutlich weil HIV-positive Patienten eine reduzierte zellvermittelte Immunität haben und zur Behandlung einer Infektion mit *H. ducreyi* eine intakte zellvermittelte Immunität vorhanden sein muss. Ergänzend zur oralen Antibiotikagabe kann die operative Eröffnung und Drainage der fluktuierenden Knoten erwogen werden. Dadurch nimmt die bakterielle Last ab und wird vermutlich auch die Effektivität der Antibiotikatherapie erhöht.

Kokzidioidomykose

Die Kokzidioidomykose, oder das Talfieber, ist im Südwesten der USA endemisch. Die Infektion erfolgt durch Inhalation der Sporen (Arthrokonidien) von *Coccidioides immitis*. Die meisten Patienten entwickeln keine aktive Krankheit, sondern nur eine positive verzögerte Hypersensitivität auf den Pilz. Die primäre kutane Kokzidioidomykose ist selten und entsteht durch direkte Inokulation des Pilzes in die Haut. Die weitaus häufigste Form entsteht durch Disseminierung aus einem primären Lungenherd in die Haut.

Klinisches Bild: Männer und Frauen sind gleich häufig betroffen. Die meisten Menschen entwickeln nach der Inhalation der Sporen keine aktive Erkrankung. Stattdessen liegt der Pilz ruhend oder gefangen in pulmonalen Granulomen. Etwa ein Drittel der exponierten Patienten entwickeln eine akute Pneumonitis. Hauptsymptome sind Fieber, Husten, Malaise und Pleuritis. Die Pneumonitis kann so schwer sein, dass der Patient einen Arzt aufsucht. Viele Fälle verlaufen jedoch leicht und werden von Patienten in der Regel für eine normale Erkältung gehalten. Im späteren Leben kann es durch eine erworbene Immunsuppression, eine Schwangerschaft oder höheres Alter zur Reaktivierung kommen.

Die Hautbefunde der Kokzidioidomykose weisen eine unterschiedliche Morphologie auf. Die häufigsten Formen der disseminierten Kokzidioidomykose sind Papeln, Plaques und Knoten. Prädilektionsstelle dieser Hautläsionen ist das Gesicht, insbesondere die Nasolabialfalte. Unbehandelt können im späteren Verlauf multiple drainierende Hauabszesse mit Fistelbildung auftreten. Auch chronische Ulzera wurden bei der Hauterkrankung beschrieben.

Die unspezifischen Hautbefunde der Infektion mit *C. immitis* sind gut bekannt. Am besten beschrieben ist das Erythema nodosum, das auch am deutlichsten mit der Pilzerkrankung assoziiert ist und bei vielen inneren und kutanen Erkrankungen auftritt. Fast jede tiefe Pilzinfektion kann ein Erythema nodosum induzieren. Patienten mit Reiseanamnese in ein Endemiegebiet sollten auf diese Pilzinfektion untersucht werden. Selten treten in Assoziation mit einer Kokzidioidomykose ein Erythema multiforme und ein Sweet-Syndrom auf.

Fast immer besteht eine Lungenerkrankung, nach der bei Patienten mit kutaner Kokzidioidomykose gesucht werden sollte. Die Röntgenaufnahmen des Thorax zeigen verschiedene Veränderungen, wie kavitäre Läsionen, eine hiläre Adenopathie, eine Pneumonitis, Pleuraergüsse und eine lobäre Erkrankung.

Die einzige Möglichkeit zur Diagnosesicherung besteht in einer Gewebekultur des Pilzes. Klinische Untersuchung und Anamnese sind nicht so sensitiv und spezifisch wie der kulturelle Pilznachweis. Bei starkem Verdacht auf diese Erkrankung sollte schon vor dem Erhalt der Kulturergebnisse mit der Behandlung begonnen und dann eventuell angepasst werden.

Histologie: Die Stanz- oder Exzisionsbiopsie zeigt ein diffuses granulomatöses entzündliches Infiltrat, das oft von einer pseudokarzinomatösen epithelialen Hyperplasie überlagert wird. Im granulomatösen Anteil des dermalen Hautinfiltrats befinden sich typische Sphärulen, die Endosporen enthalten. Die Sphärulen sind dickwandig und in der Routinefärbung mit Hämatoxylin und Eosin gut zu erkennen. In einer Silberfärbung werden sie besonders betont.

Pathogenese: Die Kokzidioidomykose entsteht durch den im Boden lebenden Pilz *C. immitis*, der im Südwesten

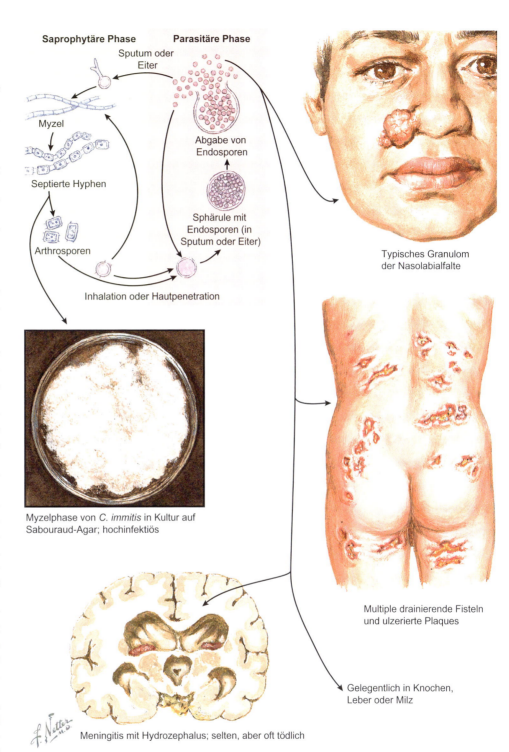

Abb. 6.4

der USA, Mittelamerika und Teilen von Südamerika endemisch ist. Er kommt in der Umwelt in seiner Myzel- oder Schimmelphase vor und produziert weiße, leichte und flaumige Arthrosporen, die hochinfektiös sind. Nach der Inhalation verwandelt sich dieser dimorphe Pilz in seine Hefeform, die aus dickwandigen Sphärulen mit multiplen, zentralen Endosporen, die vom Wirt durch Husten oder durch Abszessdrainage freigesetzt werden, besteht. Die entstehende Endospore wird schnell wieder zur Myzelform und kann einen anderen Wirt infizieren.

Behandlung: Substanzen der ersten Wahl sind die Antimykotika Fluconazol und Itraconazol. Die Behandlung erfolgt in der Regel für 6–12 Monate, gelegentlich auch über einen längeren Zeitraum. Schwere, lebensbedrohliche Fälle und solche, die nicht auf die Azole ansprechen, werden in der Regel mit Amphotericin B behandelt. Als begleitende operative Behandlung kann ein Débridement der Abszesse erfolgen oder eine isolierte pulmonale Erkrankung entfernt werden.

Kryptokokkose

Die Kryptokokkose ist eine opportunistische Pilzinfektion durch *Cryptococcus neoformans* oder seltener durch *Cryptococcus gattii*. Sie tritt vor allem bei immunsupprimierten Patienten auf, z. B. bei chronischer Einnahme von Immunsuppressiva oder beim Acquired Immunodeficiency Syndrome (AIDS). Die Kryptokokkose gehört zu den AIDS-definierenden Erkrankungen.

Es handelt sich primär um eine Lungenerkrankung, bei der es oft zur Disseminierung in die Haut und das Zentralnervensystem (ZNS) kommt, Letzteres häufiger als bei anderen opportunistischen Pilzinfektionen. Die primäre kutane Kryptokokkose ist selten und entsteht durch direkte Inokulation der Hefe in die Haut.

Klinisches Bild: Nach Exposition mit dieser bekapselten Hefe sind zahlreiche infektiöse Manifestationen möglich. Bei Immunkompetenz treten in der Regel keine Symptome auf. Gelegentlich besiedelt der Pilz den Oropharynx und die oberen Atemwege; diese Kolonisation ist aber nur vorübergehend und harmlos. Der Großteil der nordamerikanischen Bevölkerung zeigt serologische Hinweise auf eine Exposition. Bei Immunsuppression eines kolonisierten Patienten kann der ruhende Pilz zur Erkrankung führen. Da der Pilz überall in Nordamerika vorkommt, haben die Patienten routinemäßig Kontakt mit ihm. Immunsupprimierte Patienten, die bei einer normalen Exposition im Freien Kontakt mit dem Pilz haben, können sich infizieren. Der Pilz kommt im Erdreich sowie oft auch in Vogelkot, vor allem von Tauben, vor. Er gelangt per inhalationem in den Körper. Im Lungengewebe wächst er und reproduziert sich. Der Wirt kann die Symptome einer Lungenentzündung, wie Husten, Hämoptyse, Schmerzen, Pleuritis und Pneumonie, entwickeln. Schließlich disseminiert der Pilz mit dem Blut und infiziert verschiedene Gewebe.

Bei bis zu 25 % der Patienten mit disseminierter Erkrankung, vor allem bei AIDS-Patienten, ist die Haut betroffen. Die Läsionen können als kleine, weiße, zentral eingedellte Papeln imponieren und Molluscum contagiosum ähneln. Meist entsteht eine rote Macula, die sehr groß sein und einer Phlegmone ähneln kann. In der Literatur sind noch zahlreiche weitere Hautmanifestationen beschrieben. Auch kutane Knoten mit darunterliegender Abszessbildung und darüberliegenden Ulzera sind häufig. Bei klinischem Verdacht sollte zur Diagnosesicherung eine Inzisions- oder Stanzbiopsie zur histologischen Evaluation und mikrobiologischen Kultur erfolgen.

Pathogenese: *C. neoformans* und *C. gattii* sind opportunistische bekapselte Hefen. Die Kapsel ist kritisch, da sie den Pilz vor der Wirtsabwehr schützt. Es gibt verschiedene Serotypen der Spezies. Der Wirt atmet den Organismus ein oder inokuliert ihn durch eine penetrierende Hautwunde. Bei Immunschwäche kann die Hefe die zellvermittelte Wirtsabwehr überwinden, sodass es zu mykotischen Abszessen und hämatogener Ausbreitung des Pilzes kommen kann. *Cryptococcus* ist ein einzigartiger Pilz mit neurotropem Verhalten, der oft zu einer ZNS-Erkrankung führt.

Histologie: Die histologischen Befunde hängen vom Immunstatus des Patienten ab. Bei schwerer Immunsuppression imponiert die Biopsie oft gelatinös mit zahlreichen Hefezellen und einem gemischtzelligen inflammatorischen Infiltrat. Immunkompetente Patienten weisen häufiger ein granulomatöses Infiltrat mit wenigen Hefepilzen und einer heftigen granulomatösen Wirtsreaktion auf. Die Hefekapsel kann mit Alcianblau, Tusche oder Mucikarmin angefärbt werden. Periodsäure-Schiff-Reagenz demarkiert den zentralen Anteil der Hefe.

In der Kultur zeigen sich schnell wachsende, schmutzig weiße, mukoide Pilzkolonien. Typisch für den Pilz ist, dass er bei verschiedenen Temperaturen, auch bei den Routinetemperaturen von 24–25 °C und der Körpertemperatur von 37 °C, wachsen kann. Unter dem Mikroskop zeigen sich runde, knospende, bekapselte Hefen ohne Hyphen. *C. neoformans* hat typische biochemische Eigenschaften, unter anderem die Unfähigkeit zur Fermentierung von Zuckern, und lässt sich daher von Mykologen studieren und von anderen Pilzen und Kryptokokken unterscheiden.

Behandlung: Bei Patienten mit kutaner Kryptokokkose muss eine ZNS-Beteiligung ausgeschlossen werden, da sonst eine andere Therapie erfolgen muss. Bei Liquorbefunden, die für eine Pilzinfektion sprechen, wird Amphotericin B mit oder ohne Flucytosin gegeben. Ohne zentralnervöse Beteiligung kann die Langzeitgabe von Itraconazol oder Fluconazol erfolgen. Hautabszesse sollten eröffnet und drainiert werden, um die Pilzlast zu reduzieren. Bei der Behandlung sollte der Immunstatus des Patienten berücksichtigt werden und zuvor ein entsprechendes Screening auf eine HIV-Infektion erfolgen.

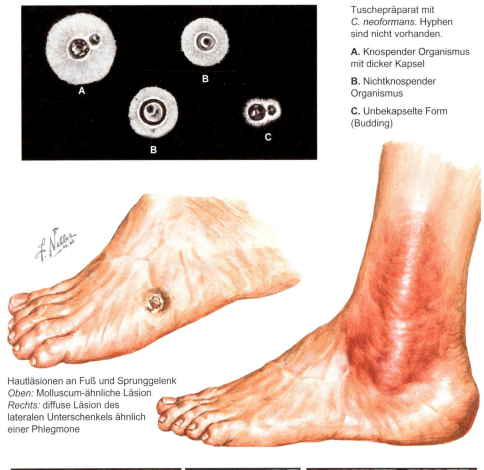

Tuschepräparat mit *C. neoformans*. Hyphen sind nicht vorhanden.
A. Knospender Organismus mit dicker Kapsel
B. Nichtknospender Organismus
C. Unbekapselte Form (Budding)

Hautläsionen an Fuß und Sprunggelenk
Oben: Molluscum-ähnliche Läsion
Rechts: diffuse Läsion des lateralen Unterschenkels ähnlich einer Phlegmone

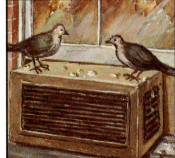 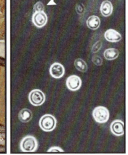 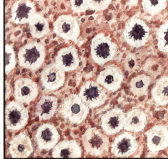

Die Infektion erfolgt respiratorisch. Die Disseminierung erfolgt durch Taubenkot und Klimaanlagen.

Tuschepräparat mit Budding und Kapsel

Akkumulation der bekapselten Kryptokokken im Subarachnoidalraum (PAS oder Methenamin-Silber-Färbung)

Abb. 6.5

Kutane Larva migrans

Die kutane Larva migrans ist eine erworbene tropische Erkrankung durch das zielloses Umherwandern einer Nematodenlarve. Diese Erkrankung wird wegen der langsamen, methodischen Bewegung unter der Haut mit den nachfolgenden klassischen Hautbefunden auch als Kriechkrankheit bezeichnet. Die häufigste Ursache der kutanen Larva migrans ist die Larve von *Ancylostoma braziliense* oder *Ancylostoma caninum*. Die verschiedenen Spezies führen zu ähnlichen Hautbefunden. Die Krankheit, die mehr psychischen als körperlichen Schaden anrichtet, ist behandelbar. Es wird nicht routinemäßig ermittelt, welche Larve genau verantwortlich ist, da dies weder praktisch noch kosteneffektiv ist.

Klinisches Bild: Die Larven gelangen durch winzige Abrasionen, Schnitte oder andere Unterbrechungen der normalen Epidermis in die Epidermis, oft beim Barfußlaufen auf einem kontaminierten Strand oder in einer ähnlichen Umgebung. Reisende nach Mitte- und Südamerika werden oft befallen, während sie am Strand liegen oder dort im Sand spielen. Der initiale Eintritt der Larve erfolgt vollkommen unbemerkt. Erst Tage bis Wochen später entwickelt der menschliche Wirt die kutanen Symptome der Erkrankung. Erster Hinweis ist ein livides bis rotes, ödematöses Exanthem, das allmählich geschlängelt verläuft. Die betroffene Haut enthält rote, schnörkelige Linien. Wenn nur eine Larve vorhanden ist, tritt nur eine derartige Linie auf. Die Linie verlängert sich schlängelnd über Tage bis Wochen, bis der Patient deswegen einen Arzt aufsucht. Bei Befall mit mehreren Parasiten treten mehrere serpiginös befallene Bereiche, gelegentlich auch mit sich kreuzenden Linien, auf. Es besteht zwar immer Juckreiz, aber nur selten Schmerzen. Die Läsionen sind in der Regel leicht erhaben und können auch vesikulär werden.

Pathogenese: Die kutane Larva migrans entsteht durch Penetration der Epidermis durch eine der verschiedenen Larven, die diese Erkrankung auslösen. Die Larven entstammen Eiern, die im Darm eines besiedelten Tieres, z. B. einem Hund, abgelegt wurden und dann mit dem Stuhl abgegeben werden. Bei der Defäkation gelangen die Eier ins Erdreich, wo die Larven schlüpfen. Der Mensch ist ein Fehlwirt, weil die Larve sich in ihm nicht replizieren und ihren Lebenszyklus vollenden kann. Dies steht im Gegensatz zu Infektionen mit den gastrointestinalen Parasiten *Ancylostoma duodenale* und *Necator americanus*, die sich nur im menschlichen Körper vermehren. Die Larven wandern in der Epidermis umher, ohne die Basalmembran penetrieren und in die Dermis eindringen zu können. Unbehandelt sterben die Larven nach einigen Monaten in der Haut. Die Larven produzieren Enzyme, die ihnen beim Durchqueren der Epidermis helfen, aber keine Enzyme zur Überwindung der dermoepidermalen Übergangszone.

Histologie: Die Histopathologie ist unspezifisch, sofern nicht die Larve direkt biopsiert wird. Dies ist sehr unwahrscheinlich, da die Larve der führenden Kante des geschlängelten Gangs um 2–3 cm voraus ist und die meisten Biopsien direkt aus dem serpiginösen Bereich erfolgen. Die Biopsie zeigt ein lymphozytäres dermales Infiltrat mit Eosinophilen. Gelegentlich finden sich Spalten in der spongiös veränderten Epidermis, durch welche die Larve gewandert ist.

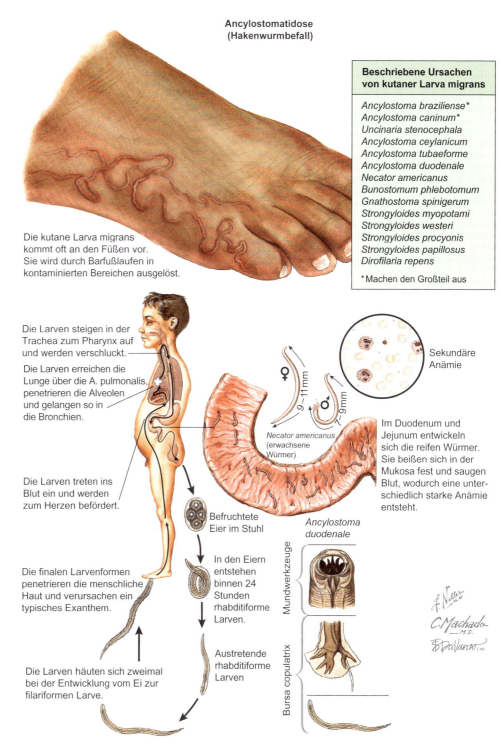

Abb. 6.6

Behandlung: Eckpfeiler der Therapie sind Anthelminthika. Häufig werden Albendazol und Ivermectin gegeben. Orales Ivermectin wird gut vertragen und wirkt ebenso gut wie die anderen. Ivermectin bindet an glutamatabhängige Chloridkanäle in den Parasiten, sodass Chlorid ungehindert austreten kann und es schließlich zum Zelltod kommt. Thiabendazol und Albendazol führen durch eine Hemmung der Polymerisierung des Mikrotubulus im Parasiten zum Zelltod. Thiabendazol und Albendazol haben oft schwere gastrointestinale Nebenwirkungen und werden am besten topisch, z. B. als topische Lösung, die der Apotheker anfertigt, angewandt. Eine andere Option ist die Kältetherapie mit topischem flüssigem Stickstoff, die aber nicht länger empfohlen wird. Die Larven überleben Temperaturen unter dem Gefrierpunkt und da sich ihre Lage nicht genau vorhersagen lässt, muss ein großer Hautbereich mit flüssigem Stickstoff behandelt werden, damit die Behandlung erfolgreich ist.

Dermatophytosen

Es gibt zahlreiche mykologische und klinische Klassifikationen der Dermatophyten. Eine der einfachsten basiert auf den natürlichen Lebensbedingungen der untersuchten Pilze. Demnach gibt es zoophile (die nur Säugetiere befallen), anthropophile (die vor allem Menschen befallen und nur selten andere Säugetiere) und geophile (überwiegend Erdpilze, die unter geeigneten Bedingungen auch Säugetiere befallen können). Diese einfache Klassifikation wird vor allem viel von Ärzten verwendet, da die komplizierteren Unterteilungen nur einen minimalen Einfluss auf Therapie und Prognose haben. Die meisten dieser Infektionen werden mit topischen Antimykotika, die frei verkäuflich erhältlich sind und eine sehr hohe Erfolgsrate besitzen, behandelt. Pilzinfektionen des Haarschafts und der Nägel erfordern eine systemische Therapie, um nachhaltig erfolgreich zu sein. Topische Antimykotika gelangen nicht in die tieferen Schichten des Stratum corneum, der Nagelplatte oder des Haarschafts, sodass systemische Antimykotika gegeben werden müssen.

Klinisches Bild: Oberflächliche Pilzinfektionen gibt es seit Jahrtausenden und sie wurden in der Literatur mit verschiedenen Namen und Beschreibungen bedacht. Die meisten für diese Infektionen verwendeten Begriffe beruhen auf ihrer Lokalisation; es können auch mehrere Formen gleichzeitig vorliegen. Eine ausgedehnte Erkrankung tritt seltener bei Immunkompetenz als bei Immunschwäche auf.

Die *Tinea corporis* ist eine oberflächliche Dermatophyteninfektion der Haut von Rumpf und Extremitäten. Sie beginnt als kleine rote Macula oder Papel und breitet sich im Laufe der Zeit anulär oder polyzyklisch aus. Typisch für die Tinea ist der randbetonte schuppige Fleck. Bei genauer Untersuchung findet sich ein ungeordneter Haarausfall im betroffenen Bereich. Die meisten Fälle sind leicht und betreffen nur einen oder zwei Bereiche. Gelegentlich ist die Tinea corporis auch ausgedehnt und kann mit anderen Formen der Tinea, wie der Tinea unguium, einhergehen. Unbehandelt breitet sich der Pilz bei Tinea corporis vom Zentrum jeder Läsion ungehindert weiter aus; die Läsionen können dann zu sehr großen Flecken verschmelzen, die fast den gesamten Rumpf oder eine Extremität umschließen.

Die *Tinea faciei* tritt, wie der Name schon sagt, im Gesicht auf. Sie imponiert mit anulären randbetonten, schuppenden Flecken. Die Schuppen lassen sich leicht abkratzen. Bei erwachsenen Männern betrifft die Tinea faciei die nicht barttragenden Gesichtsbereiche. Die Läsionen können zu polyzyklischen Flecken verschmelzen und jucken in der Regel. Diese Form der oberflächlichen Pilzinfektion betrifft vor allem Kinder. Mit im Bett schlafende Haustiere erhöhen das Risiko für eine Exposition mit dem auslösenden Pilz und die Entwicklung dieser oberflächlichen Pilzinfektion. In Nordamerika ist *Trichophyton tonsurans* der häufigste Auslöser.

Die *Tinea barbae* tritt bei erwachsenen Männern nach der Pubertät im Bereich des Gesichtsbartes auf. Sie betrifft oft die Haut und die Haarfollikel und kann mit roten Flecken und perifollikulären Pusteln einhergehen. Als Auslöser wurden zahlreiche, überwiegend zoophile Pilzspezies, meist *Trichophyton verrucosum* und andere *Trichophyton*-

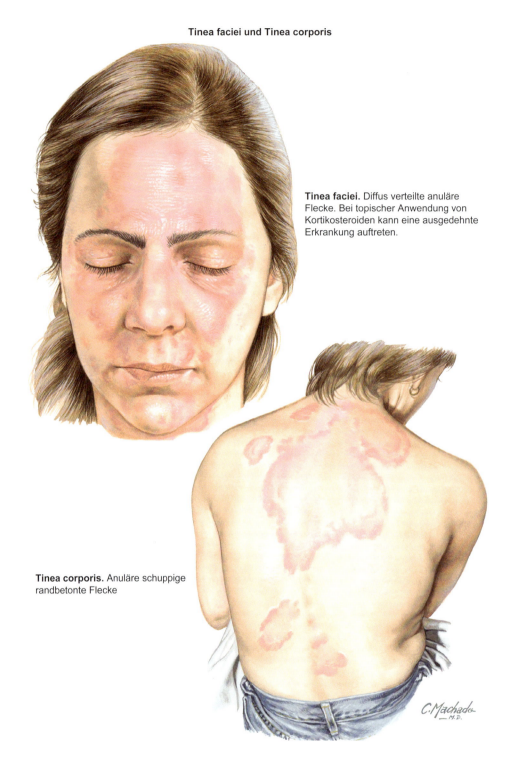

Tinea faciei und Tinea corporis

Tinea faciei. Diffus verteilte anuläre Flecke. Bei topischer Anwendung von Kortikosteroiden kann eine ausgedehnte Erkrankung auftreten.

Tinea corporis. Anuläre schuppige randbetonte Flecke

Abb. 6.7

Spezies, nachgewiesen. Die Infektion kann mit kissenartigen, verkrusteten Plaques, die mit den Läsionen der Tinea capitis profunda identisch sind, einhergehen. Bei plaqueartigen Läsionen und Befall der Haarfollikel ist eine systemische Therapie erforderlich.

Tinea inguinalis ist eine der am leichtesten erkennbaren und häufigsten oberflächlichen Pilzinfektionen. Der Pilz bevorzugt dunkle, feuchte Hautregionen, die konstant Körpertemperatur aufweisen, wodurch die Leiste eine perfekte Lokalisation für eine Pilzinfektion ist. Oft besteht ein starker Juckreiz. Besonders häufig ist die Erkrankung bei Sportlern, sie tritt aber nicht nur bei ihnen auf. Meist werden *Trichophyton rubrum* und *Epidermophyton floccosum* nachgewiesen.

Tinea pedum (Sportlerfuß) ist die in der Allgemeinbevölkerung vermutlich bekannteste oberflächliche Pilzinfektion, weil man selbst daran erkrankt war oder jemand im direkten Umfeld. Diese Pilzinfektion tritt als interdigitale Form oder als Mokassin-Form auf. Bei der interdigitalen Form finden sich mazerierte, rote Flecke in den Zehen-

(Fortsetzung)

zwischenräumen, die jucken und zur Onychomykose führen können. Bei der selteneren Mokassin-Form ist der gesamte Fuß betroffen. In diesen Fällen wird meist T. rubrum isoliert.

Auch die *Tinea manuum* entsteht häufig durch eine Infektion mit T. rubrum und betrifft oft nur eine Hand. Sie geht meist mit einer bilateralen Tinea pedum einher. Warum nur eine Hand betroffen ist, ist unklar. Im Vordergrund stehen Juckreiz und rote anuläre Flecke.

Das *Granuloma trichophyticum* ist eine Form der mykotischen Follikulitis durch Dermatophyten. Es tritt nur bei Patienten auf, die wegen einer vermeintlichen Dermatitis mit Kortikosteroiden behandelt wurden. Bei fortgesetzter topischer Anwendung der Kortikosteroide auf dem Fleck der Pilzinfektion nimmt dessen Rötung zu und oft bilden sich perifollikuläre Pusteln, wobei das Haar häufig fehlt oder leicht mit minimalen oder gar keinen Schmerzen ausgezogen werden kann. Ein Kaliumhydroxidpräparat des herausgezogenen Haares zeigt den Pilz. Diese Form der Follikulitis muss systemisch behandelt werden, da die topischen Antimykotika nicht tief genug in die Haarfollikel und den Haarschaft eindringen, wie es bei der Therapie von Endothrixpilzen erforderlich wäre. Die Spezies werden anhand ihrer Fähigkeit zur Penetration des Haarschaftepithels in Endothrix- und Ektothrix-Spezies eingeteilt.

Tinea capitis superficialis tritt fast ausschließlich bei Kindern auf. Häufigster Auslöser ist T. tonsurans. Die Infektion beginnt mit einem kleinen, juckenden Fleck auf der Kopfhaut, der sich langsam konzentrisch vergrößert. Da der Pilz in den Haarschaft eindringt und das Haar abbricht, besteht ein starker Haarausfall. Ein typischer klinischer Befund sind schwarze Punkte als klinische Entsprechung der feinen, auf Kopfhauthöhe abgebrochenen Haare. Grundsätzlich besteht eine posteriore okzipitale Adenopathie, deren Fehlen zum Überdenken der Diagnose Anlass geben sollte. Bei Kindern mit einem schuppenden Fleck auf der Kopfhaut und Haarausfall sollte bis zum Beweis des Gegenteils immer von einer Tinea capitis superficialis ausgegangen und diese entsprechend behandelt werden. Im Kalilaugenpräparat des Haares oder eines Kopfhautgeschabsels lässt sich der Dermatophyt oft nicht immer nachweisen. Bei negativer Kalilaugenuntersuchung sind Pilzkulturen zur Diagnosesicherung möglich. Die Kulturprobe wird durch das Abreiben des schuppenden Flecks mit einer Zahnbürste und Verbringen der gewonnenen Schuppe in einen sterilen Behälter gewonnen. Die Kultur erfolgt auf einem Dermatophytentestmedium (DTM) und die Pilze wachsen oft nach 2–4 Wochen an. Zur Abheilung muss die Tinea capitis mindestens 6 Wochen lang oral behandelt werden. Außerdem sollten alle Haustiere von einem Tierarzt auf Pilzbefall untersucht werden.

Die *Tinea capitis profunda* entsteht durch eine massive Entzündungsreaktion auf den auslösenden Pilz. Auslöser sind in der Regel tierpathogene Dermatophyten. Oft besteht eine kissenartig erhabene Plaque mit Alopezie, seröser Absonderung und Krustenbildung. Die Plaques sind äußerst berührungsempfindlich, bei Kindern auch spontan schmerzhaft. Über der Plaque besteht eine Alopezie, die bei schwerem Verlauf auch permanent und vernarbend sein kann. Es besteht eine posteriore okzipitale und zervikale, druckschmerzhafte Adenopathie. Die Tinea capitis

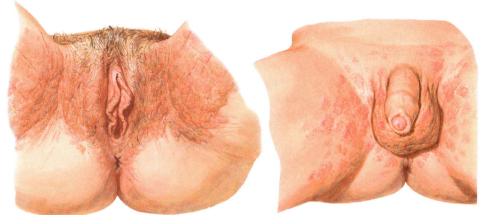

Tinea cruris und Tinea capitis

Tinea cruris (Frau)

Tinea cruris (Mann), eine bei Männern sehr häufige Infektion

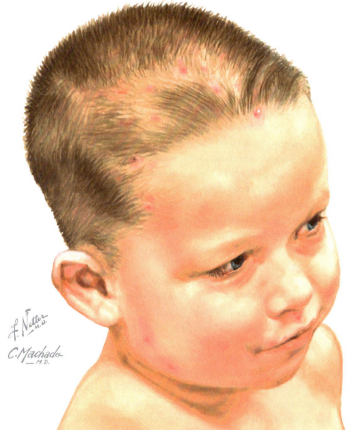

Tinea capitis. Schuppende Flecke mit assoziierter Alopezie

Abb. 6.8

profunda wird oft insbesondere von *Staphylococcus*-Spezies bakteriell superinfiziert. Die Behandlung erfolgt mit der oralen Gabe von Antimykotika und Kortikosteroiden zur Abschwächung der massiven Entzündungsreaktion. Gleichzeitig werden etwaige bakterielle Sekundärinfektionen behandelt. Die vernarbende Alopezie kann permanent sein und mit Morbidität für das Kind einhergehen.

Die *Tinea unguium,* oder Onychomykose, imponiert mit verdickten, dystrophen Krümelnägeln. Betroffen sind einer oder alle Nägel einer Hand.

(Fortsetzung)

Zehennägel sind weitaus häufiger betroffen als Fingernägel. Bei den meisten Patienten besteht zunächst eine Tinea pedum, von der aus sich der Pilz auf die Nagelplatte ausbreitet, die sich daraufhin verdickt und gelb verfärbt. Im Laufe der Zeit verdickt sich der Nagel immer weiter und es findet sich subungualer Debris, der sich leicht mit einem stumpfen Instrument, wie einer Kürette, entfernen lässt. Schließlich wird der Nagel onycholytisch und löst sich vom Nagelbett. Meist bestehen keine weiteren Symptome. Manche Patienten klagen jedoch über Beschwerden und Schwierigkeiten beim Schneiden der Nägel. Patienten mit Diabetes mellitus oder peripherer Gefäßerkrankung haben ein erhöhtes Risiko für eine bakterielle Phlegmone. Die dystrophen Nägel dienen zahlreichen Bakterien als Infektionsherd. Nagelerkrankungen werden am besten systemisch behandelt. Topische Substanzen sind nur bei sehr geringer Nagelbeteiligung von Nutzen. Verfärben sich die Nägel dunkelgrün, sind sie mit *Pseudomonas* besiedelt. Das Bakterium produziert ein hellgrünes Pigment, das leicht zu erkennen ist. Die Sekundärinfektion mit *Pseudomonas* lässt sich durch Bäder in 1 : 4 mit Wasser verdünntem Essig beheben.

Ein *Mykid* (Id-Reaktion) kann bei allen Dermatophytosen auftreten. Es ist grundsätzlich selten und geht mit monomorphen, lividen bis roten, verstreuten Papeln, die in der Regel jucken, einher. Betroffen sind vor allem Patienten mit Tinea capitis superficialis oder profunda. Eine weitere Manifestation sind tiefe Blasen an Handflächen und Fußsohlen, die große Ähnlichkeit mit einer dyshidrotischen Dermatitis haben. Die Behandlung der auslösenden Pilzinfektion behebt auch das Mykid. Zur Symptomlinderung bis zur Abheilung der Infektion können vorübergehend topisch oder oral Kortikosteroide gegeben werden.

Das einfachste, sensitivste und spezifischste diagnostische Verfahren ist die Kalilaugenuntersuchung. Dafür wird ein Abstrich von der randbetonten Schuppung entnommen und auf einen Objektträger gelegt. Nach Zugabe von Kalilauge wird das Präparat für ein paar Sekunden erwärmt und dann mikroskopisch nach den typischen verzweigten und septierten Pilzen gesucht. Allerdings ermöglicht dieses Verfahren keine Spezifikation des Pilzes, dazu muss er auf Kulturmedium angezüchtet werden. Jeder Pilz benötigt andere Kulturbedingungen und imponiert unterschiedlich bei der mikroskopischen Evaluation der Kulturen.

Histologie: Bei Tinea corporis erfolgen nur selten Biopsien. Histologisch finden sich Pilzhyphen im Stratum corneum, die mit verschiedenen Färbeverfahren nachgewiesen werden können. Die vorherrschende Zellart im Stratum corneum sind Neutrophile.

Pathogenese: Dermatophytosen werden in 99 % der Fälle durch drei Pilzgattungen ausgelöst: *Trichophyton*, *Microsporum* und *Epidermophyton*. Von den ersten beiden Gattungen sind jeweils viele Spezies dermalpathogen, während *Epidermophyton floccosum* die einzige bekannte Spezies der letztgenannten Gattung ist, die Hauterkrankungen verursacht.

Behandlung: Eckpfeiler bei der Therapie der Tinea corporis, pedum, manuum und inguinalis sind topische Antimykotika, wie Terbinafin, das hervorragend gegen Derma-

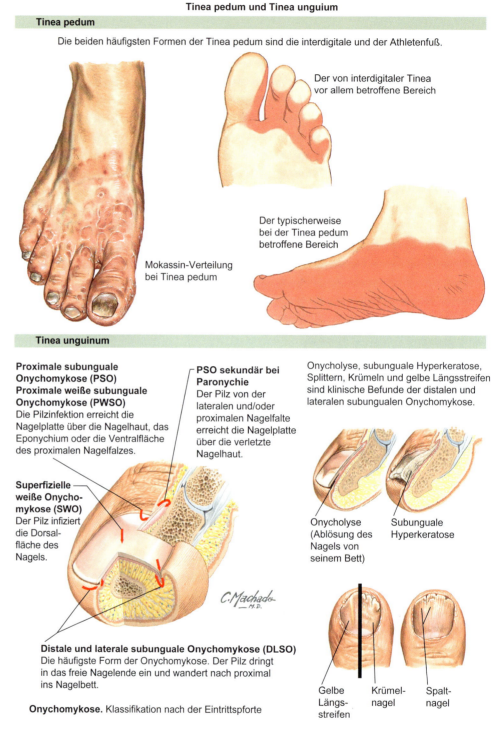

Abb. 6.9

tophyten wirksam ist. Ebenso häufig werden die topischen Azole mit ausgezeichneten Ergebnissen eingesetzt. Meist ist die zweimal tägliche Behandlung über 2–4 Wochen ausreichend. Die Bedeutung von Reinigung und Trocknung der betroffenen Haut kann nicht genug betont werden. Da der Pilz in trockener Umgebung nicht gedeihen kann, helfen diese einfachen Maßnahmen bei der Behandlung und Prävention der Erkrankung. Bei Immunsuppression und ausgedehnter Erkrankung müssen orale Antimykotika gegeben werden.

Tinea capitis, Tinea barbae, Granuloma trichophyticum und Onychomykose müssen jeweils oral behandelt werden. Topische Antimykotika sind ineffektiv, da sie nicht tief genug in den Haarschaft oder die Nagelplatte eindringen. Topische Antimykotika können auch mit systemischen kombiniert werden. Die beiden am häufigsten verordneten oralen Antimykotika sind Terbinafin und Griseofulvin. Auch die Azole sind hocheffektiv.

Herpes-simplex-Virus

Das Herpes-simplex-Virus Typ 1 (HSV1) und Typ 2 (HSV2) ist für mukokutane und systemische Erkrankungen verantwortlich, wobei die mukokutanen Erkrankungen um ein Vielfaches häufiger sind als die systemischen, wie die HSV-Enzephalitis. HSV-Infektionen kommen ubiquitär beim Menschen vor und fast alle Erwachsenen entwickeln Antikörper gegen eines dieser Viren. Die meisten Infektionen verlaufen subklinisch oder so leicht, dass der Patient sie nicht bemerkt. HSV-Infektionen manifestieren sich überwiegend oral oder genital. Das Virus infiziert latent die lokalen Nerven und kann von dort reaktiviert werden und erneut zur Erkrankung führen. Derzeit sind acht humanpathogene Herpesviren, darunter HSV1 und HSV2, bekannt. HSV-Infektionen können bei Neugeborenen und immungeschwächten Patienten eine schwere, lebensbedrohliche zentralnervöse Erkrankung hervorrufen. Es sind mehrere kutane HSV-Formen mit jeweils typischen klinischen Merkmalen beschrieben.

Klinisches Bild: HSV wird durch engen körperlichen Kontakt (z.B. Küssen, sexuellen Kontakt) von infizierten auf nichtinfizierte Menschen übertragen. Der infizierte Wirt gibt das Virus sowohl bei aktiven Läsionen als auch bei fehlenden klinischen Belegen für eine Erkrankung ab. Vermutlich erfolgt ein Großteil der Übertragungen durch dieses subklinische Abstoßen. Die wichtigsten mukokutanen Manifestationen sind eine orolabiale Erkrankung (Gingivostomatitis oder Herpes labialis) sowie eine Genitalerkrankung. Die meisten orolabialen Erkrankungen entstehen durch HSV1 und die meisten genitalen durch HSV2. Diese Zuordnung stimmt jedoch nicht immer. Inzwischen treten häufig andere Lokalisationen, wie der rezidivierende Befall des Gesäßes, der zu den häufigsten Befunden gehört, auf.

Die Primärinfektion kann subklinisch, leicht oder schwer verlaufen. Die anschließende Reaktivierung des Virus verläuft in der Regel weniger schwer. Lediglich bei immunsupprimierten Patienten sind ausgedehnte oder chronische lokalisierte Infektionen möglich. Die Primärinfektion geht mit schweren, schmerzhaften mukokutanen Blasen und Erosionen einher. Der primäre orolabiale Herpes kann zu Gewichtsverlust, Fieber, Gingivitis und Schmerzen führen. Er betrifft meist Kinder, geht mit einer schmerzhaften zervikalen Adenopathie einher und heilt spontan nach 2–3 Wochen ab. Durch eine Behandlung werden Länge und Schwere der Erkrankung geringfügig reduziert, dies hängt jedoch stark vom Zeitpunkt der Diagnose und vom Behandlungsbeginn ab.

Als *Herpes labialis* werden rezidivierende Episoden von orolabialem Herpes bezeichnet. Sie verlaufen leichter als die Primärinfektion und beginnen oft mit Prodromi. Die meisten Patienten verspüren Tage oder Stunden vor dem Auftreten des Herpes labialis ein Kribbeln oder Schmerzen. Sie können dies zu ihrem Vorteil nutzen und bereits bei den ersten Anzeichen für ein Rezidiv mit einer Behandlung beginnen, um die Schwere der Episode zu reduzieren oder sie ganz zu verhindern. Herpes labialis, auch bekannt als Fieberbläschen, geht mit einem Bläschen oder eine Blase einher, die rasch rupturiert und eine Erosion sowie eine verkrustete Papel oder Plaque hinterlässt. Die Läsionen bestehen für einige Tage bis zu einer Woche und können psychisch stark belastend sein.

Läsionen bei Herpes simplex

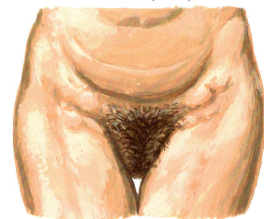

Oft besteht bei Herpes genitalis eine regional schmerzhafte Lymphadenopathie.

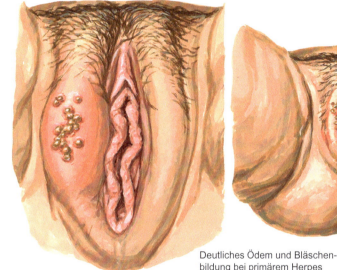

Gruppierte Vesikulopusteln auf schmerzhafter roter Basis

Deutliches Ödem und Bläschenbildung bei primärem Herpes

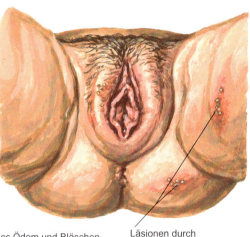

Läsionen durch Autoinokulation

Die primäre HSV-Erkrankung ist fast immer schwerer als eine Reaktivierung von HSV.

Abb. 6.10

Der *Herpes genitalis* wird durch sexuelle Kontakte verbreitet und ist eine der häufigsten sexuell übertragenen Krankheiten. Die Primärinfektion geht oft mit Fieber, Adenopathie sowie mit schmerzhaften Ulzera und Blasen im betroffenen Bereich einher. Die Erstinfektion verläuft grundsätzlich schwerer als nachfolgende Reaktivierungen des Virus. Die Läsionen sind gruppierte Vesikulopusteln auf gerötetem Grund. Sie sind extrem schmerzhaft und rupturieren leicht. Zurück bleiben flache, ausgestanzt wirkende Ulzera mit darüberliegender seröser Kruste. Oft ist auch die Zervix betroffen. Eventuell kommt es zu Vernarbungen. Der Herpes genitalis geht fast immer mit Dysurie und einer schmerzhaften inguinalen Adenopathie einher.

Die Rezidive von Herpes genitalis verlaufen leichter als die Erstinfektion. Oft fehlen Allgemeinsymptome, während die gruppierten Bläschen und Ulzera zu stärksten Schmerzen und sozialer Stigmatisierung führen können. Häufigkeit und Schwere der Rezidive sind jeweils unterschiedlich und nicht vorhersagbar. Allgemein gilt, dass bei schwererer Erstinfektion auch die Rezidive eher schwer verlaufen.

172 6 Infektionskrankheiten

(Fortsetzung)

Das *herpetische Panaritium* ist eine Sonderform der Infektion, die vor allem Laborangestellte und medizinisches Personal betrifft. Es entsteht durch Inokulation des Herpesvirus in die Haut. Oft ist aufgrund einer Nadelstichverletzung ein Finger betroffen. An der Inokulationsstelle ist eine schmerzhafte Primärinfektion möglich.

Das *Eccema herpeticatum* findet sich oft bei Kleinkindern mit schwerem atopischem Ekzem nach Exposition mit einem Herpesvirus. Aufgrund der ausgedehnten Hauterkrankung kann das Virus einen Großteil der Körperoberfläche befallen. Die Folge ist eine extensive Hautbeteiligung mit zahlreichen Bläschen und ausgestanzten Ulzera.

Der *Herpes neonatalis* entsteht durch Übertragung des HSV von der Mutter auf das Kind während der Entbindung. Da es sich um eine lebensbedrohliche Erkrankung handelt, sollte bei Müttern mit aktiver HSV-Erkrankung zum Zeitpunkt der Entbindung eine Sektio erfolgen, um das Transmissionsrisiko zu reduzieren. Das Neugeborene entwickelt eine ausgedehnte Multiorganerkrankung, wobei die zentralnervöse Beteiligung die wichtigste Ursache von Morbidität und Mortalität ist. Eine Temporallappenbeteiligung führt zu epileptischen Anfällen, einer Enzephalitis und dem Tod. Der immer vorhandene Hautbefall ist für den Arzt ein Hinweis darauf, nach der Beteiligung anderer Organe, vor allem des Gehirns und des Auges, zu suchen. Augeninfektionen können zu starken Vernarbungen der Hornhaut und zur Erblindung führen.

Die *HSV-Enzephalitis* ist eine lebensbedrohliche Erkrankung. Bei dieser nekrotisierenden Enzephalitis klagen die Patienten über akut auftretendes Fieber und Kopfschmerzen, rasch kommen epileptische Anfälle und fokale neurologische Ausfälle hinzu. Unbehandelt folgen bei drei Viertel der Patienten Koma und Tod. Temporallappen und Inselrinde sind fast immer betroffen. Durch die prompte Diagnose und Behandlung wurde die Letalität auf 25 % gesenkt.

Der Tzanck-Test ist ein inzwischen obsoleter Bedside-Test, der nur einige Minuten dauert und bei Infektionen mit HSV1, HSV2 oder Varicella-Zoster-Virus (VZV) positiv ausfällt, aber nicht zwischen diesen drei Viren unterscheiden kann. Allerdings lässt sich eine HSV-Infektion klinisch von der Varicella-Zoster-Infektion abgrenzen. Für den Test wird das Dach eines Bläschens entfernt und die Basis mit einem 15er-Skalpell abgeschabt. Das Präparat wird auf einen Glasträger verbracht und trocknet dort für 1–2 Minuten. Anschließend wird für 60 Sekunden ein blauer Farbstoff, wie Giemsa oder Toluidinblau, zugegeben und dann vorsichtig abgespült. Der Objektträger wird abgetrocknet und nach der Zugabe von Mineralöl mit einem Deckplättchen abgedeckt. Bei der nun folgenden mikroskopischen Untersuchung finden sich in der Probe zahlreiche mehrkernige Riesenzellen, welche die virale Ätiologie der Blase bestätigen.

Inzwischen ist eine schnelle Immunfärbung möglich. Sie besitzt eine hohe diagnostische Sensitivität und Spezifität und kann die verschiedenen Herpesviren unterscheiden. Diese Form der direkten Immunfluoreszenztechnik (DFA) ähnelt dem Tzanck-Test. Auch hier wird vom Blasengrund ein Präparat gewonnen und auf einen Objektträger gegeben. Die Anfärbung wird mit Antikörpern gegen die jeweiligen Herpesviren durchgeführt. Die Betrachtung erfolgt unter dem Fluo-

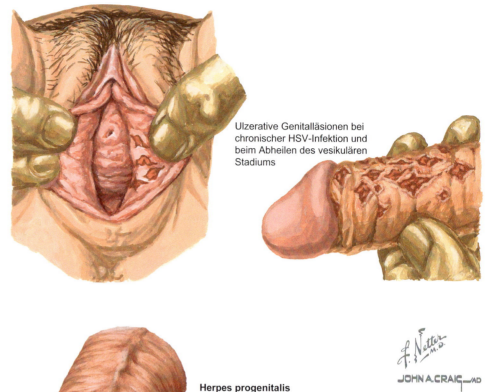

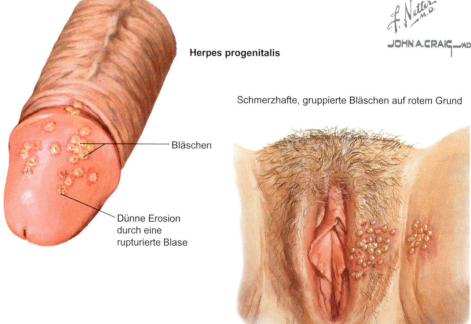

Abb. 6.11

reszenzmikroskop und eine positive Probe fluoresziert bei einem der Virusstämme. Dieser Test dauert 1–2 Stunden.

Zur Unterscheidung der Virustypen kann auch eine kulturelle Anzüchtung aus dem Bläscheninhalt erfolgen. Dieser Test dauert zwar mehrere Tage bis eine Woche, ist aber am sensitivsten und spezifischsten.

Histologie: Die Untersuchung einer Blasenbiopsie zeigt eine ballonierende Degeneration der epidermalen Keratinozyten, durch welche die Blase entsteht.

Es besteht ein gemischtes entzündliches Infiltrat um den oberflächlichen und tiefen dermalen Gefäßplexus. Im Blasengrund finden sich mehrkernige Riesenzellen. Die histologischen Befunde erlauben keine Unterscheidung zwischen HSV1, HSV2 und VZV.

Pathogenese: HSV1 und HSV2 sind doppelsträngige DNA-Viren mit Lipidhülle. Sie gehören gemeinsam mit VZV zur Unterfamilie der Alphaherpesvirinae. Die fünf anderen Herpesviren werden etwas anders klassifiziert.

(Fortsetzung)

Das Virus bindet mit speziellen Glykoproteinen seiner Lipidhülle an die Wirtszelle. Danach verschmilzt die Lipidhülle mit der Wirtszelle, sodass das Virus in das Zytoplasma gelangt. Für diese Bindung und Sicherung des Zugangs zur Wirtszelle sind zahlreiche Glykoproteine verantwortlich. Das HSV-Kapsid, das ein Ikosaeder bildet, wandert durch das Zytoplasma zum Zellkern. Dort bindet es durch die Interaktion verschiedener Membranproteine an die Kernmembran und überträgt seine DNA in den Zellkern.

Sobald die HSV-DNA in den Zellkern gelangt ist, kann sie latent werden und ruhen oder aktiv neue Viruspartikel produzieren. Bei aktiver Replikation wirken die HSV-Partikel nach der Virusreplikation oft zytotoxisch auf die betroffene Zelle, was die Produktion von weiteren Viruskopien und deren Freisetzung aus der Wirtszelle fördert. HSV kann sich den zelleigenen Replikationsapparat zunutze machen. Es verwendet die DNA-Polymerase der Wirtszelle zur Replikation seiner eigenen DNA und den Zellapparat zur Produktion der für die Virusreplikation erforderlichen Proteine. Das Virus enthält mehrere DNA-Gene, die früh oder erst spät im Krankheitsverlauf exprimiert werden, wenn sich das Virus replizieren will. Die frühen Gene sind für die Replikation und Regulation der viralen DNA-Gene erforderlich. Die späten Gene kodieren für das Viruskapsid. Sobald die viralen Elemente in ausreichender Menge und im entsprechenden Verhältnis zueinander produziert wurden, gehen die Viruspartikel spontan dazu über, ein Kapsid zu produzieren, das die virale DNA umhüllt. Dies geschieht im Kern der Wirtszellen. Anschließend passiert das Virus die Kernmembran und die Zellmembran, wobei es seine Lipiddoppelschicht erhält. Jetzt kann das Virus einen anderen Wirt infizieren.

Alternativ kann das Virus nach dem Eintritt in die Wirtszelle latent werden. Dies gilt vor allem bei Nervengewebe. Die Virus-DNA inseriert sich selbst in die Wirts-DNA, in der es ruht und verborgen liegt, bis es später zur Reaktivierung kommt. Dazu faltet es den Komplex aus DNA und Histon so, dass die viralen Gene nicht exprimiert werden können. Nach der Reaktivierung, wenn das Virus bereit ist, neue Viruspartikel zu produzieren, wird dieser Latenzmechanismus irgendwie inaktiviert, sodass eine Virusreplikation stattfindet.

Behandlung: Die Therapie und ihre Effizienz hängen vor allem vom Zeitpunkt ab. Antivirale Medikamente hemmen die Virussynthese und wirken am besten, wenn sie früh im Krankheitsverlauf gegeben werden. Erstinfektionen sollten grundsätzlich mit einem der Virustatika aus der Aciclovirgruppe behandelt werden. Zu dieser Gruppe eng miteinander verwandter Medikamente gehören Aciclovir, Famciclovir, Valaciclovir und topisches Penciclovir. Rezidive können zum Zeitpunkt des Ausbruchs oder mit chronischer täglicher Suppressionstherapie behandelt werden. Das ausgedehnte Eccema herpeticatum, zentralnervöse Infektionen und Infektion bei Immunsuppression sollten intravenös behandelt werden. Die Substanzen der Aciclovirfamilie werden durch eine virusspezifische Thymidinkinase in ihre aktive Form umgewandelt. Der entstehende Metabolit ist ein potenter Hemmstoff der viralen DNA-Polymerisierung. Diese Medikamente sind hochspezifisch für virale Enzyme und besitzen ein ausgezeichnetes Nebenwirkungsprofil. Aciclovirresistente HSV sind bekannt und werden vorzugsweise mit Foscarnet behandelt, das nicht erst durch die Thymidinkinase aktiviert werden muss, um die HSV-Replikation aktiv zu hemmen und dadurch den Resistenzmechanismus umgeht. Gegen die latente Infektion gibt es bislang keine wirksame Therapie.

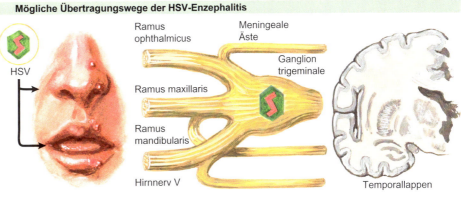

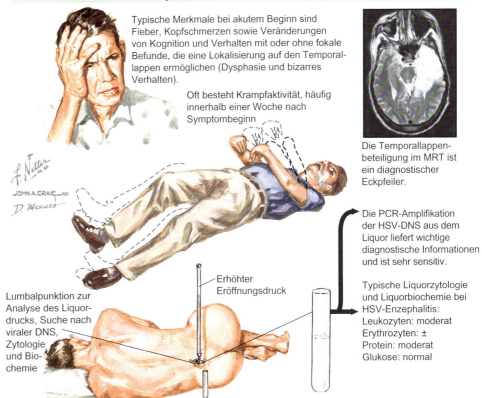

Abb. 6.12

Histoplasmose

Die Histoplasmose ist im Ohio River Valley endemisch, kommt aber in ganz Nordamerika sowie seltener in Mittel- und Südamerika vor. Es handelt sich primär um eine Lungenerkrankung, die bei Disseminierung auch die Haut befällt; allerdings ist durch direkte Inokulation auch eine isolierte Hauterkrankung möglich. Betroffen sind vor allem immungeschwächte Patienten, die infektiöse Sporen eingeatmet haben, die im Bronchialbaum verbleiben. Die meisten Infektionen verlaufen subklinisch.

Klinisches Bild: Die Erkrankung betrifft vor allem immungeschwächte Patienten. Weitere Risikofaktoren sind Berufe mit vermehrtem Kontakt mit Fledermaus- oder Vogelkot in Endemiegebieten. Der Pilz befindet sich nicht im Vogelkot, er findet darin aber optimale Wachstumsbedingungen. Die Patienten inhalieren die Sporen. Meist bestehen keine Symptome, nur gelegentlich treten leichte grippeartige Symptome auf, die nicht diagnostiziert oder als Infektion der oberen Atemwege fehldiagnostiziert werden. Nach Abheilung der Primärinfektion finden sich im Thorax-Röntgen oft sichtbare Lungenveränderungen, häufig kleine, symmetrische miliare Kalzifikationen am Hilus. Andere Lungenbefunde ähneln denen bei Tuberkulose, Lungenkrebs oder Metastasen. Möglich sind eine bilateral hiläre Adenopathie sowie eine Lobärpneumonie.

Bei immungeschwächten Wirten kann die Erkrankung in andere Organe, oft auch in die Haut, disseminieren. Hautbefunde sind Papeln, Plaques oder Knötchen mit unterschiedlich starker Ulzeration. Eventuell entwickeln sich subkutane Abszesse mit ausgeprägten Fistelgängen. Durch die Rötung der Umgebung entsteht der Eindruck einer Phlegmone. Oft findet sich eine Adenopathie der drainierenden Lymphknoten. Die Diagnosesicherung erfolgt mittels Histologie und Kultur.

Histologie: In der Hautbiopsie findet sich eine pseudokarzinomatöse Hyperplasie der Epidermis mit darunterliegendem granulomatösem Infiltrat. Oft bestehen Ulzera und Abszesse mit ausgedehnter Nekrose. Das Zytoplasma der Histiozyten enthält die hefeartigen Organismen. Dies ist eine der wenigen Infektionen mit phagozytierten Histiozyten. Die Hefestrukturen sind rund bis oval und oft von einem klaren Bereich umgeben. Außerdem finden sich die Hefen in der Dermis zwischen und in den entzündlichen Infiltraten. Durch Spezialfärbungen, wie Periodsäure-Schiff-Reagenz oder Grocott-Silberfärbung, sind sie besser zu erkennen.

Am besten wächst der Pilz auf Sabouraud-Medium. In der Myzelphase wächst er langsam und imponiert als braune, flockige Pilzkultur.

Pathogenese: *Histoplasma capsulatum* ist ein dimorpher Pilz, der für zahlreiche, unter anderem pulmonale, perikardiale und kutane Infektionen verantwortlich ist. Er kommt ubiquitär vor und lebt im Erdreich als Saprophyt. Die Sporen des in der Myzelphase befindlichen Pilzes werden inhaliert oder direkt in die Haut inokuliert. Sobald sie in den Körper gelangt sind, verursacht die Temperaturänderung die Transformation der Sporen in die Hefeform. Die meisten Infektionen verlaufen unbemerkt, fast ebenso häufig ist ein subklinischer, leichter, grippeähnlicher Verlauf. Die meisten Fälle sind selbstlimitierend; die einzigen Hinweise auf eine durchgemachte Erkrankung sind die

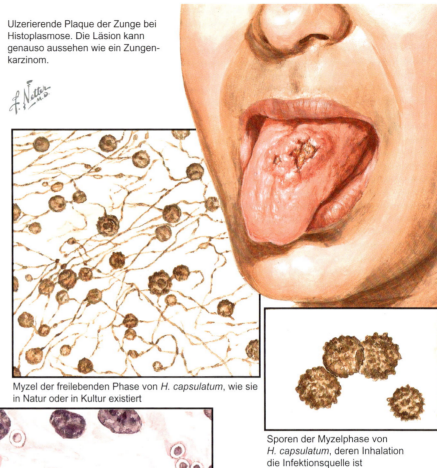

Ulzerierende Plaque der Zunge bei Histoplasmose. Die Läsion kann genauso aussehen wie ein Zungenkarzinom.

Myzel der freilebenden Phase von *H. capsulatum*, wie sie in Natur oder in Kultur existiert

Sporen der Myzelphase von *H. capsulatum*, deren Inhalation die Infektionsquelle ist

Dimorpher Pilz. *H. capsulatum* im Gewebe

H. capsulatum in einer Makrophage, sog. phagozytierter Histiozyt. In dieser Hefe- oder Gewebephase kann der Organismus nicht von Mensch zu Mensch übertragen werden.

Abb. 6.13

Entwicklung von Granulomen in der Lunge und eine positive verzögerte Hypersensibilität in der Hauttestung. Bei Immunsuppression eines bereits oder neu exponierten Patienten besteht die Gefahr einer Reaktivierung der Erkrankung und schwerer Komplikationen.

Behandlung: Die meisten pulmonalen Erstinfektionen, bei denen das Immunsystem den Pilz eindämmt, werden nicht diagnostiziert. Bei leichten pulmonalen Symptomen von immunkompetenten Patienten muss nicht zwingend eine Therapie erfolgen, da sie meist spontan abklingen. Bei schwererer Erkrankung oder Immunschwäche sollte eine Behandlung mit einem der drei am besten wirksamsten und untersuchten Medikamente erfolgen: Fluconazol, Itraconazol oder Amphotericin B. Oft muss die Behandlung über eine längere Zeit erfolgen. Patienten mit Acquired Immunodeficiency Syndrome profitieren von der antiviralen Therapie des Human Immunodeficiency Virus. Patienten, die chronisch Immunsuppressiva einnehmen, sollten diese möglichst absetzen oder die Dosis reduzieren.

Lepra

Lepra ist eine chronische Multisystemerkrankung mit Hautbefall durch eine Infektion mit dem Bakterium *Mycobacterium leprae*. Im angloamerikanischen Sprachraum wird sie oft als *Hansen-Krankheit* bezeichnet. Der norwegische Arzt Gerhard Hansen war 1873 der Erstbeschreiber von *M. leprae* als Ursache der Lepra. Am häufigsten kommt Lepra in Gegenden von Afrika, Südostasien und Südamerika und darüber hinaus in isolierten Bereichen von Nordamerika vor.

Klinisches Bild: An der Haut zeigt sich zunächst oft eine solitäre hypopigmentierte Macula. Im betroffenen Bereich sind Sensibilität und Temperaturempfinden gestört. Diese Anfangsphase wird als *Lepra indeterminata* bezeichnet. Zu diesem Zeitpunkt ist unbekannt, wie die Immunreaktion des Wirts ausfallen wird. Sofern die zellvermittelte Wirtsabwehr die Bakterien in Schach halten kann, entwickelt der Patient nach einiger Zeit eine *Lepra tuberculoides* mit einem bis drei Flecken oder Plaques mit erhabenem Rand und zentraler Delle. Die Läsionen sind oft hypopigmentiert und enthalten keine Adnexen, wie Haare. Diese Form der Lepra befällt oft auch die peripheren Nerven (z. B. N. medianus, N. ulnaris), die bei Palpation vergrößert sind und in unregelmäßigem Abstand knotige Veränderungen aufweisen. Durch Nervenbeteiligung werden die innervierte Haut und Muskeln beeinträchtigt.

Bleibt eine starke, zellvermittelte Immunreaktion aus, entwickelt sich die *Lepra lepromatosa,* die mit Hunderten hypopigmentierter Flecke und Plaques sowie mit Haarausfall in den betroffenen Hautbereichen und Ausfall der Wimpern und Augenbrauen einhergehen kann. Diese Form der Lepra betrifft oft zahlreiche Nerven und führt zur Neuropathie. Abhängig vom Ausmaß der zellvermittelten Immunreaktion unterscheidet man mehrere Grade, die nach dem Ridley-Jopling-System unterteilt werden.

Pathogenese: *M. leprae* ist ein säurefestes Mykobakterium, das in Umgebungen mit einer durchschnittlichen Temperatur von 29 °C vorkommt. Die Bakterien werden höchstwahrscheinlich inhaliert und breiten sich dann hämatogen in der Haut und anderem Gewebe aus. Die obligat intrazelluläre Bakterie überlebt in Histiozyten, in denen sie vor der Wirtsabwehr geschützt ist. Bei schlechter Abwehrlage entsteht die Lepra lepromatosa, bei guter Abwehrreaktion die Lepra tuberculoides. Da die Bakterien nicht hochkontagiös sind (nur etwa 5 % der Menschen erkranken nach Exposition), werden derzeit mehrere Gene als mögliche Suszeptibilitätsmarker untersucht. Eine Besonderheit ist, dass diese Bakterie die peripheren Nerven infizieren kann. Sie exprimiert ein Protein, phenolisches Glykolipid 1 (PGL-1), das an periphere Nervenzellen binden kann. Dadurch kann die Bakterie eindringen und sich dort vermehren. Auch viele andere Gewebe können infiziert werden.

Histologie: Bei der Diagnosesicherung ist eine Hautbiopsie ausgesprochen hilfreich. Das histologische Bild hängt stark von der Lepraform, die der Patient entwickelt, ab. Bei Lepra tuberculoides besteht ein granulomatöses Infiltrat mit wenigen, verstreut liegenden Bakterien, sodass eine modifizierte Färbung für Säurefestigkeit erfolgen muss (Faraco-Fite-Färbung), um die kleinen, roten, stäbchenförmigen Bakterien zu erkennen, was nur mit einem Ölimmersionsobjektiv möglich ist.

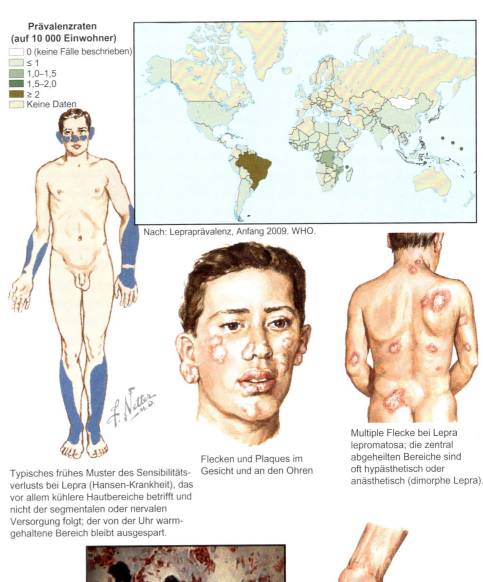

Abb. 6.14

Bei der Lepra lepromatosa findet sich ein gemischtzelliges dermales Infiltrat aus Plasmazellen, Lymphozyten und schaumigen Histiozyten mit darüberliegender Grenzzone. Die Histiozyten enthalten bei Betrachtung in Ölimmersion zahlreiche Bakterien. Außerdem liegen in der gesamten Dermis verstreut Bakterien.

Behandlung: Die Weltgesundheitsorganisation (WHO) hat Behandlungsleitlinien der Lepra erarbeitet und die Therapie sollte immer anhand der aktuellsten Informationen erfolgen. Wichtigstes Behandlungsziel ist die Reduktion der bakteriellen Last. Die Lepra tuberculoides wird mit Rifampicin, Minocyclin, Ofloxacin und Dapson behandelt. Das Behandlungsschema variiert im Laufe der Therapie, die über bis zu 6 Monate erfolgen muss, wobei das Protokoll unbedingt eingehalten werden muss. Noch länger ist die Therapiedauer bei Lepra lepromatosa, die mit einer Kombination aus Dapson, Clofazimin und Rifampicin behandelt wird.

Pediculosis

Läuse sind nichtflugfähige Insekten, die sich vom Blut ihres menschlichen Wirts ernähren. Sie befallen den Menschen seit Tausenden von Jahren und verursachen auch weiterhin jährlich mehrere Millionen Erkrankungen. Es gibt drei Formen von Läusen: Kopflaus, Kleiderlaus und Schamlaus. Meist verursachen Läuse durch den Biss bei ihrer Blutmahlzeit eine lokalisierte Hauterkrankung. Allerdings haben Läuse auch schon Krankheiten auf den Menschen übertragen. Die wichtigsten von Kleiderläusen übertragenen Krankheitserreger sind die Bakterien, die das epidemische Fleckfieber, das Rückfallfieber und das Fünf-Tage-Fieber auslösen. Diese Infektionen sind in den USA und Nordamerika selten, kommen aber vor, weswegen man mit ihren Ursachen und Vektoren vertraut sein sollte.

Klinisches Bild: Läuse befallen Menschen unabhängig von Alter, Geschlecht und ethnischer Zugehörigkeit. Kleiderläuse finden sich gehäuft bei Patienten mit niedrigem sozioökonomischem Status, insbesondere bei Obdachlosen. Scham- oder Filzläuse werden sexuell übertragen und sind bei jüngeren Erwachsenen häufiger als in anderen Altersgruppen, bei denen sie aber auch vorkommen.

Die *Pediculosis capitis* (Kopflausbefall) ist in Europa und Nordamerika die vermutlich häufigste Form des Lausbefalls. Die Laus, *Pediculus humanus capitis*, findet sich vor allem auf der Kopfhaut, wo sie zwischen den Haarschäften lebt. Diese Läuse werden durch engen Kontakt und Keimträger, wie Kämme, Kissen und Kopfstützen, übertragen. Die Patienten klagen über starken Juckreiz auf der Kopfhaut und im Nacken. Bei der Inspektion finden sich kleine (1–2 mm), rote, exkoriierte Papeln. Bei ausbleibender Diagnose treten im Laufe der Zeit zunehmend Kratzspuren auf. Die Diagnosesicherung erfolgt durch das Finden einer Laus, die in der Regel 2–4 mm lang und hellbraun ist. Unmittelbar nach einer Blutmahlzeit kann ihr Bauch rötlich erscheinen. Diese Insekten bewegen sich eher langsam und können weder fliegen noch springen; dadurch sind sie leicht zu fangen und zu identifizieren. Die Eisäcke (Nissen) sind fest an den Haaren befestigt. Im Gegensatz dazu können Schuppen, die wie kleine Röhrchen auf die Haare aufgefädelt sind (Pseudonissen), frei auf den Haarschäften hin und her geschoben werden. Die Nissen befinden sich nahe der Kopfhaut in der Regel in einem Abstand ≤ 0,5 mm und schlüpfen innerhalb von 2 Wochen. Daher sind Nissen, die ≥ 2 cm von der Kopfhaut entfernt sind, oft leer. Persistierender Befall kann mit einer bakteriellen Superinfektion und einer Pyodermie mit zervikaler Adenopathie einhergehen.

Die *Pediculosis pubis* (Schamlausbefall) ist eine häufige, sexuell übertragene Erkrankung. Die Filzlaus, *Phthirus pubis*, ist strukturell leicht von der Kopf- und Kleiderlaus zu unterscheiden. Die Patienten klagen über Juckreiz und bemerken oft winzige Blutstropfen in ihrer Unterwäsche, die von geringen Nachblutungen nach der Blutmahlzeit der Läuse stammen. Filzläuse besitzen spezialisierte Greifarme, mit denen sie sich auf dem gesamten Körper bewegen können, weswegen sie auch überall vorkommen. Sie bevorzugen Wimpern und Augenbrauen. Dies ist von klinischer Bedeutung, weil alle betroffenen Bereiche behandelt werden müssen.

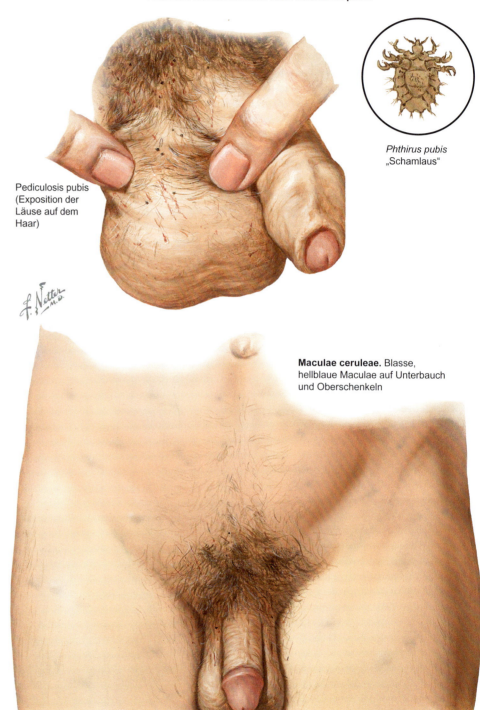

Klinische Manifestationen von Pediculosis pubis

Pediculosis pubis (Exposition der Läuse auf dem Haar)

Phthirus pubis „Schamlaus"

Maculae ceruleae. Blasse, hellblaue Maculae auf Unterbauch und Oberschenkeln

Abb. 6.15

Die *Pediculosis corporis* (Kleiderlausbefall) betrifft oft Obdachlose und Menschen, die unter schlechten hygienischen Bedingungen leben. Historisch traten Kleiderläuse epidemisch in Kriegszeiten auf, weil sie durch den über längere Zeit bestehenden engen Kontakt leicht übertragen werden. Die Kleiderlaus, *Pediculus humanus corporis*, ist mit bloßem Auge nicht von der Kopflaus zu unterscheiden. Erfahrene Entomologen können die beiden Spezies differenzieren. Kleiderläuse leben in der Kleidung, die sie für ihre Blutmahlzeiten verlassen. Die Patienten weisen am ganzen Körper zahlreiche juckende, rote bis livide, exkoriierte Papeln auf. Bei der Inspektion der Haut sind in der Regel keine Läuse zu entdecken. Der Befall ist erst bei genauer Betrachtung der Kleidung oder Bettwäsche zu erkennen, auf der sich Hunderte bis Tausende von Läusen, insbesondere in kleinen Verstecken, wie den Nähten, finden können. Neben den Läusen finden sich auch Eier und Larven.

(Fortsetzung)

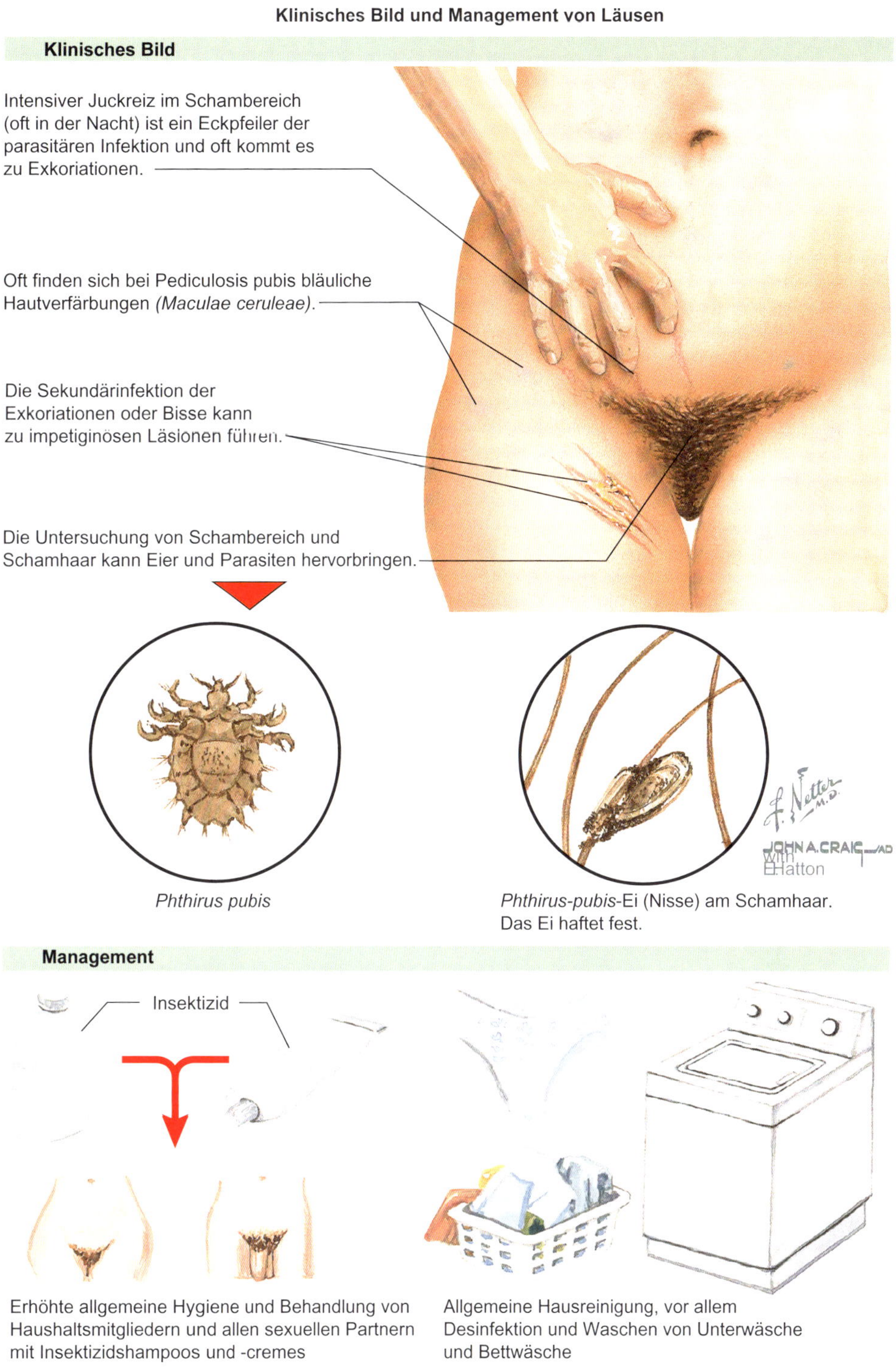

Die Kleiderlaus überträgt die Bakterien, die das Rückfallfieber, das Fünf-Tage-Fieber und das epidemische Fleckfieber auslösen: *Borrelia recurrentis*, *Bartonella quintana* und *Rickettsia prowazekii*. Die Bakterien leben im Darm der Läuse.

B. recurrentis ist der Erreger des Rückfallfiebers. Sie wird von einem Menschen auf den anderen übertragen, wenn Kot einer humanen Kleiderlaus in das Blut gelangt. Das Besondere an dieser Bakterie ist, dass sie ihre Oberflächenproteine umordnen kann, weswegen es vermutlich zum rezidivierenden Rückfallfieber kommt: Das Immunsystem des Wirts reagiert periodisch auf die Oberflächenänderungen der Bakterien.

B. quintana ist eine durch den Läusekot übertragene Bakterie. Nachdem die Laus auf die Haut des Patienten defäkiert und er gekratzt hat, gelangen der Stuhl und die Bakterien in die Haut und lösen eine Infektion aus. Außerdem beißt die Laus oft nach der Defäkation und erzeugt so eine Eintrittspforte für die Bakterien. *B. quintana* verursacht das Fünf-Tage-Fieber, die bazilläre Angiomatose und die Peliose sowie eine Endokarditis. Die Infektionen betreffen meist HIV-positive Patienten und Obdachlose.

R. prowazekii ist ein obligat intrazellulärer Parasit, der durch den Kot der humanen Kleiderlaus auf den Menschen übertragen wird. Das natürliche Reservoir dieser Bakterie ist das amerikanische Zwerggleithörnchen (*Glaucomys volans*). Nach der Blutmahlzeit bei einem Menschen deponiert die infizierte Laus den Kot mit den *R. prowazekii* in der frischen Wunde und überträgt so die Infektion. Das epidemische Fleckfieber tritt meist in Kriegszeiten auf, wenn die Menschen über längere Zeit in engem Kontakt sind, und geht mit Fieber, Exanthem, Schmerzen, Delir und Allgemeinsymptomen einher.

Pathogenese: *P. humanus capitis* befällt Menschen und bevorzugt dabei die Kopfhaut. Die Läuse leben auf dem Wirt und nehmen regelmäßig an Kopf- oder Nackenhaut Blutmahlzeiten. Bei sehr langen Haaren kann die Blutmahlzeit in allen Bereichen des Körpers, die Kontakt mit den Haaren haben, vorkommen. Die Läuse vermehren sich rasch. Die etwas größeren Weibchen legen Eier, aus denen sich nach dem Schlüpfen innerhalb von vier Wochen erwachsene Läuse entwickeln.

Histologie: Die histologischen Hautbefunde ähneln sich bei allen Lausformen. Außerdem lässt sich ein Lausbiss histologisch nicht zuverlässig vom Biss eines anderen Insekts unterscheiden. Da die Diagnose klinisch gestellt werden kann, werden nur selten Hautbiopsien durchgeführt. In der Biopsie zeigt sich ein unspezifisches, gemischtzelliges oberflächliches und tiefes entzündliches Infiltrat mit Eosinophilen im Sinne einer Bissreaktion. Im Gegensatz zu Zeckenbissen oder Skabies, bei der gelegentlich Zeckenteile oder Milben in der Biopsie vorkommen, finden sich bei Pediculosis niemals Mundwerkzeuge oder andere Bestandteile der Läuse.

Behandlung: Die zur Behandlung verfügbaren Substanzen sind bei allen humanen Läusen gleich. Meist wird Permethrin gegeben, das bei richtiger Anwendung gute Heilungsraten erzielt. Gleichzeitig müssen die Nissen chemisch und mechanisch (Läusekamm) von den Haaren entfernt werden. Die Behandlung wird im Wochenabstand

Klinisches Bild und Management von Läusen

Klinisches Bild

Intensiver Juckreiz im Schambereich (oft in der Nacht) ist ein Eckpfeiler der parasitären Infektion und oft kommt es zu Exkoriationen.

Oft finden sich bei Pediculosis pubis bläuliche Hautverfärbungen (*Maculae ceruleae*).

Die Sekundärinfektion der Exkoriationen oder Bisse kann zu impetiginösen Läsionen führen.

Die Untersuchung von Schambereich und Schamhaar kann Eier und Parasiten hervorbringen.

Phthirus pubis

Phthirus-pubis-Ei (Nisse) am Schamhaar. Das Ei haftet fest.

Management

Insektizid

Erhöhte allgemeine Hygiene und Behandlung von Haushaltsmitgliedern und allen sexuellen Partnern mit Insektizidshampoos und -cremes

Allgemeine Hausreinigung, vor allem Desinfektion und Waschen von Unterwäsche und Bettwäsche

Abb. 6.16

wiederholt. Bettwäsche und Kleidung müssen desinfiziert werden. Lindan ist inzwischen wegen einer möglichen Neurotoxizität obsolet. Malathion und orales Ivermectin sind ausgezeichnet wirksam. Ivermectin muss nach einer Woche erneut gegeben werden, weil es die sich in den Nissen entwickelnden Larven nicht abtötet.

Bei Kleiderläusen muss zusätzlich der gesamte Haushalt oder Lebensbereich desinfiziert werden. Stark befallene Kleidung sollte entsorgt werden. Eventuell sollte eine professionelle Ausräucherung erfolgen.

Lyme-Krankheit

Die Lyme-Krankheit wird von Zecken übertragen und durch die Spirochäte *Borrelia burgdorferi* ausgelöst. Wichtigster Überträger auf den Menschen ist die Hirschzecke, *Ixodes scapularis*. Die 1975 in der Stadt Lyme in Connecticut entdeckte Erkrankung ist in den USA die häufigste von Zecken übertragene Krankheit. Die meisten Fälle treten – entsprechend der Zeckenaktivität – in Frühling, Sommer und Frühherbst auf. Die Krankheit betrifft nicht nur Menschen, sondern auch Hunde, Pferde und Rinder.

Klinisches Bild: Das Erythema migrans ist das typische Exanthem der Lyme-Krankheit. Es manifestiert sich an der Stelle des Zeckenbisses mit einer solitären schießscheibenförmigen Macula. In der Mitte befindet sich eine rote Macula, die von nicht betroffener Haut, die wiederum vollständig von einem sich konzentrisch ausbreitenden Erythem, das in die umliegende Haut ausläuft, umgeben ist. Die Läsionen des Erythema migrans haben einen Durchmesser > 2 cm. Es tritt kurz nachdem die Zecke die Bakterien in die Haut verbracht hat auf. Gelegentlich bildet der zentrale Anteil der Läsion ein Bläschen oder eine Blase. Meiste finden sich solitäre Hautläsionen, gelegentlich tritt jedoch eine disseminierte Lyme-Krankheit mit multiplen Hautläsionen auf. Sie sind kleiner und heller als die ursprüngliche Läsion und nicht vollständig schießscheibenartig. Diese frühe Disseminierung von *B. burgdorferi* findet bei einem Viertel der Betroffenen statt. Die meisten Patienten haben zum Diagnosezeitpunkt auch Allgemeinsymptome, wie Kopfschmerzen, Fieber und Malaise.

Das Erythema migrans betrifft etwa 75 % der mit dieser Spirochäte infizierten Patienten. Bleibt es aus und wird die Krankheit deshalb nicht behandelt, kann sich eine chronische Erkrankung, die mit verschiedenen Symptomen einhergeht, entwickeln. Eine der häufigsten Manifestationen ist die in der Regel oligoartikuläre Lyme-Arthritis. Ebenfalls häufig ist die periphere Fazialisparese durch zentralnervöse Beteiligung. Die chronische Lyme-Krankheit kann das kardiovaskuläre System, das Nervensystem, den Bewegungsapparat und das hämatologische System einbeziehen.

Histologie: Biopsien des Erythema migrans enthalten ein oberflächliches und tiefes lymphozytäres dermales Infiltrat mit zahlreichen Plasmazellen und Eosinophilen. Spirochäten finden sich in weniger als der Hälfte der Proben. Die pathologischen Befunde des Erythema migrans dienen zur Sicherung der klinischen Diagnose. Allerdings sollte die Behandlung schon vor Erhalt des pathologischen Befunds begonnen werden.

Pathogenese: Die Spirochäte *B. burgdorferi* wird durch einen Biss der Hirschzecke (*I. scapularis*) auf den Menschen übertragen. Natürliche Reservoire sind der Weißwedelhirsch und die Weißfußmaus, die jeweils nicht infektiös erkranken. Bei der Blutmahlzeit von einem dieser Reservoire erwirbt die Larve, Nymphe oder adulte Form von *I. scapularis* die Bakterien, die für die Zecke ungefährlich sind und über längere Zeit in ihrem Darm überleben können. Anschließend kann die Zecke die Bakterien auf einen Zufallswirt, z. B. den Menschen, übertragen. Eine Übertragung der Bakterien ist umso wahrscheinlicher, je länger die Zecke – vermutlich mindestens 24 Stunden – an den Wirt gebunden ist.

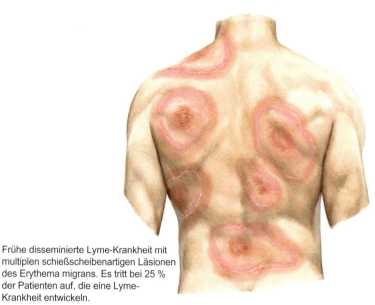

Frühe disseminierte Lyme-Krankheit mit multiplen schießscheibenartigen Läsionen des Erythema migrans. Es tritt bei 25 % der Patienten auf, die eine Lyme-Krankheit entwickeln.

Die Lyme-Krankheit wird durch den Biss einer mit Borrelia burgdorferi infizierten Zecke der Gattung *Ixodes scapularis* übertragen.

Fazialisparese: häufige Manifestationen der chronischen Lyme-Krankheit

Hyperakusis	Linksseitige periphere Fazialisschwäche	Linksseitige zentrale Fazialisschwäche
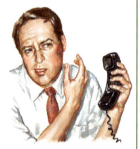	Beim Versuch des Lidschlusses rollt der Bulbus nach oben und exponiert die Sklera (Bell-Phänomen), aber nicht zum Lidschluss. 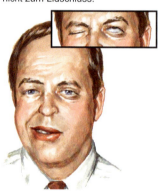	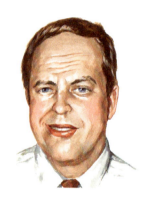
Dies kann ein Früh- oder Initialsymptom einer peripheren Fazialisparese sein: Der Patient hält den Hörer vom Ohr entfernt, weil er schmerzhaft geräuschempfindlich ist. Auch ein Verlust des Geschmackssinns auf derselben Seite ist möglich.	Der Patient kann die Stirn nicht runzeln, das Augenlid hängt ganz leicht, der Patient kann nicht alle Zähne auf der betroffenen Seite zeigen und die Unterlippe hängt leicht.	Das Lächeln ist unvollständig mit sehr subtiler Abflachung der betroffenen Nasolabialfalte und relativem Erhalt der Beweglichkeit von Augenbraue und Stirn.

Abb. 6.17

Behandlung: Das Erythema migrans wird für 3 Wochen mit Doxycyclin behandelt. Diese Therapie ist hocheffektiv und weist ein ausgezeichnetes Sicherheitsprofil auf. Alternativ kann bei Gegenanzeigen oder Kindern Amoxicillin gegeben werden. Bei zentralnervöser Beteiligung ist eine intravenöse Behandlung mit Ceftriaxon oder Penicillin erforderlich. Entscheidend ist die Prävention durch permethrinhaltige Repellenzien, die Hirschzecken effektiv abwehren. Bei Aufenthalten im Freien in Endemiegebieten sollte mit Permethrin imprägnierte Kleidung getragen werden.

Nach dem Aufenthalt in Gegenden mit Baumbestand sollte die Haut nach Zecken abgesucht werden. Vorhandene Zecken müssen sofort entfernt werden, weil die Übertragung der Spirochäte etwa 24 Stunden in Anspruch nimmt. Diese Inspektion funktioniert aber nur bei erwachsenen Zecken. Die Larven und Nymphen sind zu klein und werden fast immer übersehen.

Lymphogranuloma venereum

Das Lymphogranuloma venereum ist eine sexuell übertragene Krankheit (Sexually Transmitted Disease, STD) durch die Infektion mit *Chlamydia trachomatis* der Serotypen L1, L2 und L3. Die Erkrankung durchläuft drei Übertragungsphasen. Früher war diese bakterielle Erkrankung auf die Tropen begrenzt, kommt aber inzwischen aufgrund des weltweiten Reiseverkehrs überall vor. Betroffen ist vor allem die Haut der Leisten und des Genitalbereichs. Oft bestehen gleichzeitig weitere STD, auf die bei gesichertem Lymphogranuloma venereum grundsätzlich ein Screening erfolgen sollte.

Außerdem ist *C. trachomatis* für zahlreiche infektiöse Komplikationen, wie Pneumonien, urogenitale Infektionen, Konjunktivitiden und das Trachom, verantwortlich. Letzteres beginnt als Konjunktivitis und führt zu einer starken chronischen Entzündung der bulbären und Lidkonjunktiva, die vernarbt und unbehandelt zur Erblindung führt. Trachom und konjunktivale Erkrankung entstehen durch die Serotypen A, B und C.

Klinisches Bild: Das Lymphogranuloma venereum ist in den USA und Europa selten, gehört aber zur Differenzialdiagnose anogenitaler Ulzera. Betroffen sind vor allem Patienten mit niedrigem sozioökonomischem Status sowie promiskuitive Patienten. Die Übertragung erfolgt beim Geschlechtsverkehr. Nach einer kurzen Inkubationszeit (wenige Tage bis Wochen) entsteht eine schmerzlose Papel, die schließlich ulzeriert. Das Ulkus ist klein (Durchmesser ≤ 1 cm) und nicht verhärtet. Obwohl es oft als schmerzlos beschrieben wird, ist das Ulkus für den Patienten bei Druck oder Manipulation unangenehm. Dieses Primärstadium klingt unbehandelt spontan wieder ab, wobei das Ulkus nur eine feine Narbe zurücklässt.

Das Sekundärstadium beginnt mit einer schmerzhaften inguinalen Adenopathie. Die Erstbeteiligung erfolgt 2–3 Wochen nach dem Abheilen der Primärläsion und führt in der Regel beidseits zu leicht geschwollenen, schmerzhaften Lymphknoten in der Leistenbeuge. Im Laufe der Zeit verschmelzen die Lymphknoten miteinander und können große Bubonen bilden. Wenn beide Seiten des Leistenbands betroffen sind, bildet sich eine Furche über dem Leistenband *(groove sign)*. Die massive Adenopathie nekrotisiert und oft finden sich vereiterte Lymphknoten, die sich über Fistelgänge auf die Haut entleeren. Dieses Sekundärstadium geht mit Fieber und Allgemeinsymptomen einher.

Das Tertiärstadium mit Vernarbung und Fibrose sowie Elephantiasis der Genitalien ist seltener. Sofern Primär- und Sekundärstadium das Rektum einbezogen haben, sind rektale Fissuren und Strikturen mit chronischen Schmerzen möglich. Die Rektalerkrankung betrifft überwiegend männliche Homosexuelle.

Pathogenese: *C. trachomatis* ist ein gramnegatives, obligat intrazelluläres Bakterium. Eine Besonderheit ist, dass es nur begrenzt oder gar kein eigenes Adenosintriphosphat (ATP) als Energiequelle bilden kann, weswegen es gezwungen ist, in einer Wirtszelle zu leben. Die infektiöse Form der Bakterie, der Elementarkörper, gelangt in die Wirtszelle und entwickelt sich dort zum Retikularkörper. Dieser teilt sich in Tochterzellen (Elementarkörper), die dann aus der Zelle freigesetzt werden und andere Zellen oder Wirte infizieren.

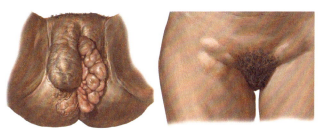
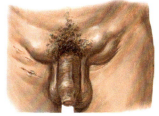

Lymphogranuloma venereum mit chronischem Lymphödem *(links)* und inguinaler Adenopathie *(rechts)*

Bubos bei einem männlichen Patienten mit Lymphogranuloma venereum durch eine massive Adenopathie auf jeder Seite des Lig. inguinale

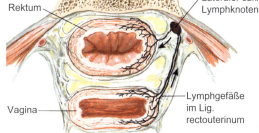

Ausbreitungsweg des Lymphogranuloma venereum von der oberen Vagina und/oder Cervix uteri zum Rektum über die Lymphgefäße

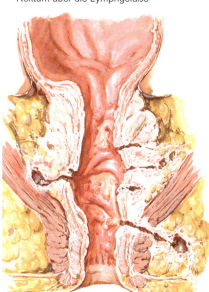

Rektumstriktur mit multiplen blinden Fisteln; die Strikturen verursachen chronische Schmerzen und sind eine signifikante Quelle von Morbidität.

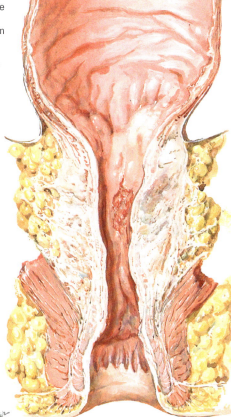

Lange tubuläre Rektumstruktur

Abb. 6.18

Histologie: Die Hautbiopsie des primären Ulkus zeigt eine Epithelnekrose mit gemischtzelligem, unspezifischem Entzündungsinfiltrat. Das Lymphogranuloma venereum hat keine pathognomonischen histologischen Merkmale. Die Diagnosesicherung ist nur mittels Gewebekultur (McCoy-Zellkultur) möglich. Der Nachweis mit Iod anfärbender, glykogenhaltiger Einschlusskörper ist sensitiv und spezifisch für *C. trachomatis*. Daneben gibt es mehrere serologische Tests, die jedoch nicht zuverlässig zwischen aktiver und zurückliegender Erkrankung unterscheiden können.

Behandlung: Durch die routinemäßige Applikation von Erythromycin in die Augen von Neugeborenen ist das Trachomrisiko drastisch gesunken. Das Lymphogranuloma venereum wird mit der oralen Gabe von Tetrazyklinen oder Makroliden behandelt. Gleichzeitig müssen alle Sexualpartner, auch wenn sie asymptomatisch sind, behandelt werden.

Meningokokkämie

Die Meningokokkämie kann ein breites Spektrum klinischer Erkrankungen auslösen, von denen die Meningokokkenmeningitis am schwersten und lebensbedrohlichsten verläuft. *Neisseria meningitidis* kann eine Septikämie, eine Pneumonie und eine Meningitis auslösen. Dies sind jeweils schwere Erkrankungen, die ohne sofortige Behandlung tödlich verlaufen. Außerdem verursacht das Bakterium eine schwere disseminierte intravasale Gerinnung (DIC) und das Waterhouse-Friderichsen-Syndrom, das auch als akute Nebennierenrindeninsuffizienz bezeichnet wird und durch die hämorrhagische Zerstörung beider Nebennieren entsteht. Es kann durch zahlreiche Organismen ausgelöst werden, wobei *N. meningitidis* zu den häufigeren Ursachen gehört.

Klinisches Bild: Am wahrscheinlichsten ist eine Erkrankung nach Meningokokkeninfektion bei Säuglingen. Jungen sind häufiger von der Infektion betroffen als Mädchen, eine ethnische Prädisposition besteht nicht. Zu den Risikofaktoren gehört ein rauchendes Haushaltsmitglied, vermutlich weil das Passivrauchen das Atemwegsepithel des Säuglings gerade so stark schädigt, dass die Bakterien die Schleimhaut penetrieren und ins Blut gelangen können. Weitere Risikofaktoren sind ein Komplementmangel (C5, C6, C7 und C8) und eine Asplenie, da die Milz eine zentrale Rolle bei der Entfernung kapseltragender Bakterien aus dem Blut spielt. Auch eine chronische Immunsuppression ebenso wie das Leben in überfüllten Unterkünften erhöht das Infektionsrisiko. Deswegen sind Kasernen und Studentenwohnheime oft Quellen für Ausbrüche.

Die *Meningitis* führt zu Fieber, Kopfschmerzen, Erbrechen, Nackensteifigkeit und meningealen Zeichen, wie Kernig- und Brudzinski-Zeichen. Das Kernig-Zeichen ist positiv, wenn die Streckung des Knies bei um 90° gebeugter Hüfte und Knien zu Schmerzen führt. Das Brudzinski-Zeichen ist sensitiver für die Meningitis und positiv, wenn das Beugen des Nackens zur Beugung von Hüften und Knien führt. Diese beiden Zeichen werden schon seit Langem zur klinischen Diagnose der Meningitis herangezogen. Mit fortschreitender Erkrankung können epileptische Anfälle oder ein Koma auftreten.

Hautbefunde sind eine palpable Purpura, Ekchymosen, eine großflächige makulöse *Purpura* sowie eine Nekrose der Haut mit sekundären Vesikulopusteln. Die Purpura kann anguliert und unregelmäßig begrenzt sein. Zentral ist die Haut im Bereich der Purpura oft dunkelgrau verfärbt. Häufig klagen die Patienten über Hautschmerzen. Durch die fortschreitende Nekrose kann eine Gangrän der Finger oder distalen Extremitäten auftreten. In schweren Fällen kann eine gesamte Extremität gangränös sein. Bei disseminierter intravasaler Gerinnung kommen zu den initialen Hautveränderungen noch Veränderungen der Verbrauchskoagulopathie hinzu. Eine disseminierte intravasale Gerinnung bedeutet eine schlechte Prognose.

Die fulminante Meningokokkämie kann zur hämorrhagischen Nekrose und schließlich zum akuten Funktionsverlust der Nebennieren führen *(Waterhouse-Friderichsen-Syndrom).* Dieses Syndrom betrifft zwar weniger als 5 % der Patienten mit einer Meningokokkämie, verläuft aber in mehr als 50 % der Fälle tödlich. Hautbefunde sind eine großflächige Purpura und Zyanose, außerdem bestehen die

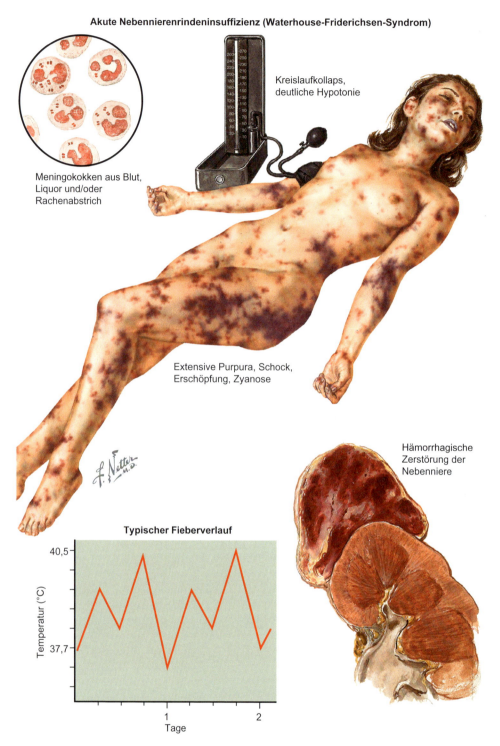

Abb. 6.19

Symptome eines Kreislaufkollapses und einer akuten Niereninsuffizienz sowie ein biphasisches Fieber. Die Hautbefunde entstehen durch die Embolisierung kleiner Gefäße oder eine Destruktion des Endothels durch die Septikämie. Die Blutextravasate durch die beschädigten Endothelwände führen zur massiven Purpura. Je großflächiger die kutane Purpura bei der Meningokokkämie ist, umso häufiger kommt es zum Waterhouse-Friderichsen-Syndrom.

Zur Diagnose kann eine Labortestung erfolgen; allerdings sollte das Ergebnis bei starkem Verdacht auf eine Meningikokkeninfektion nicht abgewartet, sondern sofort mit der Therapie begonnen werden.

Diagnosesichernd ist die Kultur von *N. meningitidis* aus Blut, Liquor oder Gewebe. Die gramnegativen Diplokokken wachsen auf Kochblutagar als kleine, runde, feuchte, graue Kolonien. Im gramgefärbten Liquor finden sich intrazelluläre gramnegative Diplokokken. Außerdem wachsen die Bakterien gut auf Thayer-Martin-Agar. Die Bakterien sind Oxidase-positiv und können bestimmte Zucker ansäuern. Anhand dieser Labordaten lässt sich *N. meningi-*

(Fortsetzung)

tidis von anderen Bakterien unterscheiden. Außerdem kann die Liquorprobe einer Polymerase-Kettenreaktion unterzogen werden, was jedoch nicht routinemäßig geschieht. Krankheitsverdacht, Erkrankung und Tod an einer Meningokokkensepsis oder -meningitis sind meldepflichtig.

Pathogenese: *N. meningitidis* ist ein gramnegativer Diplokokkus, der zum Überleben eine Eisenquelle benötigt. Aufgrund dieser Besonderheit ist der Mensch der einzige bekannte Wirt. Bei bis zu 10 % der Menschen besiedeln Meningokokken transient den Oropharynx. Für diese Carrier entstehen dadurch keine Konsequenzen, sie sind aber ein mögliches Reservoir der Meningokokkenerkrankung. Die Organismen werden durch engen Kontakt und den Austausch von Speichel übertragen. Sofern sie sich so stark vermehren können, dass sie eine Bakteriämie auslösen, werden sie zu potenziellen Pathogenen. Die Bakteriämie kann schnell in eine Septikämie (Meningokokkämie), eine schwere, lebensbedrohliche Erkrankung, die rasch zum Tod führen kann, übergehen. Bei Beteiligung der Hirnhäute entsteht die Meningokokkenmeningitis. Die Bakterien sind neurotrop und greifen die Hülle des Zentralnervensystems an.

Es sind mindestens 13 Serotypen von *N. meningitidis* bekannt, von denen 9 nachweislich humanpathogen sind. Es gibt einen Impfstoff, der vor den am häufigsten zur Erkrankung führenden Serotypen (A, C, Y und W-135) schützt. Die übrigen fünf Serotypen können unabhängig vom Impfstatus jeden Menschen infizieren. Die Bakterien exprimieren auf der Oberfläche ein Toxin (Lipooligosaccharid), das für viele der systemischen Symptome verantwortlich ist. *N. meningitidis* besitzt eine Kapsel, die es vor dem Immunsystem des Wirts schützt.

Histologie: Die Hautbiopsie zeigt meist eine Vaskulitis mit Neutrophilen, Fibrinoidnekrose und einem Erythrozytenextravasat. Die Organismen finden sich bei Gram-Färbung des Gewebes. Oft bestehen Embolien der Kapillaren und kleinen Venolen sowie sekundär eine Nekrose und ein Ulkus.

Behandlung: Wichtig ist das sofortige Erkennen der Symptome und das Einleiten einer intravenösen Antibiotikatherapie. Die Kontaktpersonen sollten auf Anzeichen einer Erkrankung untersucht werden und prophylaktisch oral Antibiotika erhalten, um eine epidemische Ausbreitung zu verhindern. Substanz der Wahl ist Ceftriaxon, gefolgt von Penicillin oder Chloramphenicol bei Penicillinallergie. Patienten mit Waterhouse-Friderichsen-Syndrom benötigen eine Nebennierenersatztherapie.

Die Kontaktpersonen erhalten Ciprofloxacin, Rifampicin oder Ceftriaxon. Bei ausreichend hohem klinischem Verdacht sollte unverzüglich mit der intravenösen Therapie und oralen Prophylaxe begonnen werden; schon die Verzögerung der Therapie um nur ein paar Stunden durch das Abwarten der Laborergebnisse kann zwischen Leben und Tod entscheiden.

Durch die Impfung wird die Inzidenz der Erkrankung niedrig gehalten; in Leitlinien ist festgelegt, welche Hochrisikogruppen wann geimpft werden sollten. Obwohl der Impfstoff nur vor 4 der 13 Serotypen von *N. meningitidis* schützt, kann er die Inzidenz dieser Erkrankung reduzieren und viele Leben retten.

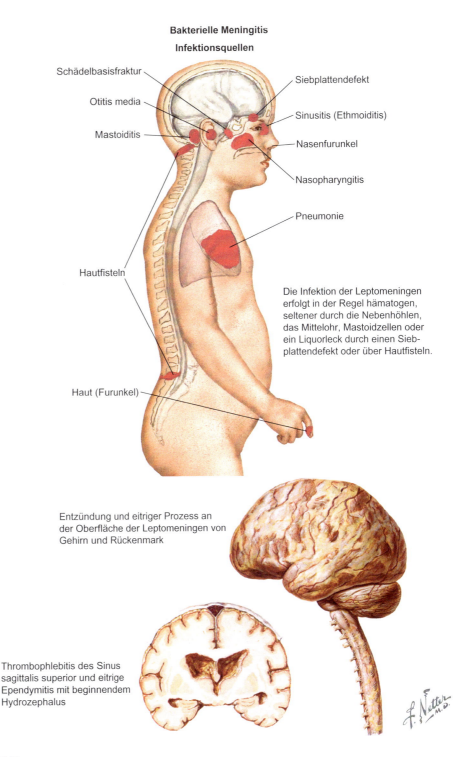

Abb. 6.20

Molluscum contagiosum

Wie der Name schon sagt, ist Molluscum contagiosum eine hochkontagiöse Virusinfektion mit geringer Morbidität. Am häufigsten sind Kinder betroffen. Die Diagnose wird klinisch nach Inspektion typischer Hautbefunde gestellt. Bei Befall des Genitalbereichs von Erwachsenen gilt Molluscum contagiosum als sexuell übertragene Erkrankung: Andere Übertragungswege sind bei immunkompetenten Erwachsenen selten. Bei unbekanntem Übertragungsweg sollte der Patient auf eine Immunsuppression überprüft werden. Bei chronischer Einnahme von Langzeitmedikamenten oder Acquired Immunodeficiency Syndrome besteht ein erhöhtes Risiko für eine Infektion mit Molluscum contagiosum.

Klinisches Bild: Diese Virusinfektion ist vor allem bei Kleinkindern häufig. Die Kinder stecken sich gegenseitig bei engen Kontakten an. Die Inkubationszeit beträgt 2–4 Wochen. Typisch sind kleine (3–5 mm), kuppelförmige, zentral eingedellte, livide bis weißliche Papeln, die meist gruppiert, seltener auch einzeln auftreten und überall am Körper vorkommen können. Abgesehen von einem leichten Juckreiz, der gelegentlich vorhanden sein kann, bestehen keine Symptome. Die Läsionen neigen dazu sich zu entzünden; sie sind dann schmerzhaft und gerötet und bluten beim Kratzen oder anderen Traumen. Je ausgeprägter die Entzündung ist, umso wahrscheinlicher hinterlässt sie Narben, die auch nach Superinfektionen häufig sind. Die meisten nichtentzündeten Läsionen klingen spontan innerhalb von 6 Monaten wieder ab.

Jüngere und ältere Erwachsene mit Molluscum contagiosum im Genitalbereich haben sich vermutlich bei Sexualkontakten angesteckt. In diesen Fällen sind häufig mehrere Läsionen, die sich überwiegend in der Leiste befinden, vorhanden. Auch sie heilen unbehandelt im Laufe der Zeit spontan wieder ab. Bei Immunschwäche und insbesondere bei HIV-Infektion besteht eine erhöhte Inzidenz von Molluscum contagiosum. In diesen Fällen ist die Infektion weitaus großflächiger als bei der typischen Form des Kindesalters.

Pathogenese: Molluscum contagiosum wird durch ein umhülltes, großes, Doppelstrang-DNA-Poxvirus, von dem es vier Typen gibt und das nur den Menschen infiziert, verursacht. Es wird als Molluscum-contagiosum-Virus (MCV) bezeichnet und seine vier Typen als MCV1 bis MCV4. Die Verbreitung erfolgt durch engen Körperkontakt sowie über Keimträger. Nachdem sich das Virus mithilfe von Glykosaminoglykanen an die Oberfläche der Zielzelle gebunden hat, gelangt die Virus-DNA in das Zytoplasma der Zelle, wo sie sich repliziert. Das Virus besitzt eine RNA-Polymerase zur Transkription der Virusgene sowie eine DNA-Polymerase zur Replikation seiner DNA. Es werden Früh- und Spätproteine produziert. Die Frühproteine dienen allgemein der Virusreplikation und die Spätproteine der Produktion der Virushülle. Diese Prozesse finden jeweils im Zytoplasma der infizierten Zelle statt. Sobald sich das Virus repliziert hat, stirbt die infizierte Zelle in der Regel ab, sodass die ziegelsteinförmigen Viruspartikel freigesetzt werden.

Histologie: Aufgrund der sehr typischen Befunde lässt sich Molluscum contagiosum leicht histologisch diagnostizieren. Allerdings werden in der Regel keine Biopsien entnommen, weil die Erkrankung klinisch diagnostiziert wird. Die infizierten Zellen weisen Molluscum-Körperchen auf,

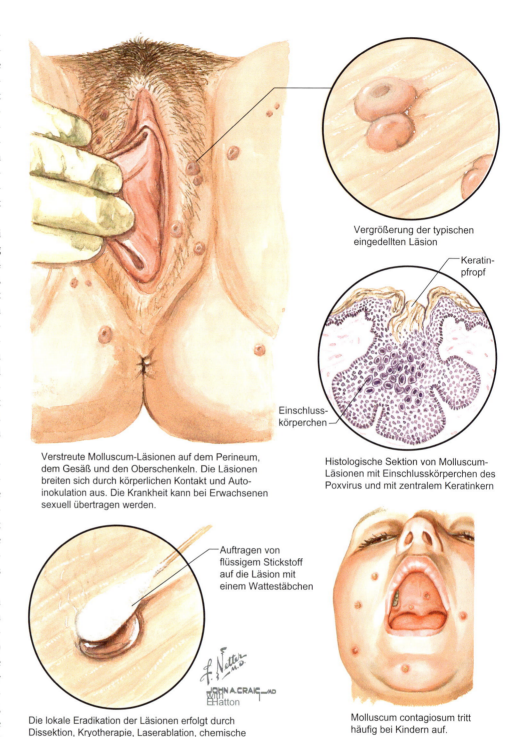

Abb. 6.21

die im Stratum basale als kleine, eosinophile zytoplasmatische Körperchen vorhanden sind und sich in der äußeren Epidermis zu größeren basophilen Körperchen entwickeln. Bei der Größenzunahme wird oft der Zellkern komprimiert. Diese intrazytoplasmatischen Einschlusskörperchen werden als *Henderson-Patterson-Körperchen* bezeichnet.

Behandlung: Bei Kindern ist Zuwarten die beste Therapie, da die meisten Fälle spontan wieder abklingen. Es gibt zahlreiche destruktive Verfahren. Die Kryotherapie mit flüssigem Stickstoff ist hocheffektiv, wird aber von den meisten Kindern schmerzbedingt nicht gut toleriert. Daneben gibt es noch viele andere Therapien, wie Tretinoincreme, Salizylsäure, Kürette, Kantharidin und Imiquimod, mit denen immunsupprimierte Patienten behandelt werden können. Außerdem sollte eine Reduzierung der Immunsuppressiva nach Absprache mit dem Transplantationsarzt oder dem Hausarzt versucht werden. Patienten mit großflächigem Molluscum-contagiosum-Befall und begleitender HIV-Infektion profitieren von hochaktiver antiretroviraler Therapie (HAART).

Parakokzidioidomykose

Die Parakokzidioidomykose oder südamerikanische Blastomykose kommt fast nur in Mittel- und Südamerika vor. Auslöser ist der dimorphe Pilz *Paracoccidioides brasiliensis*. Die Infektion erfolgt meist durch Inhalation der Chlamydosporen. In der Umwelt kommt der Pilz in seiner Myzel- oder Schimmelphase vor; bei Körpertemperatur wandelt er sich in seine Hefeform um. Die primäre Lungeninfektion kann zu einer disseminierten Erkrankung mit sekundärem Hautbefall führen. Bei direkter Inokulation entsteht die primär kutane Erkrankung.

Klinisches Bild: Diese Pilzinfektion ist aus nur schlecht verstandenen Gründen bei Männern häufiger als bei Frauen. Möglicherweise sind Männer häufiger beruflich exponiert (oft Landwirte) oder Östrogen besitzt eventuell eine Schutzfunktion. Eine ethnische Prädisposition besteht nicht. Immunkompetente Menschen entwickeln nach Pilzexposition in der Regel eine subklinische Infektion. Anschließend wird der Pilz entweder in Lungengranulome eingeschlossen oder es entsteht eine klinische Erkrankung. Bei Gesunden ohne klinische Befunde kann eine serologische Narbe bestehen. Manche Wirte entwickeln ein klinisches Bild aus grippeähnlichen Symptomen mit Krankheitsgefühl, Gewichtsverlust, Müdigkeit, Fieber, Pneumonie und Pleuritis. Progressive pulmonale Läsionen finden sich häufig bei Immunsuppression, können aber auch unabhängig vom Immunstatus auftreten.

Im Thorax-Röntgen finden sich ähnlich wie bei der Tuberkulose bilaterale Lungeninfiltrate, die oft konsolidierte Bereiche mit Höhlen bilden, die mit emphysematösen Veränderungen abheilen. Die Lunge ist nahezu immer betroffen und der Pilz disseminiert in Haut, drainierende Lymphknoten, Nebennieren, zentrales Nervensystem, Peritoneum und Gastrointestinaltrakt.

Die Parakokzidioidomykose geht mit zwei Arten von Hautveränderungen einher, von denen die disseminierte Erkrankung die häufigere ist. Die Läsionen betreffen vor allem Kopf und Hals und finden sich insbesondere an Mund und Nase. Auch Mundschleimhäute und Zunge sind betroffen. Die Schleimhautläsionen sind oft von Petechien überzogen. An der Haut finden sich Papeln, Knoten oder Plaques. Ulzera bestehen fast immer und die Patienten klagen über Schmerzen und Schwellung. Die Halslymphknoten sind vergrößert. Die infizierten Lymphknoten bilden oft Hautfisteln, über die sie spontan drainieren.

Die zweite Form der kutanen Parakokzidioidomykose entsteht durch Inokulation des Pilzes. Seine Sporen kommen im Erdreich vor, sodass Stichverletzungen der Haut mit einem kontaminierten Gegenstand eine primär kutane Parakokzidioidomykose auslösen können. Diese Läsionen imponieren als Papeln oder drainierende schmerzhafte Knoten mit oder ohne darüberliegendem Ulkus. Manche klingen spontan ab, die meisten vergrößern sich aber langsam.

Histologie: Die Hautbiopsie zeigt eine pseudokarzinomatöse Epidermishyperplasie mit unterschiedlich ausgeprägten Ulzera und Abszessen. Es besteht ein gemischtzelliges Entzündungsinfiltrat. In der darunterliegenden Dermis findet sich eine suppurative granulomatöse Entzündung. Bei sorgfältiger Betrachtung ist der Pilz in der Routinefärbung mit Hämatoxylin-Eosin zu erkennen. Die Zellen der Hefephase sind dickwandig und lichtbrechend. Sie sind in „Steuerradform" angeordnet, was kennzeichnend und spezifisch für *P. brasiliensis*

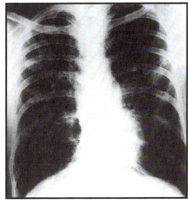

Bilaterale Lungeninfiltrate, die sehr an eine Tuberkulose erinnern. Die pulmonalen Läsionen können minimal oder sehr ausgedehnt sein.

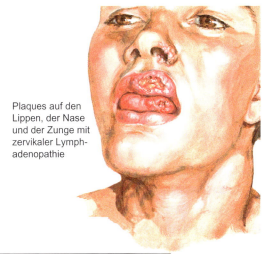

Plaques auf den Lippen, der Nase und der Zunge mit zervikaler Lymphadenopathie

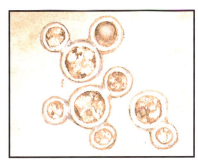

Hefephase von *P. brasiliensis* in frischem, ungefärbtem Sputum in 10 % NaOH mit Doppelwänden und einzelnen und multiplen Knospen

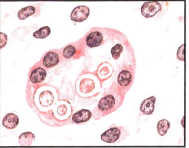

Mehrere doppelkonturierte Hefephasezellen mit einzelnen Knospen in einer Riesenzelle aus einer Hautläsion

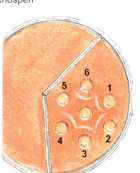

Präzipitintest. Antigen in der zentralen Wand; Serum von fünf verschiedenen Patienten in den peripheren Wells, die Präzipitinbande aufweisen. Die Wells 4 und 5 stammen vom selben Patienten vor und nach der Behandlung und belegen ein Ansprechen.

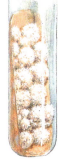

Myzelkolonien von *P. brasiliensis* auf Sabouraud-Agar bei Raumtemperatur. Das flaumige Aussehen entsteht durch filamentäre Hyphen mit interkalierten oder terminalen Chlamydosporen.

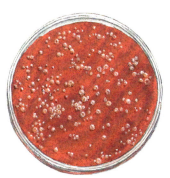

Kolonien der Hefeform von *P. brasiliensis* wachsen auf Blutagar bei 37 °C

Abb. 6.22

ist. Noch besser lässt sich der Pilz durch zahlreiche Spezialfärbungen, wie das Periodsäure-Schiff-Reagenz und Silberfärbungen, darstellen. Die Anzucht auf Sabouraud-Medium gelingt leicht; der Pilz bildet weiße, watteartige Kolonien.

Pathogenese: Der Pilz *P. brasiliensis* benötigt ungewöhnliche Umweltbedingungen zum Überleben und wächst abhängig von Boden-pH-Wert, geografischer Höhe und einer konsistenten Temperatur. Bei Änderungen der optimalen Wachstumsbedingungen wird sein Überleben reduziert. Die Wirtsreaktion auf den Pilz setzt eine intakte $T_H 1$-Helferzell-Reaktion voraus.

Behandlung: Itraconazol ist sehr wirksam und hat die Prognose dieser Erkrankung entscheidend verbessert. Wie alle systemischen Pilzinfektionen muss die Behandlung auch hier für mehrere Monate bis zu einem Jahr erfolgen. Früher wurden Sulfonamide gegeben. Unbehandelt geht die Erkrankung mit einer signifikanten Mortalitätsrate einher. Auch Ketoconazol und Fluconazol wurden erfolgreich eingesetzt und Amphotericin B ist inzwischen den schwersten Fällen und Therapieversagern unter den Azolen oder Sulfonamiden vorbehalten.

Skabies

Die Infektion des Menschen mit dem Parasiten *Sarcoptes scabiei* var *hominis* verursacht die Skabies (Krätze). Der Mensch ist der einzige bekannte Wirt. Die Übertragung erfolgt durch engen körperlichen Kontakt.

Klinisches Bild: Skabies befällt alle Menschen unabhängig von Geschlecht und ethnischer Zugehörigkeit. Das Exanthem der Skabies geht mit starkem Juckreiz einher. Oft kratzen sich die Patienten in Anwesenheit des untersuchenden Arztes und können damit nicht mehr aufhören. Viele geben an, dass dies der stärkste Juckreiz sei, den sie jemals gehabt hätten. Er ist abends am stärksten, vor allem kurz vor dem Einschlafen. Die Hautbefunde sind unterschiedlich. Die Gänge sind der Leitbefund der Skabies und pathognomonisch.

Die winzigen Gänge sind 0,5–1,0 mm breit und 0,5–1,5 cm lang, wellig oder gewunden mit einem winzigen schwarzen Punkt am Gangende. Dieser Punkt entspricht der Milbe, die sich durch die Haut gräbt. Wenn man den Gangbereich mit der Milbe abschabt und unter dem Mikroskop untersucht, ist die Milbe oft zu erkennen. Daneben können Eier und Skybala (Milbenkot) vorhanden sein. Jeder dieser Befunde ist diagnosesichernd. Die Gänge werden am häufigsten entlang der Finger und am Handgelenk entdeckt.

An den Handflächen finden sich oft winzige (1 mm) Flecke in den Hautlinien. Sie jucken stark und gehen mit Exkoriationen einher. Krätzmilben meiden Körperbereiche mit hohem Talgdrüsengehalt, weswegen sie jenseits der Pubertät fast nie im Gesicht auftreten. Bei Säuglingen und Kindern ist dies eher möglich, weil sie noch keine reifen Talgdrüsen gebildet haben. Außerdem befällt die Skabies oft die Genitalien. Das Skrotum ist bei einer Erkrankungsdauer von ein paar Wochen fast immer befallen. Da nur sehr wenige Krankheiten mit Papeln oder Knoten am Skrotum einhergehen, sollte das Vorhandensein juckender Knoten am Skrotum bis zum Beweis des Gegenteils als Skabies interpretiert werden.

Die seltene *Borkenkrätze* oder *Scabies norwegica* betrifft immunsupprimierte Patienten. Die verkrusteten Läsionen entstehen durch Hunderte bis Tausende von Krätzmilben. Oft sind die Patienten von Kopf bis Fuß damit bedeckt und es besteht ein extremer Juckreiz. Im Abschabsel finden sich zahlreiche Milben. Die Borkenkrätze muss multimodal behandelt werden.

In Pflegeheimen kann Skabies Ausbrüche verursachen, die oft sehr viele Bewohner betreffen und nur schwer zu eradizieren sind.

Histologie: Hautbiopsien werden nur selten entnommen und zeigen ein gemischtzelliges entzündliches Infiltrat der Dermis mit zahlreichen Eosinophilen. Dieser Befund ist unspezifisch und eine Reaktion auf Insektenstiche und -bisse jeder Art. Wenn das Biopsat eine Milbe enthält, sind deren Anteile in der Epidermis zu erkennen.

Pathogenese: *S. scabiei* wird durch engen Körperkontakt von Mensch zu Mensch übertragen. Die Milbe gräbt sich durch die Epidermis, kann die Basalmembran jedoch nicht penetrieren und löst eine massive Entzündungsreaktion aus. Die weiblichen Milben legen Eier, während sie sich durch die Haut graben. Die Eier reifen innerhalb von 2–3 Tagen und setzen jeweils eine Larve frei. Die Larven

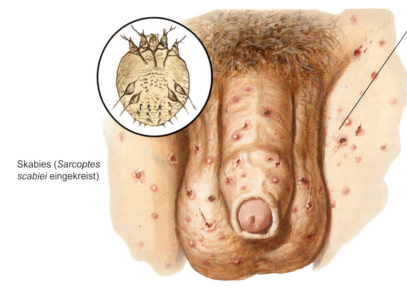

Skabies (*Sarcoptes scabiei* eingekreist)

Entzündlich exkorierte Papeln (beachte den Befall des Penis). Die Beteiligung von Genitalien, Umbilicus und Intertrigines ist typisch für die Skabies.

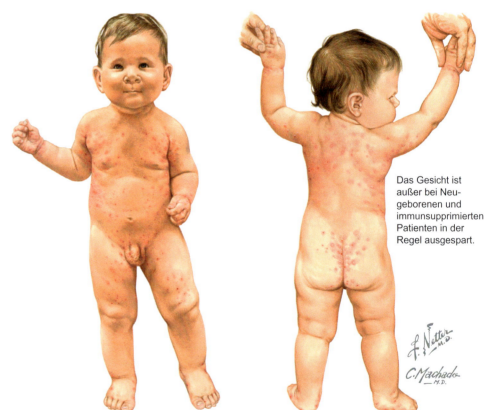

Das Gesicht ist außer bei Neugeborenen und immunsupprimierten Patienten in der Regel ausgespart.

Kind mit Skabies, ventrale Ansicht Kind mit Skabies, dorsale Ansicht

Abb. 6.23

wachsen rasch zu Nymphen heran und reifen dann zu erwachsenen Milben. Dieser Prozess dauert nur eine Woche. Die Milben haben eine Lebenserwartung von zwei Monaten. Das Weibchen legt täglich drei Eier.

Behandlung: Derzeit ist Permethrin die Substanz der Wahl. Es sollte über Nacht aufgetragen und die Anwendung nach einer Woche wiederholt werden, weil es zwar pedikulozid, nicht aber ovazid ist. Die zweite Behandlung stellt sicher, dass inzwischen ausgeschlüpfte Milben vor dem Erreichen des Fortpflanzungsalters abgetötet werden.

Bei Schwangeren kann Kolloidschwefel eingesetzt werden. Er ist wirksam und sicher, riecht aber fürchterlich. Ausbrüche in Pflegeheimen werden oft oral mit Ivermectin, das gut wirksam ist, behandelt. Lindan wird wegen seiner möglichen Neurotoxizität nicht mehr verwendet. Falls Permethrin versagt, wird Malathion empfohlen.

Sporotrichose

Sporothrix schenckii ist ein in der Umwelt vorkommender Pilz, der nach Inokulation in die Haut beim Menschen zur Erkrankung führt. Durch die Inokulation entsteht die kutane Sporotrichose, eine subkutane Mykose. In der Literatur sind Einzelfälle einer Sporotrichose nach Inhalation sowie Sporotrichosen mit zentralnervösem Befall beschrieben. Diese Fälle betreffen fast ausschließlich immunsupprimierte Patienten. Klassisch und gut bekannt ist die Inokulation durch den Stich mit einem Rosendorn. Der Pilz kann von Rosen isoliert werden, kommt aber auch an vielen anderen Pflanzen und im Erdreich vor.

Klinisches Bild: Das höchste Infektionsrisiko haben Gärtner, Floristen und Menschen, die sich viel in der Natur aufhalten, weil diese Aktivitäten und Berufe den Kontakt mit diesem Bodensaprophyt erleichtern. Innerhalb weniger Tage nach der Inokulation in die Haut durch den Stich eines Dorns oder der Kontamination einer Wunde mit pilzhaltiger Erde oder Pflanzenteilen entstehen eine Papel und dann eine Pustel an der Inokulationsstelle. Oft erhalten die Patienten unter der Vorstellung, dass es sich um eine bakterielle Infektion handelt, zunächst ein Antibiotikum und erst nach Ulzeration der Pustel und Entwicklung einer größeren Plaque entsteht der Verdacht auf eine Sporotrichose. Anschließend gelangt der Pilz in die lokalen Lymphwege und breitet sich nach proximal aus. Auf seinem Weg durch das lymphatische System bildet der Pilz immer wieder drainierende Hautfisteln, die als Papeln oder Knoten imponieren. Diese typische lymphogene Ausbreitung findet sich in den meisten Fällen der kutanen Sporotrichose.

Obwohl noch ein paar andere Infektionen mit lymphogener Ausbreitung einhergehen können, besteht bei gleichzeitigem anamnestischem Trauma der Verdacht auf eine Sporotrichose. In diesem Fall sollte eine Hautbiopsie entnommen und Kulturen auf Pilze, Bakterien und atypische Mykobakterien angelegt werden. Seltener treten solitäre Plaques ohne Anzeichen einer lymphogenen Ausbreitung auf. Die Erkrankung manifestiert sich mit solitären, nichtheilenden, sich langsam vergrößernden Plaques mit unterschiedlich großen Ulzera und Drainage.

Pathogenese: *S. schenckii* ist ein ubiquitärer dimorpher Bodensaprophyt. Zur Erkrankung des Menschen kommt es nach direkter Implantation der Myzelphase in die Haut. Sobald der Pilz in den Körper gelangt ist, wandelt er sich durch die stabile Temperatur in seine Hefeform um. Die meisten Infektionen bleiben auf die Haut begrenzt. Bei starker Immunsuppression disseminiert *S. schenckii*; dies betrifft meist HIV-positive Patienten.

Histologie: In vielen Fällen sind die histologischen Befunde der Hautbiopsie nicht diagnoseweisend. Im Vordergrund steht oft ein granulomatöses Infiltrat. Mit Periodsäure-Schiff-Reagenz (PAS) und Gomori-Methenaminsilber (GMS) lässt sich der Pilz hervorragend anfärben und die vereinzelten zigarrenförmigen Pilzelemente in der dichten Entzündung sind gut zu erkennen. Nur selten und häufig bei Patienten mit Immunschwäche finden sich mehrere Pilze.

Am besten lässt sich *S. schenckii* auf Sabouraud-Medium bei Raumtemperatur anzüchten, wobei rasch weiße bis braune Pilzkolonien entstehen. Im Laufe der Zeit bildet

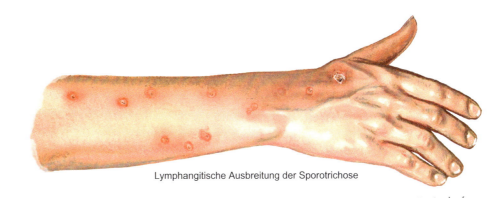

Lymphangitische Ausbreitung der Sporotrichose

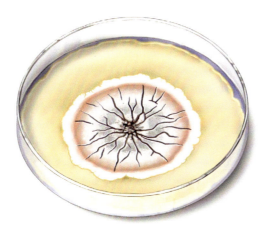

Sporothrix schenckii auf Sabouraud-Agar

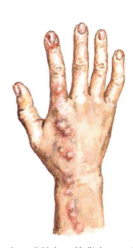

Beginn mit kleinen Knötchen und Ausbreitung auf Hand, Handgelenk und Unterarm (sogar systemisch). Diese und andere Pilzinfektionen werden mit Biopsie und Kultur diagnostiziert.

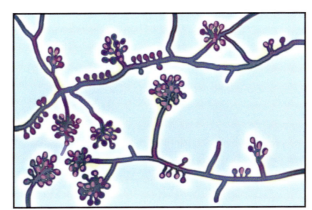

Strukturelles Wachstumsmuster von *Sporothrix schenckii*

Abb. 6.24

der Pilz ein braunes Pigment, durch das sich die gesamte Kolonie braun bis schwarz verfärbt. Aufgrund seiner dimorphen Natur kann *S. schenckii* auch bei 37 °C angezüchtet werden, obwohl er dann weitaus langsamer wächst.

Behandlung: Früher wurde die kutane Infektion mit *S. schenckii* mit einer gesättigten Kaliumiodidlösung (SSKI) behandelt, deren Wirkungsweise unbekannt ist. Vermutlich stört sie die Proteinsynthese des Pilzes und boostert die lokale Abwehrreaktion. Therapie der Wahl ist inzwischen die Gabe von Azolen. Itraconazol ist am besten untersucht, wird am meisten eingesetzt und ist das Antimykotikum der Wahl. Alle Azole hemmen das Cytochrom-P450-Enzym Lanosterol-14-α-Demethylase (CYP51A1), sodass der Pilz kein Ergosterol, ein vitaler Bestandteil seiner Zellmembran, mehr bilden kann. Patienten mit pulmonaler oder zentralnervöser Beteiligung oder disseminierter Erkrankung sollten mit Amphotericin B behandelt werden.

Dermale Staphylococcus-aureus-Infektionen

Hautinfektionen mit *Staphylococcus aureus* haben zahlreiche Manifestationen. Seit dem Auftreten von methicillinresistentem *S. aureus* (MRSA) erhalten diese Infektionen endlich wieder die ihnen gebührende Aufmerksamkeit. Die meisten MRSA werden ambulant erworben und besitzen vollkommen andere Resistenzprofile als nosokomial erworbene MRSA. Die Inzidenz dieser Hautinfektionen steigt. *S. aureus* verursacht jedoch nicht nur eine signifikante Hauterkrankung, sondern auch eine Septikämie, Pneumonie, Osteomyelitis und andere systemische Infektionen. *S. aureus* kolonisiert transient Haut und Nasopharynx. Diese Bakterien besitzen eine bemerkenswerte Fähigkeit zur Entwicklung und Übernahme von Resistenzmechanismen. MRSA macht mehr als 50 % der nosokomialen *S.-aureus*-Infektionen aus und inzwischen sind die ambulant erworbenen MRSA-Infektionen, die insgesamt zu einem Anstieg der schweren *S.-aureus*-Infektionen geführt haben, genauso wichtig. Diese Stämme führen gehäuft zu Furunkeln und Abszessen sowie zu einer schweren Pneumonie. Die meisten dieser ambulanten MRSA-Infektionen betreffen junge, zuvor gesunde Patienten.

Klinisches Bild: *S. aureus* und MRSA verursachen ein breites Spektrum von Hautinfektionen. Die oberflächlichste dieser Hautinfektionen ist die *Impetigo*, die oft Kinder und Menschen mit bereits bestehenden Hauterkrankungen, die mit einem erhöhten Risiko für kutane Superinfektionen einhergehen, betrifft. Die beiden häufigsten Auslöser der Impetigo sind *S. aureus* und *Streptococcus pyogenes* oder Gruppe-A-Streptokokken. Meist ist das Gesicht betroffen. Unabhängig von der Lokalisation imponiert die Infektion mit kleinen, oberflächlichen, honigfarbenen Krusten, die ein gelbes, klares Serum absondern. Es gibt eine bullöse Variante, die mit oberflächlichen Blasen, die leicht rupturieren, einhergeht. Die Erkrankung ist ansteckend und kann auf andere Kinder übertragen werden. In der Regel erzielt die topische Therapie ausgezeichnete Ergebnisse, sodass keine orale Behandlung erforderlich ist. Histologisch findet sich bei der Impetigo im Stratum corneum eine oberflächliche Entzündung mit Neutrophilen und bakteriellen Elementen.

Eine Infektion des Haarfollikelschafts, die *Follikulitis*, kann durch viele Bakterienspezies, wie *S. aureus* und Streptokokkenspezies, erfolgen. Daneben gibt es viele Sonderformen der Follikulitis, die durch andere Erreger verursacht werden. Die Pseudomonas-Follikulitis entsteht durch eine Infektion mit *Pseudomonas aeruginosa*, der in unzureichend desinfizierten Whirlpools lebt. Eine gramnegative Follikulitis entsteht bei Langzeitbehandlung mit Antibiotika wegen Akne oder anderen Erkrankungen. Das klinische Bild der Follikulitis ist unabhängig vom auslösenden Bakterium. Ein Haarfollikel ist von einer kleinen (1–3 mm) Pustel umgeben, die leicht rupturiert und mit geringem Juckreiz oder leichten Schmerzen einhergehen kann. Das Haar kann ohne großen Kraftaufwand aus der Pustel herausgezogen werden. Umgeben ist die Pustel von einem Erythem mit einem Durchmesser von 2–4 mm, das wiederum von einem mehrere Millimeter breiten abgeblassten Bereich umgeben ist. In der Regel sind ganze Körperregionen, wie die Beine oder das Gesäß, betroffen.

Die Follikulitis kann zu *Furunkeln* und *Karbunkeln* (großen Furunkeln) führen. Allerdings gehen die meisten

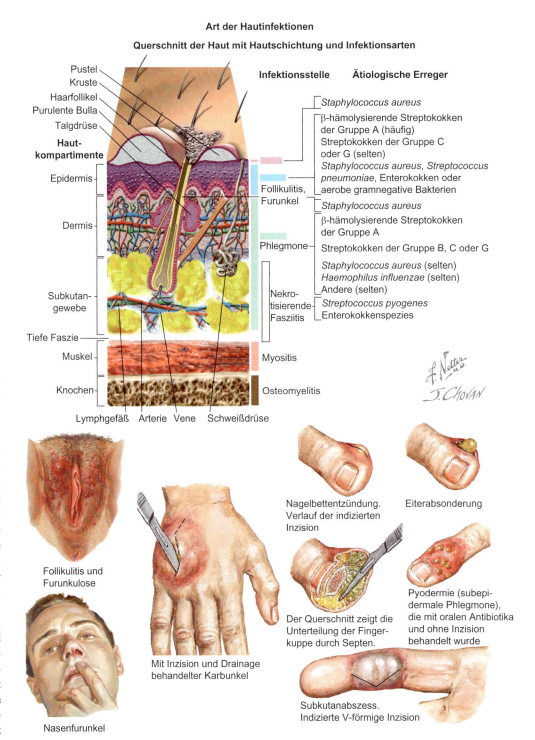

Abb. 6.25

Furunkel nicht aus einer Follikulitis hervor. Das Furunkel imponiert als tief sitzender, roter, entzündeter, schmerzhafter Knoten. Furunkel können überall vorkommen und finden sich oft im Nasenvorhof, der bekanntermaßen von *S. aureus* besiedelt wird. Furunkel können recht groß werden und sich spontan auf die Oberfläche entleeren. Zuvor bildet sich in der Mitte des Furunkels oft eine Pustel. Karbunkel entstehen durch das Verschmelzen mehrerer Furunkel. Sie können groß sein und mehrere drainierende Fistelgänge zur Oberfläche der Epidermis bilden. Der Drainage kann die Entwicklung multipler Pusteln vorausgehen. Leitbefunde von Furunkeln und Karbunkeln sind die Schmerzen und die lokale Adenopathie.

Eine *Phlegmone* entsteht bei einer bakteriellen Infektion in der Dermis oder dem subkutanen Fettgewebe. Meist sind die Beine betroffen. Eine Phlegmone entwickelt sich bevorzugt bei Menschen mit Diabetes mellitus, Hautverletzungen, schlechter Durchblutung oder Immunsuppression. Sie beginnt mit einer kleinen, lividen bis roten Macula, die sich langsam ausdehnt und sehr großflächig werden

(Fortsetzung)

kann. Gleichzeitig treten oft starke Schmerzen und ein Ödem auf. Fast immer ist nur eine Körperhälfte betroffen. Es bestehen eine schmerzhafte Adenopathie der regionalen Lymphknoten sowie fast immer Fieber und Allgemeinsymptome. Die Rötung nimmt täglich um mehrere Zentimeter zu. Rote Linien sprechen eher für eine Lymphadenitis als für eine Phlegmone, wobei beide gleichzeitig vorliegen können. Das *Erysipel* ist eine oberflächliche Form der Phlegmone in der oberen Dermis. Es imponiert klinisch als gut abgegrenzte, geschwollene, gerötete und druckschmerzhafte Macula. Meist sind die Beine oder das Gesicht betroffen.

Das *toxische Schocksyndrom (TSS)* geht mit Fieber, Hypotonie sowie nahezu mit einer Erythrodermie einher. Das Exanthem kann mit großflächigen, roten, abblassenden Maculae einhergehen. Bei angemessener Behandlung kommt es binnen weniger Wochen zur Hautschuppung und restitutio ad integrum. Ursprünglich wurde das toxische Schocksyndrom nach der Verwendung sehr saugstarker Tampons, die während der gesamten Menstruation in situ verblieben, beschrieben. Diese Tampons sind nicht mehr erhältlich, da sie eine Umgebung schaffen, in der sich S. aureus rasch vermehren kann. Die von diesen Bakterien produzierten Toxine lösen das Syndrom aus. Das toxische Schocksyndrom kann nach jeder *S.-aureus*-Infektion, vor allem aber bei Abszessen, auftreten. Die Toxine sind Superantigene und aktivieren T-Zellen ohne die normalen Abläufe der Abwehr, sodass es zur massiven Aktivierung des Immunsystems kommen kann.

Pathogenese: *S. aureus* ist ein grampositives Bakterium, das ubiquitär vorkommt und Menschen kolonisieren kann. Meist besiedelt es den Nasenvorhof, die Zehenzwischenräume und den Nabel. Auf Blutagar wächst es in traubenförmigen Clustern. *S. aureus* ist einer der häufigsten Auslöser von bakteriellen Infektionen beim Menschen.

Histologie: Die histologischen Befunde hängen von der Art der biopsierten Infektion ab. Gemeinsam ist allen ein neutrophiles Infiltrat, das die gesamte Probe einnehmen kann. Die vorhandenen Bakterien werden durch eine Gram-Färbung des Gewebes sichtbar. Bei der Impetigo ist die Entzündung oft auf die Epidermis begrenzt und im Stratum corneum finden sich Bakterien und Neutrophile. Bei bullöser Impetigo enthält das Stratum granulosum oberflächliche Blasen. Die Follikulitis geht mit einem Ödem und einem neutrophilen Infiltrat in und um den Haarfollikel einher. Furunkel, Karbunkel und Abszesse weisen ein massives dermales Infiltrat mit Neutrophilen und bakteriellem Debris auf.

Die Pathologie der Phlegmone ist subtiler. Entlang der Blutgefäße finden sich Neutrophile. Die Bakterien sind oft nur schwer zu erkennen oder aus Hautbiopsien anzuzüchten. Meist erfolgt bei der Phlegmone keine Biopsie. Das toxische Schocksyndrom weist ein oberflächliches und tiefes gemischtzelliges entzündliches Infiltrat auf. Bakterien sind nicht vorhanden, da das Exanthem toxinvermittelt ist.

Behandlung: Die Impetigo wird topisch gegen *S. aureus* und Streptokokkenspezies behandelt; Mupirocin ist hocheffektiv. Die anderen Infektionen müssen oral mit Antibiotika behandelt werden. Substanzen der Wahl sind Cephalexin oder Dicloxacillin. Bei starker Durchseuchung mit ambulant erworbenen MRSA sollte beim Erwachsenen die

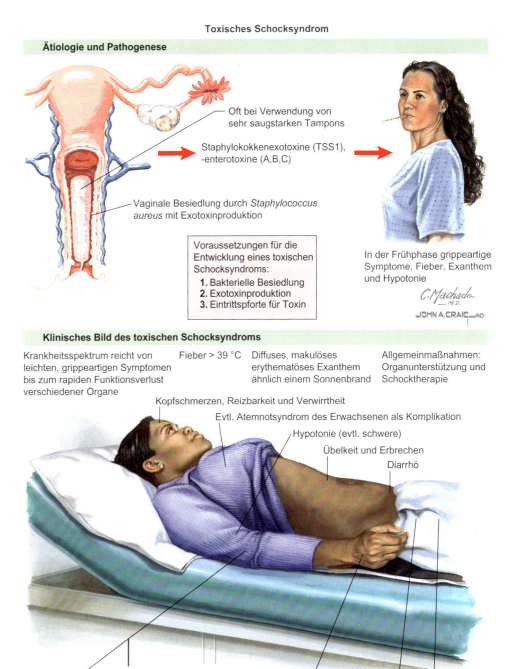

Abb. 6.26

Gabe eines Sulfonamids oder Tetrazyklins erwogen werden. In allen Fällen sollte eine Kultur angelegt werden und eine Resistenztestung erfolgen.

Ausgeprägte Phlegmonen sowie und grundsätzlich auch das toxische Schocksyndrom sollten stationär behandelt werden. Fast immer werden intravenös Antibiotika gegeben; bis zur Anzüchtung und Resistenztestung von *S. aureus* ist Vancomycin Substanz der Wahl. Anschließend wird die Auswahl des Antibiotikums entsprechend angepasst. Bei toxischem Schocksyndrom ist oft eine intensivmedizinische Behandlung mit Unterstützung von Kreislauf und Atmung erforderlich.

Syphilis

Die Syphilis ist in der Literatur seit dem späten 14. Jahrhundert gut beschrieben. Die Geschichte ihrer Entdeckung und Behandlung zeugt von der Beharrlichkeit und Willenskraft vieler Wissenschaftler, die unabhängig voneinander und gemeinsam dazu beitrugen, eine der gefährlichsten Krankheiten ihrer Zeit zu behandeln. Philip Ricord, ein französischer Wissenschaftler, gebührt die Ehre für die Beschreibung der drei Stadien der Syphilis und ihre Abgrenzung von anderen Krankheiten, wie der Gonorrhö. Der infektiöse Auslöser, *Treponema pallidum*, wurde 1905 von dem deutschen Zoologen Fritz Schaudinn beschrieben. Bald darauf entwickelte der deutsche Wissenschaftler Paul Ehrlich die erste spezifische Therapie gegen Syphilis. Das oral zu verabreichende Medikament, das er und sein Team entdeckten, wurde zunächst als 606 bezeichnet, weil es die 606. Substanz war, mit der sie versucht hatten, die Erkrankung zu behandeln. Kurz darauf wurde dieses organische Arsenmolekül, das hocheffektiv gegen *T. pallidum* ist, in Salvarsan umbenannt.

T. pallidum gehört zu den Spirochäten: gramnegative Bakterien mit gewundenem oder spiralförmigem Körper. Es gibt drei Subspezies von *T. pallidum*; die für die Syphilis verantwortliche wird als *Treponema pallidum pallidum* bezeichnet. Die anderen beiden Subspezies verursachen die endemische Syphilis oder Bejel, die Pinta und die Frambösie. Syphilis ist eine hochinfektiöse Erkrankung, die durch sexuellen Kontakt oder vertikal von der infizierten Mutter auf den Fetus übertragen wird. Die Syphilis verläuft in drei Stadien: dem primären, dem sekundären und dem tertiären. Nicht alle Fälle durchlaufen alle Stadien und nur etwa ein Drittel der unbehandelten Patienten entwickelt eine tertiäre Syphilis. Das sekundäre und das tertiäre Stadium sind durch eine unterschiedlich lange Latenzphase voneinander getrennt.

Klinisches Bild: Früher wie heute wird die Syphilis überwiegend beim Geschlechtsverkehr übertragen. Sie tritt häufig gemeinsam mit anderen sexuell übertragenen Krankheiten, vor allem der HIV-Infektion, auf. Tatsächlich erleichtern diese beiden Infektionen wechselseitig eine Neuinfektion. Die Krankheit tritt unabhängig von Geschlecht und ethnischer Zugehörigkeit auf; die Organismen können jeden Wirt, mit dem sie in Kontakt kommen, infizieren. Meist führt die Erstinfektion zu klinischen Befunden im Genitalbereich.

Typisch für das *Primärstadium* ist das schmerzlose Ulkus, das als rote Papel beginnt und innerhalb von wenigen Tagen bis Wochen ulzeriert. Das Ulkus entsteht durchschnittlich 3–4 Wochen nach der Exposition, kann aber auch erst nach 3–4 Monaten auftreten. Dieser Primäraffekt, der harte Schanker, kann überall an den Genitalien, wie den Labien, dem Introitus vaginae und dem Mons pubis bei Frauen oder der Glans penis, der Vorhaut und dem Penisschaft bei Männern, vorkommen. Das derbe Ulkus springt beim Zurückschieben der Vorhaut en bloc über die Corona, weil es aufgrund seiner Konsistenz nicht nachgeben kann. Unbehandelt heilt das Ulkus spontan innerhalb von 1–3 Wochen wieder ab. Anschließend disseminieren die Bakterien hämatogen in andere Organsysteme.

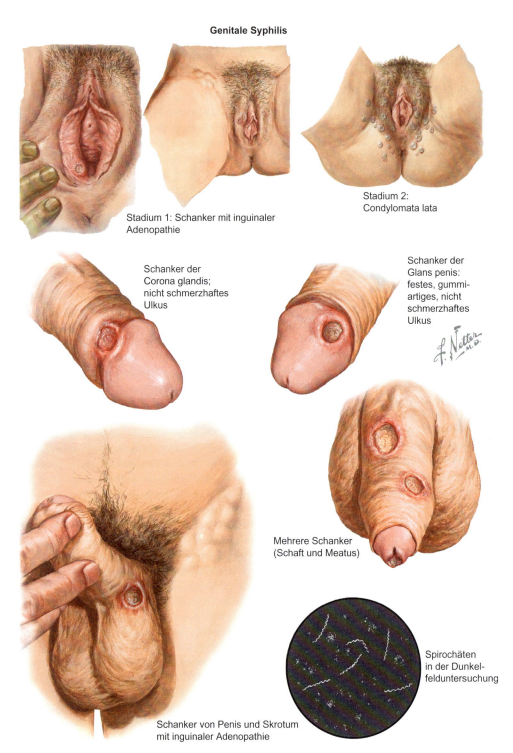

Abb. 6.27

Das *Sekundärstadium* kann unmittelbar auf die primäre Syphilis folgen oder bis zu 6 Monate nach dem Abheilen des Primäraffekts auftreten.

Durchschnittlich vergehen 6 Wochen nach dem Abheilen des primären Ulkus. Unbehandelt führt das Sekundärstadium bei fast allen Patienten zu Symptomen und Hautläsionen. Alle Patienten klagen über Allgemeinsymptome, wie Krankheitsgefühl, Fieber, Schüttelfrost, Müdigkeit und Gewichtsverlust. Außerdem besteht ein breites Spektrum an Hautveränderungen. Meist finden sich hautfarbene bis rote, leicht hyperpigmentierte Papeln und Flecke. Typisch ist der Befall von Handflächen und Fußsohlen, der den Verdacht auf eine Syphilis lenken sollte.

Die feuchten Papeln, die im Sekundärstadium der Syphilis in der Leiste entstehen, werden als *Condylomata lata* bezeichnet. Sie enthalten unzählige *T.-pallidum*-Organismen. Fast immer besteht eine Adenopathie. Seltenere Befunde sind Mundulzera, die aphthöse Ulzera imitieren können, und eine nichtvernarbende Alopezie. Die Alopezie wird als mottenfraßartig beschrieben, weil die fleckförmi-

(Fortsetzung)

gen unbehaarten Bereiche zufällig über den Kopf verstreut sind. Da alle Läsionen des Sekundärstadiums die Bakterien enthalten, können Proben entnommen und direkt unter dem Dunkelfeldmikroskop untersucht werden. Zu erkennen sind sie als mobile, spiralförmige Spirochäten. Beim Sekundärstadium kann bereits frühzeitig das zentrale Nervensystem betroffen sein, wobei die Patienten über Kopfschmerzen und andere Meningismuszeichen klagen. Die Symptome des Sekundärstadiums klingen etwa 3–4 Monate, nachdem sie begonnen haben, spontan wieder ab. Damit beginnt die Latenzphase, die von ausgesprochen unterschiedlicher Dauer sein kann. Manche Patienten erkranken nie am Tertiärstadium und bei etwa 20 % rezidiviert das Sekundärstadium.

Das *Tertiärstadium* schließt sich bei 30–40 % der unbehandelten Patienten an die Latenzphase an. Im Mittel dauert es etwa 4 Jahre, bis das Tertiärstadium auftritt. Die Symptome betreffen Haut, Knochen und Schleimhäute. Der typische Hautbefund sind Gummen, die solitär oder multipel auftreten können. Sie beginnen als Papeln, aus denen Knoten werden, die im Laufe von wenigen Tagen bis Wochen ulzerieren. Das Ulkus entsteht durch eine signifikante Nekrose der betroffenen Gewebe, ist scharf abgegrenzt und an der Oberfläche von einem gallertigen Exsudat bedeckt. Eine weitere Manifestation des Tertiärstadiums ist das noduläre Syphilid. Dabei handelt es sich um rote bis rotbraune Knoten, die sich langsam vergrößern und unterschiedliche Formen, z. B. serpiginös oder anulär, annehmen können. Diese Läsionen ulzerieren selten bis nie.

Sonderformen der Syphilis, die sich nicht ohne Weiteres einem der vorgenannten Stadien zuordnen lassen, sind die Neurolues, die Lues connata und die Spätsyphilis. Eine *Neurolues* besteht bei Befall des zentralen Nervensystems mit *T. pallidum*. Sie kann bei jeder der zahlreichen Formen der Syphilis und in jedem Stadium auftreten und entsteht durch direkte Infektion des zentralen Nervensystems. Die meisten Patienten mit Syphilis haben keine Symptome einer zentralnervösen Beteiligung, selbst wenn Bakterien im zentralen Nervensystem nachgewiesen werden können. Allerdings entwickeln alle Patienten mit asymptomatischer Neurolues schließlich klinische Symptome, vor allem Kopfschmerzen, Hörstörungen, Nackensteifigkeit und Muskelschwäche. Schreitet die Erkrankung unbehandelt fort, kommen epileptische Anfälle, ein Delir und eine Tabes dorsalis hinzu.

Tabes dorsalis entsteht durch die Degeneration der Hinterstränge des Rückenmarks, die für die Sensibilität zuständig sind, sodass die Patienten Gangstörungen, abgeschwächte Reflexe, propriozeptive Störungen, Schmerzen, Parästhesien und zahlreiche andere neurologische Symptome entwickeln. Unbehandelt stirbt der Patient an der Neurolues. Daher sollte bei Hinweisen auf eine Neurolues grundsätzlich eine Liquoruntersuchung auf *T. pallidum* erfolgen.

Die *Lues connata* entsteht durch vertikale Übertragung von einer infizierten Mutter auf den Fetus in utero. Bis zu ein Drittel der infizierten Neugeborenen verstirbt an der Erkrankung, bei den übrigen zeigen sich unterschiedliche Symptome der Erkrankung. Die Neugeborenen können mazerierte Erosionen mit Kachexie und Gedeihstörung aufweisen. Als Koryza wird die chronische Rhinitis mit blutig-eitri-

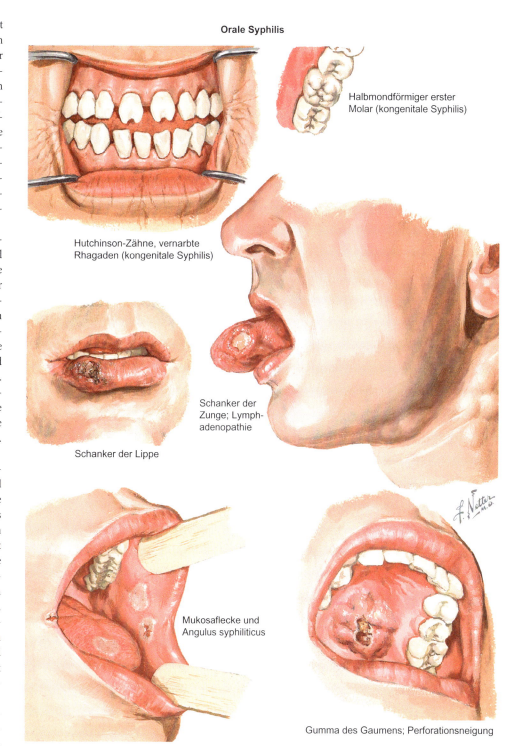

Abb. 6.28

gen Absonderungen bezeichnet. Rhagaden gehören zu den häufigsten Symptomen bei Lues connata; sie treten vernarbend an Mund und Augen auf. Außerdem sind zahlreiche Knochenveränderungen, wie eine Sattelnase, das Higoumenakis-Zeichen (medial verdickte Klavikula), Säbelscheidentibiase und Clutton-Hydrarthrose, beschrieben. Zahnveränderungen sind Hutchinson-Zähne (eingekerbte Schneidezähne) und seltener Maulbeermolaren.

Histologie: Bei Untersuchung der Hautbiopsien mit einer Hämatoxylin-Eosin-Färbung (HE) zeigen sich abhängig vom Stadium und von der Form der Erkrankung unterschiedliche histologische Befunde. Grundsätzlich finden sich jedoch zahlreiche Plasmazellen im entzündlichen Infiltrat. Oft bestehen auch Ulzera, Granulome und eine Vaskulitis. Die Spirochäten sind in dieser Routinefärbung nicht zu erkennen; dafür sind Spezialfärbungen erforderlich. Häufig werden die Steiner-Färbung und die Warthin-Starry-Färbung verwendet. Auch immunhistochemische Färbungen sind möglich und hochsensitiv und -spezifisch.

(Fortsetzung)

Pathogenese: Syphilis entsteht durch die Spirochäte *T. pallidum pallidum*. Diese Bakterien sind hochinfektiös und verbreiten sich überwiegend durch Sexualkontakte sowie in utero von der Mutter auf das Kind.

Behandlung: *T. pallidum* weist nur wenige Antibiotikaresistenzen auf, sodass auch weiterhin Penicillin die Substanz der Wahl ist. Empfohlen ist die intramuskuläre Einmalgabe von 2,4 Millionen IE Benzathinpenicillin G; inzwischen wird nach 1–2 Wochen eine weitere Gabe empfohlen. Neurolues muss für mindestens 2 Wochen intravenös mit Penicillin behandelt werden. Die Patienten entwickeln unter der Therapie eine Jarisch-Herxheimer-Reaktion. Sie ist das Ergebnis einer Reduktion der *T.-pallidum*-Organismen durch die Penicillintherapie. Mit steigender Anzahl abgetöteter Bakterien nimmt die Entzündungsreaktion auf die toten Spirochäten zu. Diese Reaktion manifestiert sich mit Fieber, Schüttelfrost, Müdigkeit, Krankheitsgefühl und einem unterschiedlichen Exanthem. Oft verschlechtert sich dadurch für einige Zeit das Exanthem des Sekundärstadiums. Diese Reaktion ist nicht spezifisch für *T. pallidum,* sondern wurde auch bei anderen infektiösen Erregern beschrieben. Nach der Therapie müssen die Patienten ausreichend lange durch Bestimmung der Titer im Rapid-Plasma-Reagin-Test (RPR) oder Venereal-Disease-Research-Laboratory-Test kontrolliert werden. Bei allen Patienten mit Syphilis sollte eine HIV-Testung erfolgen.

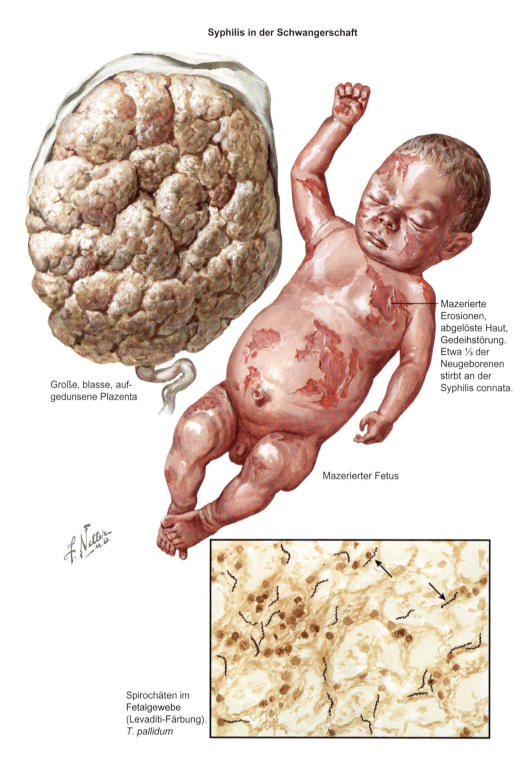

Abb. 6.29

Varizellen (Windpocken)

Das Varicella-Zoster-Virus (VZV) verursacht Windpocken (Varizellen) und die Gürtelrose (Zoster). Früher erkrankten alle Kinder an Windpocken, heute ist die Inzidenz dank der Impfung stark gesunken. Das Varicella-Zoster-Virus gehört zur Familie der Herpesviren und verursacht primär eine Atemwegserkrankung mit Hautmanifestationen.

Klinisches Bild: Betroffen sind vor allem Kinder und junge Erwachsene; bei letzteren verläuft die Krankheit in der Regel schwerer. Windpocken entstehen durch die Inhalation von hochinfektiösen Viruspartikeln. Das Virus vermehrt sich im Lungenepithel und disseminiert dann hämatogen in Haut und Schleimhäute. Kinder entwickeln meist keine schweren Atemwegssymptome. Eventuell treten wenige Tage vor dem Exanthem Prodromi, wie Kopfschmerzen, Fieber, Husten und Krankheitsgefühl, auf.

Das typische Windpockenexanthem ist in fast 100 % der Fälle vorhanden. Es beginnt mit einer kleinen geröteten Macula oder Papel, die ein Bläschen ausbildet, aus der eine kleine Vesukulopustel entsteht, die rasch rupturiert und eine dünn verkrustete Erosion zurücklässt. Das Bläschen auf rotem Grund ist zentral eingedellt („Tautropfen auf einem Rosenblatt"). Das Exanthem betrifft bevorzugt Rumpf, Hals und Kopf und ist an den Extremitäten oft weniger stark ausgeprägt. Typischer Befund ist ein Enanthem. Oft finden sich an den Mundschleimhäuten stecknadelkopfgroße Bläschen mit umgebendem rotem Halo. Diagnoseweisend ist das gleichzeitige Vorhandensein von Läsionen mit unterschiedlicher Morphologie („Sternenhimmel"). Meist verlaufen Windpocken selbstlimitierend und hinterlassen allenfalls minimale Narben; bei Sekundärinfektion sind schwerere Narben möglich. Infektiosität besteht von 1–2 Tagen vor dem Auftreten des Exanthems bis zur Verkrustung des letzten Bläschens. Die Diagnose wird klinisch gestellt. In nichtklassischen Fällen sind zur Diagnosesicherung ein Tzanck-Test, eine direkte Immunfluoreszenz oder eine Viruskultur möglich.

Bei Windpocken im Erwachsenenalter besteht die Gefahr schwerer pulmonaler Komplikationen und einer schweren Hauterkrankung mit stark erhöhtem Vernarbungsrisiko. Erwachsene entwickeln bei der Erstinfektion mit dem Varicella-Zoster-Virus mit höherer Wahrscheinlichkeit eine Pneumonie und Enzephalitis, während bei Kindern, die im Rahmen von Windpocken an einer Pneumonie erkranken, meist eine sekundäre bakterielle Pneumonie vorliegt.

Seit der flächendeckenden Einführung der Schutzimpfung in den USA im Jahr 1995 hat die Inzidenz der Windpocken rapide abgenommen. Der Lebendimpfstoff erzielt hocheffektiv schützende Titer. Anschließend verlaufen Windpocken abgeschwächt mit wenigen Bläschen und dafür mehr Maculae. Diese atypischen Windpocken werden oft fehldiagnostiziert oder verlaufen so leicht, dass die Eltern nicht mit ihrem Kind zum Arzt gehen.

Histologie: Die Hautbiopsie einer Vesicula zeigt eine intraepidermale Blase, die durch eine ballonierende Degeneration der Keratinozyten entsteht. In der Dermis besteht ein perivaskuläres lymphozytäres Infiltrat. Im Blasengrund befinden sich mehrkernige Riesenzellen.

Pathogenese: Varizellen (Windpocken) entstehen durch das Varicella-Zoster-Virus, ein doppelsträngiges DNA-Virus mit einer Lipidkapsel. Die Übertragung von Mensch zu Mensch erfolgt als Tröpfcheninfektion. Nach der Inhalation dringt das hochinfektiöse Virus in die Endothelzellen der Atemwege ein und disseminiert rasch zunächst in das lymphatische Gewebe und dann in andere Organe. Das Virus ist neurotrop, kann in den Hinterwurzelganglien ruhen und von dort sehr viel später reaktiviert werden und zur Gürtelrose führen.

Behandlung: Infektionen im Kindesalter erfordern meist keine spezielle Behandlung, sondern lediglich unterstützende Maßnahmen und die Therapie von bakteriellen Sekundärinfektionen. Immungeschwächte Patienten sowie Schwangere sollten Virustatika, wie Aciclovir, erhalten. Neugeborene haben ein erhöhtes Risiko für eine schwere Erkrankung und sollten ebenfalls behandelt werden. Die Impfung führt zu einem Langzeitschutz über mehrere Jahrzehnte. Für eine verbindliche Aussage zur Notwendigkeit von Auffrischimpfungen sind weitere Langzeitbeobachtungen erforderlich.

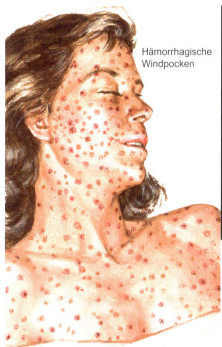
Hämorrhagische Windpocken

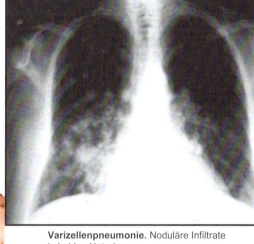
Varizellenpneumonie. Noduläre Infiltrate in beiden Unterlappen

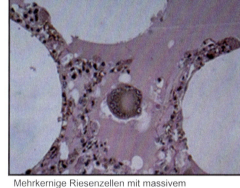
Mehrkernige Riesenzellen mit massivem Alveolenödem

Pleurale hämorrhagische Windpocken

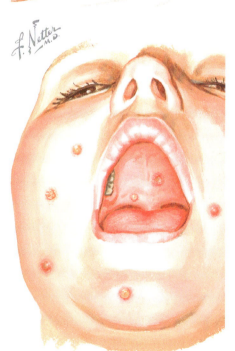
Windpocken beim Kind; „Tautropfen auf Rosenblatt"

Abb. 6.30

Zoster (Gürtelrose)

Das Varicella-Zoster-Virus (VZV) verursacht Windpocken (Varizellen) und Gürtelrose (Zoster). Zoster entsteht durch Reaktivierung des Varicella-Zoster-Virus, setzt also eine zurückliegende Infektion mit dem Virus voraus. Die Inzidenz von Herpes zoster wird künftig sicherlich sinken, da die Impfung für eine zunehmende Immunität gegen das Virus sorgt. Die Impfung wird für alle Kinder ab einem Alter von 9–11 Monaten empfohlen; ungeimpfte Erwachsene über 18 Jahre erhalten zwei Impfdosen. Es wird noch Jahre dauern bis feststeht, ob der Impfstoff auch vor Gürtelrose schützt. In den USA wurde die flächendeckende Impfung von Kindern im Jahr 1995 eingeführt (in Deutschland 2004), sodass die Impflinge für eine verbindliche Aussage darüber noch zu jung sind. Ebenfalls unbekannt ist, ob Auffrisch- oder Boosterimpfungen erforderlich sind.

Klinisches Bild: Herpes zoster entsteht durch die Reaktivierung des irgendwann zuvor erworbenen Varicella-Zoster-Virus, das latent in den Hinterwurzelganglien des Rückenmarks oder den Hirnnervenganglien verblieben ist. Meist sind die Betroffenen schon älter; die Inzidenz steigt mit dem Lebensalter und erreicht ihr Maximum etwa im Alter von 75 Jahren. Bei Kindern ist Herpes zoster selten. Männer und Frauen sind gleich häufig betroffen. Erstsymptome sind in der Regel leichte Schmerzen, Kribbeln oder Juckreiz, die dem Exanthem um 1–2 Tage vorausgehen. Bei älteren Patienten bestehen oft auch Allgemeinsymptome. Nach diesen Prodromi entsteht das typische vesikuläre Exanthem, das in seiner Verteilung einem Dermatom folgt. Meist sind die Brustwirbelsäule oder der Nervus trigeminus betroffen. Die Bläschen breiten sich auf fast das gesamte Dermatom des infizierten Nervs aus. Diagnoseweisend ist, dass das Exanthem die Mittellinie nicht überschreitet. Ein bilateraler Zoster ist ausgesprochen selten und findet sich häufig bei Immunsuppression.

Das Exanthem ist sehr schmerzhaft und führt zu erheblichen Schlafstörungen und signifikanter Morbidität. Nach der Abheilung, die in der Regel nach 1–2 Wochen erfolgt, bleiben oft Narben zurück. Der Schmerz lässt normalerweise mit der Zeit nach. Ein kleiner Teil der Patienten, meist die über 50-Jährigen, entwickelt jedoch eine postzosterische Neuralgie mit erheblichen Auswirkungen auf die Lebensqualität, die zu Sensibilitätsstörungen in dem vom Zoster betroffenen Bereich führt. Viele der Patienten klagen über Schmerzen und Parästhesien. Der Kontakt der Haut mit Kleidung oder Bettwäsche wird oft kaum ertragen und ist schmerzhaft. Die postzosterische Neuralgie kann Wochen bis Monate oder sogar Jahre andauern und ist äußerst belastend für den Patienten.

Obwohl der Zoster insgesamt betrachtet am häufigsten die thorakalen Ganglien betrifft, ist der Nervus trigeminus der am häufigsten betroffene Nerv. Die Erkrankungsschwere hängt vom betroffenen Trigeminusast ab. Im Gesicht verläuft der Zoster in der Regel schwerer als an Rumpf und Extremitäten. Bei schwerem Befall von Auge oder Ohr sind Erblindung und Hörverlust möglich. Bei Zosterbläschen auf der Nasenspitze ist meist auch das Auge betroffen, weil der Nervus nasociliaris aus dem Nervus ophthalmicus n. trigemini die Nasenspitze innerviert, sodass deren Beteiligung eine Infektion im Nervus ophthalmicus anzeigt. Dieser Befall der Nasenspitze mit anschlie-

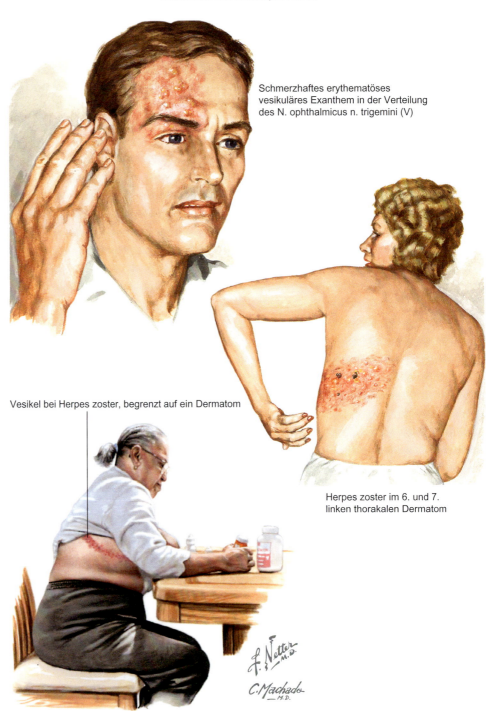

Abb. 6.31

ßender Beteiligung des Auges wird als *Hutchinson-Zeichen* bezeichnet. Der Zoster ophthalmicus ist ein medizinischer Notfall, bei dem der Patient so schnell wie möglich einem Augenarzt vorgestellt werden muss.

Häufig ist auch der gleichzeitige Befall der Nn. facialis und vestibularis, das *Ramsay-Hunt-Syndrom*. Diese beiden Nerven entspringen in enger Nähe voneinander, sodass die Reaktivierung des Varicella-Zoster-Virus im Ganglion geniculatum beide Nerven betreffen kann. Dadurch kann es zu Hörverlust und einer Gesichtsmuskellähmung kommen. Am Ohr und auf der Zungenspitze treten die typischen Zosterläsionen auf. Der motorische Ausfall kann eine periphere Fazialisparese vortäuschen und der Hörverlust permanent sein. Beim Ramsay-Hunt-Syndrom wurde auch die Beteiligung anderer Hirnnerven beschrieben, bei weitem am häufigsten betroffen sind aber der VII. und VIII. Hirnnerv.

Diese Infektion kann schwere Narben hinterlassen, die bei bakterieller Superinfektion noch ausgeprägter sind. Honigfarbene Krusten oder ein das Dermatom überschrei-

(Fortsetzung)

tende Erythem sind verdächtig auf eine Impetigo oder eine Phlegmone. Beide müssen sofort erkannt und behandelt werden, um schwere, entstellende Narben zu verhindern.

Die Diagnose wird klinisch gestellt und ggf. durch einen Tzanck-Test bestätigt. Mehrkernige Riesenzellen im Tzanck-Präparat bei vesikulärem Exanthem in Dermatomverteilung sind diagnosesichernd. Auch Viruskulturen sind möglich, aber nicht kosteneffektiv. Mittels direkter Immunfluoreszenz (DFA) lässt sich das Virus rasch identifizieren; sie ist aber teuer und nur selten erforderlich.

Histologie: Die Diagnose kann ohne Hautbiopsien gestellt werden. Histologisch zeigen die Blasen eine ballonierende Degeneration der Keratinozyten, die zur Bildung der Bläschen und Blasen führt. Am Blasengrund finden sich mehrkernige Riesenzellen. Außerdem besteht in der Dermis ein gemischtzelliges entzündliches Infiltrat.

Pathogenese: Jeder Mensch, der sich in Form von Windpocken mit dem Varicella-Zoster-Virus infiziert hat, kann später im Leben einen Zoster entwickeln. Dies geschieht meist im fortgeschrittenen Alter, weil die zellvermittelte Immunität mit der Zeit schwächer wird. Das Virus verbleibt bis zu seiner Reaktivierung latent in den Nervenganglien. Wie diese Reaktivierung geschieht und was sie auslöst, ist unbekannt. Nach seiner Reaktivierung vermehrt sich das Virus und verursacht eine Nekrose der betroffenen Nervenzellen. Danach wandert es entlang der sensiblen Hautnerven und befällt schließlich die von der Nervenwurzel, in der es reaktiviert wurde, innervierte Haut.

Behandlung: Die Therapie erfolgt durch die möglichst sofortige Gabe von Virustatika aus der Aciclovirfamilie. Je früher diese Behandlung beginnt, umso wirkungsvoller lässt sich die Erkrankungsdauer reduzieren. Außerdem sinkt durch die Therapie die Wahrscheinlichkeit einer postzosterischen Neuralgie. Es gibt Empfehlungen, gleichzeitig mit den Virustatika orale Kortikosteroide zu verabreichen, um die Wahrscheinlichkeit einer postzosterischen Neuralgie zu senken; groß angelegte Studien kamen jedoch mit diesem Ansatz zu widersprüchlichen Ergebnissen. Am besten spricht der Krankheitsverlauf auf die Behandlung an, wenn sie in den ersten 72 Stunden nach Beginn der Symptome erfolgt.

Patienten über 60 Jahre können zur Zosterprävention geimpft werden. Der Impfstoff boostert die natürliche Immunität gegen das Varicella-Zoster-Virus, reduziert die Inzidenz des Zosters und bei doch erfolgter Erkrankung die Häufigkeit einer postzosterischen Neuralgie. Wie bei allen Lebendimpfstoffen ist die Gabe bei immunsupprimierten Patienten kontraindiziert.

Derzeit sind die Optionen zur Behandlung der postzosterischen Neuralgie suboptimal. Mit unterschiedlichem Erfolg werden Amitriptylin, Gabapentin, Lidocainpflaster, Pregabalin, Antiepileptika und Opioide eingesetzt.

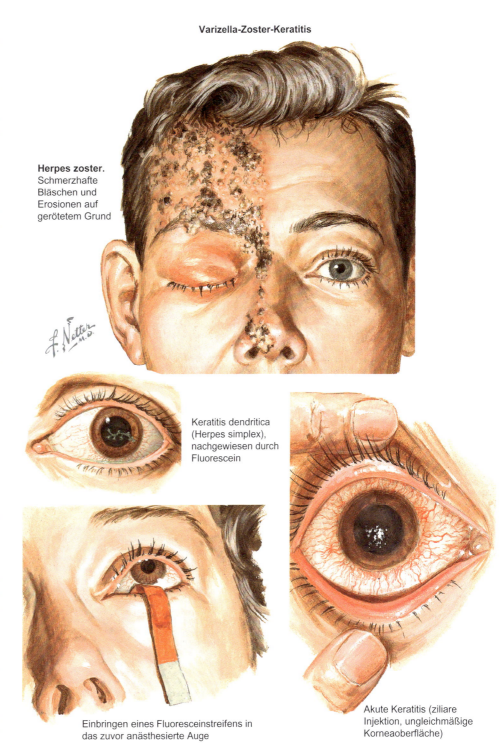

Abb. 6.32

Verrucae (Warzen)

Verrucae gehören zu den häufigsten Virusinfektionen des Menschen. Sie befallen alle Menschen und führen bei Immunschwäche zu schweren Infektionen. Warzen können überall auf der Hautoberfläche entstehen; daneben gibt es Subtypen, die bestimmte Bereiche bevorzugen. Der mit Abstand wichtigste Aspekt bei der Infektion mit dem humanen Papillomavirus (HPV) ist dessen Fähigkeit zur Auslösung einer malignen Transformation. Dieses maligne Potenzial ist an bestimmte Subtypen geknüpft und vor allem für Frauen von Bedeutung, bei denen diese Viren das Risiko für ein Zervixkarzinom erhöhen. Die meisten Zervixkarzinome lassen sich auf eine zurückliegende Infektion mit bestimmten HPV-Stämmen zurückführen. Im Juni 2006 ließ die U. S. Food and Drug Administration einen HPV-Impfstoff zum Einsatz bei präpubertären Mädchen zu. Es handelt sich um eine rekombinante quadrivalente Vakzine gegen die HPV-Typen 6, 11, 16 und 18. Die Typen 16 und 18 werden für bis zu 70 % der Zervixkarzinome verantwortlich gemacht.

Klinisches Bild: Die *Verrucae vulgares,* oder vulgären Warzen, sind die beim Menschen häufigste Warzenform. Sie treten überall an der Hautoberfläche auf und imponieren als kleine Papeln mit rauer Oberfläche, die mit dunkellividen bis schwarzen Pünktchen übersät ist. Diese Pünktchen entsprechen Thrombosen der winzigen Kapillaren in der Warze. Meist haben die Warzen einen Durchmesser von 5 mm bis 1 cm, können aber auch weitaus größer werden. Durch das Verschmelzen mehrerer Warzen entstehen so genannte *Mosaikwarzen*. Sie finden sich oft auf der Fußsohle. Die Verrucae vulgares manifestieren sich in vielen Formen und Größen. Die meisten Läsionen verschwinden spontan innerhalb weniger Jahre wieder. Eine Faustregel besagt, dass 50 % der Warzen spontan nach 2 Jahren abgeklungen sind. Es gibt viele typische klinische Formen von Warzen.

Die *filiformen Warzen* (Verrucae filiformes) imponieren als kleine verruköse Papeln mit fingerartigen Fortsätzen, die von der Basis der Papel ausgehen und in der Regel 1–2 mm dick und 4–7 mm lang sind. Sie finden sich oft im Gesicht. Die häufigen *Planwarzen* (Verrucae planae) sind 3–5 mm große, flache Papeln von hellroter bis dunkelroter Farbe. Sie finden sich oft am Unterschenkel von Frauen sowie im Bart von Männern und können linear angeordnet sein, da die Warzen beim Rasieren verbreitet werden. Planwarzen sind stark mit den HPV-Typen 3 und 10 assoziiert.

Die *Dornwarzen* (Verrucae plantares) kommen auf den Fußsohlen vor und werden überwiegend durch die HPV-Typen 1, 2 und 4 ausgelöst. Die tief sitzenden Papeln und Plaques verschmelzen oft zu großen Mosaikwarzen. Sie sind gut abgegrenzt und überschreiten in der Regel die Spaltlinien im Gegensatz zu einem Callus, bei dem die Spaltlinien erhalten sind, wodurch sich beide voneinander unterscheiden lassen. Wenn sie an druckbelasteten Bereichen, wie der Ferse oder der Haut unter den Köpfchen der Mittelfußknochen, liegen, können Dornwarzen schmerzhaft sein und Beschwerden verursachen. Palmarwarzen ähneln den Dornwarzen.

Subunguale und *periunguale Warzen* (Verrucae subunguales und periunguales) sind eine Unterform der palmaren und plantaren Warzen und kommen am Nagel vor. Sie können zur Nageldystrophie und Schmerzen beim Greifen von Gegenständen führen. Meist ist mehr als ein Finger betroffen. Diese Warzen sind schwieriger zu behandeln als die Vulgärwarzen. Lange bestehende periunguale oder subunguale Warzen, die ihr Aussehen verändert haben, sollten biopsiert werden, um die maligne Transformation in ein Plattenepithelkarzinom auszuschließen, was nicht selten der Fall ist und bei allen Formen von Warzen grundsätzlich bedacht werden sollte.

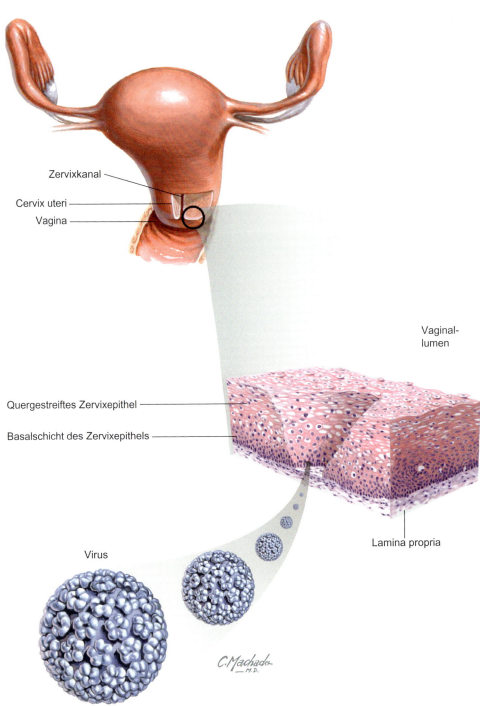

Infektion mit dem humanen Papillomavirus (HPV)

Abb. 6.33

Ringförmige Warzen finden sich oft nach der Behandlung von vulgären Warzen, häufig nach der Therapie mit flüssigem Stickstoff. Der zentrale Anteil der Warze ist abgeheilt und hat eine ringförmige Warze zurückgelassen. Diese Warzen werden oft größer als die initial behandelt Warze.

Condylomata acuminata (Genitalwarzen) gelten als die in den USA am häufigsten sexuell übertragene Krankheit. Sie beginnen in der Regel als kleine, fleischfarbene bis leicht hyperpigmentierte Maculae und Papeln. Mit zuneh-

(Fortsetzung)

mender Größe wachsen sie immer stärker exophytisch und erinnern dann oft an einen Blumenkohl. Sie können klein bleiben und nur lokalisiert vorhanden sein oder eine enorme Größe erreichen, sodass Miktion und Geschlechtsverkehr behindert werden. Frauen mit zervikalen Genitalwarzen sind asymptomatisch und sich der Infektion oft nicht bewusst. Sie können nur durch eine gynäkologische Untersuchung und eine Papanicolaou-Färbung zuverlässig diagnostiziert werden. Die Diagnose ist sehr wichtig, weil Zervikalwarzen die wichtigste Ursache des Zervixkarzinoms sind.

Histologie: Histologisch enthält das Warzengewebe als pathognomonische Zelle den *Koilozyt*. Diese Zelle ist hochspezifisch und -sensitiv für eine HPV-Infektion. Es handelt sich um einen Keratinozyten mit basophilem, kleinem Kern und umgebendem klarem Halo, der wenige bis gar keine keratohyalinen Granula enthält. Weitere Befunde sind eine unterschiedlich starke Hyperkeratose, Akanthose und auffällige Papillomatose.

Pathogenese: Warzen entstehen durch eine Infektion mit dem humanen Papillomavirus, von dem mehr als 150 humanpathogene Subtypen bekannt sind. Die Viren sind klein, besitzen keine Lipidhülle, bleiben für lange Zeit überlebensfähig und besitzen eine doppelsträngige zirkuläre DNA. Die verschiedenen Subtypen befallen unterschiedliche Körperbereiche. Das humane Papillomavirus infiziert das humane Epithel, einschließlich Hornhaut und Schleimhäute, in die es durch kleine Abrasionen gelangt. Das Virus infiziert nicht das äußere Stratum corneum, sondern die Zellen des Stratum basale. Ebenso wie die meisten Viren hat auch das humane Papillomavirus frühe und späte Genprodukte. Die frühen Gene kodieren für verschiedene an der Replikation beteiligte Proteine, die auch bei der malignen Transformation der infizierten Zelle eine Rolle spielen. Der genaue Mechanismus ist nicht vollständig verstanden. Die späten Gene kodieren für Kapsidproteine. Die virale DNA enthält mindestens acht frühe Gene und zwei späte Gene.

Behandlung: Es gibt zahlreiche Behandlungsoptionen für vulgäre Warzen. Etwa 50 % der Läsionen verschwinden spontan wieder. Die anderen sprechen auf eine Therapie an oder auch nicht. Das Fehlen einer universell wirksamen Behandlung ist für Arzt und Patient frustrierend. Es gibt viele destruktive Verfahren, wie die Kryotherapie mit flüssigem Stickstoff, die Applikation von Salizylsäure, Trichloressigsäure, Cantharidin, Podophyllin und Bleomycin. Mittels Immuntherapie kann eine Immunreaktion ausgelöst werden; verfügbare Substanzen sind Imiquimod, Interferon, Quadratsäuredibutylester und Candida-Hauttest-Antigen. Für keines der Verfahren ist jedoch eine überlegene Wirksamkeit belegt, sodass die Patienten oft mehrere Behandlungen über sich ergehen lassen müssen, bis eine davon wirksam ist.

Genitalwarzen werden mit Imiquimod oder einem der destruktiven Verfahren behandelt, um das Übertragungsrisiko zu reduzieren. Sexuell aktive Frauen sollten von sich aus regelmäßig ein gynäkologisches Screening durchführen lassen. Möglicherweise gelingt es durch die Einführung der HPV-Impfung, die Inzidenz von Genitalwarzen und Zervixkarzinomen zu reduzieren.

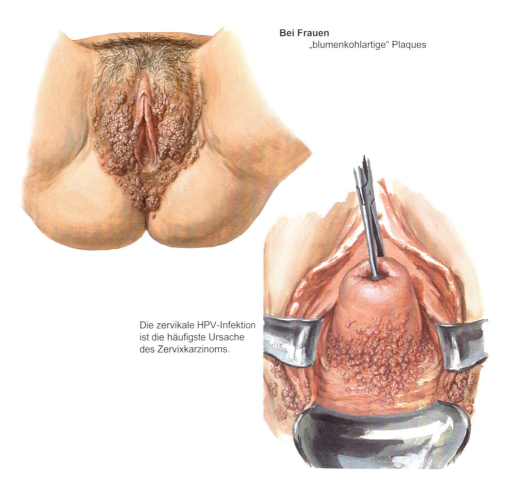

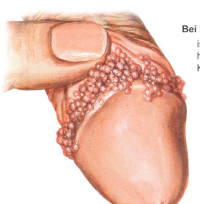

Abb. 6.34

＃ KAPITEL 7

Erkrankungen von Haaren und Nägeln

Alopecia areata

Die Alopecia areata ist eine Autoimmunerkrankung, die zu kleinen runden oder ovalen Bereichen mit nichtvernarbender Alopezie führt. Diese Form der Alopezie besitzt mehrere klinische Varianten, wie die Alopecia totalis, die Alopecia universalis und die Ophiasis. Die Therapie ist oft schwierig. Die Erkrankung kann insbesondere bei jungen Patienten erhebliche psychische Auswirkungen haben. Dieses Thema muss angesprochen werden, da die psychische Belastung des Patienten oft schwerer ist als der Haarausfall.

Klinisches Bild: Die Alopecia areata betrifft Menschen jeden Alters, vor allem aber Kinder und junge Erwachsene, und findet sich bei etwa 1 % der Bevölkerung. Sie tritt unabhängig von Geschlecht und ethnischer Zugehörigkeit auf. Das erste Zeichen ist Haarausfall in einem umschriebenen Kopfhautbereich. Insbesondere, wenn an den Haaren gezogen wird, fallen sehr viele aus. Die haarlosen Bereiche sind oval oder rund und können vereinzelt oder in großer Zahl (> 12) vorliegen. Meist ist das Kopfhaar betroffen. Die beteiligte Kopfhaut ist glatt ohne Hinweise auf Narbenbildung oder Follikeluntergang. An den Follikelöffnungen können kleine Haarstummel ragen, die „Ausrufezeichenhaare". Es können alle behaarten Hautbereiche, wie Augenbrauen, Wimpern und Bart, betroffen sein.

Die Alopecia areata verläuft unvorhersehbar, zu- und abnehmend. Während manche Läsionen sich zurückbilden, entstehen neue fleckförmige Bereiche mit Haarausfall. Oft tritt die Alopezie nur einmalig auf und klingt spontan wieder ab, ohne jemals zu rezidivieren. Bei manchen Patienten rezidiviert die Alopecia areata im Laufe des Lebens immer wieder. Der vollständige Verlust des Kopfhaares durch eine Alopecia areata wird als *Alopecia areata totalis* bezeichnet. Die seltenste Form ist die *Alopecia areata universalis* mit dem Verlust aller Körperhaare. Diese beiden Formen der Alopecia areata sind sehr schwer zu behandeln. Patienten mit Alopecia totalis und Alopecia universalis sollten psychologisch oder psychotherapeutisch betreut werden, weil der Verlust des Haares schwere Auswirkungen auf das Sozialleben und das Selbstbewusstsein hat. Auch Selbsthilfegruppen sind extrem hilfreich.

Der *Ophiasis-Typ* der Alopecia areata ist weitaus seltener. Betroffen sind bilateral die dorsale parietale Kopfhaut sowie das Hinterhaupt. Die Diagnose wird in der Regel klinisch gestellt, Hautbiopsien sind selten erforderlich. Der Haarzugtest kann am Patientenbett durchgeführt werden und ist positiv, wenn mehr als drei Haare in und um die Läsion der Alopecia areata ausgezogen werden können. Bei aktivem Abstoßen der Haare sollte dieser Test nur einmal erfolgen, da dabei sehr viele Haare entfernt werden, was für den Patienten sehr belastend sein kann. Das nachwachsende Haar enthält oft kaum Pigment und erscheint weiß oder grau. Sobald die Haarpigmentierung wieder richtig arbeitet, werden diese Haare im Laufe der Zeit durch pigmentierte Haare ersetzt.

Histologie: Um den Haarbulbus zeigt sich bienenschwarmartig ein dichtes lymphozytäres Infiltrat. Es finden sich vermehrt Katagen- und Telogenhaare. Die Epidermis ist normal.

Pathogenese: Vermutlich handelt es sich bei der Alopecia areata um eine Autoimmunerkrankung der T-Zellen, die aus unbekannten Gründen bestimmte Haarfollikel angreifen. Oft bestehen gleichzeitig weitere Autoimmunerkrankungen, z. B. der Schilddrüse. Die Ätiologie ist vermutlich polygen.

Behandlung: Die Behandlung umfasst eine sorgfältige Beurteilung des Patienten und der allgemeinen Auswirkungen der Erkrankung auf sein Leben. Bei Patienten, welche die Alopezie ohne psychische Auffälligkeiten tolerieren, kann zugewartet werden. Bei anderen mit leichter Erkrankung kann das Selbstwertgefühl leiden, sodass ihnen eine Therapie angeboten werden sollte. Allerdings gibt es keine grundsätzlich wirksame Therapie und für die Wirksamkeit der meisten Ansätze existieren nur Einzelfallberichte. Bei ausreichend kleinen Läsionen werden topische Retinoide und Kortikosteroide ebenso verwendet wie intraläsionale Kortikosteroidinjektionen. Die Kontaktsensibilisierung mit Quadratsäure-Dianion erbringt ähnliche Resultate. Orale Kortikosteroide sollten aufgrund ihrer Langzeitnebenwirkungen nicht gegeben werden.

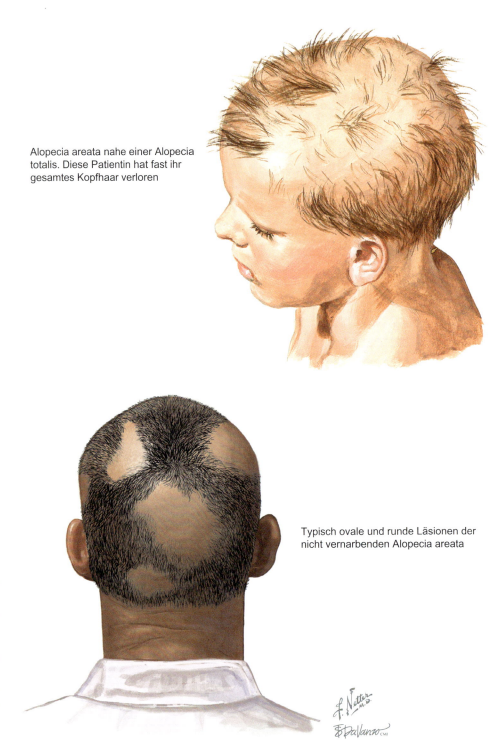

Alopecia areata nahe einer Alopecia totalis. Diese Patientin hat fast ihr gesamtes Kopfhaar verloren

Typisch ovale und runde Läsionen der nicht vernarbenden Alopecia areata

Abb. 7.1

Alopecia androgenetica

Die Alopecia androgenetica ist eine häufige Form des Haarausfalls. Der zeitliche Beginn ist variabel und sie ist vermutlich genetisch bedingt. Manche Männer verlieren ihr gesamtes Kopfhaar, sodass eine Glatze entsteht, während Frauen eine unterschiedlich starke Haarlichtung entwickeln.

Klinisches Bild: Der Haarausfall vom männlichen Typ hat verschiedene Schweregrade, die anhand des Hamilton-Norwood-Schemas bestimmt werden. Beim Grad I kommt es zum Zurückweichen der Stirn-Haar-Grenzen und beim Grad VII ist fast das gesamte Kopfhaar ausgefallen und nur noch kleine Reste am unteren Hinterhaupt sind vorhanden. Der Haarausfall beginnt bei Männern irgendwann nach der Pubertät. Die meisten Männer über 50 Jahren weisen Anzeichen des androgenetischen Haarausfalls auf. Hellhäutige Menschen haben ein weitaus höheres Risiko als Menschen afrikanischer oder asiatischer Abstammung.

Der Haarausfall vom weiblichen Typ ist schwieriger zu behandeln, weil das Aussehen bei Frauen als wichtiger gilt und dadurch die psychischen Effekte des Haarausfalls meist stärker sind. In der Regel werden Frauen nicht kahl, sondern entwickeln eine starke Haarlichtung im Scheitelbereich. Typisch ist der Erhalt der frontalen Haarlinie. Diese Form des Haarausfalls findet sich vor allem bei postmenopausalen Frauen.

Histologie: Die Beurteilung des Haarausfalls erfolgt am besten durch Evaluation einer 4-mm-Stanzbiopsie in der Horizontalmethode. Bei der androgenetischen Alopezie findet sich eine normale Anzahl von Follikeln, die allerdings zu Miniaturfollikeln transformiert wurden. Die Anzahl der Vellushaare ist erhöht. Während die normale Kopfhaut ein Verhältnis von Vellus- zu Telogenhaar von 1 : 7 aufweist, beträgt es hier 1 : 3,5. Außerdem sind die Haarschäfte aufgrund der sich entwickelnden Miniaturfollikel unterschiedlich dick.

Pathogenese: Die androgenetische Alopezie wird autosomal-dominant vererbt. Sie entsteht vermutlich durch das anormale Ansprechen der Haarfollikel auf Androgene (d. h. Dihydrotestosteron). Dieses Androgen führt im Laufe mehrerer Haarzyklen zu Miniaturfollikeln der Terminalhaare. Dadurch werden die Haare kleiner und dünner und bedecken die Kopfhaut schlechter. Die Haarfollikel sind nicht vernarbt und weiterhin vorhanden. Ein therapeutischer Ansatz ist die Hemmung der Umwandlung von Testosteron in Dihydrotestosteron.

Behandlung: Die Behandlung der Alopezie vom männlichen Typ erfolgt durch topisches Minoxidil 5 %, das zweimal täglich aufgetragen wird, entweder mit oder ohne den oralen 5α-Reduktasehemmer Finasterid. Die 5α-Reduktase katalysiert den Umbau von freiem Testosteron zu Dihydrotestosteron. Beide Substanzen reduzierten in zahlreichen randomisierten Studien den Haarausfall und erhöhten den Durchmesser der Haarschäfte. Die Medikamente werden gut vertragen und haben nur minimale Nebenwirkungen. Patienten mit Prostatakarzinom sollten Finasterid nur nach Rücksprache mit ihrem Onkologen einnehmen. Frauen mit Alopecia androgenetica können nur topisch mit Minoxidil 2 % behandelt werden, wodurch sich der Haarausfall verlangsamt.

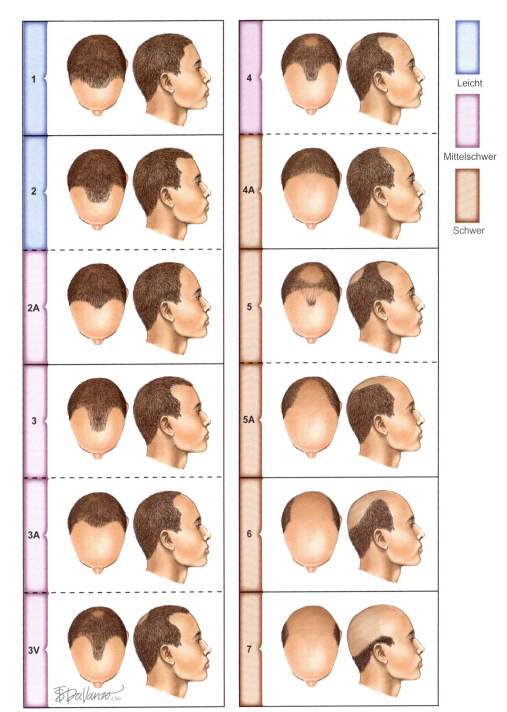

Abb. 7.2

Bei den meisten verlangsamt Minoxidil den Haarausfall, gelegentlich wachsen auch vermehrt Haare nach. Wichtig für eine maximale Medikamentenwirkung ist eine frühzeitige Behandlung. Topisches Minoxidil kann zu exzessivem Haarwachstum auf der Stirn und den Schläfen führen, wenn es in diesen Bereichen aufgetragen wird. Da dies für den Patienten störend ist, muss er auf die korrekte Anwendung des Medikaments hingewiesen werden.

Die Verfahren zur Haartransplantation werden immer weiter verbessert. Ziel ist ein natürlich wirkendes Haarmuster. Dies wird am besten durch Minigrafts aus 1–2 Follikeln erreicht. Von der okzipitalen Kopfhaut wird ein Streifen mit Haaren entfernt und jedes einzelne Haar disseziert. Anschließend werden die aufgetrennten Haarfollikel sorgfältig einzeln in die gewünschten Bereiche inseriert. Die Patienten erzielen oft ausgezeichnete Ergebnisse und das transplantierte Haar scheint resistent gegen die Wirkung von Dihydrotestosteron zu sein.

Häufige Nagelerkrankungen

Nagelerkrankungen sind in der klinischen Praxis häufig. Sie können sekundär bei systemischen Erkrankungen oder als primäre Erkrankung des Nagelapparats auftreten. Der Nagelapparat besteht aus Nagelmatrix, -bett und -platte sowie der proximalen und lateralen Nagelfalz. Störungen von Nagelplatte und Nagelbett manifestieren sich sehr unterschiedlich. Systemische Erkrankungen können mit Nagelveränderungen, wie den Beau-Reil-Querfurchen durch unspezifische Unterbrechungen des Wachstums der Nagelmatrix und Mees-Streifen bei Schwermetallvergiftung, einhergehen. Eine Dilatation der Kapillaren am proximalen Nagelfalz und ein Kutikulaerythem treten oft bei Kollagenosen auf. Zur gründlichen Hautuntersuchung gehört auch eine Betrachtung der Nägel, da sie Rückschlüsse auf den Gesundheitszustand des Patienten erlauben.

Eine der schwerwiegendsten Nagelerkrankungen ist das *subunguale Melanom*. Es manifestiert sich als lineares, pigmentiertes Band entlang der Länge des Nagels. Im Laufe der Zeit werden auch der proximale Nagelfalz und das Hyponychium durch das Melanom pigmentiert. Diese Pigmentierung des proximalen Nagelfalzes wird als *Hutchinson-Zeichen* bezeichnet und kommt bei subungualen Hämatomen nicht vor. Neu aufgetretene pigmentierte Streifen im Nagel sollten grundsätzlich evaluiert sowie eventuell biopsiert werden. Dazu muss die Nagelplatte entfernt und der proximale Nagelfalz retrahiert werden. Die Biopsie eines pigmentierten Streifens im Nagel erfolgt in der Nagelmatrix. Biopsien der Nagelmatrix können den Nagel dünner machen oder durch Zerstörung der Matrix zu einer chronischen Nageldystrophie führen. Das subunguale Melanom wird meist erst spät diagnostiziert, da es leicht übersehen oder mit einem subungualen Hämatom verwechselt wird, weswegen diese beiden Krankheiten unbedingt voneinander abgegrenzt werden müssen.

Subunguale Hämatome sind häufig. Sie entstehen meist durch ein direktes Trauma von Nagelplatte und Nagelbett mit Einblutung zwischen den beiden Strukturen. Akute Hämatome sind oft sehr schmerzhaft. Die meisten akuten subungualen Hämatome betreffen die Finger und entstehen durch Quetschungen oder einen Schlag auf die Nagelplatte. Der mit der Blutansammlung unter der Nagelplatte einhergehende Druck kann zu stärksten Schmerzen führen, der sich durch eine Nageltrepanation schnell und einfach beheben lässt. Dazu wird mit einem heißen, dünnen Metallstift oder einem kleinen Bohrer ein kleines Loch in die darüberliegende Nagelplatte gebohrt. Sobald die Nagelplatte punktiert wurde, kann das unter dem Nagel akkumulierte Blut nach außen abfließen, wodurch der Schmerz fast sofort verschwindet. Die meisten Verletzungen des Nagelapparats verursachen jedoch keine schmerzhaften Hämatome, sondern nur eine geringe, kaum schmerzhafte Blutansammlung unter der Nagelplatte. Das Nageltrauma wird oft, aber nicht immer erinnert. Diese Form des subungualen Hämatoms kann kleine Nagelabschnitte oder den gesamten Nagel betreffen. Oft ist der Nagel blau, rotblau und rot verfärbt. Gelegentlich ist die Nagelplatte schwarz und wird leicht mit einem subungualen Melanom verwechselt. In diesen Fällen kann die Anamnese in die Irre führen, weil viele Patienten mit und ohne Melanom Verletzungen des Nagels erinnern, sodass der Arzt fälschlicherweise von

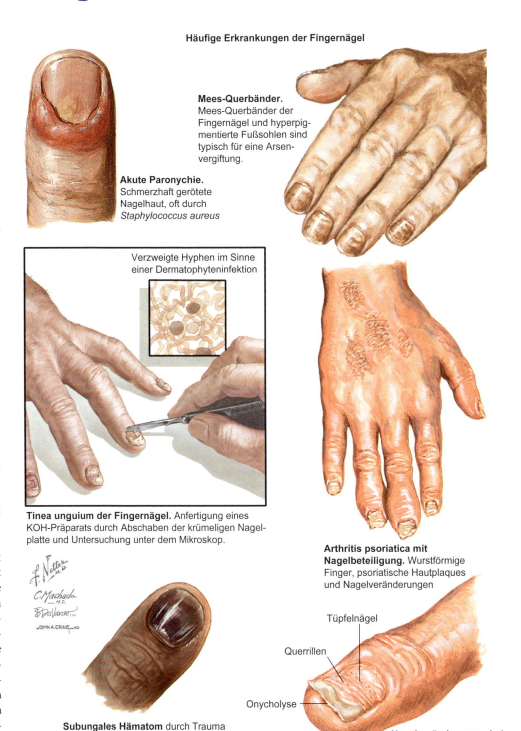

Abb. 7.3

einem subungualen Hämatom ausgeht. Im Zweifelsfall sollte eine Nagelbiopsie erfolgen. Dazu wird die Nagelplatte entfernt, sodass sich das subunguale Hämatom leicht von einem Tumor unterscheiden lässt. Die meisten subungualen Hämatome wachsen langsam mit dem Nagel heraus, wobei der proximal nachwachsende Nagel normal ist.

Der *Unguis incarnatus* (eingewachsener Nagel) betrifft fast ausnahmslos die Großzehe. Sie entsteht durch das Einwachsen des lateralen Anteils der Nagelplatte in den lateralen Nagelfalz. Dadurch wird eine Entzündungsreaktion mit Rötung, Schwellung, Schmerzen sowie gelegentlich Eiterabsonderung ausgelöst. Oft kommt es zur Sekundärinfektion. Das Gehen kann erschwert sein, weil der Patient schmerzbedingt Druck vermeidet.

Es ist nicht genau bekannt, warum Nägel in den lateralen Nagelfalz einwachsen. Vermutlich spielt falsches Schneiden der Nägel sowie das Entfernen der lateralen Nagelkante eine Rolle. Wenn die Nagelplatte in verschiedenen Winkeln geschnitten oder vom Nagelbett durch Pulen abgerissen wird, erleichtert dies dem freien Ende der Na-

(Fortsetzung)

gelplatte das Eindringen in den lateralen Nagelfalz. Auch enges Schuhwerk kann die Wahrscheinlichkeit für eingewachsene Nägel erhöhen. Betroffen sind alle Altersgruppen, bevorzugt jedoch junge Männer. Nur selten sind die Fingernägel betroffen. Die Behandlung erfolgt durch das Entfernen der lateralen Nagelplatte mit oder ohne Entnahme der lateralen Nagelmatrix. Nach Anästhesie wird der beteiligte Nagelabschnitt mit einem Elevator abgehoben und mit einem Nagelspalter das laterale Nageldrittel entfernt. Der freipräparierte Nagel wird mit einem Nagelzieher gefasst und mit vorsichtigen Vor- und Zurückbewegungen entfernt. Der aus dem lateralen Nagelfalz entfernte Nagel ist oft größer als erwartet. Bei rezidivierendem Unguis incarnatus sollte die Nagelmatrix entfernt werden. Dabei wird das laterale Drittel der Nagelmatrix zerstört, sodass dieser Teil des Nagels nicht mehr nachwachsen kann. Am besten lässt sich die Nagelmatrix durch das Aufbringen von Phenol nach Avulsion der Nagelplatte zerstören. Auch eine bilaterale Beteiligung des Nagelfalzes an derselben Zehe ist nicht selten; in diesen Fällen wird der gesamte Nagel entfernt. Der Unguis incarnatus ist im Gegensatz zur Paronychie keine primäre Infektion des Nagelapparats, sondern tritt sekundär zur massiven Entzündungsreaktion auf.

Die *Paronychie* ist eine Infektion des Nagelfalzes mit Bakterien (akute Paronychie) oder Pilzen (chronische Paronychie). Die akute Paronychie geht mit Rötung und Schmerzen des Nagelfalzes einher. Rötung und Schwellung breiten sich aus, verursachen Schmerzen und schließlich Eiterabsonderung. Ursachen sind das Entfernen von Nagelhaut oder ein Nagelfalztrauma. Die häufigsten Auslöser sind *Staphylococcus aureus* und *Streptococcus*-Spezies. Die chronische Paronychie ist in der Regel nicht so stark entzündet und manifestiert sich mit Rötung und Schwellung oft an mehreren Nägeln entlang der Nagelfalze. Typischerweise geben die Patienten an, dass die Beschwerden seit 6–8 Wochen bestehen. Die chronische Paronychie ist weitaus weniger schmerzhaft als die akute und wird in der Regel durch eine Infektion des Nagelfalzes mit *Candida albicans* ausgelöst. Besonders hoch ist das Risiko bei Berufen, in denen die Hände ständig Kontakt mit Wasser haben. Die Behandlung erfolgt mit topischen Antimykotika und Antiphlogistika.

Das *Panaritium* wird oft mit der akuten Paronychie verwechselt, ist aber eine Weichgewebeinfektion der Fingerpulpa. Es kann sekundär zur akuten Paronychie auftreten und geht mit einer geschwollenen, geröteten, schmerzhaften Fingerkuppe einher. Die Behandlung erfolgt durch operative Inzision und Drainage sowie die orale Gabe von Antibiotika gegen *S. aureus* und *Streptococcus*-Spezies.

Die *Onychomykose* ist bei Menschen aller Altersgruppen häufig, wobei die Prävalenz mit dem Alter steigt. Sie tritt in unterschiedlicher Form auf. Am häufigsten ist die distale und laterale subunguale Onychomykose; andere Formen sind die weiße oberflächliche Onychomykose und die proximale subunguale Onychomykose. Häufigster Auslöser ist *Trichophyton rubrum*; die oberflächliche Form wird meist durch *Trichophyton mentagrophytes* ausgelöst. Bei der *oberflächlichen weißen Onychomykose* finden sich auf der Nageloberfläche kleine weiße Krümel. Beim

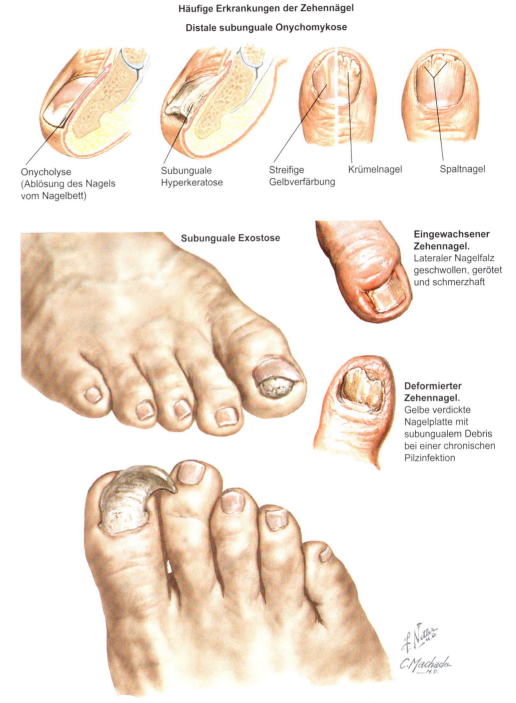

Abb. 7.4

Schneiden des Nagels betreffen die weißen Bereiche des Pilzbefalls nur den äußersten Anteil der Nagelplatte. Das Material ist eine Kombination aus Pilzelementen und Nagelkeratin. Die Therapie erfolgt durch Kürettage des weißen betroffenen Nagelanteils und Auftragen von topischem Antimykotikum für mindestens einen Monat.

Die distale und laterale subunguale Onychomykose manifestiert sich mit verdickten, gelben, dystrophischen Nägeln und subungualem Debris. Es besteht eine unterschiedlich stark ausgeprägte Onycholyse (Ablösen der Nagelplatte vom Nagelbett). Meist sind viele, gelegentlich auch nur ein Nagel betroffen und an der umgebenden Haut findet sich eine Tinea manuum oder Tinea unguium. Pilzinfektionen betreffen die Zehennägel weitaus häufiger als die Fingernägel. Die Nägel können vor allem beim Gehen schmerzen. Gelegentlich wird bei starker Onycholyse der gesamte Nagel abgestoßen, wobei der nachwachsende Nagel ebenfalls eine Onychomykose aufweist. Vor allem bei Patienten mit Diabetes mellitus sind die verdickten, dystrophischen Nägel Eintrittspforten für Bakterien, die durch

(Fortsetzung)

die anormale Barriere zwischen Nagel und Nagelfalz in Haut und Weichgewebe gelangen und eine Paronychie, ein Panaritium oder als schwerste Komplikation eine Phlegmone auslösen können. Die distale und laterale subunguale Onychomykose muss fast immer oral mit Antimykotika behandelt werden, um eine Heilung zu erreichen. Topische Substanzen helfen bei begrenzter Nagelerkrankung, spielen aber meist nur eine Rolle als Adjuvanzien. Orale Azole, Griseofulvin und Terbinafin werden mit ähnlichem Erfolg eingesetzt.

Die *Psoriasis* verursacht zahlreiche Nagelveränderungen. Zur Nagelbeteiligung kommt es meist bei schwerer Psoriasis oder Psoriasis-Arthritis. Die Nägel können Ölflecke, Grübchen, Querbänder, Onycholyse und eine subunguale Hyperkeratose aufweisen. Die *Ölflecke* zeigen sich als bräunliche bis gelbliche Verfärbung unter der Nagelplatte mit begleitender Onycholyse. Die Verfärbung entsteht durch die Ablagerung verschiedener Glykoproteine in der Nagelplatte. *Tüpfelnägel* treten außer bei Psoriasis auch bei anderen Erkrankungen, wie der Alopecia areata, auf; sie entstehen durch eine Parakeratose der proximalen Nagelmatrix, die für die Produktion der dorsalen Nagelplatte verantwortlich ist. *Querbänder* und *subunguale Hyperkeratose* entstehen durch die exzessive Hyperkeratose des Nagelbetts, die direkt durch die Psoriasis verursacht wird. Die Therapie der Psoriasis der Nägel erfolgt durch intraläsionale Kortikosteroidinjektionen oder die systemische Gabe von Medikamenten zur Reduktion der anormalen Immunreaktion, welche die Psoriasis unterhält.

Die *Onychogrypose* (Krallennagel) manifestiert sich als ungewöhnlich stark verdickter und verbogener Nagel.

Bei systemischen Erkrankungen sind unzählige Formen von Nagelveränderungen möglich. *Beau-Reil-Querfurchen* sind horizontale Kerben in den Nägeln, die durch starke Einschränkungen des Allgemeinzustands entstehen; sie führen in der Regel zu einem längeren Krankenhausaufenthalt und zu einer vorübergehend gestörten Bildung des Nagelbetts durch die Nagelmatrix. Mit Besserung des Allgemeinzustands bessert sich auch der Nagelbefund. *Mees-Streifen* entstehen durch eine Schwermetallvergiftung, meist mit Arsen. Sie imponieren als einzelne, weiße Horizontalstreifen in allen Nägeln. Außerdem kommen sie bei Mangelernährung vor. *Terry-Nägel* sind Nagelveränderungen bei Herzinsuffizienz und Leberzirrhose, bei denen mehr als zwei Drittel der proximalen Nagelplatte und des Nagelbetts mattweiß mit Verlust der Lunula erscheinen. *Halb-und-halb-Nägel* (azotämische Onychopathie) finden sich bei chronischer Niereninsuffizienz. Die proximale Nagelhälfte wirkt normal, während die distale Hälfte braun verfärbt ist. Das *Yellow-Nail-Syndrom* manifestiert sich durch Gelbverfärbung und Verdickung der Nagelplatte an allen 20 Nägeln. Es tritt fast immer bei Pleuraergüssen sowie sekundär bei Bronchialkarzinomen auf. Die *Koilonychie* ist eine der am leichtesten erkennbaren Nagelverformungen und entsteht durch Eisenmangel. Die Nagelplatte ist löffelförmig konkav verformt. *Splitterblutungen* sind Zeichen einer bakteriellen Endokarditis. Die konkaven *Uhrglasnägel* entstehen in der Regel durch chronische Lungenerkrankungen.

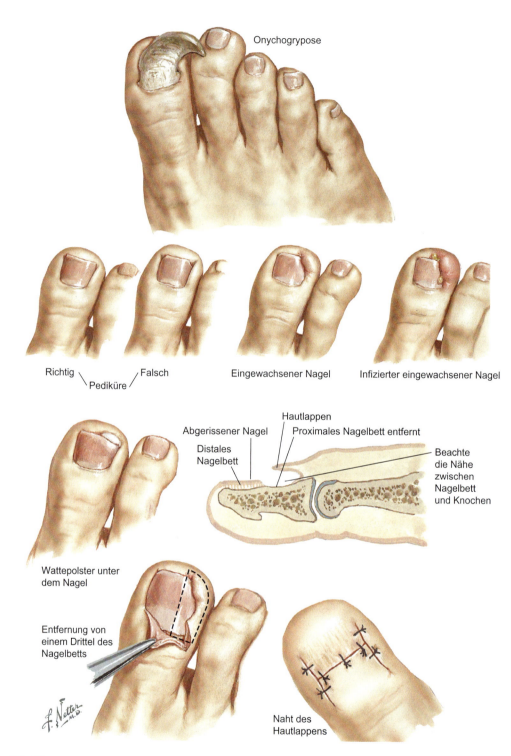

Abb. 7.5

Haarschaftveränderungen

Es gibt viele verschiedene Formen von Haarschaftveränderungen. Meist handelt es sich um unspezifische Befunde, die bei vielen Krankheiten sowie beim Gesunden vorkommen. Die vermutlich häufigste Haarschaftanomalie des Menschen ist die *Trichoptilosis*, die „gespaltenen Haare". Sie ist unspezifisch und nicht Teil eines bestimmten Syndroms. Ursache sind vermutlich exzessive Traumen des distalen Haarschafts. Die Trichorrhexis nodosa ist eine weitere Haarschaftanomalie, die ohne Grunderkrankung auftritt. Es gibt ein paar hochspezifische Haarveränderungen, die auf bestimmte Erkrankungen hinweisen, z. B. finden sich Pili trianguli et canaliculi nur beim Syndrom der unkämmbaren Haare und die Trichorrhexis invaginata nur beim Netherton-Syndrom.

Bei *Pili torti*, auch bekannt als gedrehte Haare oder Torsionshaare, dreht sich das Haar korkenzieherartig um die Längsachse. Dadurch nimmt der Druck auf den Haarschaft zu, wodurch die Haare früh abbrechen, sodass kurzes, brüchiges Haar vorhanden ist. Betroffen ist fast nur die Kopfhaut. Pili torti sind unspezifisch und kommen bei mehreren genetisch bedingten Hauterkrankungen, wie dem Björnstad-Syndrom, dem Menkes-Syndrom und dem Crandall-Syndrom, vor. Außerdem treten sie als primäre Veränderung ohne syndromalen Zusammenhang auf.

Das *Monilethrix-Syndrom* ist eine hochspezifische Haarschaftanomalie, bei der das anormal dünne Haar durch Knoten in unregelmäßigen Abständen perlschnurartig oder hügelig wirkt. Es wird autosomal-dominant vererbt und entsteht durch eine Mutation des Gens Hair Basic Keratin 6 (HB6), dessen offizielle Bezeichnung Keratin 86 (KRT86) lautet. Das Haar ist brüchig und bricht in den ausgedünnten Bereichen zwischen den Knoten. Diese Bereiche sind nicht pigmentiert, wodurch sich diese Veränderung von der Pseudomonilethrix unterscheidet. Es gibt keine Therapie, oft bessert sich die Veränderung aber nach der Pubertät. Eine assoziierte systemische Erkrankung besteht so gut wie nie.

Die *Trichorrhexis nodosa* ist ein absolut unspezifischer Befund, der beim Gesunden vorkommt. Der Haarschaft ist am distalen Ende borstenpinselartig aufgesplittert. Die Trichorrhexis nodosa ist die häufigste Ursache von abgebrochenen Haaren. Auslöser sind Verletzungen der Haare, z. B. durch Reiben oder Drehen der Haare, wodurch sie brechen und das Bild einer Trichorrhexis nodosa entsteht. Die mikroskopische Untersuchung erlaubt die Unterscheidung von sekundärem Haarausfall bei Trichotillomanie oder der chemisch induzierten Alopezie.

Pili canaliculi, oder „Glaswollhaare", sind der Leitbefund beim Syndrom der unkämmbaren Haare. Dieses seltene und sehr ungewöhnliche Syndrom ist nicht mit einer Erkrankung des Betroffenen verbunden. Aufgrund der anormalen Dreiecksform des Haarschafts und der Richtungsänderung der Haare in unregelmäßigen Abständen lässt sich das Haar nicht kontrollieren und kämmen. Diese Veränderung wird autosomal-dominant vererbt und ist vermutlich das Ergebnis einer anormalen inneren Wurzelscheide. Eine Therapie ist nicht erforderlich; bei den meisten Kindern bessert sich die Haarmorphologie im Laufe der Zeit. Unter dem Elektronenmikroskop wirken die Haarschäfte fast dreieckig.

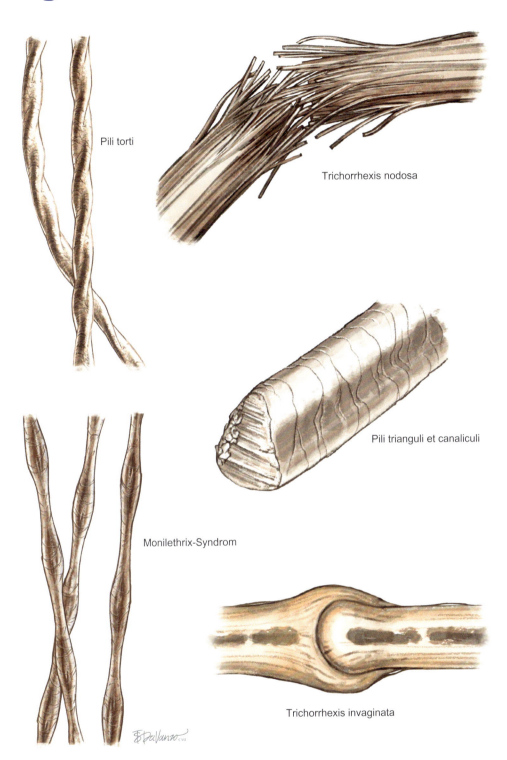

Abb. 7.6

Die *Trichorrhexis invaginata* findet sich nur bei Patienten mit dem autosomal-rezessiv vererbten Netherton-Syndrom. Diese Haarschaftanomalie wird wegen der Ähnlichkeit mit den Wachstumsringen der Bambuspflanze auch als Bambushaar sowie wegen der kugelgelenkartigen Invaginationen auch als „ball and socket hair" bezeichnet. Das Haar ist brüchig und es kommt zu Alopezie. Am besten ist die Krankheit an den Augenbrauen zu erkennen. Das Netherton-Syndrom ist eine Multisystemerkrankung durch die Mutation des SPINK5-Gens und geht mit Erythrodermie, Alopezie und erhöhten Immunglobulin-E-Spiegeln einher. Als Ichthyosis linearis circumflexa werden die wandernden, landkartenartigen, girlandenförmigen Flecke und Plaques mit doppelter Schuppenleiste bezeichnet, die nur beim Netherton-Syndrom auftreten. Das SPINK5-Gen kodiert für den Serinproteasehemmer Kazal-Typ-5-Protein, der für die Desquamation des Epithels von Bedeutung ist.

Normaler Aufbau und Funktion des Haarfollikels

Die pilosebazöse Einheit ist ein komplexer Apparat, der aus einem Haarschaft und seinem Follikel, Talgdrüsen, dem M. arrector pili sowie in manchen Körperregionen apokrinen Drüsen besteht. Haar besteht aus vielen verschiedenen Keratinproteinen, die durch Disulfidbrücken zwischen benachbarten Cysteinmolekülen miteinander verbunden sind. Die Keratinmoleküle sind in saurer und basischer Form vorhanden. Die sauren und basischen Keratinfasern lagern sich aneinander und vernetzen sich über Disulfidbrücken.

Die genaue Funktion von Haar ist unbekannt. Vermutlich dient es der Wärmerückhaltung und der Anlockung des anderen Geschlechts. Unabhängig davon können Menschen auch ohne Haare ein normales Leben führen, ohne dass dadurch Krankheiten auftreten.

Die verschiedenen *Haarfarben* werden durch den Melanin- oder Pheomelaningehalt des Haarschafts bestimmt. Im Laufe des Lebens sinkt die Pigmentproduktion, sodass das Haar mattgrau oder weiß wird. Dieser Prozess lässt sich im Einzelfall nicht vorhersagen und zeigt auch intrafamiliär eine große Schwankungsbreite. Mit dem Alter wird das Kopfhaar meist dünner, was als normaler physiologischer Prozess gilt.

Erwachsene besitzen vor allem zwei Haartypen. Das dicke *Terminalhaar* findet sich auf dem Kopf, in Achseln und Leisten sowie bei Männern im Bartbereich. Das feine, dünne und nur leicht pigmentierte *Vellushaar* findet sich überall dort am Körper, wo keine Terminalhaare sind. Lippen, Handflächen und Fußsohlen sowie Glans penis und Labia minora sind unbehaart. *Lanugohaare* finden sich während der fetalen Entwicklung und sind vor allem bei Frühgeborenen vorhanden. Normalerweise wird es in utero abgeschilfert und noch vor der Geburt durch Vellushaar ersetzt. Bei Anorexia nervosa werden Vellus- und Terminalhaare wieder durch Lanugohaare ersetzt. Lanugohaare sind weich, flauschig und weiß.

Der *Haarzyklus* ist ausgesprochen komplex und verläuft sehr koordiniert. Die Anagenphase ist die Wachstumsphase und dauert beim erwachsenen Haar in der Regel etwa 2 Jahre. Danach tritt das Haar in die kurze (2 Wochen) Katagenphase ein, während der es sich im Follikel von einem wachsenden, funktionierenden Haar zu einem unten abgerundeten Haar entwickelt. Die anschließende Telogenphase dauert etwa 2 Monate und endet mit der Ausstoßung des Haares. Anagenhaare lassen sich durch ihr schlaffes, pigmentiertes Ende leicht vom Telogenhaar unterscheiden. Telogenhaare werden aufgrund des depigmentierten Bulbus am proximalen Ende auch als Keulenhaare bezeichnet. Katagenhaare sind nur sehr schwer zu erkennen, weil sie irgendwo zwischen den Anagen- und Telogenhaaren liegen. Die Länge der Anagenphase bestimmt die Endlänge der Haare: Je länger sie dauert, umso länger wird das Haar. Dieser Prozess ist genetisch festgelegt und für alle Haartypen des Körpers unterschiedlich. Normalerweise fallen täglich bis zu 100 Kopfhaare aus. Der Haarfollikel besitzt nach Eintritt des Haares in die Telogenphase eine bemerkenswerte Regenerationsfähigkeit. Durch ein unbekanntes Signal bildet er in der Wulstregion Stammzellen, die sich differenzieren und in der erneut beginnenden

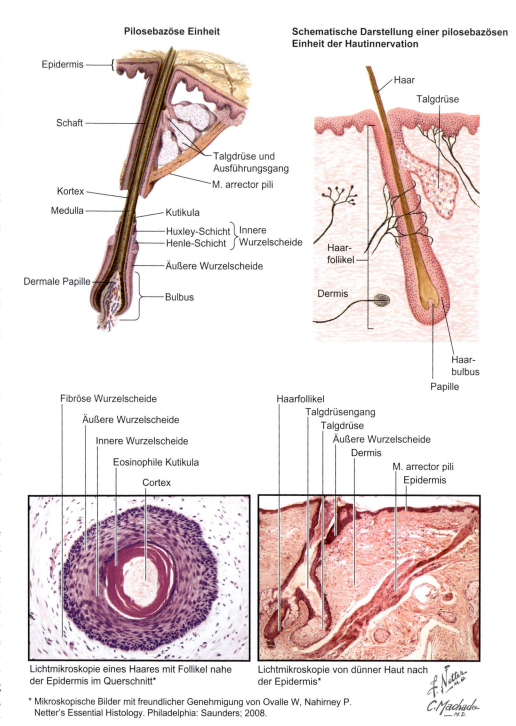

Abb. 7.7

Anagenphase ein Haar bilden. Die Wulstregion liegt nahe dem Ansatz des M. arrector pili am Haarfollikel.

Histologisch besteht das Haar aus mehreren konzentrischen Schichten. Ganz innen liegt die pigmentierte Medulla. Darauf folgen von innen nach außen der Kortex, die Kutikula, die innere Wurzelscheide (Huxley- und Henley-Schicht) und die äußere Wurzelscheide, die übergangslos in der Epidermis liegt. Im Haarfollikel findet die Keratinisierung mit Trichohyalin und nicht wie in der Epidermis mit Keratohyalin statt.

Normaler Aufbau und Funktion des Nagelapparats

Der menschliche Nagel besteht aus einer Sonderform von Keratin. Alle 20 Nägel haben dieselbe chemische Zusammensetzung und unterscheiden sich lediglich in ihrer Größe. Der Nagelapparat besteht aus hochspezialisierten Strukturen. Die *Nagelmatrix* ist für die Produktion der Nagelplatte verantwortlich. Sie liegt ein paar Millimeter hinter dem proximalen Nagelfalz, der als Kutikula (Eponychium) endet, und reicht bis unter das Nagelbett. Unter dem proximalen Nagelbett ist die Nagelmatrix oft halbkreisförmig als so genannte *Lunula* zu erkennen. Die Lunula ist meist cremig-weiß und leicht livide. Jede Schädigung der Nagelmatrix kann zu einer temporären oder permanenten Nageldystrophie führen.

Die distale Nagelmatrix produziert den ventralen Anteil der *Nagelplatte* und die proximale Nagelmatrix die Dorsalfläche der Nagelplatte. Die Nagelplatte besteht aus Keratinprotein und ist der harte Nagelanteil. Vermutlich schützt sie die darunterliegende Nagelmatrix und distale Phalanx und hilft beim Greifen und feinen Tätigkeiten mit den Fingerspitzen. Die Nagelplatte ist durch winzige vertikale fingerförmige Ausläufer fest mit dem darunterliegenden Nagelbett verbunden. Die Nagelplatte enthält keine Gefäße, während das darunterliegende Nagelbett stark vaskularisiert ist.

Das *Nagelbett* ist über den proximalen Nagelfalz und die Kutikula sowie beidseits über den lateralen Nagelfalz mit der Epidermis verbunden. Eine Schädigung der Nagelhaut, z. B. bei Maniküre, Pediküre oder Verletzungen, erhöht das Risiko einer bakteriellen oder Pilzinfektion des Nagels und der Haut des Nagelfalzes, aus der eine akute oder chronische Paronychie oder Onychomykose hervorgehen kann. Durch das falsche Schneiden der Seitenkanten der Nagelplatte kann der Nagel einwachsen. Die distale Nagelplatte ist über das Hyponychium mit der darunterliegenden Epidermis verbunden. Die Schädigung dieses Anteils des Nagelapparats ermöglicht bakterielle und Pilzinfektionen unter oder in der Nagelplatte.

Die Nägel wachsen das gesamte Leben lang. Die Fingernägel wachsen im Monat etwa 3 mm und die Zehennägel mit etwa 1 mm etwas langsamer. Allerdings unterliegt die Wachstumsrate starken interindividuellen Schwankungen. Die verschiedenen Anteile des Nagelapparats bestehen aus Haarkeratinen und Hautkeratinen. Das Nagelkeratin besteht beim Erwachsenen überwiegend aus Haarkeratin Ha1 und den Hautkeratinen K5, K6, K16 und K17. Während der Nagelentwicklung wurden noch weitere Keratine nachgewiesen.

Primäre und sekundäre Nagelerkrankungen sind häufig. *Primäre Nagelerkrankungen* sind die Onychomykose, der Unguis incarnatus, Onychoschisis (horizontale Aufspaltung), Onychogrypose (Krallennagel), Leukonychie, mediane Nageldystrophie und Onycholyse. Diese Veränderungen treten oft isoliert auf und gehen nicht mit systemischen Erkrankungen einher. *Sekundäre Nagelerkrankungen* treten im Rahmen systemischer Erkrankungen auf. Beispiele sind die Koilonychie (Löffelnägel, durch Eisenmangel), Tüpfelnägel (viele Krankheiten, wie Psoriasis und Alopecia areata), Trachyonychie (Lichen planus), rote und weiße Längsstreifen und distale V-förmige Rillen (Darier-Krankheit), Uhrglasnägel (Lungenerkrankung) und Yellow Nail Syndrome (Pleuraerguss und Lymphödem). Bei der Untersuchung der Haut sollten immer auch die Nägel berücksichtigt werden, da viele systemische Erkrankungen mit einer Beteiligung der Nägel, die auch eines der ersten Anzeichen der Grunderkrankung sein kann, einhergehen.

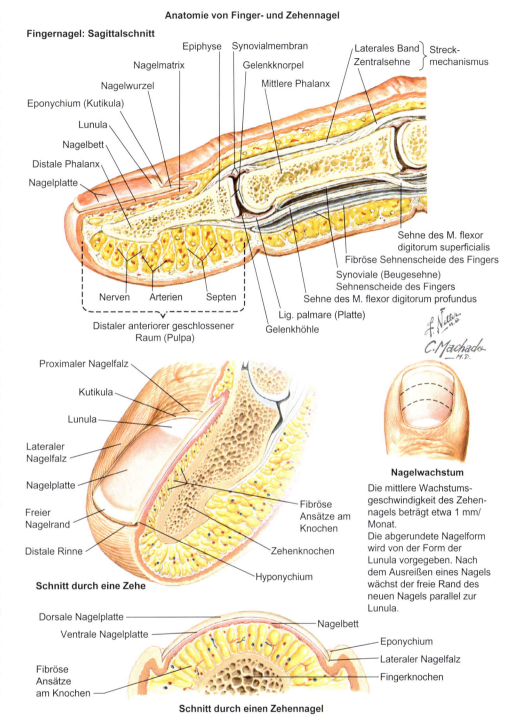

Abb. 7.8

Telogenes und anagenes Effluvium

Telogenes und anagenes Effluvium sind häufige Formen des nicht vernarbenden Haarausfalls.

Klinisches Bild: Das *telogene Effluvium* führt zu einer oft dramatischen Lichtung des Kopfhaares, aber nur selten zum kompletten Haarverlust. Es wird durch zahlreiche Faktoren, die den abrupten Übergang der Haare von der Anagen- in die Telogenphase auslösen, induziert. Dadurch befinden sich anormal viele Haare in der Telogenphase und es werden vermehrt Haare abgestoßen. Der Haarausfall kann erheblich und für den Patienten sehr belastend sein. Ursachen sind Entbindungen, schwere Erkrankungen oder Stress, Operationen und Medikamente. Beim anagenen Effluvium verläuft der Haarausfall etwas langsamer.

Das *anagene Effluvium* wird in der Regel durch eine Chemotherapie ausgelöst. Oft sind Alkylanzien, wie Busulfan und Cisplatin, sowie Antitumorantikörper (Bleomycin und Actinomycin D) verantwortlich. Seltenere Auslöser sind z. B. Antimetaboliten, Topoisomerasehemmer und Vinkaalkaloide. In der Anagenphase reagieren die Haare besonders empfindlich auf diese Chemotherapeutika, welche die Proliferation sich rasch teilender Zellen hemmen. Diese Form des Haarausfalls ist am leichtesten zu diagnostizieren, da die bekannte Chemotherapie die Diagnose sichert.

Histologie: Am zuverlässigsten ist eine Diagnosesicherung durch eine Kopfhautbiopsie. Standardverfahren ist die Entnahme einer 4-mm-Stanzbiopsie aus dem betroffenen Bereich. Statt den routinemäßigen vertikalen werden horizontale Schnittpräparate angefertigt. Gesucht wird nach Narben und Entzündungen und das Verhältnis von Anagen- zu Telogenhaaren bestimmt. Beim telogenen Effluvium ist die Anzahl der Haare normal und es finden sich keine Miniaturfollikel. Das Verhältnis von Anagen- zu Telogenhaaren ist von normalerweise 5–10 Telogenhaaren auf 100 Anagenhaare auf mehr als 20 je 100 erhöht. Beim anagenen Effluvium ist das Verhältnis von Anagen- zu Telogenhaaren normal, die Anagenhaare aber verändert, indem entweder die Haarschäfte gebrochen sind oder eine Apoptose des Haares vorliegt.

Pathogenese: Das telogene Effluvium kann fast immer auf eine kürzliche Erkrankung, Operation, Eisenmangel, eine Entbindung oder andere belastende Ereignisse im Leben des Patienten zurückgeführt werden. Da von vielen Medikamenten bekannt ist, dass sie ein telogenes Effluvium induzieren, sollte die Medikation überprüft werden. Auch Ernährungsstörungen, insbesondere Crash-Diäten und eine Anorexia nervosa, können zum telogenen Effluvium führen. Die Haarfollikel sind nicht vernarbt und wachsen nach der Erholung wieder nach. Da der Haarausfall erst 3–4 Monate nach dem auslösenden Ereignis auftritt, stellt der Patient den Zusammenhang oft nicht selbst her.

Behandlung: Die Behandlung des telogenen Effluviums erfolgt durch Abklärung der Ätiologie und Aufklärung des Patienten. Wichtig ist der Ausschluss systemischer Erkrankungen (z. B. Eisenmangel, Hypothyreose) als Auslöser des Haarausfalls. Nachdem dies erfolgt ist, muss der Patient beruhigt und ihm versichert werden, dass das telogene Effluvium fast immer nach 6–8 Monaten abklingt und die Haare wieder vollständig nachwachsen werden.

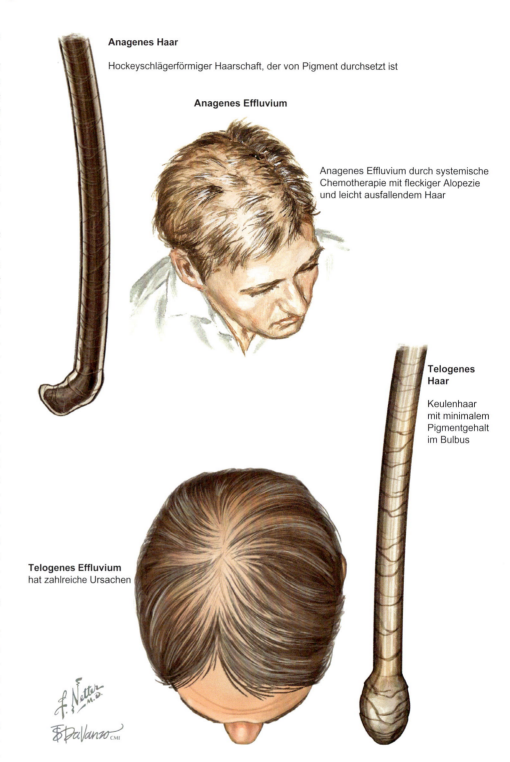

Abb. 7.9

Die Einnahme von Vitaminen und topischem Minoxidil wurden nicht ausführlich zur Therapie untersucht, sodass ihr Einsatz aus wissenschaftlicher Sicht nicht empfohlen werden kann. Bei Essstörungen kann die Überweisung an einen Psychotherapeuten hilfreich sein.

Das anagene Effluvium tritt bei der Chemotherapie von Krebserkrankungen, die wegen dieser Nebenwirkung nicht unterbrochen werden sollte, auf. Nach Abschluss der Therapie wachsen die Haare meist wieder nach, wobei sie oft eine andere Farbe, Konsistenz und Lockung aufweisen. Diese Veränderungen sind nicht voll verstanden. Topisches Minoxidil kann die Dauer des anagenen Effluviums verkürzen, es kann aber nicht durch eine prophylaktische Gabe verhindert werden. Diese Beobachtungen müssen noch durch mehr Studien gesichert werden. Derzeit sind Aufklärung und Beruhigung die wichtigsten Maßnahmen. Für die wenigen Patienten, deren Haare nicht wieder voll nachwachsen, gibt es andere Optionen.

Trichotillomanie

Die Trichotillomanie geht mit zwanghaftem Reißen, Ziehen oder Drehen der Haare, wodurch sie brechen, einher. Es gibt zwei Patientenpopulationen: Die erste Gruppe besteht aus jüngeren Menschen, überwiegend Kinder im Grundschulalter, und die zweite aus Erwachsenen. Je jünger der Patient bei der Diagnosestellung ist, umso besser sind die Heilungsaussichten.

Klinisches Bild: Die Patienten weisen bizarr geformte Kahlstellen am Kopf auf, was häufig den ersten Hinweis auf die Diagnose liefert. Bei näherer Betrachtung sind die unterschiedlich langen Haare oft nahe der Hautoberfläche abgebrochen. Die Haarschäfte sind meist verdreht. Wenn sich der Patient kurz nach dem Ausreißen der Haare vorstellt, sind an den Follikelöffnungen stecknadelkopfgroße Blutungen zu erkennen. Die mikroskopische Untersuchung der Haarenden zeigt eine Fraktur des Haarschafts und eine Trichorrhexis nodosa. Viele Patienten sind sich nicht bewusst, dass sie sich selbst die Haare ausreißen. Wichtig sind daher eine wertfreie Herangehensweise und die Schaffung einer guten Patientenbeziehung. Es kann hilfreich sein, den Patienten zu bitten mit seinem Haar zu spielen. Oft beginnt er dann unbewusst daran zu drehen oder zu ziehen. Bei Kindern müssen die Eltern aufgefordert werden, ihr Kind auf Zeichen einer Haarmanipulation zu beobachten. Dabei sollen sie nicht mit ihrem Kind schimpfen, wenn es an seinen Haaren zieht, sondern es mit positiver Verstärkung ablenken. Fast alle Kinder gewöhnen sich diese Eigenart irgendwann ab, sodass sie wieder ein normales Haarwachstum aufweisen.

Bei Erwachsenen verläuft die Trichotillomanie weitaus chronischer. In der Regel besteht keine Krankheitseinsicht, sondern auf der Suche nach einer Therapie wird häufig der Arzt gewechselt. Biopsien sind entscheidend für eine objektive Diagnose und die Patienten sollten an einen Psychologen oder Psychiater überwiesen werden.

Histologie: Histopathologisch handelt es sich um eine nichtentzündliche, nichtvernarbende Alopezie. Typisch ist eine Trichomalazie mit einer Schädigung im Haarfollikel. Der Follikel enthält ein unterschiedlich starkes erythrozytäres Extravasat sowie häufig auch Melaninzylinder. Die Anzahl der Haarschäfte insgesamt ist normal.

Pathogenese: Die Trichotillomanie ist eine selbstinduzierte Form des Haarausfalls durch absichtliches Drehen, Zupfen, Ziehen oder anderweitige direkte Schädigung des Haarschafts. Dies kann bewusst oder unbewusst erfolgen. Meist bestehen emotionale Auffälligkeiten, worauf man beim Kontakt mit dem Patienten und seiner Familie achten sollte.

Behandlung: Die Trichotillomanie gehört zum Spektrum der Zwangsstörungen. Die meisten Kinder stellen das zum Haarausfall führende Verhalten irgendwann ein. Bei ihnen ist häufig emotionaler Stress der Auslöser, nach dessen Beilegung sich auch der Haarbefund bessert. Mit positiver Verstärkung kann man dem Kind dabei helfen, sich seiner Haarmanipulation bewusst zu werden, während negative Verstärkung ineffektiv ist. Gelegentlich kann ein Kinderpsychologe oder -psychiater entscheidend zur Behandlung dieser Patienten beitragen.

Bei Erwachsenen verläuft die Trichotillomanie meist chronisch, außerdem besteht bei den meisten Patienten keine Krankheitseinsicht. Ein Grund dafür sind oft psychische Störungen, sodass eine kognitive Therapie durch einen Psychiater oder Psychologen entscheidend ist. Eventuell müssen bei Erwachsenen die Standardmedikamente zur Behandlung von Zwangsstörungen gegeben werden.

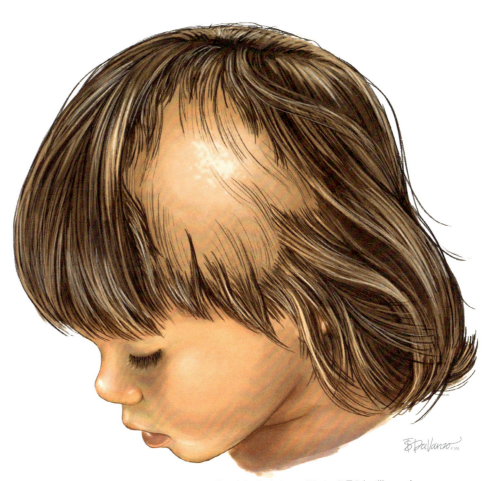

Bizarr geformte, haarlose Bereiche bei einem Kind mit Trichotillomanie

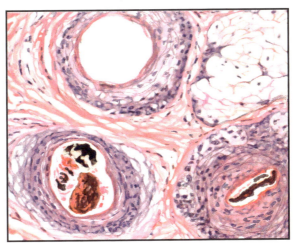

Einer der histologischen Leitbefunde der Trichotillomanie ist oft die Trichomalazie.

Abb. 7.10

KAPITEL 8
Ernährungs- und stoffwechselbedingte Erkrankungen

Beriberi

Beriberi entsteht durch unzureichende Zufuhr oder Resorption von Thiamin (Vitamin B_1). Eine seltene Form des erworbenen Thiaminmangels entsteht nach Ingestion von Thiaminase, einem Enzym, das Thiamin in einen nichtfunktionellen Zustand umwandelt. Dies ist jedoch äußerst selten und tritt nur nach versehentlicher Zufuhr extrem großer Mengen thiaminasehaltiger Stoffe auf. In den meisten Teilen der Welt ist der Thiaminmangel selten. Er tritt jedoch weiterhin gehäuft bei Menschen auf, die sich überwiegend von poliertem Reis ernähren. Eine weitere häufige Ursache ist die chronische Alkoholabhängigkeit. Bei Alkoholikern, die ihren Kalorienbedarf überwiegend durch Alkohol decken, besteht oft nicht nur ein Mangel an Thiamin, sondern auch an zahlreichen anderen B-Vitaminen. Säuglinge von Müttern mit grenzwertigem Thiaminmangel, die voll gestillt werden, können ebenfalls einen Thiaminmangel entwickeln. Hauptnahrungsquellen für Thiamin sind frisches Fleisch, Leber, Vollkornbrot und Gemüse. Unpolierter brauner Reis ist ebenfalls eine gute Thiaminquelle. Thiamin wird im proximalen Jejunum resorbiert.

Thiaminmangel wurde auch beim Kurzdarmsyndrom und nach bariatrischen Operationen, bei denen große Anteile des Jejunums kurzgeschlossen werden und die Thiaminresorption dramatisch sinkt, beschrieben. In den meisten Fällen entstehen Komplikationen durch das Nichteinhalten der verordneten Diät. Daneben tritt Beriberi bei HIV-positiven Patienten sowie gelegentlich bei Langzeiteinnahme von Furosemid ohne adäquate Thiaminzufuhr auf. Furosemid verstärkt die Thiaminausscheidung mit dem Urin.

Thiamin ist ein wasserlösliches Vitamin, das essenziell für die Bildung des Energiespeichermoleküls Adenosintriphosphat (ATP) und den korrekten Ablauf von Glykolyse und Krebs-Zyklus ist. Die Deutsche Gesellschaft für Ernährung empfiehlt bei Männern eine tägliche Zufuhr von 1,2 mg/d und bei Frauen von 1,0 mg/d.

Klinisches Bild: Am häufigsten ist Beriberi in Asien, wo polierter Reis eines der Hauptnahrungsmittel ist; außerdem sind oft Alkoholiker betroffen. Grundsätzlich tritt der Thiaminmangel unabhängig von Geschlecht und ethnischer Zugehörigkeit auf. Beriberi verursacht abhängig vom Ausmaß des Mangels und den Begleiterkrankungen des Patienten ein breites Spektrum an Symptomen. Oft sind das Zentralnervensystem und die Muskulatur betroffen. Es gibt zwei Hauptformen von Beriberi, die sich allerdings stark überschneiden. Bei trockener Beriberi überwiegt der ZNS-Befall und bei nasser Beriberi die Salzretention und die Herzinsuffizienz. Die seltene infantile Beriberi manifestiert sich mit einer Kombination aus trockener und nasser Beriberi mit schwerer zentralnervöser Depression, Herzinsuffizienz und plötzlichem Tod.

Die ersten Symptome der *trockenen Beriberi* sind in der Regel eine periphere Neuropathie und eine Myopathie der glatten und der Skelettmuskulatur mit zunehmender Ermüdbarkeit, Muskelschwäche, Parästhesien, abgeschwächten Muskeleigenreflexen und Sensibilitätsverlust. Mit fortschreitender Erkrankung entwickeln sich oft eine Fallhand oder ein Spitzfuß (schlaffe Parese). In der Regel sind die Beine vor den Armen betroffen. Es kann ein erheblicher Verlust von Muskelmasse mit ausgeprägter

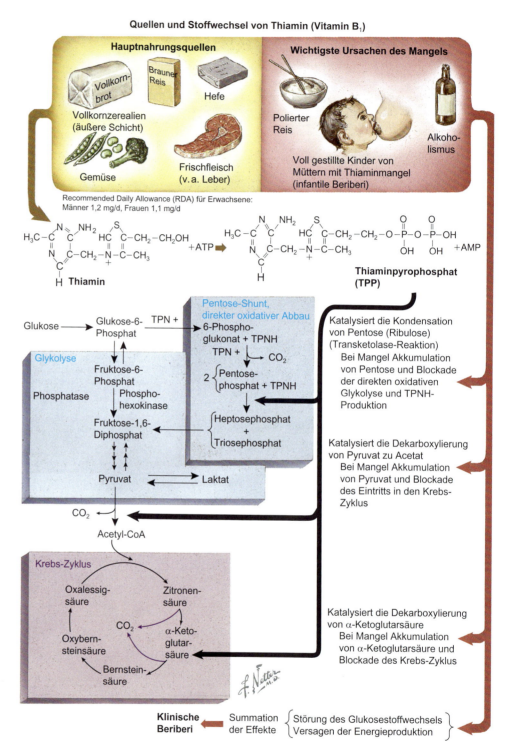

Abb. 8.1

Muskelschwäche vorliegen. Der Serumspiegel der Kreatinphosphokinase ist erhöht und es besteht eine Kreatinurie.

Die *nasse Beriberi* betrifft überwiegend die Muskulatur, insbesondere die kardiale. Im Endstadium besteht eine Herzinsuffizienz mit erhöhtem Herzminutenvolumen; unbehandelt verläuft die Krankheit tödlich, was bei korrekter Diagnose und Behandlung vor dem Erreichen der terminalen Herzinsuffizienz nur selten der Fall ist. Bei Patienten mit nasser Beriberi sinkt der diastolische Blutdruck bei nur minimaler Veränderung des systolischen, sodass der Pulsdruck insgesamt zunimmt. Es besteht eine deutliche Tachykardie. Die Herzinsuffizienz geht mit einem Lungenödem und Flüssigkeitsretention, die zu Beinödemen und Atemnot führen, einher. Durch die unzureichende Oxygenierung kommt es zur Zyanose. In der Elektrokardiografie ist die QT-Zeit verlängert und im Labor sind die Spiegel von Laktat, Pyruvat und α-Ketoglutarat erhöht. Das Thorax-Röntgen zeigt ein vergrößertes Herz mit Dilatation des rechten Herzens sowie Lungenstauung und/oder -ödem.

(Fortsetzung)

Die Hautbefunde der Beriberi sind unspezifisch, helfen aber in Zusammenschau mit der übrigen Symptomatik bei der Diagnosefindung. Die nasse Beriberi manifestiert sich an der Haut mit einer Zyanose und einem unterschiedlich starken peripheren Ödem. Die Haut wirkt wächsern und fühlt sich auch so an. Es besteht eine deutliche Hautblässe, die den Patienten gemeinsam mit der Zyanose krank aussehen lässt. Auch die trockene Beriberi geht mit Hautblässe einher. Außerdem weisen die Patienten aufgrund der Sensibilitätsstörung im Rahmen der peripheren Neuropathie oft Verletzungen der Extremitäten auf. Haarausfall ist beschrieben, entsteht aber vermutlich sekundär durch den kombinierten Mangel von Niacin und Thiamin.

Bei Beriberi ist die Ausscheidung von Thiamin deutlich reduziert und sinkt von normal 70–150 µg/g Kreatinin auf nahezu Null.

Histologie: Hautbiopsien sind bei Beriberi nicht diagnoseweisend. Zyanotische oder blasse Areale sind histologisch unauffällig. Wächserne Haut weist eine leichte Akanthose und Parakeratose auf. Muskelbiopsien zeigen eine Vakuolisierung und Hyalinisierung der Muskelfasern. Möglicherweise besteht ein entzündlicher Prozess, der zur diffusen oder fokalen Nekrose der Muskelfasern führen kann. Am stärksten sind diese Veränderungen im Myokard ausgeprägt. Bei einem *Wernicke-Syndrom* zeigt die postmortale Untersuchung des Gehirns kleine Hämorrhagien in Hypothalamus und oberem Hirnstamm. Das periphere Nervengewebe weist eine nichtentzündliche Degeneration der Neurone mit Atrophie und Chromatolyse auf. Diese Veränderungen finden sich oft auch im Zentralnervensystem.

Pathogenese: Alle Formen der Beriberi entstehen durch einen Thiaminmangel. Thiamin ist ein für den Kohlenhydratstoffwechsel essenzielles Vitamin. Es wird durch Zugabe eines ATP-Moleküls zu Thiaminpyrophosphat (TPP), einem Kofaktor bei zahlreichen Stoffwechselschritten. Außerdem hilft TPP beim Transfer einer Aldehydgruppe von einer Substanz auf eine andere. TPP katalysiert drei wichtige energieerzeugende Stoffwechselwege: die Glykolyse, den Krebs-Zyklus und den Pentosephosphat-Zyklus, der für die Produktion weiterer Kofaktoren, die eine biochemisch wichtige Rolle bei der Bereitstellung von Wasserstoff spielen, wichtig ist. Insgesamt sind Patienten mit Thiaminmangel chemisch nicht mehr dazu in der Lage, ausreichende Mengen von zellulärem ATP herzustellen. Dieser Mangel an der wichtigsten Energiequelle der Zellen ist für die klinischen Symptome verantwortlich. Nerven- und Muskelgewebe reagieren besonders empfindlich auf einen ATP-Mangel. Schätzungsweise reichen bei einem durchschnittlichen Menschen 3–6 Wochen mit thiaminfreier Ernährung aus, damit er erste Symptome einer Beriberi entwickelt.

Behandlung: Die Therapie erfolgt durch die intramuskuläre Gabe von 50 mg/d Thiamin bis zum Abklingen der Symptome. Außerdem sollten auch andere B-Komplex-Vitamine gegeben werden, da viele Patienten mit dem Mangel von einem B-Vitamin auch einen Mangel der anderen haben. Ergänzend sollte eine Ernährungsberatung erfolgen. Alkoholiker haben ein hohes Risiko für Rezidive der Beriberi und sollten aufgefordert werden, an Programmen zur Erzielung einer Alkoholabstinenz teilzunehmen

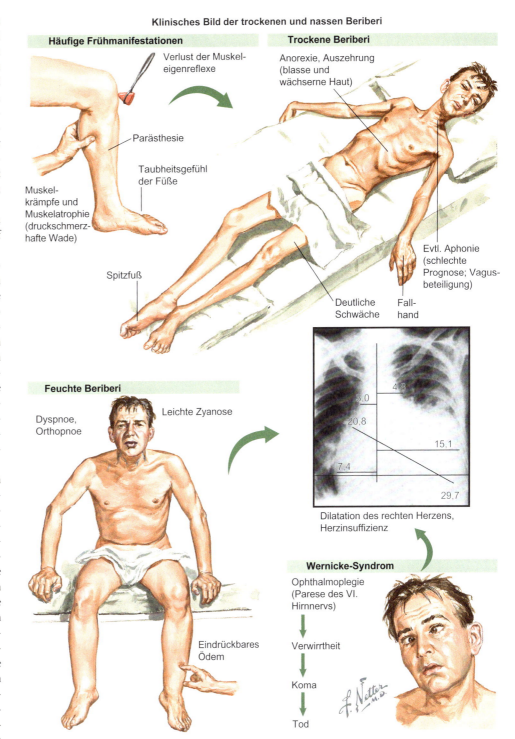

Abb. 8.2

und Multivitaminpräparate einzunehmen. Unter Thiaminersatztherapie klingen die Symptome rasch ab.

Hämochromatose

Die Hämochromatose ist eine recht häufige autosomal-rezessive Krankheit des Eisenstoffwechsels mit exzessiver Eisenresorption und schlussendlicher Eisenüberlastung. Eisen akkumuliert progressiv in vielen Körpergeweben, vor allem aber in der Leber. Die meisten Fälle entstehen durch eine Mutation des HFE-Gens, die bei etwa 10 % der Bevölkerung vorhanden ist. Die Symptome treten meist erst nach dem fortpflanzungsfähigen Alter, in der Regel im Alter zwischen 50 und 70 Jahren, auf.

Klinisches Bild: Am häufigsten sind hellhäutige Männer betroffen und es gibt unterschiedlich viele Carrier in den Populationen. So ist in Irland einer von 85 Einwohnern homozygot für die C282Y-Mutation des HFE-Gens. Weltweit beträgt die Inzidenz schätzungsweise 1 auf 350.

Die klinischen Manifestationen der Hämochromatose bei für das mutierte HFE-Gen homozygoten Patienten sind sehr unterschiedlich. Die klassische Hämochromatose geht vor allem mit drei Symptomen einher: Leberzirrhose, Diabetes mellitus und generalisierte Hautpigmentierung. Sie entstehen jeweils durch die persistierende, chronische Akkumulation von Eisen in Leber bzw. Pankreas sowie durch Eisenablagerungen in der Haut mit vermehrter Melaninproduktion. Die Zirrhose ist die wichtigste Ursache von Morbidität und Mortalität und erhöht erheblich das Risiko für ein hepatozelluläres Karzinom.

Die generalisierte Bronzefärbung der Haut ist eines der ersten Zeichen dieser Erkrankung und hat gemeinsam mit dem Diabetes mellitus zur Bezeichnung *Bronzediabetes* geführt. Die Nägel sind oft brüchig und es besteht eine unterschiedlich starke Koilonychie (Löffelnägel). Am gesamten Körper sind die Terminalhaare gelichtet und dünn. Oft besteht eine Arthritis, die auch bei asymptomatischen heterozygoten Carriern der Erkrankung auftreten kann.

Histologie: Die Histologie der Haut ist nicht diagnoseweisend. Die Leber weist unterschiedlich starke Schäden, von der Fibrose bis zur Zirrhose, auf. Mit der Berliner-Blau-Färbung wird das Eisen in den Hepatozyten und den Zellen der Gallenwege hervorgehoben. Im Gegensatz zu Krankheiten mit Eisenüberladung lagern die Kupffer-Zellen nur wenig Eisen ein.

Pathogenese: Das bei der Hämochromatose mutierte HFE-Gen liegt auf dem kurzen Arm von Chromosom 6. Meist besteht eine C282Y-Mutation. Normalerweise wird der Eisenhaushalt von der Eisenresorption aus der Nahrung und normalen Eisenverlusten bestimmt, wobei Steuermechanismen die Resorption an die Verluste anpassen. Der Defekt des HFE-Gens führt zur Dysregulation der Eisenaufnahme in den Zellen und bei den Ferritinspiegeln. Durch die exzessiven Eisenablagerungen nehmen die freien Sauerstoffradikale, die auf zahlreiche Gewebe destruktiv wirken, zu. In der Leber verursachen sie zunächst eine Fibrose und schließlich eine Zirrhose.

Behandlung: Die Therapie erfolgt durch die Beseitigung des Eisenüberschusses, was am besten durch regelmäßige Phlebotomien möglich ist. Die Phlebotomie reduziert die Eisenspeicher und kann eventuell die Entwicklung einer Zirrhose verhindern, was für die Prognose der Morbidität und Mortalität der Patienten entscheidend ist. Bei den meisten Patienten ist das Ziel ein Hämoglobinspiegel von 12 g/dl. Weitere Methoden zur Beseitigung des Ei-

Abb. 8.3

senüberschusses sind die Erythrozytenapherese und Chelatbildner. Bei der Erythrozytenapherese werden aus dem Blut überwiegend die Erythrozyten entfernt, während Serum, Leukozyten und Thrombozyten wieder in das Blut des Patienten zurückgeleitet werden. Die intravenöse Gabe von Chelatbildnern, wie Deferoxamin, hilft bei Patienten mit Kontraindikationen gegen die Entnahme größerer Blutmengen. Außerdem kann man versuchen, die gastrointestinale Eisenresorption zu reduzieren. Diese Ansätze erzielen die besten Ergebnisse, solange noch keine Zirrhose vorhanden ist. Die Bedeutung einer genetischen Beratung kann nicht genug hervorgehoben werden.

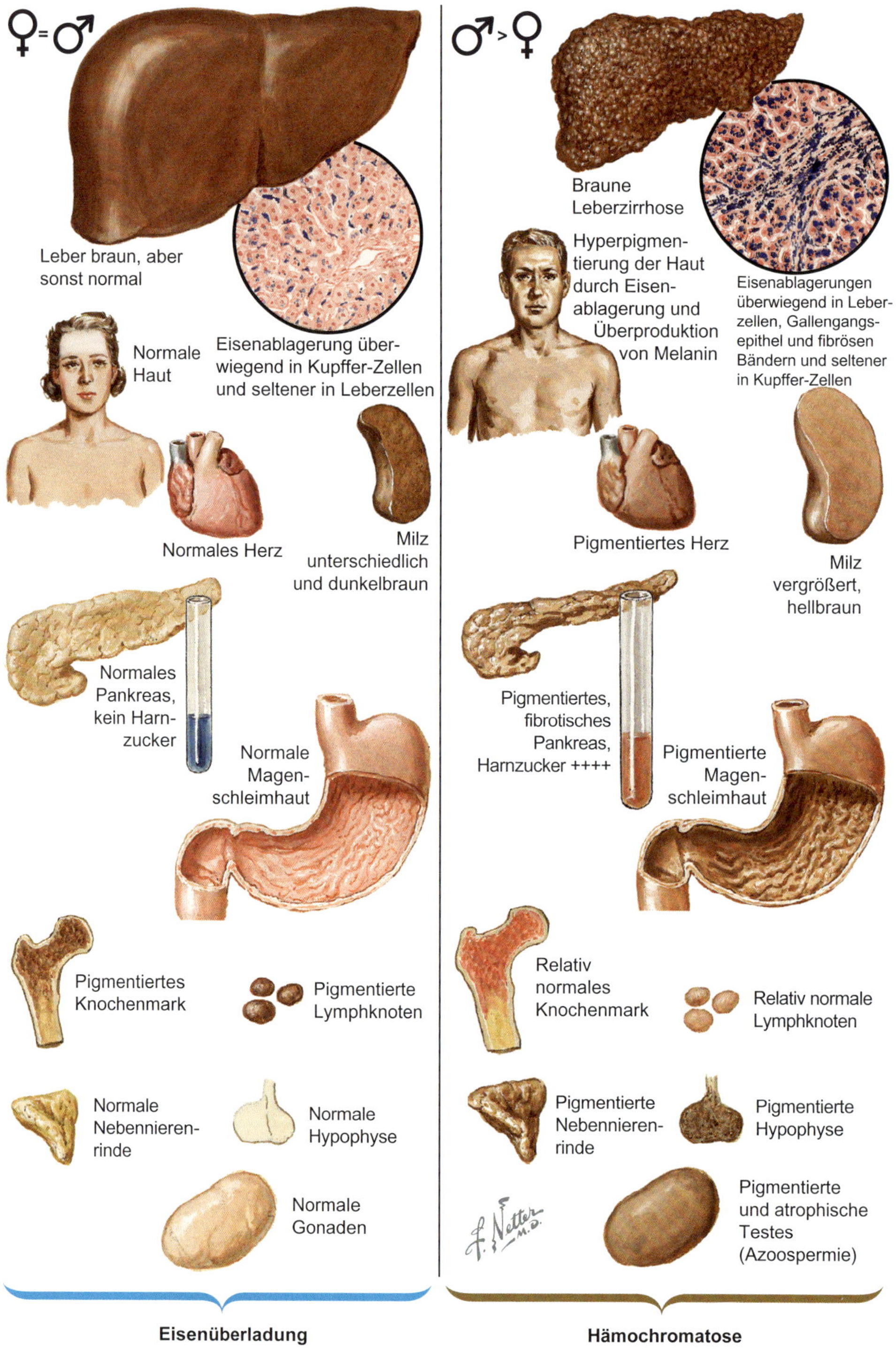

Stoffwechselkrankheiten: Niemann-Pick-Krankheit, Von-Gierke-Krankheit, Galaktosämie

Es gibt unzählige Stoffwechselkrankheiten mit Hautmanifestationen, die insgesamt selten sind und im klinischen Alltag, abgesehen von tertiären Zentren, kaum eine Rolle spielen. Trotzdem sollte der Arzt mit diesen seltenen Krankheiten vertraut sein, weil nur eine rasche und korrekte Diagnose eine optimale Behandlung und Prognose ermöglicht. Drei dieser Stoffwechselkrankheiten sind die Niemann-Pick-Krankheit, die Von-Gierke-Krankheit und die Galaktosämie.

Die *Niemann-Pick-Krankheit* umfasst eine heterogene Gruppe von Erkrankungen durch den gestörten Abbau von Sphingomyelin. Es gibt drei klinische Varianten, A, B und C, die jeweils autosomal-rezessiv vererbt werden. Die höchste Prävalenz besteht bei Ashkenazi-Juden. Die meisten Fälle verlaufen im Kleinkindalter tödlich. Es besteht eine erhebliche mentale Retardierung. Durch die exzessive Akkumulation von Sphingomyelin in verschiedenen Geweben kommt es zu einer massiven Hepatosplenomegalie. Die Niemann-Pick-Krankheit entsteht durch den anormalen lysosomalen Lipidabbau (lysosomale Speicherkrankheit). Sphingomyelin wird durch das Enzym Sphingomyelinase zu Ceramid abgebaut. Bei den Typen A und B ist jeweils das für das Enzym saure Sphingomyelinase kodierende ASM-Gen mutiert. Dadurch können die Lysosomen Sphingomyelin nicht mehr abbauen, sodass es in Leber und Milz akkumuliert. Als einziger Unterschied zwischen den beiden Formen geht der Typ A im Gegensatz zu Typ B mit schweren neurologischen Symptomen einher. Die Krankheit manifestiert sich im Säuglings- oder Kleinkindalter. Hautbefunde sind Xanthome und eine wächserne Hautoberfläche. Bei der Augenhintergrunduntersuchung imponiert ein kirschroter Fleck auf der Fovea. Der Typ C der Niemann-Pick-Krankheit, der durch eine Mutation des NPC1- oder NPC2-Gens entsteht, manifestiert sich nicht an der Haut. Die Zellen können endozytosiertes Cholesterin nicht normal weiterverarbeiten. Es gibt kaum Behandlungsoptionen; am effektivsten war bislang die Stammzelltransplantation.

Die *Von Gierke-Krankheit*, oder Glykogenose Typ I, unterteilt sich in die Typen Ia und Ib. Diese autosomal-rezessiven Erkrankungen entstehen durch Defekte der Glukose-6-Phosphatase bzw. Glukose-6-Phosphatase-Translokase. Durch diese Defekte kann die normale Glukoneogenese aus den Glykogenspeichern nicht stattfinden. Es kommt zu profunden Hypoglykämien im Nüchternzustand, da die Leber Glukose-6-Phosphat nicht in Glukose umwandeln kann. In der Folge entsteht eine Fettleber, Glykogen wird vermehrt gespeichert und die Laktatproduktion steigt, weil Glukose-6-Phosphat über einen Kurzschluss in die Glykolyse gelangt. Hautbefunde sind Xanthome an den Streckseiten der Knie und Ellenbogen. Die Patienten haben eine typische Fazies, die als „Puppengesicht" beschrieben wurde. Ursache ist die vermehrte Fettablagerung im Wangengewebe. Die Patienten haben häufig Nasenbluten, eine schwere Gingivitis sowie orale Ulzera. Während der Hypoglykämien kann eine deutliche Zyanose, die schließlich zu einem hypoxischen Hirnschaden führt, bestehen. Außerdem haben diese Patienten durch die anormale Neutrophilenreaktion auf grampositive Bakterien ein erhöhtes Risiko für Hautinfektionen. Die Behandlung erfolgt durch eine Umstellung der Ernährung auf einen Kohlenhydratanteil von 60–70 %, um Hypoglykämien zu vermeiden.

Die *Galaktosämie* ist eine seltene autosomal-rezessive Krankheit durch einen Defekt des Enzyms Galaktose-1-Phosphat-Uridyltransferase. Sie entsteht durch eine Mutation des GALT-Gens auf dem kurzen Arm von Chromosom 9, durch der Gehalt von Galaktose-1-Phosphat in zahlreichen Geweben ansteigt. Insbesondere in Nervengewebe, Linse und Leber kommt es zu einer massiven Akkumulation mit entsprechenden Folgen, vor allem mentaler Retardierung, Katarakten und einer Lebererkrankung. Die wichtigsten Hautbefunde sind ein sekundärer Ikterus und eine Koagulopathie mit Petechien und Hämorrhagien. Die Katarakte hängen direkt mit der Akkumulation von Galaktitol in der Linse zusammen. Die Therapie erfolgt durch die strikte Meidung von Galaktose und Laktose bei der Ernährung.

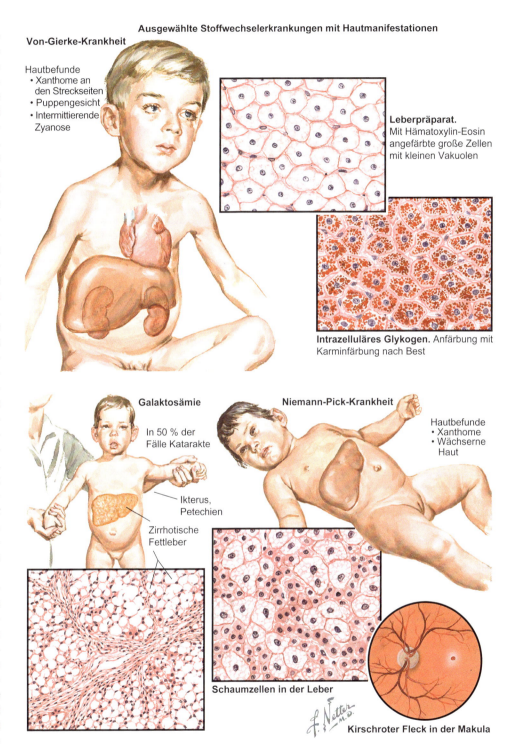

Abb. 8.4

Pellagra

Die Pellagra entsteht durch die unzureichende Zufuhr von Niacin (Nikotinsäure, Vitamin B_3) oder seiner Präkursoraminosäure, Tryptophan. Außerdem tritt sie gelegentlich bei Patienten mit Karzinoidsyndrom auf, bei dem das gesamte Tryptophan zur Serotoninproduktion verwendet wird und für die Niacinherstellung nichts mehr zur Verfügung steht. Die Pellagra wurde im frühen 18. Jahrhundert von einem spanischen Arzt, Gaspar Casal, erstmals bei spanischen Bauern beschrieben, die sich fast ausschließlich von Maisprodukten ernährten. Er bezeichnete die Krankheit nach der Region in Spanien als „Lepra asturia". Später wurde sie von dem italienischen Arzt Francesco Frapoli, der sie in Endemiegebieten Norditaliens untersuchte, als Pellagra bezeichnet.

Am häufigsten ist Pellagra in den Regionen der Welt, deren Hauptnahrungsmittel Mais ist. Im frühen 20. Jahrhundert waren die Südstaaten der USA von Pellagra-Fällen übersät. Der Arzt und Epidemiologe Joseph Goldberger entdeckte, dass Pellagra direkte Folge eines Vitamin-B-Mangels ist. Obwohl er das präzise B-Vitamin nicht isolieren konnte, gebührt ihm die Ehre, die Ursache der Pellagra geklärt zu haben.

Klinisches Bild: Pellagra tritt unabhängig von Geschlecht und ethnischer Zugehörigkeit auf. In Nordamerika und Europa ist die Inzidenz niedrig; die auftretenden Fälle sind auf eine anormale Ernährung oder Alkoholabhängigkeit zurückzuführen. In Gegenden, in denen Mais das Hauptnahrungsmittel ist, kann Pellagra jedoch weiterhin endemisch auftreten. Leitbefund an der Haut ist eine schwere, fotosensitive Dermatitis, die durch Sonnenexposition hervorgerufen oder verstärkt wird. Oft stellen sich die Patienten vor, nachdem sie sich im Frühjahr mehrere Stunden im Freien aufgehalten haben. Die Dermatitis ist symmetrisch und manifestiert sich mit oft schmerzhaften ekzematösen Flecken und dünnen Plaques. Zwischen erkrankter und gesunder Haut besteht eine feine Demarkationslinie. Meist sind Kopf, Hals und Arme betroffen, da sie häufiger der Sonne ausgesetzt sind. Im vorderen Halsbereich und oberen Thorax wird die Dermatitis oft als *Casal-Halsband* bezeichnet, weil die nässenden lividen und roten Flecke und Plaques wie ein Halsband, das zirkumferenziell am Hals Kontakt mit der Haut hat, verteilt sind. Aufgrund der Fotosensitivität ist die Haut hinter den Ohren und unter dem Kinn oft ausgespart. Prädilektionsstellen sind Nase, Stirn und Wangen. Auch nicht sonnenexponierte Haut kann betroffen sein: So sind die Intertrigines, wie Perineum, Axillen und submammäre Hautfalten, fast immer beteiligt. Warum ausgerechnet diese nicht sonnenexponierten Bereiche betroffen sind, ist nur schlecht verstanden, könnte aber mit der chronischen Reibung zusammenhängen, die zur Dermatitis führt. Durch die Abtrennung von Epidermis und Dermis bilden sich in den Läsionen kleine Vesikula.

Im Laufe der Zeit kommt es zur Desquamation der Läsionen mit zentralem Beginn und zentrifugaler Ausbreitung. Zurück bleiben rote, erodierte Flecke und Plaques. Chronische Läsionen bilden permanente Narben und Hyper- oder Hypopigmentierungen. Die Epidermis über Knochenvorsprüngen (z. B. Caput ulnae) weist eine deutliche Hyperkeratose auf.

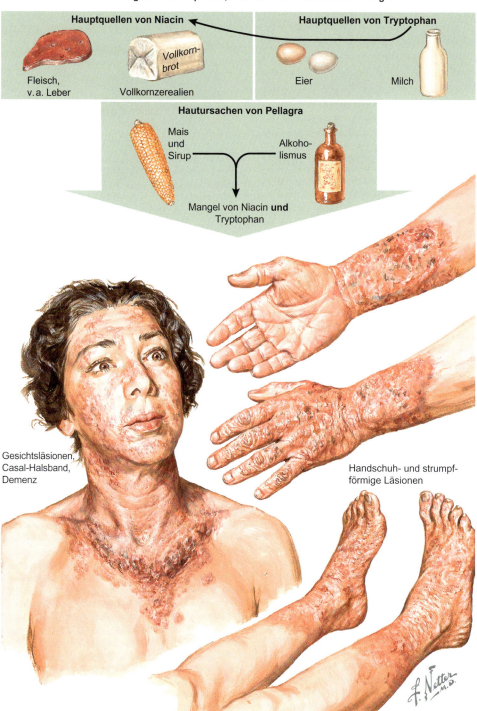

Abb. 8.5

Wie alle Vitaminmangelzustände geht auch die Pellagra mit einer Beteiligung der Schleimhäute einher, bei der sich grundsätzlich eine Cheilitis angularis und eine rote, ödematöse Glanzzunge mit atrophierten Papillen findet. Betroffen sind die oralen und gastrointestinalen Schleimhäute. Häufig bestehen orale Ulzera. Die Patienten klagen über einen wunden Mund und Schluckbeschwerden, was die Ernährung noch weiter einschränkt und die Krankheit exazerbiert.

Fast immer besteht durch die Auswirkungen des Niacinmangels auf den Gastrointestinaltrakt eine Diarrhö. Sie ist wässrig und verschlechtert weiter den Ernährungsstatus sowie den Elektrolyt- und Wasserhaushalt des Patienten. Der wässrige Stuhlgang kann aufgrund von Ulzera und Abszessen Blut und Eiter enthalten. Die Ulzera finden sich im gesamten Gastrointestinaltrakt, ebenso eine zystische Dilatation der Schleimdrüsen. Im Kolon können submuköse Abszesse vorhanden sein.

(Fortsetzung)

Der Enzephalopathie gehen bei der Pellagra subtile neurologische Veränderungen, wie Konzentrationsstörungen, Kopfschmerzen und Apathie, voraus. Die diffuse Enzephalopathie geht dann mit einer Demenz einher und täuscht oft eine psychiatrische Erkrankung, insbesondere eine Depression mit Suizidgefahr, vor. Weitere gut definierte Symptome sind Verwirrtheit, Halluzinationen, Delir, Insomnie, Tremor, Krampfanfälle und extrapyramidaler Rigor. Bei schwerer Pellagra ist das gesamte Nervensystem betroffen. Die kortikalen Nervenzellen sind degeneriert. Die Betz-Zellen weisen chromatolytische Veränderungen mit Verlagerung des Zellkerns in die Zellwand auf. Diese kortikalen Nervenzellen haben vermehrt Fett und Lipofuszin im Zytoplasma eingelagert. Bei Degeneration der Hinterstränge treten Tremor sowie Gang- und Bewegungsstörungen auf. In den pontinen, spinalen und zahlreichen Hirnnervenkernen kommt es zur Chromatolyse. Mit fortschreitender Enzephalopathie stehen Orientierungsstörungen und ein Delir im Vordergrund, bis der Patient schließlich komatös wird. Ohne korrekte Diagnose und Behandlung verläuft die Erkrankung rasch tödlich. Die typischen klinischen Befunde der Pellagra lassen sich als die „4 Ds" zusammenfassen: **D**ermatitis, **D**iarrhö, **D**emenz und Tod (engl.: **d**eath).

Die Diagnose erfolgt in der Regel klinisch, die Laborwerte dienen der Bestätigung. Bei Patienten mit Pellagra muss immer auch mit anderen Vitaminmangelzuständen gerechnet werden. Die Ausscheidung von N-Methyl-Nikotinamid im 24-Stunden-Urin beträgt in der Regel 5–15 mg/d und ist bei Pellagra auf < 1,5 mg/d reduziert. Die Bestimmung dieses Metaboliten ist eine einfache, nichtinvasive Möglichkeit zur Bestätigung des Niacinmangels. Die direkte Messung des Serumniacinspiegels ist nicht so präzise wie die Messung der Urinausscheidung.

Histologie: Die Histologie ist unspezifisch und zeigt eine epidermale Blässe mit einem perivaskulären gemischtzelligen entzündlichen Infiltrat, das überwiegend aus Lymphozyten besteht. Gelegentlich finden sich Bereiche mit entzündlicher Blasenbildung in der Epidermis.

Pathogenese: Niacin kommt in zahlreichen Lebensmitteln, wie Vollkornprodukten und Fleisch, vor. In Gegenden, wo Mais das Hauptnahrungsmittel ist, nehmen die Menschen zu wenig Niacin zu sich. Der Niacinmangel kann unterschiedlich stark ausgeprägt sein. Die Erkrankung findet sich auch bei Alkoholikern, die fast ihren gesamten Kalorienbedarf durch Alkohol decken. Bei Pellagra besteht auch ein Mangel an Tryptophan, dessen wichtigste Nahrungsquellen Milch und Eier sind. Tryptophan ist ein Präkursor von Niacin und kann zu Niacin umgebaut werden. Niacin ist für die Produktion von Nicotinamid-Adenin-Dinukleotid (NAD) und Nicotinamid-Adenin-Dinukleotid-Phosphat (NADP), wichtige Koenzyme vieler biochemischer Reaktionen, erforderlich. Beide Moleküle können zwei Elektronen aufnehmen und in verschiedenen Redoxreaktionen als reduzierende Substanzen agieren. Bei Niacinmangel können viele Stoffwechselreaktionen im Körper nicht mehr richtig ablaufen, was zu den klinischen Symptomen führt.

Mukosale und zentralnervöse Manifestationen von Pellagra

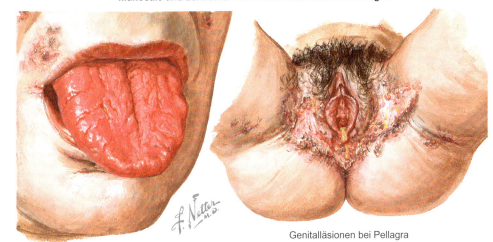

Zunge bei Pellagra

Genitalläsionen bei Pellagra

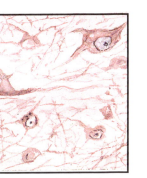

Degeneration der Zellen des zerebralen Kortex

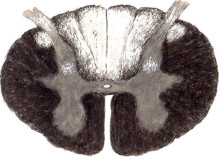

Degeneration im Rückenmark

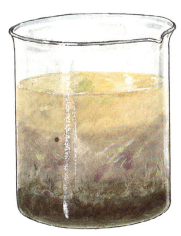

Wässrige Diarrhö bei Pellagra

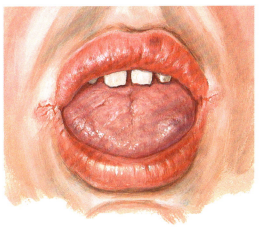

Glossitis und Cheilitis angularis sind bei Pellagra häufig.

Abb. 8.6

Das Karzinoidsyndrom ist eine seltene Ursache der Pellagra mit exzessiver Serotoninproduktion. Tryptophan ist nicht nur der Vorläufer von Niacin, sondern auch von Serotonin, und bei diesem Syndrom wird das gesamte Tryptophan in Serotonin umgewandelt. Dadurch sinkt die Niacinproduktion und es kommt zu den Symptomen der Pellagra.

Behandlung: Pellagra spricht rasch auf die Supplementation von Niacin, das oral alle 6 Stunden bis zum Einsetzen der klinischen Besserung verabreicht wird, an. Geschieht dies nicht, sollte nach einem weiteren Vitaminmangel gesucht werden. Nach Möglichkeit sollte eine Ernährungsberatung erfolgen. Alkoholiker, bei denen ein Mangel an zahlreichen B-Vitaminen vorliegen kann, erhalten oft mehrere B-Vitamine. Patienten mit Karzinoidsyndrom müssen Niacin einnehmen, um nicht die Symptome einer Pellagra zu entwickeln; allerdings richtet sich die Therapie bei ihnen gegen den verantwortlichen Tumor.

Phenylketonurie

Phenylalanin ist eine essenzielle Aminosäure und das Substrat zahlreicher Stoffwechselwege. Zwei Endprodukte, deren Vorläufer Phenylalanin ist, sind Melanin und Adrenalin. Unter normalen biochemischen und physiologischen Bedingungen wird überschüssiges Phenylalanin in der Leber in Tyrosin umgewandelt und für zahlreiche biochemische Prozesse, wie die Proteinsynthese, verwendet. Bei Patienten mit Phenylketonurie fehlt das Leberenzym, das Phenylalanin zu Tyrosin umbaut. Diese angeborene Stoffwechselstörung ist eine der am besten untersuchten Erkrankungen. Bei frühzeitiger Entdeckung und Therapie lassen sich die schweren Folgeerscheinungen der Phenylketonurie verhindern. In den USA erfolgt wie in den meisten Teilen der Welt bei Neugeborenen unmittelbar nach der Geburt ein entsprechendes Screening; in Gegenden mit schlechter medizinischer Infrastruktur wird dieses Screening hingegen nicht durchgeführt. Wenn die Krankheit sich manifestiert hat, lassen sich die bereits entstandenen Schäden in der Regel nicht durch eine Therapie umkehren. Die Phenylketonurie wird autosomal-rezessiv vererbt; allerdings gibt es zahlreiche Genotypen und es sind viele Mutationen des verantwortlichen Gens beschrieben. Der Defekt betrifft das für die Phenylalaninhydroxylase kodierende PAH-Gen auf dem langen Arm von Chromosom 12.

Klinisches Bild: Die Phenylketonurie tritt in den USA bei etwa 1 von 10.000 Geburten auf, wobei die hellhäutige Bevölkerung das höchste Risiko trägt. Weltweit ist die Krankheit bei Menschen türkischer Abstammung am häufigsten (1 von 2.500 Neugeborenen). Beide Geschlechter sind gleich häufig betroffen. Die Säuglinge erscheinen bei der Geburt als normal. Die geringe, in utero über das mütterliche Blut erworbene Menge von Phenylalanin reicht in der Regel nicht für eine klinische Manifestation der Phenylketonurie aus. Schon bald nach der Geburt treten bei Neugeborenen ohne das PAH-Enzym die ersten Symptome auf, da Phenylalanin rasch in Serum und Gewebe akkumuliert. Der Körper versucht, den Überschuss an Phenylalanin über andere Stoffwechselwege abzubauen, was den Zustand allerdings weiter verschlechtert. Die Abbauprodukte, die bei zahlreichen Desaminierungen und Oxidierungen entstehen, können zu Endorganschäden führen. Die wichtigsten Nebenprodukte sind Phenyllaktat, Phenylpyruvat und Phenylacetat, die dem Urin den typischen „Mausgeruch" verleihen.

Die betroffenen Neugeborenen haben blondes Haar und eine generalisierte Hypopigmentierung. Kinder mit dunkelhäutigeren Eltern haben oft eine hellere Haut und hellere Haare und Augen als ihre Eltern. Die meisten haben blaue Augen. Oft besteht eine bereits früh beginnende atopische Dermatitis; auch sklerodermiforme Hautveränderungen an Rumpf und Oberschenkeln wurden beschrieben.

Die schwerwiegendste Folge der Phenylketonurie ist eine starke Hirnschädigung durch den erhöhten Phenylalaninspiegel, die bei Neugeborenen besonders schnell eintritt. Da Phenylalanin einen globalen, in der Regel irreversiblen Hirnschaden verursacht, erfolgt inzwischen ein Neugeborenen-Screening. Oft geht die Phenylketonurie mit mentaler Retardierung, epileptischen Anfällen und Tremor einher. Die Grand-mal- oder Petit-mal-Anfälle

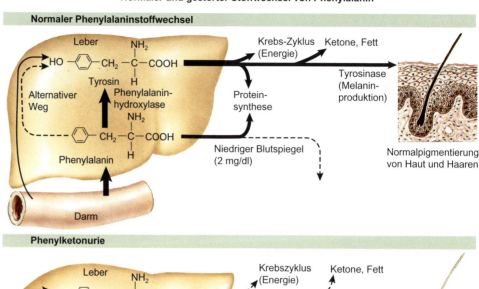

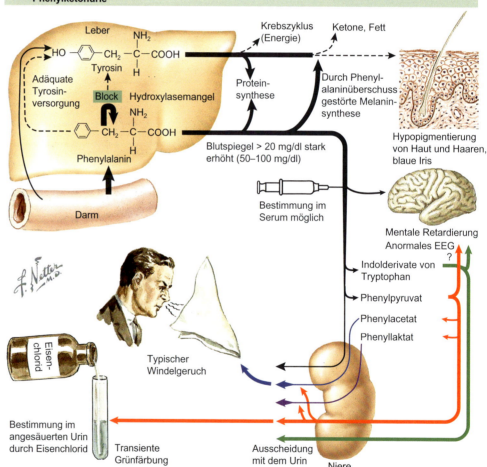

Abb. 8.7

treten bereits im Säuglings- und Kindesalter auf und sind reversibel, sobald eine phenylalaninarme Ernährung erfolgt. Die Elektroenzephalografie ist bei allen Säuglingen und Kindern mit Phenylketonurie pathologisch. Die mentalen Defizite werden immer deutlicher, je älter das Kind wird. Körperliches Wachstum und körperliche Reifung sind nicht betroffen. Die Kinder sind oft hyperaktiv und neigen zu ritualisierten Selbstverstümmelungen, z. B. indem sie sich selbst beißen oder ihren Kopf gegen Wände oder auf den Boden schlagen. Gelegentlich besteht als einzige neurologische Auffälligkeit ein Tremor.

Im Labor ist der Serumspiegel von Phenylalanin erhöht; normalerweise liegt er bei 1–2 mg/dl, bei unbehandelter Phenylketonurie bei > 20 mg/dl. Im normalen physiologischen Zustand finden sich keine messbaren Mengen von Phenylpyruvat im Urin, während Patienten mit Phenylketonurie erhöhte Urinwerte aufweisen. Nach Ansäuerung mit Eisenchlorid färbt sich der Urin vorübergehend grün.

(Fortsetzung)

Alle Neugeborenen sollten am 1. oder 2. Lebenstag im Rahmen des routinemäßigen Stoffwechsel-Screenings auf eine Phenylketonurie getestet werden. Sofern die initiale Testung in den ersten 24 Stunden erfolgte oder positiv war, erfolgt nach 7 Tagen eine erneute Testung. Dazu stehen der Guthrie-Test und ein fluorometrisches Verfahren zur Verfügung. Diese Tests sind sehr genau: Werte oberhalb des Normalwerts von 0,5 mg/dl gelten als verdächtig, Werte von mehr als 2–4 mg/dl als diagnosesichernd.

Histologie: Die Hautbiopsie ist bei dieser Krankheit nicht diagnoseweisend. Die hypopigmentierte Haut erscheint histologisch ansonsten normal. Biopsien aus Dermatitisbereichen weisen eine unspezifische, spongiotische Dermatitis mit Lymphozyteninfiltrat auf.

Pathogenese: Die Phenylketonurie ist eine autosomal-rezessive Störung des Phenylalaninstoffwechsels. Sie entsteht durch einen genetischen Defekt auf dem langen Arm von Chromosom 12, aufgrund dessen die Phenylalaninhydroxylase nicht funktioniert. Phenylalanin und seine Metaboliten lösen über andere Stoffwechselwege die klinischen Symptome aus. Durch direkte Hemmung der Tyrosinase mit anschließender Absenkung der Konzentrationen von Melanin und anderen Molekülen, die von diesem Enzym abhängen, führt der Phenylalaninüberschuss zur Hypopigmentierung von Haut und Haaren. Sobald der Phenylalaninspiegel unter die Hemmschwelle der Tyrosinase abgesunken ist, normalisiert sich die Enzymfunktion und die Pigmentierungsstörung klingt ab. Phenylalanin ist direkt toxisch für die Gehirnzellen und führt zu schweren zentralnervösen Veränderungen. Die Diagnose in utero wird durch die zahlreichen beschriebenen Mutationen des PAH-Gens erschwert.

Behandlung: Der wichtigste Aspekt der Therapie ist eine dauerhafte, möglichst lebenslange phenylalaninarme Ernährung, da ein Teil der Patienten, die frühzeitig wieder mehr Phyenylalanin zu sich nehmen, eine zentralnervöse Erkrankung entwickeln. Dies gilt vor allem für Frauen im gebärfähigen Alter. Wenn Schwangere mit Phenylalaninhydroxylase-Mangel ihren Phenylalaninspiegel nicht kontrollieren, riskieren sie irreversible Gehirnschäden ihres Kindes. Sie sollten sich daher strikt phenylalaninfrei ernähren und als geburtshilfliche Hochrisikopatientinnen behandelt werden. Der Serumspiegel von Phenylalanin muss routinemäßig überprüft werden, damit er zuverlässig im Bereich von weniger als 5–10 mg/dl liegt. Bei geplanter Schwangerschaft sollten die Frauen vor der Konzeption auf eine phenylalaninarme Ernährung mit Aminosäuremischpräparaten umsteigen. Gleichzeitig dürfen keine Nahrungsmittel mit hohem Gehalt an Phenylalanin, wie Fleisch, Eier, Fisch, Milch und Brot, verzehrt werden. Selbst für sehr zuverlässige Patienten ist diese Diät oft kaum durchzuhalten. Auch der Süßstoff Aspartam muss gemieden werden, weil er aus Aspartat und Phenylalanin besteht.

Etwa 50 % der Patienten mit Phenylketonurie sprechen auf Tetrahydrobiopterin (BH4, Sapropterin) an. BH4 unterstützt die Verstoffwechslung von überschüssigem Phenylalanin. Die Anfangs- und Erhaltungsdosis richten sich nach dem Körpergewicht und dem Ansprechen auf die Therapie. Um die Effektivität der Therapie zu überprüfen,

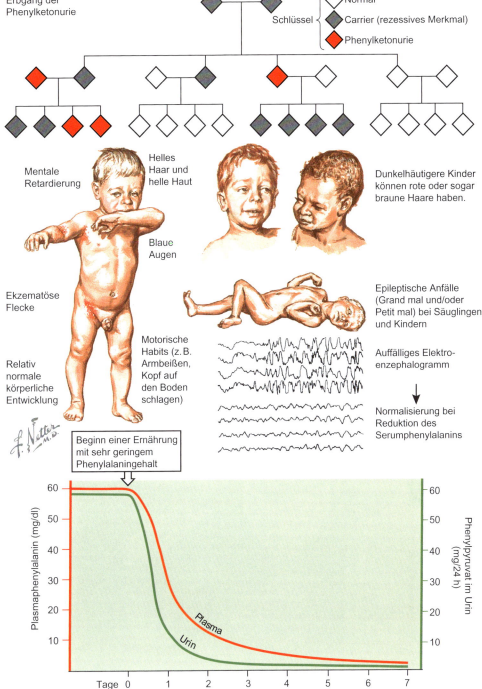

Abb. 8.8

sind über mehrere Wochen bis Monate Kontrollen des Phenylalaninspiegels erforderlich. Bei Patienten, denen dieses Medikament hilft, ist eventuell wieder eine proteinreichere Ernährung notwendig.

Unter der Therapie klingt die Hauterkrankung einschließlich der Hypopigmentierung von Haut und Haar und der Dermatitis ab und das Elektroenzephalogramm sowie der Urin normalisieren sich. Die mentale Leistungsfähigkeit hinkt meist hinterher, da bereits früh im Krankheitsverlauf ein permanenter Hirnschaden auftritt. Das Verhalten bessert sich nur geringfügig. Wird die Diagnose vor dem Auftreten von Symptomen gestellt und fortan eine phenylalaninarme Ernährung eingehalten, entwickeln die Kinder keinerlei Spätfolgen.

Skorbut

Skorbut ist eine gut bekannte Erkrankung, die durch einen Mangel der wasserlöslichen Ascorbinsäure (Vitamin C) hervorgerufen wird. Die Geschichte von Skorbut ist gut dokumentiert. Die ersten Beschreibungen stammen aus dem 14. Jahrhundert bei Seeleuten, die lange Zeit auf See waren. Die Symptome wurden mit einem Mangel an frischen Nahrungsmitteln, vor allem Zitrusfrüchten, in Zusammenhang gebracht. Im Jahr 1753 führte James Lind, ein britischer Chirurg an Bord der HMS Salisbury, die erste dokumentierte klinische Studie durch, die belegte, dass Skorbut bei Seeleuten durch den fehlenden Verzehr von Zitrusfrüchten auftritt. Infolge seiner Entdeckung gehörten Zitrusfrüchte fortan zum Proviant aller Schiffe und die Inzidenz von Skorbut bei Seeleuten sank rapide. Erst 1928 entdeckte der ungarische Chemiker Albert von Szent-Grörgyi die Ascorbinsäure, wofür er den Nobel-Preis erhielt. Skorbut tritt auch weiterhin in manchen Regionen der Welt auf, ist aber in Nordamerika selten und findet sich dort nur bei Extremdiäten.

Klinisches Bild: Skorbut kann mit einem breiten Spektrum von Organsymptomen einhergehen. Haut und Schleimhäute sind fast immer betroffen und weisen oft die ersten Symptome überhaupt auf. Um eine Langzeiterkrankung zu verhindern, müssen diese Frühsymptome erkannt werden. In Regionen mit ausreichender Zufuhr von Vitamin C mit der Nahrung, wie Nordamerika und Europa, ist Skorbut selten. Die meisten Fälle sind die Folge von Extremdiäten, psychischen Erkrankungen oder Alkoholabhängigkeit. Das sofortige Erkennen der Hautbefunde ermöglicht die Behandlung und Heilung der Erkrankung. Skorbut beginnt schleichend mit unspezifischen Allgemeinsymptomen, wie allgemeiner Schwäche, Krankheitsgefühl, Muskel- und Gelenkschmerzen und schneller Ermüdbarkeit und Atemnot. Diese Symptome hängen mit der makrozytären Anämie, die bei Skorbut häufig ist und vermutlich durch einen begleitenden Folsäuremangel auftritt, zusammen.

Die ersten klinischen Befunde betreffen Haut und Schleimhäute. Es besteht ein breites Spektrum an Hautbefunden. Früh im Krankheitsverlauf wird die Haut trocken, rau und stumpf. Es entstehen kleine hyperkeratotische Papeln, ähnlich wie die Papeln bei Keratosis pilaris. Anschließend bilden sich spezifischere und sensitivere Hautbefunde, wie perifollikuläre Hämorrhagien und „Korkenzieherhaare". Letztere sind an den Extremitäten am auffälligsten. Durch eine anormale Biegung der Haare sind Schwanenhalsdeformitäten des Extremitätenhaares möglich; dies ist allerdings seltener als Korkenzieherhaar. Die Nagelbetten weisen Splinterblutungen auf. Alle Hautbefunde betreffen vermutlich aufgrund des erhöhten hydrostatischen Drucks im Stand mit vermehrtem Druck auf die kleinen Venolen im Follikelbereich mit perifollikulären Blutungen häufiger die unteren Extremitäten. Außerdem finden sich diese Veränderungen in Bereichen mit direkter Druckeinwirkung auf die Haut, z. B. in der Taille. Das Rumpel-Leede-Zeichen ist positiv: Wird eine Blutdruckmanschette für 1 Minute auf einen Wert über dem diastolischen, aber unter dem systolischen Blutdruckwert aufgepumpt, treten distal und unterhalb der Blutdruckmanschette zahlreiche Petechien auf. Dieser Test belegt die Kapillarbrüchigkeit durch den erhöhten hydrostatischen Druck.

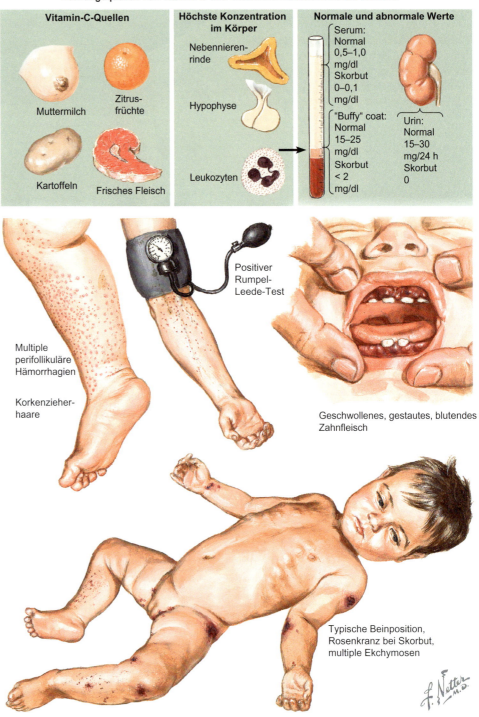

Abb. 8.9

Die Schleimhäute sind oft als erste betroffen. Hauptbefund ist geschwollenes, blutendes Zahnfleisch. Mit fortschreitender Erkrankung wird das Zahnfleisch brüchiger und weicht von den Zähnen zurück. Auf der Zahnbasis entsteht Zahnstein. Dies führt zur Lockerung der Zähne und zu Schmerzen. Schließlich werden die Zähne von ihrem Halteapparat getrennt und fallen aus.

Im Vergleich zum Skorbut des Erwachsenen manifestieren sich der kongenitale Skorbut und der Skorbut im Kleinkindesalter vornehmlich durch eine Störung der Knochenentwicklung. Vitamin C ist äußerst wichtig für die Entwicklung von Kollagen und Knorpel, sodass Störungen früh im Leben zu zahlreichen Knochenverformungen führen. Der *Skorbut-Rosenkranz* bezeichnet Vorsprünge am kostochondralen Übergang. Säuglinge mit Skorbut entwickeln durch subperiosteale Blutungen „Froschbeine". Da diese Blutungen schmerzhaft sind, relaxiert der Säugling die Beine zur Schmerzlinderung. Nach Abheilung hinterlassen subperiosteale Blutungen oft anormale Verkalkungen und keulenförmige Knochen, was zu Bewegungsstö-

(Fortsetzung)

rungen führen kann. Im Röntgenbild weisen die Röhrenknochen die klassische weiße Frankl-Linie, eine anormale metaphysäre Knorpelverkalkung, auf. Das Periost imponiert durch die subperiosteale Blutung balloniert. Im Laufe der Zeit kalzifizieren die hämorrhagischen Bereiche partiell oder vollständig.

Säuglinge mit Skorbut können zudem schwere periorbitale und retrobulbäre Ekchymosen entwickeln, die im Extremfall zur Proptose führen. Zur Differenzialdiagnose gehört hier der Kindesmissbrauch.

Da Muttermilch ausreichende Mengen an Vitamin C enthält, tritt infantiler Skorbut eher bei nichtgestillten Kindern, deren Ernährung zu wenig Vitamin C enthält, auf.

Pathogenese: Vitamin C ist ein essenzielles Vitamin, das mit der Nahrung aufgenommen werden muss. Dem Menschen fehlt das für die Synthese von L-Ascorbinsäure aus seinem Vorläufer, der Glukose, erforderliche Enzym, die L-Glukonolaktonoxidase. Nahrungsquellen von Vitamin C sind Obst und Gemüse sowie frisches Fleisch. Die wichtigste Quelle sind Zitrusfrüchte. Vitamin C findet sich in allen menschlichen Geweben mit der höchsten Konzentration in Nebennieren und Hypophyse. Leukozyten enthalten erhebliche Mengen von Vitamin C, sodass die Konzentration im Buffy Coat diagnostisch hilfreich ist. Das klinische Bild von Skorbut tritt erst auf, nachdem die Konzentration im Buffy Coat auf < 4 mg/dl oder der Serumspiegel auf < 20 µmol/l gesunken ist. Die normale Konzentration beträgt im Buffy Coat 15–25 mg/dl und im Serum 40–120 µmol/l. Die Nieren können die Resorption und Sekretion von Vitamin C an den Serumspiegel anpassen und scheiden bei Skorbut überhaupt kein Vitamin C mehr aus.

Vitamin C ist ein Kofaktor zahlreicher Enzymfunktionen. Es liefert die Elektronen für enzymatische Reaktionen. Wenn diese fehlen, können die Enzyme ihr Endprodukt nicht herstellen und es treten allmählich die Symptome von Skorbut auf. Eine der wichtigsten Funktionen von Vitamin C ist, dass es gemeinsam mit zweiwertigem Eisen (Fe^{2+}) Kofaktor der Enzyme Prolylhydroxylase und Lysylhydroxylase ist. Diese Enzyme sind für die Hydroxylierung der Prolin- bzw. Lysinreste im Kollagen verantwortlich. Bei inadäquatem Verhältnis der Prolin- und Lysinhydroxylierung kann das Kollagenmolekül keine korrekte Tripelhelix bilden und es ist in seiner Funktion eingeschränkt. Für die Hautbefunde von Skorbut ist vor allem die gestörte Kollagenbildung verantwortlich, da Kollagen das wichtigste Strukturprotein der Blutgefäßwand und der Dermis ist. Außerdem ist Vitamin C Elektronendonator bei enzymatischen Reaktionen, wie der Synthese von Tyrosin, Dopamin und Carnitin.

Histologie: Die Diagnose erfordert keine histologische Untersuchung. Die Biopsie der Petechien zeigt ein perifolliculäres erythrozytäres Extravasat und ein minimales entzündliches lymphozytäres Infiltrat. Sofern ein Haarfollikel enthalten ist, ergibt die genaue Betrachtung einen in sich gedrehten oder korkenzieherartigen Haarfollikel. Wichtig ist, dass die Wundheilung bei Skorbut gestört ist: Ohne entsprechende Therapie braucht die durch die Biopsie verletzte Haut Wochen bis Monate bis zur Abheilung und in der Regel entstehen große Ekchymosen im Bereich der Biopsie.

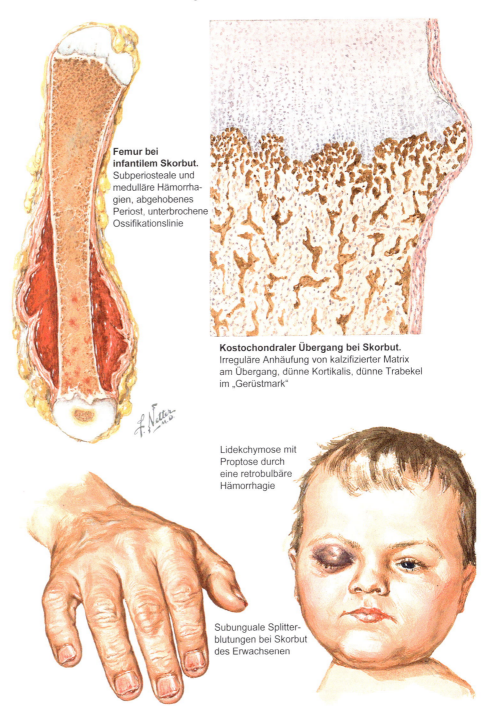

Veränderungen von Haut und Knochen bei Skorbut

Femur bei infantilem Skorbut. Subperiosteale und medulläre Hämorrhagien, abgehobenes Periost, unterbrochene Ossifikationslinie

Kostochondraler Übergang bei Skorbut. Irreguläre Anhäufung von kalzifizierter Matrix am Übergang, dünne Kortikalis, dünne Trabekel im „Gerüstmark"

Lidekchymose mit Proptose durch eine retrobulbäre Hämorrhagie

Subunguale Splitterblutungen bei Skorbut des Erwachsenen

Abb. 8.10

Behandlung: Die Therapie erfolgt durch die Gabe von Vitamin C in einer Dosis von 300–500 mg/d bis zum Abklingen der Symptome. Anschließend wird die empfohlene Tageszufuhr eingehalten. Die Patienten sprechen darauf rasch an. Die Ursache muss ermittelt werden und bei unzureichendem Ansprechen auf die Therapie muss der Serumspiegel überprüft werden. Ist er weiterhin zu niedrig, sollte eine Noncompliance mit der Therapie erwogen werden. Oft besteht bei Patienten mit Skorbut Alkoholismus, eine Essstörung oder eine psychische Krankheit, die unbehandelt weiter vorhanden sein wird. Die Patienten sollten von einem Ernährungsberater über eine korrekte Ernährung und Vitamin-C-haltige Nahrungsmittel aufgeklärt werden. Alkoholiker sollten an entsprechende Spezialisten überwiesen werden. Die Ergänzung in Höhe der empfohlenen Tagesdosis kann lebenslang erfolgen, da überschüssiges Vitamin C nicht gespeichert, sondern von den Nieren ausgeschieden wird. Die Supplementierung stellt sicher, dass keine erneuten Episoden von Skorbut auftreten.

Vitamin-A-Mangel

Der Vitamin-A-Mangel wird auch als Phrynoderm bezeichnet. Diese Multisystemerkrankung entsteht entweder durch mangelnde Zufuhr oder eine reduzierte Resorption von Vitamin A, ein fettlösliches essenzielles Vitamin, das im Fettgewebe und der Leber gespeichert wird. Hauptnahrungsquellen sind alle gelben Gemüse (auch Karotten), grüne Blattgemüse, Leber, Milch, Eier, Tomaten und Fischöle. Aber auch viele andere Lebensmittel enthalten Vitamin A. Hippocrates war vermutlich der erste, der den Vitamin-A-Mangel und seine Therapie beschrieben hat. Allerdings wurden die verschiedenen Formen des Vitamins und seine Karotenvorläufer erst zu Beginn des 20. Jahrhunderts entdeckt.

Klinisches Bild: Eines der ersten Symptome ist Nachtblindheit. Über die Produktion von Rhodopsin ist Vitamin A kritisch für die ordnungsgemäße Funktion der Stäbchen in der Netzhaut. Rhodopsin ist das wichtigste Stäbchenpigment, das die visuelle Adaptation im Dunkeln ermöglicht. Oft geht der Nachtblindheit eine Xerophthalmie (Augentrockenheit) voraus, die jedoch weder sensitiv noch spezifisch für den Vitamin-A-Mangel ist. Die Xerophthalmie führt schließlich zu Trockenheit, Abrasionen und Ulzerationen der Hornhaut sowie zur Keratomalazie, die zur Erblindung führt. In der lateralen Konjunktiva sind *Bitot-Flecke* zu erkennen. Diese aufsitzenden, schaumig-weißen Papeln und Plaques, die sich nicht abstreichen lassen, sind hochspezifisch für den Vitamin-A-Mangel. Sie entstehen durch die anormale Keratinisierung des konjunktivalen Epithels. Vermutlich ist der Vitamin-A-Mangel eine der weltweit führenden Ursachen der Erblindung. Bei Kindern führt ein Vitamin-A-Mangel zur Wachstumsverzögerung.

Die Hautveränderung bei Vitamin-A-Mangel wird als *Phrynoderm* (Krötenhaut) bezeichnet und manifestiert sich mit hyperkeratotischen perifollikulären Papeln. Die Haut ist trocken und rau. Außerdem bestehen oft eine Cheilitis und eine Glossitis, die jedoch unspezifisch sind und bei zahlreichen Avitaminosen vorkommen

Die *Hypervitaminose A* entsteht durch die übermäßige Zufuhr von Vitamin A. Sie manifestiert sich mit trockener Haut, Haarausfall, Gelenk- und Knochenschmerzen sowie Kopfschmerzen. Bei hochdosierter Einnahme während der Schwangerschaft führt Vitamin A zu angeborenen Fehlbildungen.

Pathogenese: In den USA entsteht Vitamin-A-Mangel vor allem durch Extremdiäten ohne Vitamin-A-haltige Lebensmittel. Weitere Risikofaktoren sind eine Mukoviszidose – aufgrund der gestörten Resorption fettlöslicher Vitamine – und das Kurzdarmsyndrom nach bariatrischen Operationen. Die Resorption von Vitamin A setzt die ausreichende Produktion von Gallensäuren und Pankreasenzymen voraus. Bei schweren Lebererkrankungen ist ein funktioneller Vitamin-A-Mangel möglich, da die Leber Karoten zu Vitamin A umwandelt.

Vitamin A kommt in Nahrungsmittel vor allem als Retinol oder β-Karoten vor. Über die Bindung an seine Kernrezeptoren, die Retinoic-Acid-Rezeptoren (RAR) und die Retinoid-X-Rezeptoren (RXR), ist es entscheidend für die nukleäre Signalgebung. Sobald die Bindung erfolgt ist, beeinflussen die entstandenen Komplexe die Transkription verschiedener Genprodukte. Außerdem ist Vitamin A für

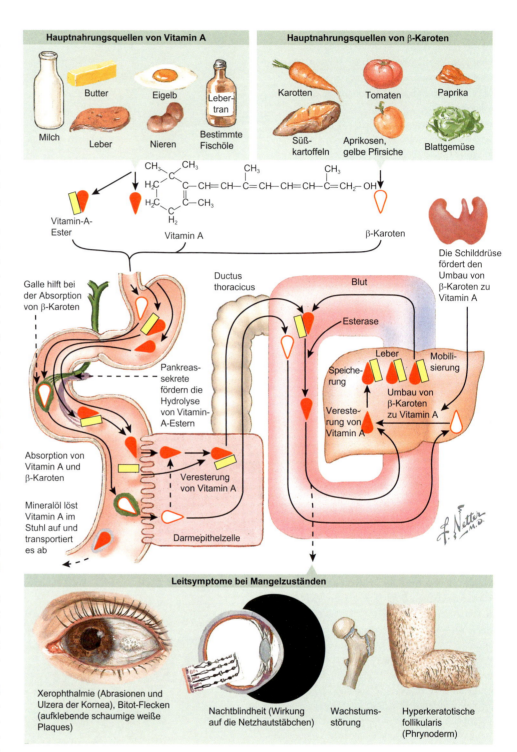

Abb. 8.11

die Reifung und Proliferation von Epithelzellen verantwortlich.

Histologie: Hautbiopsien sind unspezifisch, liefern aber gelegentlich Hinweise auf einen Nährstoffmangel. Die obere Epidermis ist blass. In den Follikeln finden sich hyperkeratotische Pfröpfe mit minimalem bis keinem entzündlichen Infiltrat.

Behandlung: Die Behandlung erfolgt durch Nahrungsergänzung mit Vitamin A und gelegentlich auch anderen essenziellen Vitaminen. Die Augenveränderungen sind oft permanent, während die Hautbefunde gut zurückgehen. Gelegentlich spricht auch die Nachtblindheit auf die Therapie an. Nach der Erblindung besteht jedoch nur noch die Möglichkeit der Hornhauttransplantation, um das Sehvermögen wiederzuerlangen. Da die meisten Fälle in Nordamerika und Europa auf einer Resorptionsstörung beruhen, sollte ein Ernährungsberater hinzugezogen werden. Erforderlich ist eine Langzeitsupplementierung von Vitamin A mit regelmäßiger Spiegelbestimmung.

Vitamin-K-Mangel und Vitamin-K-Antagonisten

Vitamin K ist ein essenzielles Vitamin und Kofaktor bei der Produktion mehrerer Proteine der Gerinnungskaskade. Es ist fettlöslich und wird vom menschlichen Körper gespeichert. Vitamin-K-Mangel ist selten und tritt in der Regel nur vorübergehend bei Neugeborenen und Säuglingen in den ersten 6 Lebensmonaten auf; er manifestiert sich durch eine verlängerte Blutungszeit nach Bagatelltraumen. Oft ist die Prothrombinzeit verlängert und der Serumspiegel von Vitamin K und Gerinnungsfaktoren reduziert. Die Therapie erfolgt durch die Zufuhr von Vitamin K bis zum Erreichen von normalen Spiegeln, außerdem erfolgt eine Ursachensuche, z. B. nach gastrointestinalen oder Lebererkrankungen. Der neonatale und infantile Vitamin-K-Mangel entsteht meist durch einen zu geringen Vitamingehalt der Muttermilch.

Bei Erwachsenen ist Vitamin-K-Mangel selten, da die meisten Nahrungsmittel ausreichend Vitamin K enthalten, um eine normale physiologische Funktion sicherzustellen. Das höchste Risiko haben Erwachsene mit Lebererkrankung und Malabsorption. Vitamin K kommt in zwei natürlichen Formen vor: Vitamin K_1 (Phylloquinon) und Vitamin K_2 (Menaquinon). K_1 kommt in Pflanzen vor und K_2 wird von zahlreichen Bakterien, die zur normalen Darmflora gehören, produziert. Antibiotika können die bakterielle Produktion von Vitamin K_2 reduzieren, sodass nicht mehr genug zur Resorption zur Verfügung steht. Dies wird in der Regel erst dann klinisch relevant, wenn der Patient einen Vitamin-K-Antagonisten (Kumarin) einnimmt. Vitamin K wird im distalen Jejunum und Ileum durch passive Diffusion über die Zellmembran resorbiert. Der Großteil wird in der Leber gespeichert. Dort wird das Vitamin in seine aktive Form, das Hydroxyquinon, überführt. Normalerweise verhindert ein effektives Recycling von Vitamin K die Entwicklung einer Mangelsituation. Das Enzym Vitamin-K-Epoxid-Reduktase konvertiert das inaktive Epoxiquinon in das aktive Hydroxyquinon.

Kumarine sind synthetische Analoga von Vitamin K. Sie werden als orale Antikoagulanzien bei zahlreichen Krankheiten, wie Vorhofflimmern und tiefer Beinvenenthrombose, sowie nach Herzklappenersatzoperationen eingesetzt. Sie hemmen die für die Karboxylierung von Glutamatresten zuständigen Enzyme sowie die Epoxidreduktase. Dadurch stehen weniger Gerinnungsfaktoren zur Verfügung und es entsteht ein Vitamin-K-Mangel, der die verfügbaren Gerinnungsfaktoren weiter reduziert.

Klinisches Bild: Vitamin-K-Antagonisten führen bei etwa 0,05 % der Patienten zu einer typischen Hautveränderung, der *Kumarinnekrose*. Sie betrifft Bereiche mit vermehrtem Körperfett, wie die Mammae, Bauchlappen und Oberschenkel. Auch die Füße sind oft betroffen. An der Haut treten zunächst kleine, rote bis livide Petechien und Maculae auf, denen Parästhesien vorausgehen. Anschließend werden die betroffenen Bereiche erythematös, rotblau (Ekchymose) und stark ödematös. Schließlich ulzerieren die Läsionen oder bilden hämorrhagische Blasen. Letztere desquamieren und hinterlassen tiefe Ulzera. Es entstehen schmerzhafte Hautulzera, die oft bis in das Subkutangewebe oder bis in die Muskulatur reichen. Meist entstehen die Ulzera innerhalb von 5–7 Tagen nach Beginn der Kumarintherapie. Sekundärinfektionen verursachen eine signifikante Morbidität. Die Nekrose schreitet immer weiter fort, bis das Kumarin abgesetzt und der Patient mit einer anderen Antikoagulanzienklasse behandelt wird. Füße und Beine können retikulär livide verfärbt sein (*Purple Toe Syndrome*). Diese Medikamentenreaktion der Haut lässt sich beheben oder zumindest deutlich abschwächen, indem der Patient vor Beginn der Kumarintherapie mit Heparin oder einem anderen äquivalenten Antikoagulanz behandelt wird.

Histologie: Biopsien der Kumarinnekrose zeigen ein Ulkus mit gemischtzelligem entzündlichem Infiltrat. In den kleinen Hautgefäßen (Venolen und Kapillaren) besteht eine Thrombose. Arterien sind nicht beteiligt und es findet sich ein minimales bis gar kein entzündliches Infiltrat. Es besteht eine starke erythrozytäre Extravasation. Histologischer Leitbefund sind die Mikrothromben. Eine Entzündung, ein neutrophiles Infiltrat, eine arterielle Beteiligung, ein ausgeprägtes lymphozytäres Infiltrat sowie der Nachweis von Bakterien in oder um die Gefäße sprechen gegen eine Kumarinnekrose. Bakterien auf der Ulkusoberfläche sind vermutlich ein sekundäres Phänomen.

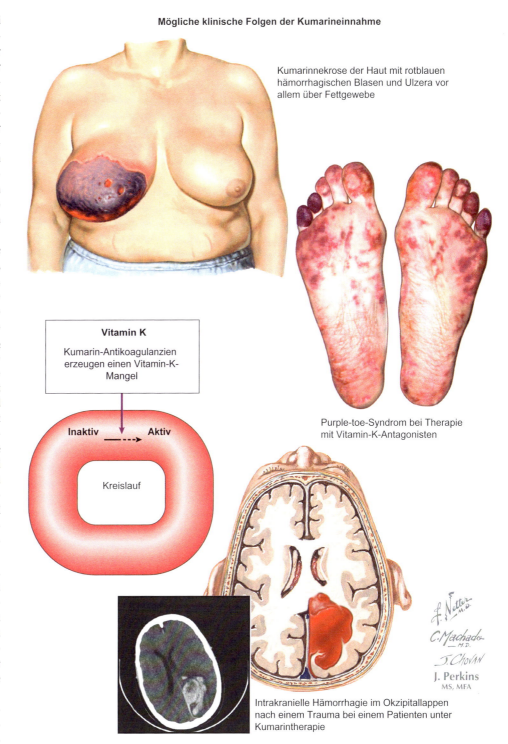

Abb. 8.12

(Fortsetzung)

Pathogenese: Vitamin K ist für die Modifikation zahlreicher Proteine der Gerinnungskaskade, wie Protein C, Protein S, Faktor II (Prothrombin), Faktor VII, Faktor IX und Faktor X, erforderlich. Die Faktoren II, VII, IX und X sind für die Gerinnselbildung entscheidend und werden in der Leber als inaktive Vorläufer hergestellt. Zur Präaktivierung dieser Gerinnungsfaktoren ist die Vitamin-K-vermittelte Karboxylierung der Glutamatreste erforderlich. Anschließend können die Gerinnungsfaktoren voll aktiviert werden und Gerinnsel bilden, wenn sie gegenüber Kalzium und Phospholipiden auf der Thrombozytenoberfläche exponiert werden.

Die Hemmung dieser Gerinnungsfaktoren durch Vitamin-K-Antagonisten führt zur Antikoagulation. Die Kumarine hemmen die Karboxylierung von Glutamat. Protein C und S hingegen sind für die Beendigung der Gerinnungskaskade zuständig und somit natürliche Regulatoren der normalen Gerinnung. Werden diese Proteine gehemmt, kann die Gerinnungskaskade ungehemmt weiter ablaufen, sodass es zur exzessiven Gerinnung kommt. Da Protein C und S kürzere Halbwertszeiten besitzen als die Faktoren II, VII, IX und X, sinken ihre Spiegel zu Beginn der Kumarintherapie schneller als die der anderen Faktoren, sodass ein prothrombotischer Zustand entsteht, der für das klinische Bild der mikrovaskulären Blutgerinnung und Hautnekrose verantwortlich ist. Die Gerinnung betrifft aufgrund des schleppenden Blutflusses Bereiche mit hohem Anteil von Fettgewebe. Daher erhalten die meisten Patienten zunächst auch Heparin oder ein vergleichbares Antikoagulanz, bis alle durch das Kumarin gehemmten Gerinnungsfaktoren abgesunken sind.

Behandlung: Entscheidend sind das Absetzen des Kumarins und der Beginn einer Antikoagulation mit Heparin sowie die Gabe von Fresh Frozen Plasma, Vitamin K sowie von Protein C und S. Gelegentlich muss ein chirurgisches Débridement erfolgen, bei dem nach Hinweisen auf eine Sekundärinfektion gesucht werden sollte. Der Vitamin-K-Ersatz erfolgt durch die Gabe von synthetischem Vitamin K (Menadion).

Bei Neugeborenen und Säuglingen wird der Vitamin-K-Mangel durch die isolierte Verlängerung der Prothrombinzeit diagnostiziert. Auch die Spiegel der Vitamin-K-abhängigen Gerinnungsfaktoren können bestimmt werden; bei einem Mangel sollte Vitamin K gegeben werden. Da Muttermilch nur wenig Vitamin K enthält, sollten Neugeborene mit Geschwistern mit neonatalem Vitamin-K-Mangel prophylaktisch Vitamin K erhalten. Die beste Supplementationsmethode ist noch nicht bekannt, möglich sind intramuskuläre Injektionen oder eine orale Gabe.

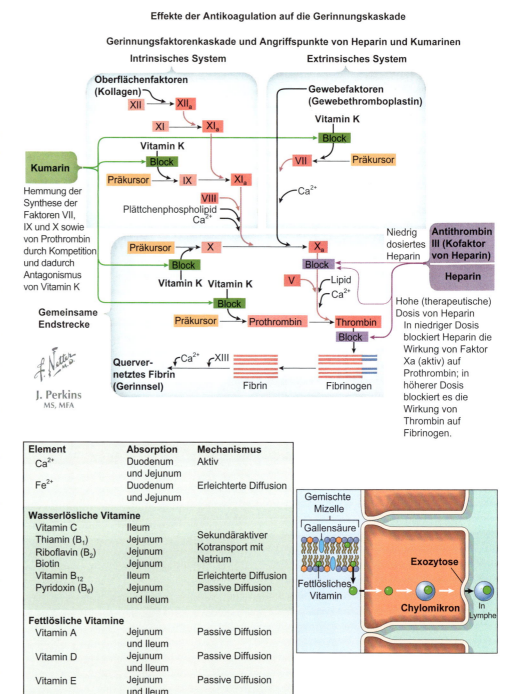

Abb. 8.13

Wilson-Krankheit

Die Wilson-Krankheit, oder hepatolentikuläre Degeneration, entsteht durch einen gestörten Kupferstoffwechsel. Die Erkrankung ist mit einer Inzidenz von weltweit 1 : 18.000 selten. Die Vererbung erfolgt autosomal-rezessiv; verantwortlich ist ein Defekt des ATP7B-Gens auf dem langen Arm von Chromosom 13. Das Genprodukt ist für den korrekten Transport von Kupfer verantwortlich. Im Vordergrund steht die Beteiligung des zentralen Nervensystems (ZNS) und der Leber. Die Phänotypen variieren abhängig von der spezifischen Genmutation. Oft sind auch die Haut und die Augen betroffen.

Klinisches Bild: Die Wilson-Krankheit betrifft Männer und Frauen gleichermaßen, ist aber in verschiedenen Populationen unterschiedlich häufig und manifestiert sich in der Regel vor dem 20. Lebensjahr. Erste Anzeichen sind eine Erkrankung von ZNS und Leber. Die Patienten weisen eine unklare Hepatomegalie, Zirrhose und terminale Leberinsuffizienz auf. Unter den zahlreichen möglichen zentralnervösen Symptomen sind eine leichte bis schwere Depression und Stimmungslabilität besonders häufig; gelegentlich bestehen die Symptome einer wahnhaft-halluzinatorischen Psychose. Wahrnehmungs- und Gedächtnisstörungen sind ebenfalls häufig und führen oft bereits früh zur Demenz. Immer sind extrapyramidale Veränderungen, wie Rigor und Tremor (Wing-Beating-Tremor des Schultergürtels), und eine Bradykinese vorhanden. Im Laufe der Zeit kommen eine Ataxie und Chorea sowie Koordinationsstörungen hinzu.

Die Hautbefunde sind in Zusammenschau mit der zentralnervösen und Lebererkrankung diagnoseweisend. Es besteht eine unterschiedlich starke prätibiale Hyperpigmentierung unbekannter Ursache. Selten findet sich eine Blaufärbung der Lunula des Nagels. Pathognomonisch sind die gelben bis orange-braunen *Kayser-Fleischer-Kornealringe*, welche die Iris umgeben und durch eine Kupferakkumulation in der Descemet-Membran der Kornea entstehen. Dieser nur bei der Wilson-Krankheit auftretende Befund wird mittels Spaltlampenuntersuchung erhoben.

Die Labortestung bestätigt die Diagnose. Leitbefund ist der reduzierte Coeruloplasminspiegel, wobei das Coeruloplasminprotein selbst nicht defekt ist. Die Kupferausscheidung mit dem Urin ist auf > 100 μg/d erhöht.

Pathogenese: Auslöser der Wilson-Krankheit ist eine Mutation des ATP7B-Gens, das für die Adenosintriphosphatase (ATPase) vom P-Typ kodiert, die zur Bindung und zum Transport von Metallen dient und primär für den Kupfertransport zuständig ist. Bei einem Defekt reichert sich Kupfer in Leber, ZNS sowie in geringerem Umfang auch in der Kornea an. Inzwischen sind zahlreiche Mutationen des ATP7B-Gens, die zu unterschiedlichen Phänotypen führen. Homozygote und Compound-heterozygote Patienten weisen vollkommen andere Phänotypen mit überschneidenden Merkmalen auf. Das Gen ist aufgrund seiner erheblichen Größe und der zahlreichen möglichen Mutationen nur schwer zu analysieren. Die genetischen Mutationen besitzen eine populationsabhängig unterschiedliche Prävalenz.

Histologie: Hautbiopsien sind nicht diagnoseweisend. Leberbiopsien zeigen eine unterschiedlich starke portale Entzündung und Fibrose sowie schließlich auch Zirrhose.

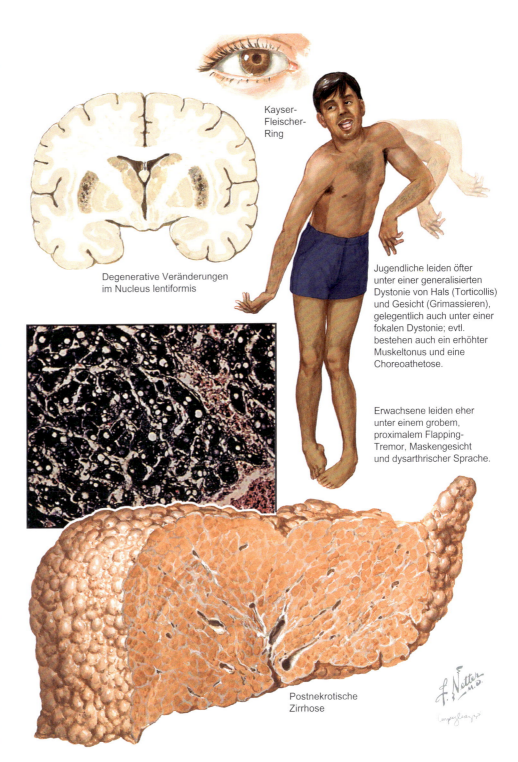

Abb. 8.14

Abhängig vom Zeitpunkt der Biopsie besteht eine variable hydropische Degeneration der Hepatozyten. Mit Spezialfärbungen lässt sich das Kupfer in den Hepatozyten hervorheben.

Behandlung: Die einzige kurative Maßnahme ist die Lebertransplantation, die immer häufiger erfolgt und zu hervorragenden Ergebnissen führt. Die transplantierte normale Leber produziert ausreichende Mengen von P-Typ-ATPase, um den Kupferspiegel zu normalisieren. Sind zum Zeitpunkt der Transplantation bereits zentralnervöse Symptome vorhanden, persistieren sie in der Regel und bessern sich nur minimal im Laufe der Zeit. Während der Wartezeit auf eine Transplantation erhalten die Patienten in der Regel eine kupferarme Ernährung, orale Zinkpräparate und D-Penicillamin. Zink konkurriert mit Kupfer um die Resorption, sodass im Darm weniger Kupfer resorbiert wird. D-Penicillamin ist ein Kupferchelatbildner, der zur Senkung der Kupferspiegel in Serum und Geweben beiträgt.

KAPITEL 9
Genodermatosen und Syndrome

Addison-Krankheit

Die Addison-Krankheit (chronische primäre Nebennierenrindeninsuffizienz) tritt auf, wenn die Nebennieren ihre Funktion überwiegend verloren haben. Sie entsteht durch viele Erkrankungen, welche die Nebennierenfunktion hemmen. Aufgrund der riesigen Reservekapazität treten erst dann klinische Symptome der chronischen Nebennierenrindeninsuffizienz auf, wenn beide Drüsen mindestens 90 % ihrer Produktionskapazität für Hormone eingebüßt haben. Die häufigste Ursache ist die autoimmune destruktive Atrophie der Nebennieren. Daneben können auch Infektionen, allen voran die Tuberkulose, zur chronischen Nebennierenrindeninsuffizienz führen. Akute Nebennierenschäden entstehen meist durch Bakterien (v. a. Meningokokken).

Klinisches Bild: Männer und Frauen sind gleich häufig betroffen. Erste Symptome sind Lethargie und allgemeines Krankheitsgefühl, die sich oft erst im Rahmen einer starken Belastungssituation, wie einer Infektion mit prolongierter Krankheit und Genesung, manifestieren. Bei depressiver Grundstimmung sind die Patienten ausgesprochen nervös und emotional labil. Oft bestehen starke Müdigkeit und Schwäche, sodass selbst das Sprechen ermüdet, sowie ein Gewichtsverlust und es finden sich Zeichen der Dehydratation. Häufig liegt eine Hypotonie vor und das Herz imponiert im Röntgen als verkleinert.

Die chronische primäre Nebennierenrindeninsuffizienz geht grundsätzlich mit Hautveränderungen einher. In vielen Körperregionen und vor allem in Bereichen, die Reibung ausgesetzt sind, kommt es zu Pigmentierungen, wie in der Taille sowie an Ellenbogen und Knien. In der Regel besteht eine generalisierte „Bronzefärbung" der Haut mit Akzentuierung in der Leiste, an den Mamillen, am Skrotum, in den Falten von Handflächen und Fußsohlen sowie in alten Narben. Bei autoimmuner Nebennierenrindeninsuffizienz kann eine Vitiligo bestehen. Auch das Haar kann subtil hyperpigmentiert sein, was jedoch allmählich geschieht. Auch Pigmentierungsstörungen von Zahnfleisch und labialer Mukosa sind möglich. Bei sekundärer Nebennierenrindeninsuffizienz durch eine hypophysäre Störung treten keine Pigmentierungsstörungen auf.

Die Körperbehaarung ist stark reduziert; Achsel- und Schambehaarung sind nahezu verschwunden. Der Haarverlust ist bei Frauen ausgeprägter, weil Männer in den nicht betroffenen Hoden weiterhin Androgene produzieren. Im Blut können eine Hyperkaliämie und Hyponatriämie und ein niedriger Cortisolspiegel nachgewiesen werden. Die Bestätigung der Diagnose erfolgt durch Messung des Cortisolspiegels nach intravenöser Gabe von synthetischem ACTH als Maß für die Reaktion der Nebennieren. Bei Addison-Krankheit steigt das Serumkortisol durch diese Provokationstestung nicht an.

Histologie: Hautbiopsien sind nicht diagnoseweisend und erfolgen nur selten. Die Epidermis enthält eine normale Anzahl von Melanozyten und eine erhöhte Konzentration von Melanin.

Pathogenese: Die Nebennieren produzieren Hydrokortison, Aldosteron und die 17-Ketosteroide. Werden diese Hormone nicht mehr hergestellt, kommt es zur Addison-Krankheit. Die Hypophyse reagiert auf das Absinken des Serumcortisols durch vermehrte Ausschüttung von adrenokortikotropem Hormon (ACTH) und melanozytenstimulierendem Hormon (MSH). ACTH und MSH werden aus demselben Vorläufermolekül, dem Pro-Opiomelanocortin (POMC), gebildet. Die Pigmentierungsstörungen sind direkte Folge der vermehrten Ausschüttung von MSH, welches die Pigmentproduktion in den Melanozyten von Haut, Haar und Schleimhäuten erhöht. Der Ausfall der Scham- und Achselbehaarung ist Folge der fehlenden 17-Ketosteroide und die Hypotension Folge des fehlenden Aldosterons. Letzteres führt zur Abnahme des Blutvolumens und Serumnatriums. Durch die fehlende Cortisolproduktion kommt es zu Schwäche, Müdigkeit, Gewichtsverlust und reduzierter geistiger Leistungsfähigkeit.

Die Addison-Krankheit tritt oft gemeinsam mit anderen endokrinen Autoimmunerkrankungen, wie Diabetes und Autoimmunthyreoiditis, auf.

Behandlung: Die Behandlung erfolgt durch Beseitigung der Infektion oder einer anderen Ursache der Nebennierendysfunktion. Bei unzureichender Nebennierenfunktion erfolgt eine Ersatztherapie mit Hydrokortison und Fludrocortison.

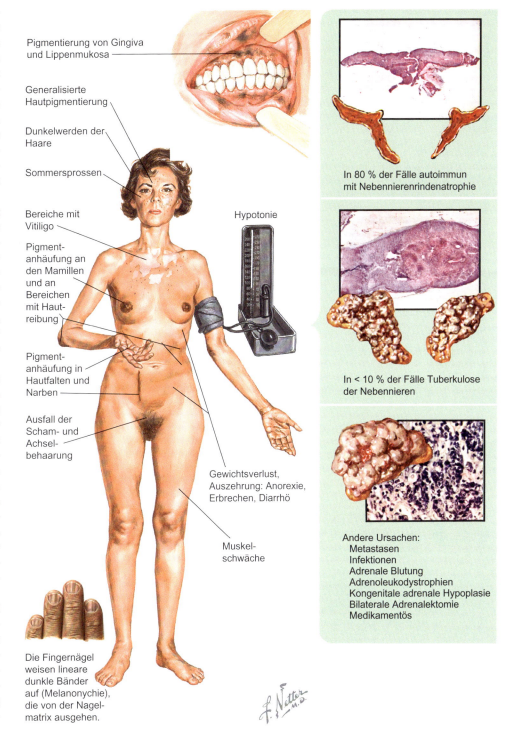

Abb. 9.1

Amyloidose

Der Begriff *Amyloidose* bezeichnet eine heterogene Erkrankungsgruppe. Es gibt systemische und kutane Amyloidosen, die jeweils durch Ablagerung von einem der vielen verschiedenen Amyloidproteine entstehen. Am häufigsten sind die primär kutanen Formen. Dazu gehören die noduläre (Amyloidosis cutis nodularis atrophicans), die papulöse (Lichen amyloidosus) und die makulöse Amyloidose. Die systemische Form ist eine multisystemische, lebensbedrohliche Erkrankung, die systemisch behandelt werden muss. Sie entsteht meist durch eine Veränderung der Plasmazellen, dicht gefolgt vom myelomassoziierten Amyloid. Neben der Haut befällt die Amyloidose oft auch das zentrale Nervensystem, z. B. bei Alzheimer-Krankheit.

Klinisches Bild: Die *systemische Amyloidose* entsteht durch die anormale Produktion von AL-Amyloid (Immunglobulin-Leichtketten) und dessen Ablagerung in verschiedenen Organen. Betroffen sind Patienten mit Plasmozytom. Oft finden sich mukokutane Veränderungen, die gelegentlich als erste Symptome auftreten. Kutaner Leitbefund sind durchscheinende Papeln und Plaques mit unterschiedlich starker Blutung aus dem anormalen AL-Amyloid. Auf den Mundschleimhäuten können auch weiche, gummiartige Papeln auftreten. Fast immer besteht durch die Schwäche der oberflächlichen Hautgefäße aufgrund des abgelagerten AL-Amyloids eine Purpura der Haut nach mechanischer Reizung. Periorbitale Ekchymosen umgeben das Auge kreisförmig („Waschbäraugen"). Die Ekchymosen können durch Husten oder oberflächliche Traumen ausgelöst werden. Handflächen und Fußsohlen imponieren oft wächsern und die Zunge ist häufig durch Amyloideinlagerungen deutlich vergrößert. Bei Ablagerung von AL-Amyloid nahe der elastischen Fasern in der Dermis entsteht das seltene Bild der *Amyloidelastose*. Klinisch ähnelt sie mit leicht dehnbarer, nichtelastischer Haut der Cutis laxa. Durch Amyloidablagerungen in den Glomeruli, der Leber oder dem Myokard entstehen signifikante Organschäden. Die Niereninsuffizienz mit Nierenversagen leistet einen wichtigen Beitrag zur Morbidität und Mortalität. Möglich ist auch eine Hepatomegalie mit Fibrose und Leberversagen. Amyloidablagerungen im Myokard führen zu Arrhythmien und zur Herzinsuffizienz.

Die primär kutanen Erkrankungen, der *Lichen amyloidosus* und die *makulöse Amyloidose,* betreffen die Beine bzw. den Rücken. Sie entstehen meist direkt durch ein von den Keratinozyten produziertes Amyloidprotein und manifestieren sich nicht systemisch. Typisch sind juckende, hyperpigmentierte Maculae und Papeln, die zu Plaques verschmelzen. Die *Amyloidosis cutis nodularis atrophicans* entsteht durch die lokale Produktion von AL-Amyloid in den Plasmazellen der Haut. Sie ist extrem selten und kann in eine systemische Amyloidose übergehen.

Pathogenese: Die systemische AL-Amyloidose entsteht direkt durch eine Plasmazelldyskrasie oder ein Plasmozytom. Die Plasmazellen produzieren exzessiv Immunglobulin-Leichtketten, vor allem λ-Ketten (AL-Amyloid), die in den Wänden der Hautgefäße abgelagert werden. Dadurch werden die Wände geschwächt und die Gefäße rupturieren leicht. Das AL-Amyloid wird in zahlreichen Organen abgelagert. Selten produzieren die Plasmazellen Immunglobulin-Schwerketten (AH-Amyloid).

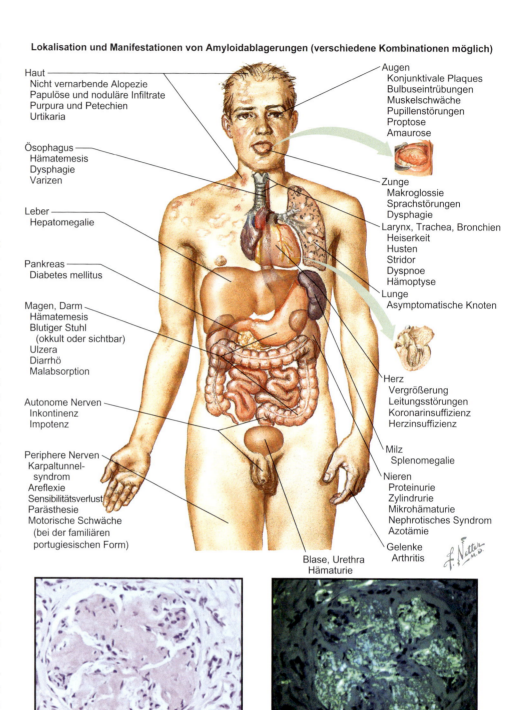

Abb. 9.2

Histologie: Bei der Amyloidose wird amorphes AL-Amyloid, das in der Routinefärbung als eosinophile Ablagerung zu erkennen ist, in Dermis und Subkutangewebe abgelagert. Das Amyloid wird mit Spezialfärbungen, wie Kongorot, hervorgehoben. Es imponiert unter dem Polarisationsmikroskop apfelgrün und doppelbrechend und in der Lichtmikroskopie rötlich.

Behandlung: Die systemische Amyloidose wird vorzugsweise mit einer Kombinationschemotherapie, traditionell mit Prednison und Melphalan, behandelt. Derzeit kommen die neueren Proteasomeninhibitoren zum Einsatz. In Einzelfällen erfolgt eine Knochenmarktransplantation.

Die primär kutane Amyloidose wird symptomatisch behandelt. Gegen den Juckreiz helfen topische Kortikosteroide und orale Antihistaminika. Die ultraviolette Fototherapie wurde mit unterschiedlichem Erfolg eingesetzt. Bislang wurden keine randomisierten, prospektiven Studien zur Behandlung der primär kutanen Amyloidose veröffentlicht.

Gorlin-Goltz-Syndrom

Das Gorlin-Goltz-Syndrom, das auch als nävoides Basalzellkarzinomsyndrom oder fokale dermale Hypoplasie bezeichnet wird, ist eine seltene autosomal-dominante Genodermatose durch Mutationen des Patched-1-Gens (PTCH1) auf Chromosom 9. Etwa 40 % der Fälle sind neue Spontanmutationen. Die Betroffen entwickeln im Laufe des Lebens multiple Basalzellkarzinome – oft mehrere Hundert. Für die Diagnose dieses Syndroms wurden entsprechende Kriterien festgelegt.

Klinisches Bild: Die Inzidenz des Gorlin-Goltz-Syndroms wird mit 1 : 100.000 Menschen angegeben. Es besteht keine ethnische oder Geschlechtsprävalenz. Oft zeigen sich initial schmerzhafte keratogene (odontogene) Kieferzysten. Bei frühem Beginn treten die Basalzellkarzinome oft schon vor dem 20. Lebensjahr auf.

Vier von fünf Betroffenen weisen odontogene Kieferzysten auf. Bei Kindern ähneln die Basalzellkarzinome dem bei Kindern häufigen Fibroma molle, sodass bei Kleinkindern mit Fibroma molle zum Karzinomausschluss eine Biopsie erfolgen sollte. Bei etwa 90 % der Betroffenen bestehen durch eine anormale Keratinisierung grübchenförmige palmare Veränderungen. An der unbehaarten palmoplantaren Haut manifestieren sich die Läsionen als kleine (1–2 mm), livide bis rote, flache Defekte.

Nur bei 1–2 % der Patienten besteht ein Medulloblastom und bei 1–2 % der Kinder mit Medulloblastom ein Gorlin-Goltz-Syndrom. Es ist die vermutlich schwerwiegendste Spätfolge und trägt entscheidend zur Morbidität und Mortalität bei.

Die Diagnose des Gorlin-Goltz-Syndroms erfolgt anhand von Diagnosekriterien. Erfüllt werden müssen 2 Haupt- oder 1 Haupt- und 2 Nebenkriterien. Die 6 Hauptkriterien sind (1) > 2 Basalzellkarzinome, (2) palmoplantare Grübchen, (3) odontogene Kieferzysten, (4) Veränderungen der Rippen, wie Gabelrippen, (5) eine Kalzifikation der Falx cerebri und (6) Verwandte 1. Grades mit bekanntem Gorlin-Goltz-Syndrom. Nebenkriterien sind (1) angeborene Fehlbildungen (Stirnhöcker, Hypertelorismus, Gaumenspalte, Kolobom), (2) ovariale oder kardiale Fibrome, (3) Makrozephalie, (4) Skelettveränderungen (Skoliose, Syndaktylie, Sprengel-Deformität der Skapula, Thoraxverformung), (5) Medulloblastom und (6) andere radiologische Veränderungen, wie flammenförmige Aufhellungen in den Phalangen und Wirbelkörperfusion.

Pathogenese: Ursache ist ein Defekt im PTCH1-Gen auf dem langen Arm von Chromosom 9. Es kodiert für das Rezeptorprotein Sonic Hedgehog, das auf vielen Zellmembranen vorkommt. Normalerweise bindet das von PTCH1 kodierte Transmembranprotein an das *Smoothened Protein*, schaltet dadurch den nachfolgenden Signalweg aus und vermindert die Zellproliferation. Bei Mutationen dieses Gens oder einem Überschuss von Sonic Hedgehog entfällt die Hemmung des Smoothened Protein. Dadurch findet die zelluläre Signalgebung ungebremst statt und das Krebsrisiko steigt dramatisch. Beim Gorlin-Goltz-Syndrom besteht eine erhöhte Sensitivität gegenüber ultravioletten und ionisierenden Strahlen.

Histologie: Die Basalzellkarzinome des Gorlin-Goltz-Syndroms sind histologisch mit anderen Basalzellkarzinomen identisch.

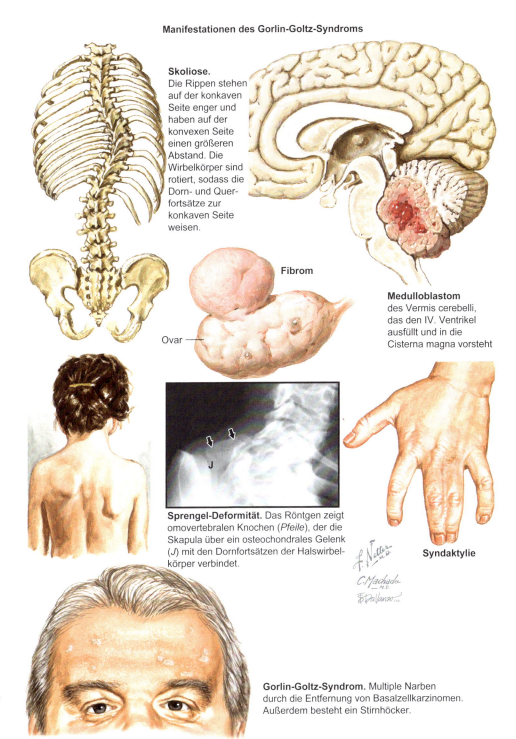

Abb. 9.3

Behandlung: Durch regelmäßige Hautuntersuchungen mit sofortigem Entfernen der Basalzellkarzinome lassen sich die Narbengröße reduzieren und Entstellungen durch die Operation vermeiden. Alle Patienten müssen bereits früh im Leben vor übermäßiger Sonnenexposition, Bräunung und unnötiger iatrogener Strahlenexposition gewarnt werden, da dadurch die Entwicklung von Basalzellkarzinomen begünstigt wird. Derzeit laufen Studien mit oralen Medikamenten zur Reduktion des anormalen Hedgehog-Signalwegs. Die Kieferzysten werden operativ entfernt, um Schmerzen und andere Beschwerden zu lindern. Das Medulloblastom ist ein bösartiger, lebensbedrohlicher Tumor, der vor allem vor dem 4. Lebensjahr auftritt und operativ oder mittels Chemotherapie behandelt werden kann.

Carney-Komplex

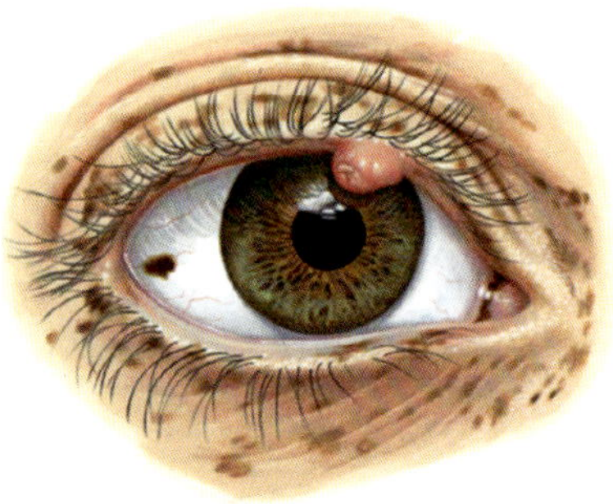

Der Carney-Komplex, der auch als NAME-Syndrom (**N**ävi, **a**triale Myxome, **m**yxoide Neurofibrome, **E**pheliden) oder LAMB-Syndrom (**L**entigines, **a**triale Myxome, **m**ukokutane Myxome, **b**laue Nävi) bezeichnet wird, ist eine seltene, autosomal-dominante Erkrankung der Haut, der endokrinen Organe, des kardiovaskulären Systems und des zentralen Nervensystems. Ursache ist meist eine Mutation im Tumorsuppressorgen, PRKAR1A. Etwa 20 % der Patienten weisen Defekte in einem unbeschriebenen Gen an Position 2p16 auf. Es gibt mehrere Genotypen und Phänotypen. Die Diagnose basiert auf zahlreichen Haupt-, Neben- und ergänzenden Kriterien.

Klinisches Bild: Der Phänotyp hängt vom Genotyp ab. Oft treten initial und in der Regel in den ersten Lebensmonaten Hautveränderungen auf. Allein oder häufiger in Kombination liegen fünf wichtige Hautbefunde vor. Am häufigsten sind multiple Lentigines und gewöhnliche erworbene Nävi. Auch multiple blaue Nävi treten auf. Die blauen Nävi, Lentigines und Nävi manifestieren sich gruppiert an Kopf und Hals, Lippen und Sklera. Mukokutane Myxome können überall auftreten und imponieren als fleischfarbene bis leicht durchscheinende, gestielte Papeln, die weich sind, sich leicht komprimieren lassen und in unterschiedlicher Menge vorhanden sind – von einigen wenigen bis zu mehreren Hundert. Am Rand der Tarsalplatte finden sich subkutane Myxome, die hell livide bis rot und leicht durchscheinend und nicht so weich wie die mukokutanen Myxome sind. Epheliden sind ebenfalls in großer Zahl, vornehmlich an Kopf und Hals, vorhanden.

Bezüglich der Morbidität und Mortalität sind kardiale Myxome von besonderer Bedeutung, sodass bei jedem Patienten mit Carney-Komplex routinemäßig eine Echokardiografie und regelmäßige kardiologische Kontrollen erfolgen sollten. Bei Männern muss klinisch und mittels Ultraschall ein Screening auf Hodentumoren durchgeführt werden. Hypophysenadenome, die Wachstumshormon produzieren, gehen mit einer Akromegalie einher. Durch die exzessive Cortisolproduktion in den Nebennieren entsteht ein Cushing-Syndrom. Der Carney-Komplex wird am besten multidisziplinär behandelt und überwacht.

Pathogenese: Das PRKAR1A-Gen kodiert für eine regulierende Untereinheit der Proteinkinase A. Sie gehört zur Familie der von zyklischem Adenosinmonophosphat (cAMP) abhängigen Steuerproteine. Inzwischen sind viele Mutationen von PRKAR1A bekannt, darunter Missense-, Frameshift- und Nonsense-Mutationen, die jeweils zu Defekten des kodierten Proteins führen. Aufgrund der vielen einzigartigen Mutationen dieses Gens konnte gezeigt werden, dass der Typ der Mutation mit dem Phänotyp korreliert. So führen Mutationen in Exonanteilen des Gens (im Gegensatz zu Intronanteilen) weitaus häufiger zu Lentigines und kardialen Myxomen.

Histologie: Hautbiopsien sind nicht diagnoseweisend. Außerdem unterscheiden sich die Lentigines, Myxome und blauen Nävi bei diesem Syndrom histologisch nicht von denen, die unabhängig vom Carney-Komplex auftreten. Die Hodentumoren sind meist unterschiedlich stark verkalkte Leydig-Zell- oder Sertoli-Zell-Tumoren. Die Nebenniere zeigt in der Regel unterschiedlich viele, nodulär pigmentierte Bereiche, was als primäre pigmentierte noduläre adrenokortikale Erkrankung (PPNAD) bezeichnet wird. Die Erkrankung der Nebenniere kann zur vermehrten Cortisolproduktion und schließlich zu einem klinisch manifesten Cushing-Syndrom führen. Ein fast immer beim Carney-Komplex vorliegender Tumor ist das psammomatöse melanotische Schwannom, das nicht an der Haut, sondern entlang des Truncus sympathicus auftritt.

Behandlung: Die Hautmyxome werden beobachtet oder exzidiert. Die Lentigines und blauen Nävi können aus kosmetischen Gründen entfernt werden. Da die Morbidität und Mortalität überwiegend auf Vorhofmyxome zurückzuführen ist, müssen diese Myxome operativ entfernt werden. Die Patienten müssen lebenslang von Kardiologen und Endokrinologen überwacht und ein Routine-Screening von Herz, Hypophyse, Nebenniere und Hoden durchgeführt werden.

Die mukokutanen Manifestationen des Carney-Komplexes sind pigmentierte Lentigines, blaue Nävi, Myxome, gewöhnliche erworbene Nävi und subkutane Myxome.

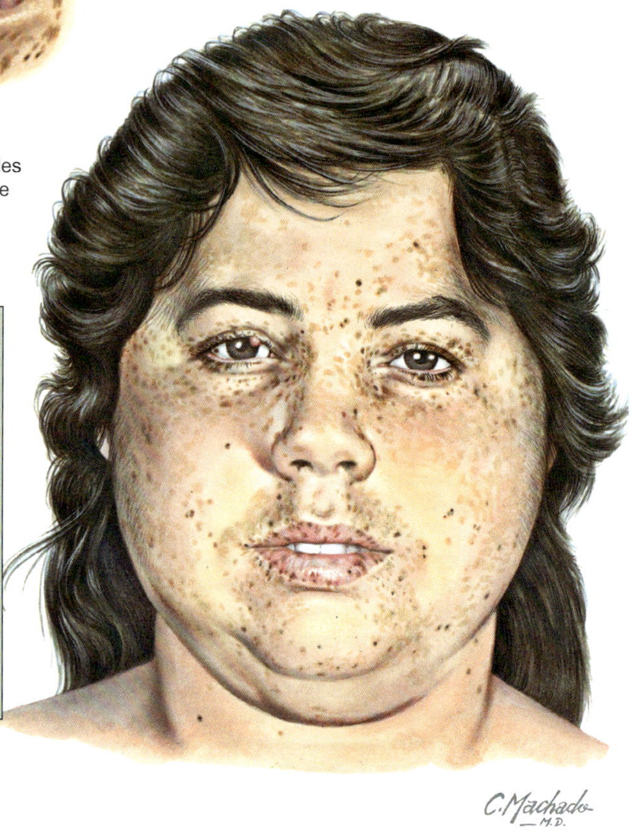

Weitere mögliche Merkmale des Carney-Komplexes sind:
- Myxome: Herzvorhof, mukokutan
- Testikuläre großzellige kalzifizierende Sertoli-Zell-Tumoren
- Wachstumshormonproduzierende Hypophysenadenome
- Psammomatöse melanotische Schwannome (entlang des Grenzstrangs)

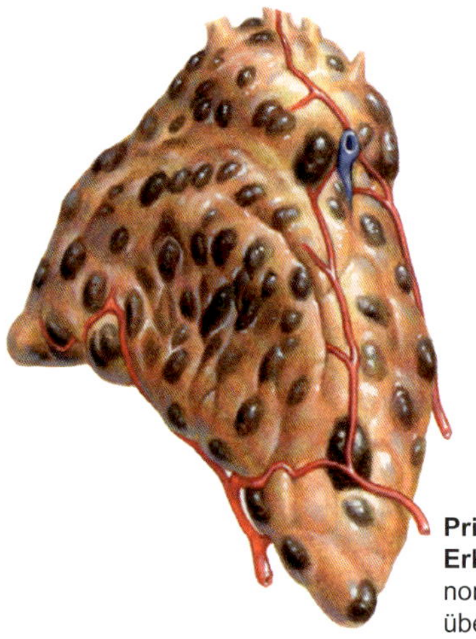

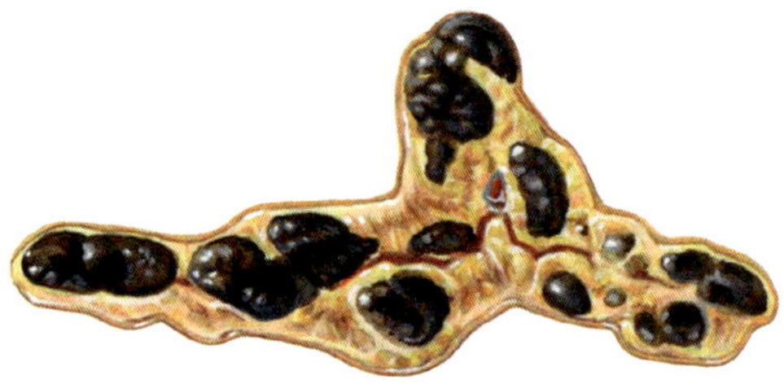

Primäre pigmentierte noduläre adrenokortikale Erkrankung (PPNAD). Die Nebennieren sind bei PPNAD meist normal groß und mit schwarzen, braunen oder roten Knötchen übersät. Die meisten der Pigmentknoten haben einen Durchmesser < 4 mm und befinden sich im angrenzenden atrophischen Kortex.

Abb. 9.4

Cushing-Syndrom und Cushing-Krankheit

Das Cushing-Syndrom entsteht durch exzessive Sekretion von endogenen Glukokortikoiden oder häufiger durch die exzessive, in der Regel iatrogene Zufuhr von Kortikosteroiden. Die stark erhöhten Glukokortikoidspiegel führen zu den vielen kutanen und systemischen Veränderungen von Cushing-Syndrom und Cushing-Krankheit. Da endogene Glukokortikoide von den Nebennieren produziert und ausgeschüttet werden, sind benigne Nebennierenadenome der häufigste Nebennierentumor, der zum Cushing-Syndrom führt. Die Cushing-Krankheit entsteht durch die exzessive Sekretion von adrenokortikotropem Hormon (ACTH) aus einem basophilen oder chromophoben Adenom des Hypophysenvorderlappens. Durch den erhöhten ACTH-Spiegel hypertrophieren die Nebennieren und verstärken die Produktion und Ausschüttung von Hydrokortison, sodass ein Hypercortisolismus entsteht. Ebenso wie die exzessive Ausschüttung von Corticotropin-Releasing-Hormon (CRH) aus dem Nucleus paraventricularis des Hypothalamus kann jeder ACTH-produzierende Tumor zu diesem Syndrom führen. Einer der am häufigsten beschriebene Tumor dieser Art ist das kleinzellige Bronchialkarzinom, das viele neuroendokrine Hormone einschließlich ACTH in großen Mengen produziert.

Klinisches Bild: Die Cushing-Krankheit ist bei Frauen häufiger als bei Männern, tritt aber unabhängig von der ethnischen Zugehörigkeit auf. Das Erkrankungsalter liegt in der Regel bei 20–40 Jahren. Insbesondere die exogene Form des Cushing-Syndroms kann in jedem Alter und ACTH-produzierende Tumoren, vor allem das kleinzellige Bronchialkarzinom, können im Alter von 50–80 Jahren auftreten.

Die Hautveränderungen bei Cushing-Syndrom und Cushing-Krankheit sind nahezu identisch. Schleichend kommt es zur Fettumverteilung mit Dünnerwerden der Arme und Beine und Ablagerung von Fettgewebe im Abdomen und dem posterioren zervikalen Fettpolster („Büffelnacken"). Außerdem wird das Gesicht durch die Fettumverteilung voller („Mondgesicht"). Bei der körperlichen Untersuchung fallen supraklavikuläre Fettpolster auf. In Bereichen mit vermehrter Fetteinlagerung an Abdomen und Gesäß sowie bei Frauen an den Mammae finden sich große, dicke, dunkellivide Striae. Sie entstehen durch die Fettanreicherung und die Zunahme des Katabolismus im elastischen Gewebe der Dermis. Durch diese katabole Wirkung von Hydrokortison kommt es zum Muskelabbau und immer dünneren Extremitäten mit Schwäche und leichter Ermüdbarkeit. Ein direkter Effekt von Hydrokortison ist das Ausdünnen der Haut, bis diese durchsichtig und pergamentartig ist, sodass die Blutgefäße durchscheinen, was zu einer starken Rötung des Gesichts (Plethora) und anderer Regionen führt. Die Haut neigt zu Verletzungen und Hämatomen und einer Wundheilungsstörung.

Hydrokortison reduziert die elastischen Gewebe in den Hautgefäßen, sodass oft sehr große Hämatome und Ekchymosen entstehen. Außerdem begünstigt der Cortisolüberschuss die Entwicklung von Aknepapeln, -pusteln und -noduli, gelegentlich mit recht schwerem Verlauf und der Bildung von Zysten, Noduli und Narben. Seltener ist die exzessive Lanugobehaarung des Gesichts. Bei der Cushing-

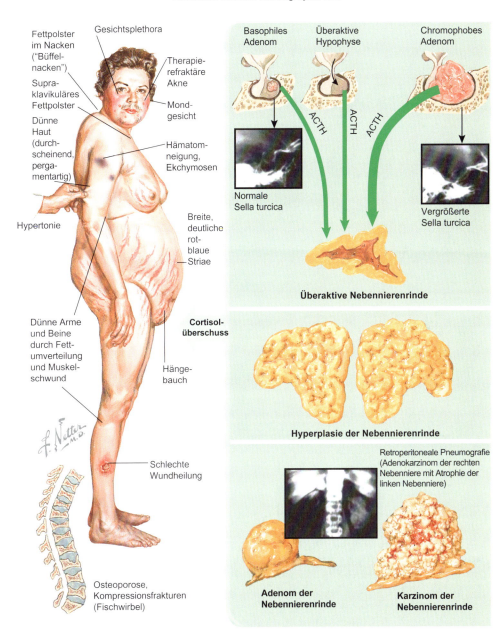

Abb. 9.5

Krankheit geht die exzessive ACTH-Produktion mit der vermehrten Bildung von melanozytenstimulierendem Hormon (MSH) und nachfolgender Hyperpigmentierung einher, was beim unbehandelten Cushing-Syndrom nicht der Fall ist.

Darüber hinaus gehen Cushing-Syndrom und Cushing-Krankheit mit unzähligen systemischen Symptomen einher. Der Cortisolüberschuss führt zu affektiven Störungen, wie Depression und Manie, sowie zu Psychosen. Oft besteht eine Hypertonie. Die Blutglukose kann erhöht sein, was sich schwierig behandeln lässt. Fast immer ist auch das Skelett betroffen: Bereits früh im Krankheitsverlauf tritt eine Osteoporose auf, die unbehandelt zu Kompressionsfrakturen der Wirbel und anderen Fakturen führt (z. B. Schenkelhalsfrakturen).

Behandlung: Beim exogenen Cushing-Syndrom wird die auslösende Substanz abgesetzt. Dies ist meist schwierig, weil die Einnahme der Kortikosteroide für die Patienten oft lebensnotwendig ist (z. B. nach Transplantation). In diesen Fällen sollte die Dosis so weit wie möglich reduziert oder versucht werden, auf ein anderes Immunsuppressivum umzustellen. Bei Nebennierenadenom oder bilateraler adrenaler Hyperplasie muss eine operative Entfernung erfolgen. Nach der Entfernung beider Nebennieren ist eine Hormonersatztherapie indiziert. Bei ACTH-Produktion durch ein Malignom, wie das kleinzellige Bronchialkarzinom, profitiert der Patient am meisten von der Therapie des auslösenden Tumors. Die Cushing-Krankheit wird durch eine Tumorexstirpation und eventuell eine postoperative Strahlentherapie behandelt.

Cushing-Syndrom: Pathophysiologie

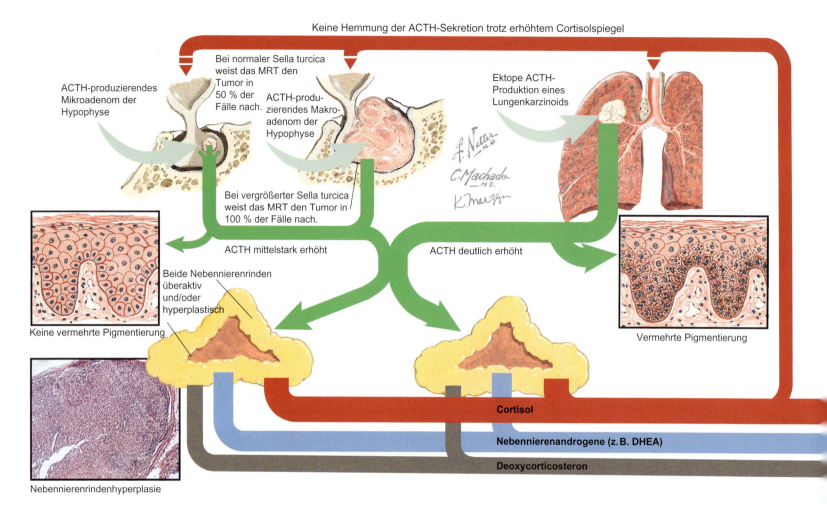

Abb. 9.6a

Das Cushing-Syndrom entsteht direkt durch einen ausgeprägten Hypercortisolismus und dessen Auswirkungen auf zahlreiche Organe. Gelegentlich sind die Spiegel von 17-Ketosteroiden und Aldosteron leicht erhöht, was sich auf das klinische Bild auswirkt. Es gibt zahlreiche Erkrankungen, die zu einem Hypercortisolismus führen können. Dazu zählen die übermäßige Sekretion von adrenokortikotropem Hormon (ACTH), Adenome und Hyperplasien der Nebennieren, Karzinome der Nebennieren, die primäre pigmentierte noduläre adrenokortikale Erkrankung (PPNAD) und exogene Cortisolzufuhr. In allen Fällen führt die deutliche Erhöhung des Cortisolspiegels schlussendlich zur Erkrankung.

Normalerweise wird die ACTH-Produktion durch die Hypothalamus-Hypophysen-Nebennierenachse gesteuert. Der wichtigste hypothalamische Regulator der hypophysären ACTH-Produktion ist das Corticotropin-Releasing-Hormon (CRH). Es veranlasst die kortikotropen Zellen des Hypophysenvorderlappens zur Sekretion von Proopiomelanocortin (POMC), das posttranslational zu ACTH umgebaut wird. ACTH erhöht die Cortisolproduktion in den Nebennieren. Normalerweise wirken Hydrokortison und ACTH in einer negativen Feedback-Schleife, um die exzessive Sekretion von CRH zu verhindern.

Zur exzessiven ACTH-Produktion kommt es meist durch ein basophiles Adenom des vorderen Hypophysenstiels. Der Begriff *Cushing-Krankheit* sollte nur bei ACTH-produzierenden Tumoren des Hypophysenvorderlappens verwendet und alle anderen Formen als *Cushing-Syndrom* bezeichnet werden. Beim basophilen Hypophysenadenom kann die Sella turcica normal groß oder extrem vergrößert sein. Die ACTH-Produktion ist erhöht und wird nicht von der Zunahme des Cortisolspiegels gedrosselt. Da ACTH auch die Cortisolproduktion in den Nebennieren erhöht, entsteht eine bilaterale Nebennierenhyperplasie.

ACTH wird in der Hypophyse durch posttranslationale Modifikation des Proteins POMC gebildet. Am Umbau von POMC zu ACTH, β-Lipotropin und melanozytenstimulierendem Hormon (MSH) sind mehrere Enzyme beteiligt. MSH entsteht durch den weiteren Abbau von ACTH. β-Lipotropin wird zu β-Endorphin abgebaut. Die Cushing-Krankheit geht mit einer generalisierten Hyperpigmentierung der Haut einher, die direkte Folge der vermehrten Melaninproduktion, die durch die Wirkung von MSH auf die kutanen Melanozyten entsteht, ist. Diese Hyperpigmentierung findet sich nur bei einer anormal gesteigerten ACTH-Sekretion.

Außerdem entsteht ein ACTH-Überschuss durch die ektope Produktion von ACTH in Tumoren, meist dem kleinzelligen Bronchialkarzinom. Häufig geht die Manifestation des Cushing-Syndroms der Tumordiagnose voraus. Diese Form des Cushing-Syndroms lässt sich im Frühstadium oft nur schwer von der Cushing-Krankheit unterscheiden; wichtig ist dafür das Verständnis der verschiedenen pathophysiologischen Mechanismen einer exzessiven ACTH-Produktion.

Auch bei primären Nebennierenerkrankungen ist ein Cortisolüberschuss, z. B. bei benigner bilateraler adrenaler Hyperplasie, einem cortisolproduzierenden Adenom oder seltener einem Karzinom, möglich. In diesen Fällen ist der ACTH-Spiegel durch die negative Feedback-Schleife der Hypothalamus-Hypophysen-Nebennieren-Achse fast auf null reduziert. Die unbeteiligte Nebenniere ist in der Regel atrophisch. Auch exogene Kortikosteroidzufuhr kann zum Cushing-Syndrom führen. In diesen Fällen ist der ACTH-Spiegel reduziert und die Nebennieren sind atrophisch.

Unabhängig von der Ätiologie der Cushing-Krankheit oder des Cushing-Syndroms entsteht das klinische Bild fast ausschließlich durch die überschießende Cortisolproduktion in der Zona fasciculata der Nebenniere. Hydrokortison ist ein kataboles Steroidhormon und verursacht bei langer Einwirkung eine ausgeprägte Muskelschwäche. Es kommt zu einer ausgeprägten Fettumverteilung mit Stammfettsucht und Dünnerwerden der Extremitäten. Oft finden sich supraklavikuläre und posteriore zervikale („Büffelnacken") Fettpolster. Hydrokortison wirkt negativ auf das Bindegewebe der Haut, indem es dessen Kollagengehalt reduziert. Dies wiederum erhöht die Kapillarbrü-

Cushing-Syndrom: Pathophysiologie

(Fortsetzung)

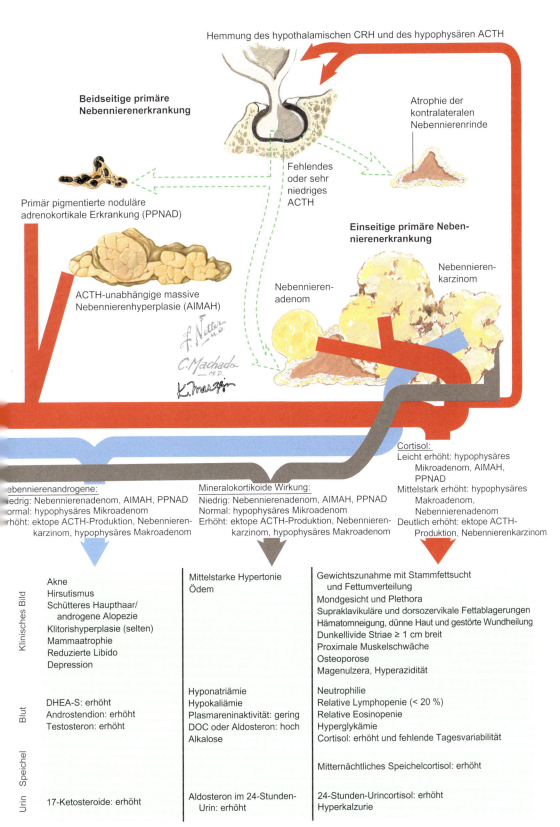

Bei den meisten Patienten mit erhöhtem Cortisolspiegel besteht eine zentralnervöse Beteiligung mit Müdigkeit, Lethargie, emotionalen Störungen, Depression sowie gelegentlich einer Psychose. Der Cortisolüberschuss kann zur Übersäuerung des Magens und damit zu peptischen Ulzera führen. Patienten mit Cushing-Syndrom entwickeln häufiger schwere, hartnäckige peptische Ulzera als ansonsten gesunde Patienten mit peptischen Ulzera.

Bei manchen Patienten sind die Spiegel von 17-Ketosteroiden und Aldosteron leicht erhöht. Dies führt zu einer oft nodulozystischen, therapierefraktären Akne. Möglich sind zudem ein Hirsutismus und eine prämature oder akzelerierte androgenetische Alopezie. Selten finden sich Klitorisvergrößerung und Mammaatrophie, während eine Libidoreduktion extrem häufig ist. Der Aldosteronüberschuss geht mit Hypertonie, Hyponatriämie und einer metabolischen hypokaliämischen Alkalose einher. Eine Erhöhung der 17-Ketosteroide und von Aldosteron findet sich besonders häufig beim Nebennierenkarzinom.

chigkeit sowie die Neigung zu Hämatomen und Ekchymosen und lässt die Haut dünn oder pergamentartig aussehen. Durch den Verlust der Bindegewebsfunktion in der Haut treten große rote bis rotblaue Striae in der Haut auf. Sie sind in Bereichen mit viel Fettgewebe am ausgeprägtesten und werden durch das zentrale Fettverteilungsmuster betont. Oft besteht eine Gesichtsplethora, die vermutlich durch das Ausdünnen der Haut und eine Polyzythämie entsteht. Durch den Cortisolüberschuss ist der Blutglukosespiegel erhöht, was zu schlechter Wundheilung und erhöhter Infektionsneigung führt. Die Hyperglykämie führt zu Polyurie und Polydipsie.

Down-Syndrom

Das Down-Syndrom ist eine genetische Erkrankung durch die Trisomie von Chromosom 21. Die Trisomie 21 betrifft etwa 1 von 1.000 Geburten. Chromosom 21 ist akrozentrisch und die Trisomie 21 ist die häufigste der chromosomalen Trisomien. Sie ist meist Folge einer Nondisjunktion in der Meiose, durch die eine zusätzliche Kopie von Chromosom 21 vorhanden ist. Gelegentlich besteht eine Robertson-Translokation mit Chromosom 14 oder Chromosom 22, die ebenfalls akrozentrisch sind, sodass die Gesamtzahl der Chromosomen mit 46 normal ist, weil das zusätzliche Chromosom 21 an ein anderes Chromosom transloziert ist. Die Translokation kann das gesamte Chromosom 21 oder nur Teile davon betreffen, wodurch Varianten im Phänotyp entstehen. Selten besteht ein Mosaik der Trisomie 21 in partiellen Zelllinien; der Phänotyp hängt dann davon ab, zu welchem Zeitpunkt der Embryogenese der genetische Defekt aufgetreten ist.

Klinisches Bild: Das Down-Syndrom tritt unabhängig von der ethnischen Zugehörigkeit auf und ist bei Männern etwas häufiger als bei Frauen. Die Inzidenz steigt mit dem mütterlichen Alter und liegt bei 45-jährigen Müttern bei 1 von 50 Geburten. Die Manifestationen des Down-Syndroms sind weitreichend und betreffen viele Organe. Die Lebenserwartung ist reduziert, wobei die moderne Medizin Lebensqualität und -quantität immer weiter verbessern kann. Eines der wichtigsten Probleme sind kongenitale Herzerkrankungen, die zu zahlreichen Komplikationen sowie einer erhöhten Morbidität und Mortalität führen. Am häufigsten sind Endokardkissendefekte. Die zentralnervöse Beteiligung führt zu einer geistigen und körperlichen Entwicklungsverzögerung. Die Inzidenz der kindlichen Leukämie, insbesondere der akuten megakaryoblastischen Leukämie, ist erhöht.

Das Down-Syndrom geht mit unzähligen Hautbefunden einher. Zwar haben alle Patienten eine Hauterkrankung, aufgrund des sehr unterschiedlichen Phänotyps aber nicht alle dieselben Befunde. Es besteht eine erhöhte Neigung für eine leichte oder schwere atopische Dermatitis. Grundsätzlich besteht eine generalisierte *Xerose*. Eventuell liegen im Säuglingsalter mehr Nackenfalten als normal sowie eine typische Fazies vor. Häufig finden sich ein *Epikanthus* und ein abgeflachtes Gesicht mit kleinen Ohren und einer flachen Nase. Ophthalmologische Befunde sind Brushfield-Flecke und Strabismus.

Syringome sind beim Down-Syndrom häufig und betreffen die Augenlider und oberen Wangenanteile. Die *Elastosis perforans serpiginosa*, eine seltene Erkrankung durch die transepidermale Elimination von fragmentiertem elastischem Gewebe, tritt vermehrt beim Down-Syndrom auf und imponiert oft mit einem dünnen Fleck mit peripher erhabenem Rand und polyzyklischer oder girlandenförmiger Grenze. Etwa 50 % der Patienten mit Down-Syndrom entwickeln eine *Acanthosis nigricans*, die an allen Beugeseiten vorkommen kann und deren Ätiologie unbekannt ist. Meist ist der Gehörkanal verengt, weswegen es vermehrt zur Otitis externa und media kommt. Oft besteht eine *Makroglossie* mit Skrotalzunge.

Typisch ist die palmare, transversal verlaufende Vierfingerfurche. Durch die verkürzten Metakarpal- und -tarsalknochen sind die Hände kleiner als normal und es be-

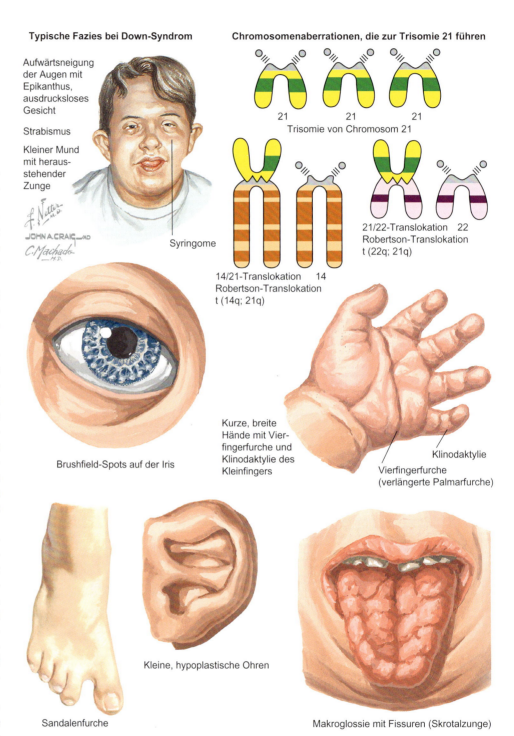

Abb. 9.7

steht eine deutliche *Sandalenlücke* zwischen der 1. und 2. Zehe. Auch die Alopecia areata ist beim Down-Syndrom besonders häufig.

Behandlung: Patienten mit Down-Syndrom müssen multidisziplinär behandelt werden. Die kardialen Defekte tragen am stärksten zu Morbidität und Mortalität bei, sodass sie oft operativ korrigiert werden müssen. Die Patienten müssen regelmäßig zunächst von einem Pädiater, später von einem Internisten oder dem Hausarzt, der mit den Komplikationen und medizinischen Bedürfnissen von Patienten mit Down-Syndrom vertraut ist, untersucht werden. Die Hautmanifestationen werden wie bei allen anderen Patienten behandelt; besondere Maßnahmen sind nicht erforderlich. Die Xerose sollte durch eine ausgezeichnete tägliche Hautpflege behandelt werden. Wichtig ist, dass die häufigen Hautbefunde beim Down-Syndrom erkannt und Eltern und Patient darüber aufgeklärt werden.

Ehlers-Danlos-Syndrom

Das Ehlers-Danlos-Syndrom ist eine heterogene Erkrankung mit gestörter Bindegewebsproduktion. Es gibt mehrere Subtypen, die meist durch Defekte der Kollagenbildung oder der posttranslationalen Modifikation von Kollagen entstehen. Diese Erkrankungsgruppe war wegen der variablen Natur der Subtypen und einer fehlenden allgemein anerkannten Klassifikation verwirrend. Das aktuellste System unterscheidet 7 Unterformen, beim historischen waren es noch 11. Das neue Klassifikationssystem ist noch nicht überall anerkannt, was zur Verwirrung beiträgt. Mit zunehmender Klärung der genetischen Defekte wird in der Zukunft ein besseres Verständnis dieses Syndroms möglich sein.

Klinisches Bild: Das Ehlers-Danlos-Syndrom umfasst eine Gruppe von Bindegewebserkrankungen. Die jeweils eigenständigen Subtypen weisen typische Gendefekte auf. Zusammengenommen betrifft dieses Syndrom etwa 1 von 400.000 Menschen, wird aber vermutlich aufgrund der variablen Phänotypen zu selten erkannt. Die meisten Fälle gehören zum *klassischen Ehlers-Danlos-Syndrom* (früher Typ I und II). Es manifestiert sich bereits früh in der Kindheit, manchmal sogar schon bei der Geburt. Jeder Subtyp folgt einem anderen Erbgang, der meist autosomal-dominant, seltener autosomal-rezessiv und noch seltener X-chromosomal erfolgt. Das Ehlers-Danlos-Syndrom betrifft Männer und Frauen gleich häufig.

Die meisten Subtypen gehen mit Hautveränderungen einher. Die Haut ist hyperextensibel, kehrt aber nach dem Loslassen sofort und vollständig in ihre Ruheposition zurück. Bereits im Krabbelalter fallen eine erhöhte Hämatomneigung und exzessive Narbenbildung auf. Die Narben haben eine typische „Fischmaulform", weil sich die normal lineare Narbe anormal dehnt und dadurch weitaus breiter ist, als es zu erwarten wäre. Das Narbengewebe ist extrem dünn und kann durchsichtig erscheinen, sodass die darunterliegenden Gefäße durch die atrophische Haut durchscheinen, was die Narbe noch unansehnlicher macht. In wiederholt traumatisierten Bereichen treten molluskoide Pseudotumoren und kalzifizierte subkutane Knoten (Spheroide) auf. Gelegentlich bestehen ein Epikanthus und eine Elastosis perforans serpiginosa. Selten finden sich blaue Skleren.

Die höchste Morbidität und Mortalität weist der vaskuläre Subtyp auf (Typ IV), der in drei einander ähnliche Varianten unterteilt wird und durch einen Defekt des COL3A1-Gens entsteht. Bei diesem Subtyp ist die Haut nicht hyperextensibel, sondern fast durchsichtig. Es besteht allenfalls eine minimale Überstreckbarkeit der Gelenke. Im Gegensatz zu den anderen Subtypen entwickeln die Patienten häufiger arterielle Aneurysmen, deren Ruptur oft tödlich verläuft. Betroffen sind die großen und mittelgroßen Gefäße. Auch die Kolonwand rupturiert leicht, sodass Bauchschmerzen bei diesen Patienten eine drohende Kolonruptur ankündigen können.

Pathogenese: Die meisten Formen des Ehlers-Danlos-Syndroms entstehen direkt durch einen genetischen Defekt der Kollagensynthese oder indirekt durch einen Defekt der posttranslationalen Modifikation von Kollagen. Dadurch bildet sich eine anormale Menge von Kollagen mit anormaler Funktion, was die Eigenschaften des Binde-

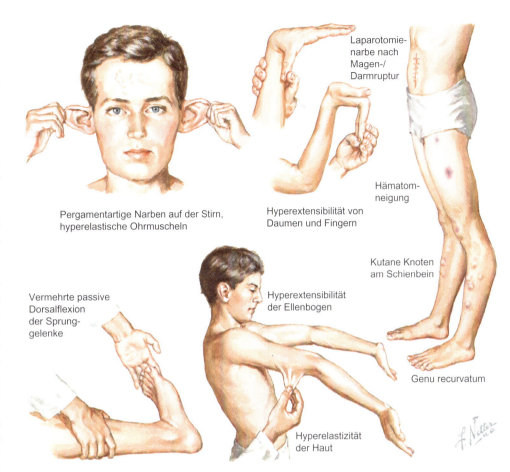

Typ	Erbgang	Gendefekt (Protein)
Klassisch	AD, AR	COL5A1, COL5A2 (Kollagen V)
Hypermobilität	AD	Unbekannt, bei einem kleinen Teil TNXB (Tenascin XB)
Vaskulär	AD, AR	COL3A1 (Kollagen III)
Kyphoskoliose	AR	PLOD1 (Lysylhydroxylase)
Arthrochalasie	AD	COL1A1, COL1A2 (Kollagen I)
Dermatosparaxis	AR	ADAMTS2 (N-terminale Prokollagen-I-Peptidase)
Andere	AR, AD, X	FN1 (Fibronektin) und andere unbekannte

AD = autosomal-dominant; AR = autosomal-rezessiv; X = X-chromosomal

Abb. 9.8

gewebes beeinflusst. Der vaskuläre Subtyp entsteht durch einen Defekt des COL3A1-Gens, wodurch kaum oder gar kein funktionelles Typ-III-Kollagen entsteht. Da Typ-III-Kollagen ein kritischer Bestandteil der Gefäß- und Kolonwände ist, werden diese Strukturen geschwächt und neigen zur Distension und Ruptur. Das klassische Ehlers-Danlos-Syndrom entsteht durch Defekte des COL5A1- und des COL5A2-Gens, was zum defekten Typ-V-Kollagen führt. Ursächlich ist beim kyphoskoliotischen Typ das Fehlen von Lysylhydroxylase bzw. beim Dermatopraxistyp der Prokollagenpeptidase, die für die posttranslationale Modifikation von Kollagen zuständig sind.

Behandlung: Die Patienten müssen von einem Pädiater, der mit der Erkrankung vertraut ist, betreut werden. Auch die Überweisung an ein Tertiärzentrum kann angezeigt sein. Die Patienten müssen Traumen möglichst vermeiden und z. B. keine Kontaktsportarten betreiben. Die orthopädischen Komplikationen können von einem erfahrenen orthopädischen Chirurgen behandelt werden. Beim vaskulären Subtyp sind regelmäßige Untersuchungen durch einen Kardiologen und einen Facharzt für Thorax- und Herzchirurgie erforderlich. Aufgrund seiner Unberechenbarkeit ist das Management dieses Subtyps am schwierigsten.

Marfan-Syndrom

Das Marfan-Syndrom ist eine autosomal-dominante Bindegewebserkrankung durch einen Defekt des FBN1-Gens auf Chromosom 15 mit Defekt von Fibrillin-1, einem Bestandteil der Extrazellulärmatrix des Bindegewebes und zahlreichen klinischen Veränderungen des kardiovaskulären und respiratorischen Systems, der Augen, des Skeletts und der Haut. Die Diagnose erfolgt anhand mehrerer Haupt- und Nebenkriterien. Den wichtigsten Beitrag zu Morbidität und Mortalität leistet die kardiovaskuläre Beteiligung.

Klinisches Bild: Die Inzidenz des Marfan-Syndroms beträgt etwa 1 : 7.500 Menschen. Es tritt unabhängig von der ethnischen Zugehörigkeit und dem Geschlecht auf. Viele der Symptome bestehen bereits bei der Geburt und werden während des Wachstums schwerer. Die Prognose ist aufgrund der sehr unterschiedlichen klinischen Veränderungen variabel. Das Spektrum reicht von einem lebensbedrohlichen Verlauf bis zu Manifestationen lediglich am Bewegungsapparat.

Zu den zahlreichen möglichen Skelettveränderungen gehören Arachnodaktylie, Pectus excavatum, Skoliose, Plattfüße, hoher Gaumenbogen und ein im Vergleich zum Oberkörper sehr langer Unterkörper. Im Vordergrund stehen die große Körpergröße, der insgesamt dünne Körper, lange Arme und der im Vergleich zum Oberkörper sehr lange Unterkörper.

Oft bestehen nur subtile Hautveränderungen. Fast immer finden sich Striae distensae. Das Fettgewebe ist reduziert und die Patienten sind oft extrem dünn. Sehr häufig besteht eine Elastosis perforans serpiginosa, die durch die transepidermale Elimination von anormalen elastischen Fasern entsteht. Bei Augenbeteiligung kommt es zur Verlagerung der Linse nach oben (Linsenektopie). Oft bestehen eine Myopie und eine eingeschränkte Pupillenkonstriktion.

Das respiratorische und das kardiovaskuläre System sind häufig betroffen. Apikal finden sich Lungenblasen, die spontan rupturieren und einen Pneumothorax auslösen können. Die kardiale Beteiligung ist der beste prognostische Faktor des Marfan-Syndroms; mögliche Veränderungen sind unter anderem ein Mitralklappenprolaps, eine Dilatation der Aortenwurzel und eine frühzeitige Kalzifikation des Anulus der Mitralklappe. Häufigste Todesursachen sind rupturierte Aortenaneurysmen und Aortendissektionen.

Pathogenese: Fibrillin-1 ist ein Glykoprotein, das in zahlreichen Geweben vorkommt und für die korrekte Elastizität und Festigkeit der Extrazellulärmatrix erforderlich ist. Für das für Fibrillin-1 kodierende Gen sind mehrere Hundert Mutationen beschrieben. Es besteht eine große phänotypische Variabilität, die z. T. durch die verschiedenen Mutationen und z. T. durch andere, noch unbekannte Faktoren bedingt ist. Dadurch zeigen auch Patienten mit demselben Genotyp unterschiedliche Phänotypen.

Defekte von Fibrillin-1 reduzieren die Kalziumbindungskapazität, was sich durch Störungen der Mikrofibrillen im Bindegewebe manifestiert. Diese anormalen Mikrofibrillen werden bevorzugt von Matrixmetalloproteinasen abgebaut und reduzieren, wenn sie in der Bindegewebsauskleidung der Gefäßwände auftreten, deren Elastizität und Festigkeit. Dadurch kommt es zu Dilatation, Versteifung, Aneurysma und schließlich Dissektion der Arterienwände, wobei die Aorta am häufigsten betroffen ist.

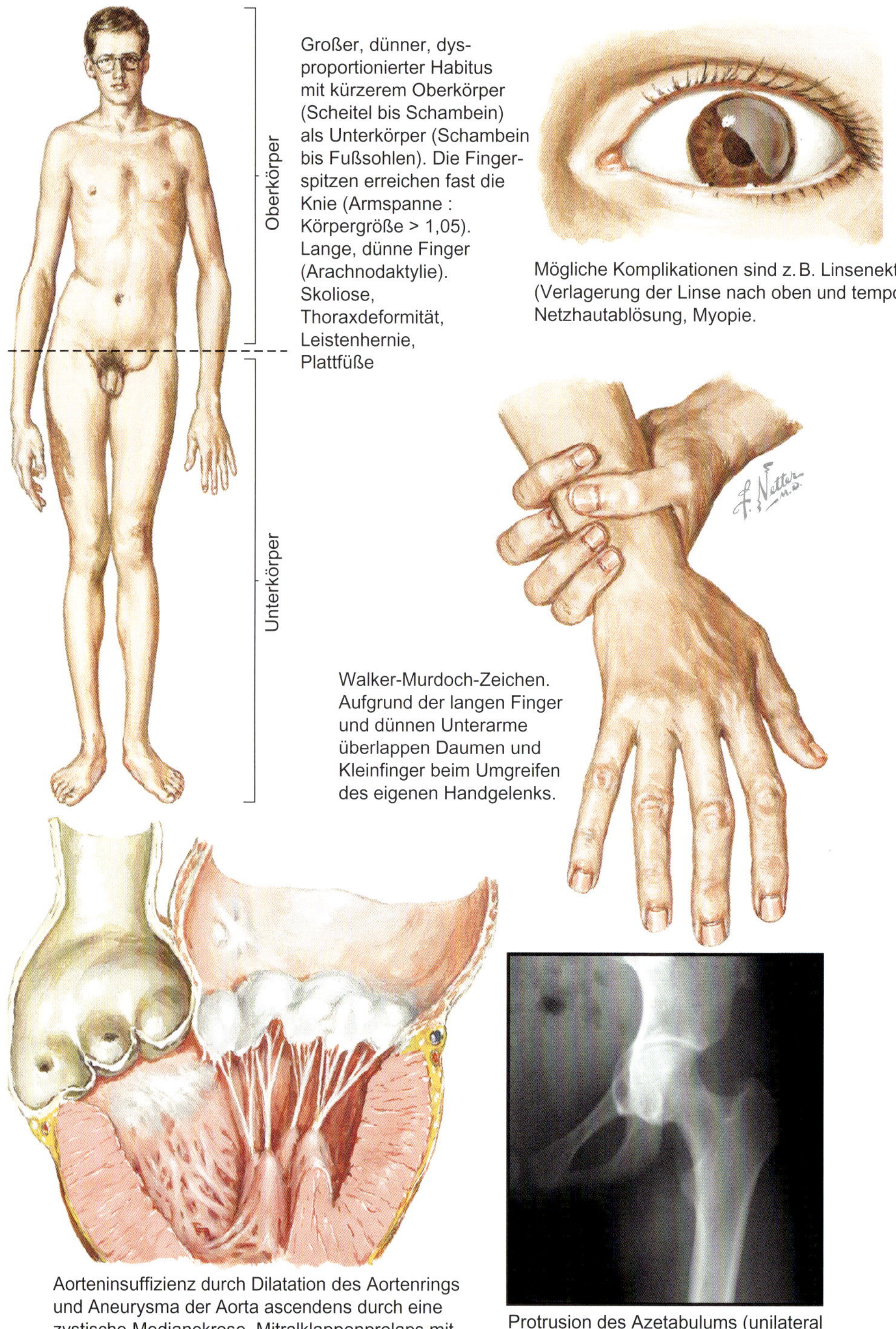

Großer, dünner, dysproportionierter Habitus mit kürzerem Oberkörper (Scheitel bis Schambein) als Unterkörper (Schambein bis Fußsohlen). Die Fingerspitzen erreichen fast die Knie (Armspanne : Körpergröße > 1,05). Lange, dünne Finger (Arachnodaktylie). Skoliose, Thoraxdeformität, Leistenhernie, Plattfüße

Mögliche Komplikationen sind z. B. Linsenektopie (Verlagerung der Linse nach oben und temporal), Netzhautablösung, Myopie.

Walker-Murdoch-Zeichen. Aufgrund der langen Finger und dünnen Unterarme überlappen Daumen und Kleinfinger beim Umgreifen des eigenen Handgelenks.

Aorteninsuffizienz durch Dilatation des Aortenrings und Aneurysma der Aorta ascendens durch eine zystische Medianekrose. Mitralklappenprolaps mit Insuffizienz. Häufig besteht eine Herzinsuffizienz.

Protrusion des Azetabulums (unilateral oder bilateral)

Abb. 9.9

Behandlung: Alle Patienten mit Marfan-Syndrom sollten von einem Kardiologen und einem Facharzt für Thorax- und Herzchirurgie überwacht werden. Aortenaneurysmen sollten durch regelmäßige Echokardiografien und andere Untersuchungen ausgeschlossen werden. Zur Reduktion des mittleren arteriellen Drucks haben sich Betablocker bewährt. Dadurch lastet ein geringerer Druck auf den geschwächten Gefäßwänden und die Wahrscheinlichkeit von arteriellen Dilatationen, Dissektionen und Aneurysmen wird reduziert. Substanzen der zweiten Wahl sind Kalziumantagonisten und ACE-Hemmer. Bei engmaschiger Überwachung und sofortiger Behandlung von Komplikationen ist die Lebenserwartung oft normal. Die Patienten müssen körperliche Überanstrengungen und Kontaktsportarten meiden. Sobald der Aortendurchmesser > 5,0 cm liegt oder um > 0,5 cm/Jahr zunimmt, ist eine operative Korrektur von Aortendilatation und -aneurysma erforderlich. Die Augenerkrankung sollte sofort durch einen Ophthalmologen abgeklärt und behandelt werden.

Neurofibromatose

Es gibt acht klinische Unterformen der Neurofibromatose. Die beiden am besten untersuchten und klinisch wichtigsten Formen sind der Typ I (Recklinghausen-Krankheit) und der Typ II. Beide werden autosomal-dominant vererbt und manifestieren sich an der Haut, dem zentralen Nervensystem und verschiedenen anderen Organen, wobei sich die klinischen Bilder der beiden Typen überschneiden. Die genetischen Grundlagen beider Typen sind geklärt und die auslösenden Gene wurden isoliert. Bei der Neurofibromatose Typ I sind die Hautbefunde oft diagnoseweisend.

Klinisches Bild: Die *Neurofibromatose Typ I* wird in der Regel im Kleinkindalter diagnostiziert. Die Krankheit tritt weltweit auf, betroffen ist etwa 1 von 3.000 Geburten ohne geschlechtliche oder ethnische Prädilektion. Der Typ I macht 85–90 % aller Fälle von Neurofibromatose aus. Es besteht eine große klinische Variabilität. Die US National Institutes of Health haben Diagnosekriterien etabliert. Für eine Diagnose müssen mindestens 2 der folgenden 7 Kriterien erfüllt sein: (1) ≥ 6 Café-au-lait-Flecke (≥ 5 mm bei präpubertären Patienten; > 1,5 cm bei postpubertären), (2) ein plexiformes Neurofibrom oder ≥ 2 Neurofibrome, (3) axilläres oder inguinales Freckling, (4) ein Optikusgliom, (5) ≥ 2 Lisch-Knötchen an der Iris, (6) eine Sphenoiddysplasie oder andere Knochenveränderungen, wie eine Pseudarthrose der Röhrenknochen und (7) ein Verwandter ersten Grades mit Neurofibromatose.

Oft stehen die Hautbefunde, insbesondere die Café-au-lait-Flecke, im Vordergrund. Ein großer Teil der Bevölkerung weist solitäre Café-au-lait-Flecke auf, während für die Diagnose einer Neurofibromatose mindestens 6 vorhanden sein müssen. Bei einem Café-au-lait-Fleck über der Wirbelsäule kann eine Spina bifida vorliegen. Das axilläre und inguinale Freckling beginnt oft in der Pubertät. Das axilläre Freckling wird auch als Crowe-Zeichen bezeichnet. Bei Patienten mit Neurofibromatose sind kutane Neurofibrome die häufigsten benignen Tumoren. Sie treten meist zahlreich auf und nehmen mit der Zeit an Zahl und Größe zu. Sie sind weich und weisen bei Kompression oft das „Knopflochzeichen" auf. Die Haut darüber ist livide bis leicht rotblau verfärbt. Plexiforme Neurofibrome sind für die Neurofibromatose Typ I spezifische, große dermale und subkutane Tumoren. Sie können die darunterliegenden Strukturen komprimieren und sich um Nerven wickeln. Sie sind fester als typische Neurofibrome und schlecht abgegrenzt. Beide Arten von Neurofibromen jucken unterschiedlich stark. Patienten mit plexiformen Neurofibromen weisen zudem eine Hypertrichose mit oder ohne Hyperpigmentierung auf. Multiple Neurofibrome können zu einer psychischen Erkrankung führen.

Lisch-Knötchen sind Irishamartome. Sie werden mittels Spaltlampenuntersuchung diagnostiziert und treten im Alter von etwa 6 Jahren auf. Jeder achte Patient mit Neurofibromatose entwickelt ein Optikusgliom, das asymptomatisch sein kann oder die Hypophyse komprimiert und dadurch zur Pubertas praecox führt. Außerdem sind Sehstörungen und eine Proptose möglich. Der Nachweis gelingt am besten durch eine zerebrale Magnetresonanztomografie. Weitere mögliche ophthalmologische Befunde sind Hypertelorismus und kongenitales Glaukom.

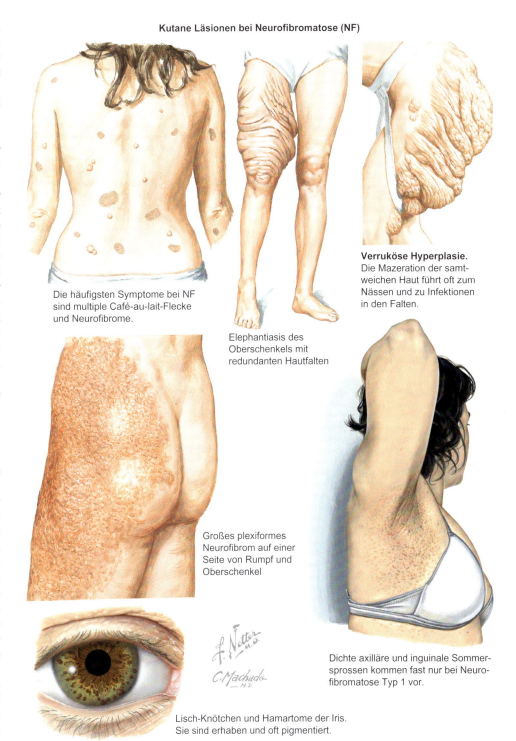

Abb. 9.10

Die *Neurofibromatose Typ II* besitzt einen vollkommen anderen Phänotyp als der Typ I, wobei es Überschneidungen gibt. Die Krankheit manifestiert sich oft erst im zweiten oder dritten Lebensjahrzehnt. Leitbefunde sind bilaterale Akustikusneurinome (vestibuläre Schwannome). Diese Tumoren können zu Kopfschmerzen, Schwindel und einem unterschiedlich starken Hörverlust führen. Schwannome können an jedem Hirnnerv vorkommen. Diagnosekriterien sind (1) bilaterale Schwannome, (2) die Kombination aus einem Verwandten ersten Grades mit einer Neurofibromatose Typ II und einem unilateralen vestibulären Schwannom oder (3) ein Verwandter ersten Grades mit einer Neurofibromatose Typ II und einer der folgenden Tumoren: Neurofibrom, Gliom, Schwannom, Meningeom oder eine juvenile posteriore subkapsuläre Katarakt.

(Fortsetzung)

Zu den Hautbefunden der Neurofibromatose Typ II gehören Neurofibrome und Café-au-lait-Flecke. Sie sind jeweils nicht so zahlreich vorhanden wie beim Typ I; meist finden sich nur 1–2 Café-au-lait-Flecke. Kutane Schwannome sind beim Typ II häufig, während sie beim Typ I nicht vorkommen. Als Sonderform der Katarakte treten bei der Neurofibromatose Typ II *juvenile posteriore subkapsuläre Katarakte* auf.

Histologie: Hautbiopsien der Café-au-lait-Flecke zeigen eine epidermale Hyperpigmentierung. Die Anzahl der Melanozyten ist nicht erhöht und es finden sich keine Nävuszellen, wohl aber Makromelanosomen. Die Neurofibrome liegen in der Dermis oder im Subkutangewebe. Es handelt sich um gut abgegrenzte neurale Tumoren aus gleichförmigen Spindelzellen. Der neurale Ursprung kann durch Spezialfärbungen bestätigt werden. Zwischen den Spindelzellen des Tumors liegen verstreut viele Mastzellen.

Pathogenese: Die Neurofibromatose Typ I entsteht durch eine Mutation im NF1-Gen auf dem langen Arm von Chromosom 17, das für Neurofibromin kodiert. Da die meisten Fälle von Neurofibromatose auf Defekten des NF1-Gens beruhen, ist die Neurofibromatose Typ I die häufigste Form der Neurofibromatose. In dem sehr großen NF1-Gen treten viele Spontanmutationen auf, die zur Neurofibromatose führen. Neurofibromin ist ein Tumorsuppressorprotein, das die Ras-Familie der Protoonkogene reguliert. Bei einem Defekt von Neurofibromin verliert das Ras-Protoonkogen sein negativ regulierendes Protein und signalisiert ununterbrochen.

Die Neurofibromatose Typ II entsteht durch einen Defekt des SCH-Gens (NF2-Gen) auf dem langen Arm von Chromosom 22. Das NF2-Gen hat nur etwa ein Drittel der Größe des NF1-Gens. Es kodiert für Schwannomin (Merlin), ein Tumorsuppressorprotein, das bei den Interaktionen zwischen Zytoskelett/Zellmembran und Extrazellulärmatrix als Vermittler fungiert. Ein Funktionsverlust dieses Proteins führt in verschiedenen Geweben zu einer anormalen Zellsignalgebung und ungebremstem Zellwachstum.

Behandlung: Sobald die Diagnose gesichert wurde, müssen die Patienten lebenslang auf die Komplikationen der Erkrankung überwacht werden. Bei Blutsverwandten sollte ein Screening erfolgen und allen Betroffenen eine genetische Beratung angeboten werden. Jugendliche und junge Erwachsene profitieren von jährlichen körperlichen Untersuchungen, außerdem sollten regelmäßige ophthalmologische Kontrollen empfohlen werden. Bereits in der Kindheit sollte ein Skoliose-Screening erfolgen. Außerdem sollten bei den Patienten wegen der erhöhten Inzidenz des Phäochromozytoms bei jedem Besuch nach Anzeichen einer Hypertonie gesucht werden. Bei Neurofibromatose besteht ein erhöhtes Risiko für eine maligne Transformation der Neurofibrome zu Neurofibrosarkomen, die überall auftreten können. Jede stärkere Veränderung, Schmerzen oder Vergrößerung eines Neurofibroms sollten zu einer Biopsie veranlassen, um ein Malignom auszuschließen. Optikusgliome werden bei entsprechender Indikation operativ entfernt, auch wenn es dadurch in der Regel zur Erblindung kommt.

Bei der Neurofibromatose Typ II sollte mit Magnetresonanztomografien von Gehirn und Rückenmark nach Schwannomen gesucht werden. Durch die bilateralen Schwannome ist der Typ II eine schwerere und die Lebensqualität stärker beeinträchtigende Erkrankung als der Typ I. Das Management der Neurofibromatose Typ II muss multidisziplinär durch Ophthalmologen, Hals-Nasen-Ohren-Ärzte, Neurochirurgen und Internisten erfolgen. Die Gehirntumoren werden neurochirurgisch entfernt und lokal mittels Radiotherapie behandelt.

Haut- und Skelettbefunde bei Neurofibromatose

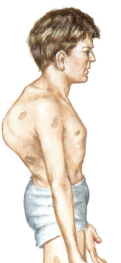

Neurofibromatose. Einer der ursprünglichen Patienten von von Recklinghausen mit ausgedehnten subkutanen Knoten, aber ohne neurologische Symptome. Zum Glück ist ein derart massiver Hautbefund selten.

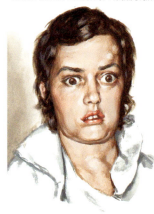

Wirbelsäulendeformitäten bei Neurofibromatose. Junge mit Kyphoskoliose. Die sekundäre Rumpfverkürzung durch die Kyphose erweckt den Eindruck langer oberer Extremitäten.

Mädchen mit typischen Café-au-lait-Flecken, nur wenigen Hautknoten und einer relativ leichten neurofibromatösen Skoliose.

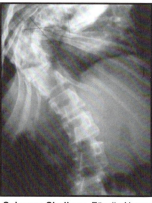

Schwere Skoliose. Für die Neurofibromatose typische scharfe, therapierefraktäre Abknickung

Junge Frau mit beidseitiger Fazialisparese. Beachte die hängenden Wangen durch die Kompression des N. facialis (VII) beidseits durch Akustikusneurinome, die auch zum Hörverlust führten. Die Proptose entstand durch beidseitige Tumoren des N. opticus (II). Auf der Stirn entstanden subkutane Knoten und Raumforderungen im Hals komprimierten die Trachea. Bei dieser Patientin verlief die Krankheit tödlich.

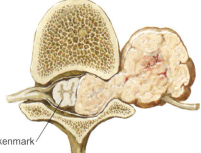

Sanduhrtumor einer Spinalnervenwurzel

Rückenmark

Abb. 9.11

Tuberöse Sklerose

Die tuberöse Sklerose (Bourneville-Pringle-Syndrom) ist eine Multiorganerkrankung, die oft mit Hautbefunden einhergeht. Sie wird autosomal-dominant vererbt und entsteht durch einen Defekt, meist aufgrund einer Spontanmutation, des TSC1- oder des TSC2-Gens. Das TSC1-Gen kodiert für Hamartin und TSC2 für Tuberin. Betroffen sind Haut, zentrales Nervensystem (ZNS), kardiovaskuläres und respiratorisches System, Augen sowie Bewegungsapparat. Der Phänotyp ist extrem variabel und reicht von einer schweren körperlichen und geistigen Behinderung mit schwerer Epilepsie bis zu einer nur leichten Hauterkrankung und einer zu vernachlässigenden ZNS-Erkrankung.

Klinisches Bild: Die Inzidenz beträgt etwa 1 : 15.000 ohne geschlechtliche oder ethnische Bevorzugung. Da Säuglinge und Kleinkinder oft eine primäre ZNS-Erkrankung mit epileptischen Anfällen aufweisen, sollte bei Kindern mit erstem Krampfanfall nach den Hautbefunden der tuberösen Sklerose gesucht werden. Häufig besteht eine deutliche geistige Retardierung und das Kind erreicht nicht die normalen Meilensteine der Entwicklung. Daneben treten noch weitere zerebrale Veränderungen, wie Astrozytome, Hydrozephalus, kortikale Tuber und subependymale Tumoren, auf. Kardiale Rhabdomyome manifestieren sich mit einem Herzgeräusch und lassen sich echokardiografisch abklären. Selten sind die Lungen im Sinne einer Lymphangiomyomatose betroffen.

Die Hautbefunde gehören zu den ersten klinischen Manifestationen der Erkrankung und treten noch vor der ZNS-Erkrankung auf. Der *Eschenlaubfleck*, eine hypo- bis depigmentierte Macula in Form eines Eschenblatts, ist der erste Hautbefund. Zur tuberösen Sklerose gehören jedoch noch weitere hypopigmentierte Maculae, wie „Konfettiflecke" und polygonale hypopigmentierte Maculae. Eine solitäre hypopigmentierte Macula bei Säuglingen lenkt den Verdacht auf eine tuberöse Sklerose. Etwa 0,25 % der normalen Neugeborenen weisen eine derartige Macula mit oder ohne Zeichen einer tuberösen Sklerose auf.

Bindegewebsnävi sind häufig und imponieren als kleine Plaques oder dermale Knoten. Zur Diagnose dieser so genannten lederartigen Chagrinflecke sind Hautbiopsien erforderlich. Typisch für die tuberöse Sklerose sind *Koenen-Tumoren*, eine Sonderform der periungualen Fibrome, die an einzelnen oder mehreren Fingern und/oder Zehen auftreten. Gelegentlich finden sich auch Café-au-lait-Flecke. In oder kurz vor der Pubertät manifestieren sich faziale Angiofibrome, die im Laufe der Zeit an Größe und Zahl zunehmen. Sie sind erheblich an der Morbidität beteiligt und für den Betroffenen psychisch belastend. Diese Angiofibrome werden als *Adenoma sebaceum* bezeichnet und sind manchmal der erste Hinweis auf diese Krankheit. Sie werden oft mit dem Frühstadium der Akne verwechselt und erst nach erfolgloser Therapie korrekt erkannt. Sie können sehr entstellend sein und werden oft aus kosmetischen Gründen behandelt.

Pathogenese: Defekte von Hamartin und Tuberin führen zur tuberösen Sklerose. Diese beiden Tumorsuppressorproteine hemmen durch Interaktion mit einem G-Protein den Signalweg des so genannten Mammalian Target of Rapamycin (mTOR). Bei einer Mutation dieser Proteine entfällt diese Hemmung, sodass der mTOR-Signalweg unkontrolliert aktiv ist. Dadurch kommt es zur unkontrollierten Zellteilung und der Entwicklung zahlreicher Tumoren.

Behandlung: Die Therapie erfolgt personalisiert. Bei epileptischer Erkrankung und ZNS-Tumoren muss ein Neurologe und/oder Neurochirurg hinzugezogen werden; oft müssen für lange Zeit Antiepileptika eingenommen werden. Empfohlen sind ophthalmologische Kontrollen zur Aufdeckung retinaler astrozytärer Hamartome (Phakome). Für die operative Entfernung oder Verkleinerung der fazialen Angiofibrome stehen zahlreiche Verfahren, wie die Laserung und traditionellere chirurgische Techniken, zur Verfügung. Die hypopigmentierten Maculae und Bindegewebsnävi müssen nicht behandelt werden. Alle Patienten sollten regelmäßig von ihrem Pädiater körperlich und auf das Erreichen der wichtigen Entwicklungsschritte untersucht werden.

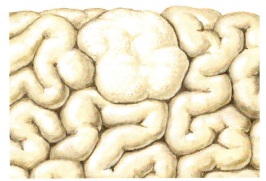

Kortikaler Tuber aus zahlreichen Astrozyten, wenigen Nervenzellen und einigen anormal veränderten Bereichen

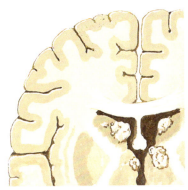

Zahlreiche kleine Tumoren. Nucleus caudatus und Thalamus ragen in die Ventrikel.

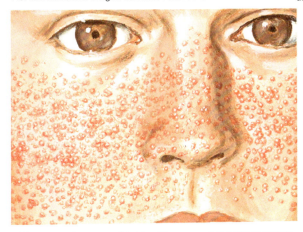

Adenoma sebaceum auf beiden Wangen und dem Nasenrücken

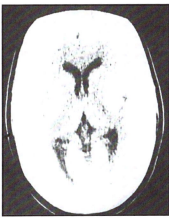

CT einer von vielen kalzifizierten Läsionen im periventrikulären Bereich

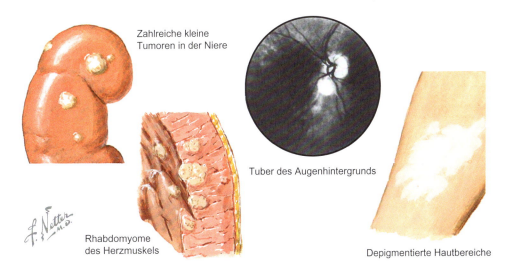

Zahlreiche kleine Tumoren in der Niere

Tuber des Augenhintergrunds

Rhabdomyome des Herzmuskels

Depigmentierte Hautbereiche

Abb. 9.12

Literatur

1 Anatomie, Physiologie und Embryologie

Bolognia J, Jorizzo JL, Rapini RP. Dermatology. 2nd ed. St. Louis: Mosby; 2008:664–666.

Elias PM, Hatano Y, Williams ML. Basis for the barrier abnormality in atopic dermatitis: Outside-inside-outside pathogenic mechanisms. J Allergy Clin Immunol. 2008;121:1,337–1,343.

Eming SA, Krieg T, Davidson JM. Inflammation in wound repair: molecular and cellular mechanisms. J Invest Dermatol. 2007;127: 514–525.

Ferguson J, Dover J. Photodermatology. London: Manson Publishing; 2006 [chapter 4].

Fitzpatrick TB, Freedberg IM, Eisen AZ, et al, eds. Dermatology in General Medicine. 5th ed. New York: McGraw-Hill; 1999 [chapter 7].

Harber LC, Brickers DR. Photosensitivity Diseases: Principles of Diagnoses and Treatment. 2nd ed. Toronto: BC Decker; 1989 [chapters 1–5].

James WD, Berger TG, Elston DM. Andrews' Diseases of the Skin: Clinical Dermatology. 10th ed. Philadelphia: Saunders; 2006 [chapter 1].

Kalinin AE, Kajava AV, Steinert PM. Epithelial barrier function: assembly and structural features of the cornified cell envelope. BioEssays. 2002;24:789–800.

Kragbålle K. Vitamin D in Dermatology. New York: Marcel Dekker; 2000.

Kuritzky LA, Finlay-Jones JJ, Hart PH. The controversial role of vitamin D in the skin: immunosuppression vs. photoprotection. Clin Exp Dermatol. 2008;33:167–170.

Moreau M, Leclerc C. The choice between epidermal and neural fate: a matter of calcium. Int J Dev Biol. 2004;48:75–84.

Neas JF. Human Anatomy. Development of the Integumentary System. San Francisco: Benjamin Cummings; 2003 [chapter 4].

Segeart S, Simonart T. The epidermal vitamin D system and innate immunity: some more light shed on this unique photoendocrine system? Dermatology. 2008;217:7–11.

Steed DL. The role of growth factors in wound healing. Surg Clin North Am. 1997;77:576–586.

2 Benigne Tumoren

Agero AL, Lahmer JJ, Holzborn RM, et al. Naevus of ota presenting in two generations: a mother and daughter. J Eur Acad Dermatol Venereol. 2009;23:102–104.

Arneja JS, Gosain AK. Giant congenital melanocytic nevi. Plast Reconstr Surg. 2007;120:26e–40e.

Bakri SJ, Carlson JA, Meyer DR. Recurrent solitary reticulohistiocytoma of the eyelid. Ophthal Plast Reconstr Surg. 2003;19: 162–164.

Bansal C, Stewart D, Li A, et al. Histologic variants of fibrous papule. J Cutan Pathol. 2005;32:424–428.

Barnhill RL, Crowson AN. Textbook of Dermatopathology. 2nd ed. New York: McGraw-Hill; 2004:561–563.

Berk DR, Bayliss SJ. Milia: a review and classification. J Am Acad Dermatol. 2008;59:1,050–1,063.

Bolognia J, Jorizzo JL, Rapini RP. Dermatology. 2nd ed. St. Louis: Mosby; 2008.

Boon LM, Mulliken JB, Enjolres O, et al. Glomuvenous malformation (glomangioma) and venous malformation: distinct clinicopathologic and genetic entities. Arch Dermatol. 2004;140: 971–976.

Brodsky J. Management of benign skin lesions commonly affecting the face: actinic keratosis, seborrheic keratosis, and rosacea. Curr Opin Otolaryngol Head Neck Surg. 2009;17:315–320.

Brown CW, Dy LC. Eccrine porocarcinoma. Dermatol Ther. 2008;21:433–438.

Burroni M, Nami N, Rubegni P. Like milia-like cysts. Skin Res Technol. 2009;15:250–251.

Cardoso R, Freitas JD, Reis JP, et al. Median raphe cyst of the penis. Dermatol Online J. 2005;11:37.

Chang JK, Lee DC, Chang MH. A solitary fibrofolliculoma in the eyelid. Korean J Ophthalmol. 2007;21:169–171.

Chen TJ, Chou YC, Chen CH, et al. Genital porokeratosis: a series of 10 patients and review of the literature. Br J Dermatol. 2006;155:325–329.

Cota C, Sinagra J, Donati P, et al. Milia en plaque: three new pediatric cases. Pediatr Dermatol. 2009;26:717–720.

Dubovy SR, Clark BJ. Palisaded encapsulated neuroma (solitary circumscribed neuroma of the skin) of the eyelid: report of two cases and review of the literature. Br J Ophthalmol. 2001;85: 949–951.

Eiberg H, Hansen L, Hansen C, et al. Mapping of hereditary trichilemmal cyst (TRICY1) to chromosome 3p24–p21.2 and exclusion of beta-CATENIN and MLH1. Am J Med Genet A. 2005;133A:44–47.

Fink AM, Filz D, Krajnik G, et al. Seborrhoeic keratoses in patients with internal malignancies: a case-control study with prospective accrual of patients. J Eur Acad Dermatol Venereol. 2009;23: 1,316–1,319.

Folpe AL, Reisenauer AK, Mentzel T, et al. Proliferating trichilemmal tumors: clinicopathologic evaluation as a guide to biological behavior. J Cutan Pathol. 2003;30:492–498.

Gao J, Li C, Liu L, et al. Nevus lipomatosus cutaneous superficialis with angiokeratoma. Int J Dermatol. 2007;46:611–612.

Golod O, Soriano T, Craft N. Palisaded encapsulated neuroma–a classic presentation of a commonly misdiagnosed neural tumor. J Drugs Dermatol. 2005;4:92–94.

Grande Sarpa H, Harris R, Hansen CD, et al. Androgen receptor expression patterns in Becker's nevi: an immunohistochemical study. J Am Acad Dermatol. 2008;59:834–838.

Haberland-Carrodeguas C, Allen CM, Lovas JGL, et al. Review of linear epidermal nevus with oral mucosal involvement – series of five new cases. Oral Dis. 2008;14:131–137.

Hafner C, Stoehr R, van Oers JM, et al. The absence of BRAF, FGFR3, PIK3CA mutations differentiates lentigo simplex from malanocytic nevus and solar lentigo. J Invest Dermatol. 2009;129: 2,730–2,735.

Hafner C, Vogt T. Seborrheic keratosis. J Dtsch Dermatol Ges. 2008;8:664–677.

Hamel J, Burgdorf WH, Brauninger W. The man behind the eponym: Hans Biberstein and follicular hyperplasia overlying dermatofibroma. Am J Dermatopathol. 2009;31:710–714.

Handa Y, Yamanaka N, Inagaki H, et al. Large ulcerated perianal hidradenoma papilliferum in a young female. Dermatol Surg. 2003;29:790–792.

Hann SK, Im S, Chung WS, et al. Pigmentary disorders in the South East. Dermatol Clin. 2007;25:431–438.

Hara N, Kawaguchi M, Koike H, et al. Median raphe cyst in the scrotum, mimicking a serous borderline tumor, associated with cryptorchidism after orchiopexy. Int J Urol. 2004;11:1,150–1,152.

Haro R, Revelles JM, Angulo J, et al. Plaque-like osteoma cutis with transepidermal elimination. J Cutan Pathol. 2009;36:591–593.

Harvell JD, Kerschmann RL, LeBoit PE. Eccrine or apocrine poroma? Six poromas with divergent adnexal differentiation. Am J Dermatopathol. 1996;18:1–9.

Henderson CA, Ruban E, Porter DI. Multiple leiomyomata presenting in a child. Pediatr Dermatol. 1997;14:287–289.

Hernandez-Martin A, Perez-Mies B, Torrelo A. Congenital plate-like osteoma cutis in an infant. Pediatr Dermatol. 2009;26: 479–481.

Herranz P, Pizarro A, De Lucas R, et al. High incidence of porokeratosis in renal transplant recipients. Br J Dermatol. 1997; 136:176–179.

Hugel H. Fibrohistiocytic skin tumors. J Dtsch Dermatol Ges. 2006;4:544–555.

Ilango NG, Sachi K, Therese M, et al. Nevus lipomatosus cutaneous superficialis: a rare giant variant in an unusual location. Dermatol Surg. 2008;34:1695.

James WD, Berger TG, Elston DM. Andrews' Diseases of the Skin: Clinical Dermatology. 10th ed. Philadelphia: Saunders; 2006.

Juckett G, Hartman-Adams H. Management of keloids and hypertrophic scars. Am Fam Physician. 2009;80:253–260.

Kapoor S, Gogia S, Paul R, et al. Albright's hereditary osteodystrophy. Indian J Pediatr. 2006;73:153–156.

Kavak A, Parlak AH, Yesildal N, et al. Preliminary study among truck drivers in Turkey: effects of ultraviolet light in some skin entities. J Dermatol. 2008;35:146–150.

Kim HJ, Lee JY, Kim SH, et al. Stromelysin-3 expression in the differential diagnosis of dermatofibroma and dermatofibrosarcoma protuberans: comparison with Factor XIIIa and CD34. Br J Dermatol. 2007;157:319–324.

Lee HJ, Chun EY, Kim YC, et al. Nevus comedonicus with hidradenoma papilliferum and syringocystadenoma papilliferum in the female genital area. Int J Dermatol. 2002;41:933–936.

Liu K, DeAngelo P, Mahmet K, et al. Cytogenetics of neurofibromas: two case reports and literature review. Cancer Genet Cytogenet. 2010;196:93–95.

Losee JE, Serletti JM, Pennino RP. Epidermal nevus syndrome: a review and case report. Ann Plast Surg. 1999;43:211–214.

Manonukul J, Omeapinyan P, Vongjirad A. Mucoepidermoid (adenosquamous) carcinoma, trichoblastoma, trichilemmoma, sebaceous adenoma, tumor of the follicular infundibulum and syringocystadenoma papilliferum arising within 2 persistent lesions of nevus sebaceous: report of a case. Am J Dermatopathol. 2009;31:658–663.

Matsushita S, Higashi Y, Uchimiya H, et al. Case of giant eccrine hidrocystoma of the scalp. J Dermatol. 2007;34:586–587.

Menascu S, Donner EJ. Linear sebaceous syndrome: case reports and review of the literature. Pediatr Neurol. 2008;38:207–210.

Miettinen M, Fetsch JF. Reticulohistiocytoma (solitary epitheloid histiocytoma): a clinicopathologic and immunohistochemical study of 44 cases. Am J Surg Pathol. 2006;30:521–528.

Misago N, Kimura T, Narisawa Y. Fibrofolliculoma/trichodiscoma and fibrous papule (perifollicular fibroma/angiofibroma): a reevaluation of the histopathological and immunohistochemical features. J Cutan Pathol. 2009;36:943–951.

Miteva M, Ziemer M. Lichenoid keratosis–a clinicopathological entity with lupus erythematosus-like features? J Cutan Pathol. 2007;34:209–210.

Mones JM, Ackerman AB. "Atypical" Spitz's nevus, "malignant" Spitz's nevus and "metastasizing" Spitz's nevus: a critique in historical perspective of three concepts flawed fatally. Am J Dermatopathol. 2004;26:310–333.

Morgan MB, Stevens GL, Switlyk S. Benign lichenoid keratosis, a clinical and pathologic reappraisal of 1040 cases. Am J Dermatopathol. 2005;27:387–388.

Murali R, McCarthy SW, Scolyer RA, et al. Blue nevi and related lesions: a review highlighting atypical and newly described variants, distinguishing features and diagnostic pitfalls. Adv Anat Pathol. 2009;16:365–382.

Myers RS, Lo AK, Pawel BR. The glomangioma in the differential diagnosis of vascular malformations. Ann Plast Surg. 2006;57: 443–446.

Nemeth AJ, Penneys NS, Bernstein HB. Fibrous papule: a tumor of fibrohistiocytic cells that contain factor XIIIa. J Am Acad Dermatol. 1988;19:1,102–1,106.

Newman MD, Milgraum S. Palisaded encapsulated neuroma (PEN): an often misdiagnosed neural tumor. Dermatol Online J. 2008;14:12.

Ogawa R, Yoshitatsu S, Yoshida K, et al. Is radiation therapy for keloids acceptable? The risk of radiation-induced carcinogenesis. Plast Reconstr Surg. 2009;124:1,196–1,201.

Pandya KA, Radke F. Benign skin lesions: lipomas, epidermal inclusion cysts, muscle and nerve biopsies. Surg Clin North Am. 2009;89:677–687.

Parrinello S, Lloyd AC. Neurofibroma development in NF1– insights into tumour initiation. Trends Cell Biol. 2009;19:395–403.

Person JP, Longcope C. Becker's nevus: an androgen-mediated hyperplasia with increased androgen receptors. J Am Acad Dermatol. 1984;10:235–238.

Requena C, Requena L, Kutzner H, et al. Spitz nevus: a clinicopathological study of 349 cases. Am J Dermatopathol. 2009;31: 107–116.

Saravana GH. Oral pyogenic granuloma: a review of 137 cases. Br J Oral Maxillofac Surg. 2009;47:318–319.

Seirafi HH, Akhyani M, Naraghi ZS, et al. Eruptive syringomas. Dermatol Online J. 2005;11:13.

Sowa J, Kobayashi H, Ishii M, et al. Histopathologic findings in Unna's nevus suggest it is a tardive congenital nevus. Am J Dermatopathol. 2008;30:561–566.

Sperling LC, Sakas EL. Eccrine hidrocystomas. J Am Acad Dermatol. 1982;7:763–770.

Spitz JL. Genodermatosis: A Clinical Guide to Genetic Skin Disorders. 2nd ed. Philadelphia: Lippincott Williams & Wilkins; 2005: 78–79.

Srinivas UM, Tourani KL. Epidermal nevus syndrome with hypophosphatemic renal rickets with hypercalciuria: a bone marrow diagnosis. Int J Hematol. 2008;88:125–126.

Stewart L, Glenn GM, Stratton P, et al. Association of germline mutations in the fumarate hydratase gene and uterine fibroids in women with hereditary leiomyomatosis and renal cell cancer. Arch Dermatol. 2008;144:1,584–1,592.

Sudy E, Urbina F, Maliqueo M, et al. Screening of glucose/insulin metabolic alterations in men with multiple skin tags on the neck. J Dtsch Dermatol Ges. 2008;6:852–855.

Suzuki H, Anderson RR. Treatment of melanocytic nevi. Dermatol Ther. 2005;18:217–226.

Tang S, Hoshida H, Kamisago M, et al. Phenotype-genotype correlation in a patient with co-occurrence of Marfan and LEOPARD syndromes. Am J Med Genet A. 2009;149A:2,216–2,219.

Ter Poorten MC, Barrett K, Cook J. Familial eccrine spiradenoma: a case report and review of the literature. Dermatol Surg. 2003;29:411–414.

Walsh JJ, Eady JL. Vascular tumors. Hand Clin. 2004;20:261–268.

Weedon D. Skin Pathology. New York: Churchill Livingstone; 1997.

Yamamato T. Dermatofibroma: a possible model of local fibrosis with epithelial/mesenchymal cell interaction. J Eur Acad Dermatol Venereol. 2009;23:371–375.

Yung C, Soltani K, Bernstein JE, et al. Unilateral linear nevoidal syringoma. J Am Acad Dermatol. 1981;4:412–416.

Zaballos P, Blazquez S, Puig S, et al. Dermoscopic pattern of intermediate stage in seborrhoeic keratosis regressing to lichenoid keratosis: report of 24 cases. Br J Dermatol. 2007;157:266–272.

Zalaudek I, Hofmann-Wellenhof R, Kittler H, et al. A dual concept of nevogenesis: theoretical considerations based on dermoscopic features of melanocytic nevi. J Dtsch Dermatol Ges. 2007;5: 985–992.

Zarineh A, Kozovska ME, Brown WG, et al. Smooth muscle hamartoma associated with a congenital pattern of melanocytic nevus: a case report and review of the literature. J Cutan Pathol. 2008;35:83–86.

3 Maligne Tumoren

Abrams TA, Schuetze SM. Targeted therapy for dermatofibrosarcoma protuberans. Curr Oncol Rep. 2006;8:291–296.

Aydin F, Senturk N, Sabanciler MT, et al. A case of Ferguson-Smith type multiple keratoacanthomas associated with keratoacanthoma centrifugum marginatum: response to oral acitretin. Clin Exp Dermatol. 2007;32:683–686.

Bhawan J. Squamous cell carcinoma in situ in skin: what does it mean? J Cutan Pathol. 2007;34:953–955.

Black APB, Ogg GS. The role of p53 in the immunobiology of cutaneous squamous cell carcinoma. Clin Exp Immunol. 2003; 132:379–384.

Bleeker MCG, Heideman DAM, Snijders PJF, et al. Penile cancer: epidemiology, pathogenesis and prevention. World J Urol. 2009;27:141–150.

Bongiorno MR, Doukaki S, Ferro G, et al. Matrix metalloproteinases 2 and 9, and extracellular matrix in Kaposi's sarcoma. Dermatol Ther. 2010;23:S33-S36.

Budd GT. Management of angiosarcoma. Curr Oncol Rep. 2002;4: 515–519.

Buitrago W, Joseph AK. Sebaceous carcinoma: the great masquerader: emerging concepts in diagnosis and treatment. Dermatol Ther. 2008;21:459–466.

Catena F, Santini D, Di Saverio S, et al. Skin angiosarcoma arising in an irradiated breast: case-report and literature review. Dermatol Surg. 2006;32:447–455.

Cox NH, Eedy DJ, Morton CA. Guidelines for management of Bowen's disease: 2006 update. Br J Dermatol. 2007;156:11–21.

Criscione VD, Weinstock MA, Naylor MF, et al. Actinic keratosis: natural history and risk of malignant transformation in the Veterans Affairs Topical Tretinoin Chemoprevention Trial. Cancer. 2009;115:2,523–2,530.

DiLorenzo G. Update on classic Kaposi sarcoma therapy: new look at an old disease. Crit Rev Oncol/Hematol. 2008;68:242–249.

Dimitropoulos VA. Dermatofibrosarcoma protuberans. Dermatol Ther. 2008;21:447–451.

Donovan J. Review of the hair follicle origin hypothesis for basal cell carcinoma. Dermatol Surg. 2009;35:1,311–1,323.

Dubina M, Goldenberg G. Viral-associated nonmelanoma skin cancers: a review. Am J Dermatopathol. 2009;31:561–573.

Duvic M, Donato M, Dabaja B, et al. Total skin electron beam and non-myeloablative allogeneic hematopoietic stem-cell transplantation in advanced mycosis fungoides and Sezary syndrome J Clin Oncol. 2010;28:2,365–2,372.

Egmond SV, Hoedemaker C, Sinclair R. Successful treatment of perianal Bowen's disease: imiquimod. Int J Dermatol. 2007;46: 318–319.

Eisen DB, Michael DJ. Sebaceous lesions and their associated syndromes: part I. J Am Acad Dermatol. 2009;61:549–560.

Elder DE, Gimotty PA, Guerry D. Cutaneous melanoma: estimating survival and recurrence risk based on histopathologic features. Dermatol Ther. 2005;18:369–385.

Epstein EH. Basal cell carcinomas: attack of the hedgehog. Nat Rev Cancer. 2008;8:743–754.

Gaertner WB, Hagerman GF, Goldberg SM, et al. Perianal Paget's disease treated with wide excision and gluteal skin flap reconstruction: report of a case and review of the literature. Dis Colon Rectum. 2008;51:1,842–1,845.

Grange JM, Krone B, Stanford JL. Immunotherapy for malignant melanoma–tracing Ariadne's thread through the labyrinth. Eur J Cancer. 2009;45:2,266–2,273.

Gremel G, Rafferty M, Lau TY, et al. Identification and functional validation of therapeutic targets for malignant melanoma. Crit Rev Oncol/Hematol. 2009;72:194–214.

Han A, Ratner D. What is the role of adjuvant radiotherapy in the treatment of cutaneous squamous cell carcinoma with perineural invasion? Cancer. 2007;109:1,053–1,059.

Houben R, Schrama D, Becker JC. Molecular pathogenesis of Merkel cell carcinoma. Exp Dermatol. 2009;18:193–198.

Ivan D, Diwan AH, Lazar AJF, et al. The usefulness of p63 detection for differentiating primary from metastatic skin adenocarcinomas. J Cutan Pathol. 2008;35:880–881.

Jones B, Oh C, Mangold E, et al. Muir-Torre syndrome: diagnostic and screening guidelines. Aust J Dermatol. 2006;47:266–269.

Kaehler KC, Sondak VK, Schadendorf D, et al. Pegylated interferons: prospects for the use in the adjuvant and palliative therapy of metastatic melanoma. Eur J Cancer. 2010;46:41–46.

Kanitakis J. Mammary and extramammary Paget's disease. J Eur Acad Dermatol Venereol. 2007;21:581–590.

Kirkwood JM, Jukic DM, Averbook BJ, et al. Melanoma in pediatric, adolescent and young adults. Semin Oncol. 2009;36:419–431.

Kossard S, Tan KB, Choy C. Keratoacanthoma and infundibulocystic squamous cell carcinoma. Am J Dermatopathol. 2008;30: 127–134.

Lansigan F, Foss FM. Current and emerging treatment strategies for cutaneous T-cell lymphoma. Drugs. 2010;70:273–286.

Liao PB. Merkel cell carcinoma. Dermatol Ther. 2008;21:447–451.

Lookingbill DP, Spangler N, Helm KF. Cutaneous metastases in patients with metastatic carcinoma: a retrospective study of 4,020 patients. J Am Acad Dermatol. 1993;29:228–236.

Mendenhall WM, Mendenhall CM, Werning JW, et al. Cutaneous angiosarcoma. Am J Clin Oncol. 2006;29:524–528.

Ming M, He YY. PTEN: new insights into its regulation and function in skin cancer. J Invest Dermatol. 2009;129:2,109–2,112.

Minicozzi A, Borzellino G, Momo R, et al. Perianal Paget's disease: presentation of six cases and literature review. Int J Colorectal Dis. 2010;25:1–7.

Murphy GF. Dermatopathology. Philadelphia: Saunders; 1995: 192–194.

Ntomouchtsis A, Vahtsesevanos K, Patrikidou A, et al. Adnexal skin carcinomas of the face. J Craniofac Surg. 2009;20:134–137.

Odom RB, James WB, Berger TG. Andrews' Disease of the Skin: Clinical Dermatology. 9th ed. Philadelphia: Saunders; 2000: 756–760.

Paradisi A, Abeni D, Rusciani A, et al. Dermatofibrosarcoma protuberans: wide local excision vs. mohs micrographic surgery. Cancer Treat Rev. 2008;34:728–736.

Richter ON, Petrow W, Wardelmann E, et al. Bowenoid papulosis of the vulva–immunotherapeutical approach with topical imiquimod. Arch Gynecol Obstet. 2003;268:333–336.

Rigel DS, Friedman RJ, Dzubow LM, et al. Cancer of the Skin. Philadelphia: Saunders; 2005.

Riou-Gotta MO, Fournier E, Danzon A, et al. Rare skin cancer: a population-based cancer registry descriptive study of 151 consecutive cases diagnosed between 1980 and 2004. Acta Oncol. 2009;48:605–609.

Schwartz RA, Bridges TM, Butani AK, et al. Actinic keratosis: an occupational and environmental disorder. J Eur Acad Dermatol Venereol. 2008;22:606–615.

Shalin SC, Lyle S, Calonje E, et al. Sebaceous neoplasia and the Muir-Torre syndrome: important connections with clinical implications. Histopathology. 2010;56:133–147.

Tai P, Yu E, Assouline A, et al. Management of Merkel cell carcinoma with emphasis on small primary tumors: a case series and review of the current literature. J Drugs Dermatol. 2010;9: 105–110.

Telfer NR, Clover GB, Morton CA. Guidelines for the management of basal cell carcinoma. Br J Dermatol. 2008;159:35–48.

Vergilis-Kalner IJ, Kriseman Y, Goldberg LH. Keratoacanthomas: overview and comparison between Houston and Minneapolis experiences. J Drugs Dermatol. 2010;9:117–121.

Weedon D. Skin Pathology. New York: Churchill Livingstone; 1997.

Weinberg AS, Ogle CA, Shim EK. Metastatic cutaneous squamous cell carcinoma: an update. Dermatol Surg. 2007;33:885–899.

Wood AJ, Lappinga PJ, Ahmed I. Hepatocellular carcinoma metastatic to skin: diagnostic utility of antihuman hepatocyte antibody in combination with albumin in situ hybridization. J Cutan Pathol. 2009;36:262–266.

Wu XS, Lonsdorf AS, Hwang ST. Cutaneous T-cell lymphoma: roles for chemokines and chemokine receptors. J Invest Dermatol. 2009;129:1,115–1,119.

Yu F, Finn DT, Rogers GS. Microcystic adnexal carcinoma: a rare locally aggressive cutaneous tumor. Am J Clin Oncol. 2010:33: 196–197.

Yu W, Tsoukas MM, Chapman SM, et al. Surgical treatment of dermatofibrosarcoma protuberans: the Dartmouth experience and literature review. Ann Plastic Surg. 2008;60:288–293.

Zinzani PL, Ferreri AJM, Cerroni L. Mycosis fungoides. Crit Rev Oncol/Hematol. 2008;65:172–182.

Zwenzner EM, Kaatz M, Ziemer M. Skin metastasis of 'nested type' of urothelial carcinoma of the urinary bladder. J Cutan Pathol. 2006;33:754–755.

4 Exantheme

Abla O, Egeler RM, Weitzman S. Langerhans cell histiocytosis: current concepts and treatments. Cancer Treat Rev. 2010;36: 354–359.

Ahdout J, Haley JC, Chiu MW. Erythema multiforme during anti-tumor necrosis factor treatment for plaque psoriasis. J Am Acad Dermatol. 2010;62:874–879.

Ahmadi S, Powell FC. Pruritic urticarial papules and plaques of pregnancy: current status. Australas J Dermatol. 2005;46:53–58.

Akin C, Valent P, Escribano L. Urticaria pigmentosa and mastocytosis: the role of immunophenotyping in diagnosis and determining response to treatment. Curr Allergy Asthma Rep. 2006;6: 282–288.

Al Hammadi A, Asai Y, Patt ML, et al. Erythema annulare centrifugum secondary to treatment with finasteride. J Drugs Dermatol. 2007;6:460–463.

Ale IS, Maibacht HA. Diagnostic approach in allergic and irritant contact dermatitis. Expert Rev Clin Immunol. 2010;6:291–310.

Alikhan A, Kurek L, Feldman SR. The role of tetracyclines in rosacea. Am J Clin Dermatol. 2010;11:79–87.

Al-Mahfoudh R, Clark S, Buxton N. Alkaptonuria presenting with ochronotic spondyloarthropathy. Br J Neurosurg. 2008;22: 805–807.

Antoniu SA. Targeting the TNF-alpha pathway in sarcoidosis. Expert Opin Ther Targets. 2010;14:21–29.

Aractingi S, Chosidow O. Cutaneous graft-versus-host disease. Arch Dermatol. 1998;134:602–612.

Araki K, Sudo A, Hasegawa M, et al. Devastating ochronotic arthropathy with successful bilateral hip and knee arthroplasties. J Clin Rheumatol. 2009;15:138–140.

Arias-Santiago S, Aneiros-Fernandez J, Girón-Prieto MS, et al. Palpable purpura. Cleve Clin J Med. 2010;77:205–206.

Auerbach PS, ed. Wilderness Medicine. 5th ed. Philadelphia: Mosby; 2007:1,262–1,286.

Ayangco L, Rogers RS 3rd. Oral manifestations of erythema multiforme. Dermatol Clin. 2003;21:195–205.

Badea I, Taylor M, Rosenberg A, et al. Pathogenesis and therapeutic approaches for improved topical treatment in localized scleroderma and systemic sclerosis. Rheumatology. 2009;48:213–221.

Bandino JP, Wohltmann WE, Bray DW, et al. Naproxen-induced generalized bullous fixed drug eruption. Dermatol Online J. 2009;15:4.

Banikazemi M, Bultas J, Waldek S, et al. Agalsidase-beta therapy for advanced Fabry disease: a randomized trial. Ann Intern Med. 2007;146:77–86.

Ben-Amitai D, Metzker A, Cohen HA. Pediatric cutaneous mastocytosis: a review of 180 patients. Isr Med Assoc J. 2005;7: 320–322.

Ben Rayana N, Chahed N, Khochtali S, et al. Ocular ochronosis. A case report. J Fr Ophtalmol. 2008;31:624.

Bernier J, Booner J, Vermorken JB, et al. Consensus guidelines for the management of radiation dermatitis and co-existing acne-like rash in patients receiving radiotherapy plus EGRF inhibitors for the treatment of squamous cell carcinoma of the head and neck. Ann Oncol. 2008;19:142–149.

Bieber T, Novak N. Pathogenesis of atopic dermatitis: new developments. Curr Allergy Asthma Rep. 2009;9:291–294.

Blair JE. State-of-the-art treatment of coccidioidomycosis: skin and soft-tissue infections. Ann N Y Acad Sci. 2007;1111:411–421.

Boguniewicz M, Leung DY. Recent insights into atopic dermatitis and implications for management of infectious complications. J Allergy Clin Immunol. 2010;125:4–13.

Boissan M, Feger F, Guillosson J, et al. c-Kit and c-kit mutations in mastocytosis and other hematological diseases. J Leukoc Biol. 2000;67:135–148.

Bolognia JL, Jorizzo JL, Rapini RP. Dermatology. 2nd ed. St. Louis: Mosby; 2008.

Brahimi N, Routier E, Raison-Peyron N, et al. A three-year analysis of fixed drug eruptions in hospital settings in France. Eur J Dermatol. 2010;20:461–464.

Bremec T, Demsar J, Luzar B, et al. Longstanding truncal hyperpigmented patches in a young man. Multiple fixed drug eruption caused by acetaminophen. Clin Exp Dermatol. 2010;35:e56-e57.

Brickman WJ, Huang J, Silverman BL, et al. Acanthosis nigricans identifies youth at high risk for metabolic abnormalities. J Pediatr. 2010;156:87–92.

Briley LD, Phillips CM. Cutaneous mastocytosis: a review focusing on the pediatric population. Clin Pediatr (Phila). 2008;47: 757–761.

Brockow K. Urticaria pigmentosa. Immunol Allergy Clin North Am. 2004;24:287–316.

Buck T, González LM, Lambert WC, et al. Sweet's syndrome with hematologic disorders: a review and reappraisal. Int J Dermatol. 2008;47:775–782.

Burrall B. Sweet's syndrome (acute neutrophilic febrile dermatosis). Dermatol Online J. 1999;5:8.

Buyon JP, Clancy RM, Friedman DM. Cardiac manifestations of neonatal lupus erythematosus: guidelines to management, integrating clues from the bench and bedside. Nat Clin Pract Rheumatol. 2009;5:139–148.

Camelo-Piragua S, Zambrano E, Pantanowitz L. Langerhans cell histiocytosis. Ear Nose Throat J. 2010;89:112–113.

Cario H, McMullin MF, Pahl HL. Clinical and hematological presentation of children and adolescents with polycythemia vera. Ann Hematol. 2009;88:713–719.

Carlson JA. The histological assessment of cutaneous vasculitis. Histopathology. 2010;56:3–23.

Chang HY, Ridky TW, Kimball AB, et al. Eruptive xanthomas associated with olanzapine use. Arch Dermatol. 2003;139: 1,045–1,048.

Chang KL, Snyder DS. Langerhans cell histiocytosis. Cancer Treat Res. 2008;142:383–398.

Chassaing N, Martin L, Calvas P, et al. Pseudoxanthoma elasticum: a clinical, pathophysiological and genetic update including 11 novel ABCC6 mutations. J Med Genet. 2005;42:881–892.

Chen YJ, Wu CY, Huang YL, et al. Cancer risks of dermatomyositis and polymyositis: a nationwide cohort study in Taiwan. Arthritis Res Ther. 2010;12:R70.

Chkoura A, El Alloussi M, Taleb B, et al. Resolution of eosinophilic granuloma after minimal intervention. Case report and review of literature. N Y State Dent J. 2010;76:43–46.

Clark SC, Zirwas MJ. Management of occupational dermatitis. Dermatol Clin. 2009;27:365–383.

Cohen PR. Sweet's syndrome–a comprehensive review of an acute febrile neutrophilic dermatosis. Orphanet J Rare Dis. 2007;26:34.

Cohen PR. Neutrophilic dermatoses: a review of current treatment options. Am J Clin Dermatol. 2009;10:301–312.

Cooper JS, Lee BT. Treatment of facial scarring: lasers, filler and nonoperative techniques. Facial Plast Surg. 2009;25:311–315.

Cox V, Lesesky EB, Garcia BD, et al. Treatment of juvenile pityriasis rubra pilaris with etanercept. J Am Acad Dermatol. 2008;59(Suppl 5):S113-S114.

Crispín JC, Liossis SN, Kis-Toth K, et al. Pathogenesis of human systemic lupus erythematosus: recent advances. Trends Mol Med. 2010;16:47–57.

Crowson AN, Mihm MC Jr, Magro CM. Cutaneous vasculitis: a review. J Cutan Pathol. 2003;30:161–173.

Dahl M. Granuloma annulare: long-term follow up. Arch Dermatol. 2007;143:946–947.

Dali-Youcef ND, Andrès E. An update on cobalamin deficiency in adults. Q J Med. 2009;102:17–28.

Das AM, Naim HY. Biochemical basis of Fabry disease with emphasis on mitochondrial function and protein trafficking. Adv Clin Chem. 2009;49:57–71.

da Silva Santos PS, Fontes A, Andrade F, et al. Gingival leukemic infiltration as the first manifestation of acute myeloid leukemia. Otolaryngol Head Neck Surg. 2010;143:465–466.

Deeg HJ, Antin JH. The clinical spectrum of acute graft-versus-host disease. Semin Hematol. 2006;43:24–31.

Del Rosso JQ. Perspectives on seborrheic dermatitis: looking back to move ahead. Clin Dermatol. 2009;27(Suppl 6):S39-S40.

Demirer S, Ozdemir H, Sencan M, et al. Gingival hyperplasia as an early diagnostic oral manifestation of acute monocytic leukemia. Eur J Dent. 2007;1:111–114.

Desnick RJ, Brady R, Barranger J, et al. Fabry disease, an under-recognized multisystemic disorder: expert recommendations for diagnosis, management, and enzyme replacement therapy. Ann Intern Med. 2003;138:338–346.

Díaz-Pérez JL, De Lagrán ZM, Díaz-Ramón JL, et al. Cutaneous polyarteritis nodosa. Semin Cutan Med Surg. 2007;26:77–86.

Drago F, Rebora A. Treatments for pityriasis rosea. Skin Therapy Lett. 2009;14:6–7.

Dubrey SW, Falk RH. Diagnosis and management of cardiac sarcoidosis. Prog Cardiovasc Dis. 2010;52:336–346.

Eberle FC, Ghoreschi K, Hertl M. Fumaric acid esters in severe ulcerative necrobiosis lipoidica: a case report and evaluation of current therapies. Acta Derm Venereol (Oslo). 2010;90:104–106.

Egeler RM, van Halteren AG, Hogendoorn PC, et al. Langerhans cell histiocytosis: fascinating dynamics of the dendritic cell-macrophage lineage. Immunol Rev. 2010;234:213–232.

Eisendle K, Zelger B. The expanding spectrum of cutaneous borreliosis. G Ital Dermatol Venereol. 2009;144:157–171.

Elewski BE. Safe and effective treatment of seborrheic dermatitis. Cutis. 2009;83:333–338.

Elston DM. What's eating you? Chiggers. Cutis. 2006;77:350–352.

Elston DM. Tick bites and skin rashes. Curr Opin Infect Dis. 2010;23:132–138.

Esler-Brauer L, Rothman I. Tender nodules on the palms and soles: palmoplantar eccrine hidradenitis. Arch Dermatol. 2007;143: 1,201–1,206.

Espírito Santo J, Gomes MF, Gomes MJ, et al. Intravenous immunoglobulin in lupus panniculitis. Clin Rev Allergy Immunol. 2010;38:307–318.

Farasat S, Aksentijevich I, Toro J. Autoinflammatory diseases: clinical and genetic advances. Arch Dermatol. 2008;144:392–402.

Ferreira M, Sanches M, Lobo I, et al. Alkaptonuric ochronosis. Eur J Dermatol. 2007;17:336–337.

Filipovich A, McClain K, Grom A. Histiocytic disorders: recent insights into pathophysiology and practical guidelines. Biol Blood Marrow Transplant. 2010;16(Suppl 1):S82-S89.

Finazzi G, Barbui T. How I treat patients with polycythemia vera. Blood. 2007;109:5,104–5,111.

Finger RP, Charbel Issa P, Ladewig MS, et al. Pseudoxanthoma elasticum: genetics, clinical manifestations and therapeutic approaches. Surv Ophthalmol. 2009;54:272–285.

Fred HL, Accad M. Images in clinical medicine. Lipemia retinalis. N Engl J Med. 1999;340:1969.

Frigerio E, Franchi C, Garutti C, et al. Multiple localized granuloma annulare: ultraviolet A1 phototherapy. Clin Exp Dermatol. 2007;32:762–764.

Funabiki M, Tanioka M, Miyachi Y, et al. Sudden onset of calciphylaxis: painful violaceous livedo in a patient with peritoneal dialysis. Clin Exp Dermatol. 2009;34:622–624.

Gencoglan G, Inanir I, Gunduz K. Therapeutic hotline: treatment of prurigo nodularis and lichen simplex chronicus with gabapentin. Dermatol Ther. 2010;23:194–198.

Gendernalik SB, Galeckas KJ. Fixed drug eruptions: a case report and review of the literature. Cutis. 2009;84:215–219.

Geyer AS, MacGregor JL, Fox LP, et al. Eruptive xanthomas associated with protease inhibitor therapy. Arch Dermatol. 2004; 140:617–618.

Gupta N, Phadke SR. Cutis laxa type II and wrinkly skin syndrome: distinct phenotypes. Pediatr Dermatol. 2006;23:225–230.

Hacihamdioglu B, Ozcan A, Kalman S. Subcutaneous granuloma annulare in a child: a case report. Clin Pediatr. 2008;47: 306–308.

Häusermann P, Walter RB, Halter J, et al. Cutaneous graft-versus-host disease: a guide for the dermatologist. Dermatology. 2008; 216:287–304.

Hayes J, Koo J. Psoriasis: depression, anxiety, smoking, and drinking habits. Dermatol Ther. 2010;23:174–180.

Heffernan MP. Combining traditional systemic and biological therapies for psoriasis. Semin Cutan Med Surg. 2010;29:67–69.

Hengstman GJ, van den Hoogen FH, van Engelen BG. Treatment of the inflammatory myopathies: update and practical recommendations. Expert Opin Pharmacother. 2009;10:1,183–1,190.

Henry MF, Maender JL, Shen Y, et al. Fluoroscopy-induced chronic radiation dermatitis: a report of three cases. Dermatol Online J. 2009;15:3.

Herbert CR, Russo GG. Polyarteritis nodosa and cutaneous polyarteritis nodosa. Skinmed. 2003;2:277–285.

Hida Y, Kubo Y, Nishio Y, et al. Malignancy acanthosis nigricans with enhanced expression of fibroblast growth factor receptor 3. Acta Derm Venereol. 2009;89:435–437.

Higgins SP, Freemark M, Prose NS. Acanthosis nigricans: a practical approach to evaluation and management. Dermatol Online J. 2008;14:2.

Hoesly FJ, Huerter CJ, Shehan JM. Purpura annularis telangiectodes of Majocchi: case report and review of the literature. Int J Dermatol. 2009;48:1,129–1,133.

Hoffman HM. Therapy of autoinflammatory syndromes. J Allergy Clin Immunol. 2009;124:1,129–1,138.

Hoffmann B. Fabry disease: recent advances in pathology, diagnosis, treatment and monitoring. Orphanet J Rare Dis. 2009;4:21.

Hosaka H, Ohtoshi S, Nakada T, et al. Erythema multiforme, Stevens-Johnson syndrome and toxic epidermal necrolysis: frozen-section diagnosis. J Dermatol. 2010;37:407–412.

Hossani-Madani AR, Halder RM. Topical treatment and combination approaches for vitiligo: new insights, new developments. G Ital Dermatol Venereol. 2010;145:57–78.

Humphrey S, Hemmati I, Randhawa R, et al. Elastosis perforans serpiginosa: treatment with liquid nitrogen cryotherapy and review of the literature. J Cutan Med Surg. 2010;14:38–42.

Hymes SR, Strom EA, Fife C. Radiation dermatitis: clinical presentation, pathophysiology, and treatment. J Am Acad Dermatol. 2006;54:28–46.

Hymes SR, Turner ML, Champlin RE, et al. Cutaneous manifestations of chronic graft-versus-host disease. Biol Blood Marrow Transplant. 2006;12:1,101–1,113.

Imanishi H, Tsuruta D, Ishii M, et al. Annular leucocytoclastic vasculitis. Clin Exp Dermatol. 2009;34:e120–e122.

Ishiguro N, Kawashima M. Cutaneous polyarteritis nodosa: a report of 16 cases with clinical and histopathological analysis and a review of the published work. J Dermatol. 2010;37:85–93.

James WD, Berger TG, Elston DM. Andrews' Diseases of the Skin: Clinical Dermatology. Philadelphia: Saunders; 2006.

Jessop S, Whitelaw DA, Delamere FM. Drugs for discoid lupus erythematosus. Cochrane Database Syst Rev. 2009;7:CD002954.

Jones RO. Lichen simplex chronicus. Clin Podiatr Med Surg. 1996;13:47–54.

Kacker A, Huo J, Huang R, et al. Solitary mastocytoma in an infant – case report with review of literature. Int J Pediatr Otorhinolaryngol. 2000;52:93–95.

Kanazawa N, Furukawa F. Autoinflammatory syndromes with a dermatological perspective. J Dermatol. 2007;34:601–618.

Katoh N. Future perspectives in the treatment of atopic dermatitis. J Dermatol. 2009;36:367–376.

Kelly AP. Pseudofolliculitis barbae and acne keloidalis nuchae. Dermatol Clin. 2003;21:645–653.

Kennedy Carney C, Cantrell W, Elewski BE. Rosacea: a review of current topical, systemic and light-based therapies. G Ital Dermatol Venereol. 2009;144:673–688.

Khan IJ, Azam NA, Sullivan SC, et al. Necrobiotic xanthogranuloma successfully treated with a combination of dexamethasone and oral cyclophosphamide. Can J Ophthalmol. 2009;44: 335–336.

Khanna S, Reed AM. Immunopathogenesis of juvenile dermatomyositis. Muscle Nerve. 2010;41:581–592.

King CS, Kelly W. Treatment of sarcoidosis. Dis Mon. 2009; 55:704–718.

Kiss JE. Thrombotic thrombocytopenic purpura: recognition and management. Int J Hematol. 2010;91:36–45.

Klein A, Landthaler M, Karrer S. Pityriasis rubra pilaris: a review of diagnosis and treatment. Am J Clin Dermatol. 2010;11: 157–170.

Knowles S, Shear NH. Clinical risk management of Stevens-Johnson syndrome/toxic epidermal necrolysis spectrum. Dermatol Ther. 2009;22:441–451.

Kocaturk E, Kavala M, Zindanci I, et al. Narrowband UVB treatment of pigmented purpuric lichenoid dermatitis (Gougerot-Blum). Photodermatol Photoimmunol Photomed. 2009;25:55–56.

Krasin MJ, Hoth KA, Hua C, et al. Incidence and correlates of radiation dermatitis in children and adolescents receiving radiation therapy for the treatment of paediatric sarcomas. Clin Oncol. 2009;21:781–785.

Krawczyk M, Mykala-Ciesla J, Kolodziej-Jaskula A. Acanthosis nigricans as a paraneoplastic syndrome. Case reports and review of literature. Pol Arch Med Wewn. 2009;119:180–183.

Krueger JG, Bowcock A. Psoriasis pathophysiology: current concepts of pathogenesis. Ann Rheum Dis. 2005;64(Suppl ii):30–36.

Kung AC, Stephens MB, Darling T. Phytophotodermatitis: bulla formation and hyperpigmentation during spring break. Mil Med. 2009;174:657–661.

Kwaku MP, Burman KD. Myxedema coma. J Intensive Care Med. 2007;22:224–231.

Landau M, Metzker A, Gat A, et al. Palmoplantar eccrine hidradenitis: three new cases and review. Pediatr Dermatol. 1998;15: 97–102.

Langley RGB, Krueger GG, Griffiths CEM. Psoriatic arthritis and psoriasis: classifications, clinical features, pathophysiology, immunology, genetics. Ann Rheum Dis. 2005;64:18–23.

Larsen S, Bendtzen K, Nielsen OH. Extraintestinal manifestations of inflammatory bowel disease: epidemiology, diagnosis, and management. Ann Med. 2010;42:97–114.

Laube S, Moss C. Pseudoxanthoma elasticum. Arch Dis Child. 2005;90:754–756.

Laufer F. The treatment of progressive pigmented purpura with ascorbic acid and a bioflavonoid rutoside. J Drugs Dermatol. 2006;5:290–293.

Lavogiez C, Delaporte E, Darras-Vercambre S, et al. Clinico-pathological study of 13 cases of squamous cell carcinoma complicating hidradenitis suppurativa. Dermatology. 2010;220:147–153.

Leask A. Signaling in fibrosis: targeting the TGF beta, endothelin-1 and CCN2 axis in scleroderma. Front Biosci. 2009;1:115–122.

Lee DY, Lee JH. Epidermal grafting for vitiligo: a comparison of cultured and noncultured grafts. Clin Exp Dermatol. 2010;35: 325–326.

Lee LA. The clinical spectrum of neonatal lupus. Arch Dermatol Res. 2009;301:107–110.

Lee WJ, Kim CH, Chang SE, et al. Generalized idiopathic neutrophilic eccrine hidradenitis in childhood. Int J Dermatol. 2010;49:75–78.

Leung DY, Boguniewicz M, Howell MD, et al. New insights into atopic dermatitis. J Clin Invest. 2004;113:651–657.

Leung PC. Diabetic foot ulcers–a comprehensive review. Surgeon. 2007;5:219–231.

Levi M. Disseminated intravascular coagulation in cancer patients. Best Pract Res Clin Haematol. 2009;22:129–136.

Levy Bencheton A, Pagès F, Berenger JM, et al. Bedbug dermatitis (cimex lectularius). Ann Dermatol Venereol. 2010;137:53–55.

Li Q, Jiang Q, Pfendner E, et al. Pseudoxanthoma elasticum: clinical phenotypes, molecular genetics and putative pathomechanisms. Exp Dermatol. 2009;18:1–11.

Lim SH, Kim SM, Oh BH, et al. Low-dose ultraviolet A1 phototherapy for treating pityriasis rosea. Ann Dermatol. 2009;21: 230–236.

Lipozencić J, Wolf R. The diagnostic value of atopy patch testing and prick testing in atopic dermatitis: facts and controversies. Clin Dermatol. 2010;28:38–44.

Lo YH, Cheng GS, Huang CC, et al. Efficacy and safety of topical tacrolimus for the treatment of face and neck vitiligo. J Dermatol. 2010;37:125–129.

Lolis MS, Bowe WP, Shalita AR. Acne and systemic disease. Med Clin North Am. 2009;93:1,161–1,181.

Lowes MA, Bowcock AM, Krueger JG. Pathogenesis and therapy of psoriasis. Nature. 2007;445:866–873.

Luch A. Mechanistic insights on spider neurotoxins. EXS. 2010; 100:293–315.

Lynch PJ. Lichen simplex chronicus (atopic/neurodermatitis) of the anogenital region. Dermatol Ther. 2004;17:8–19.

Madan V, Chinoy H, Griffiths CE, et al. Defining cancer risk in dermatomyositis. Part I. Clin Exp Dermatol. 2009;34:451–455.

Madrigal-Martínez-Pereda C, Guerrero-Rodríguez V, Guisado-Moya B, et al. Langerhans cell histiocytosis: literature review and descriptive analysis of oral manifestations. Med Oral Patol Oral Cir Bucal. 2009;14:E222-E228.

Magro CM, Schaefer JT, Crowson AN, et al. Pigmented purpuric dermatosis: classification by phenotypic and molecular profiles. Am J Clin Pathol. 2007;128:218–229.

Makdsi F, Fall A. Acute pancreatitis with eruptive xanthomas. J Hosp Med. 2010;5:115.

Mammen AL. Dermatomyositis and polymyositis: clinical presentation, autoantibodies, and pathogenesis. Ann N Y Acad Sci. 2010;1184:134–153.

Mana J, Marcoval J. Erythema nodosum. Clin Dermatol. 2007; 25:288–294.

Marks JG, Elsner P, DeLeo V. Contact & Occupational Dermatology. 3rd ed. St. Louis: Mosby; 2002.

Marqueling AL, Gilliam AE, Prendiville J, et al. Keratosis pilaris rubra. A common but underrecognized condition. Arch Dermatol. 2006;142:1,611–1,616.

Martín-Brufau R, Corbalán-Berná J, Ramirez-Andreo A, et al. Personality differences between patients with lichen simplex chronicus and normal population: a study of pruritus. Eur J Dermatol. 2010;20:359–363.

Marzano AV, Vezzoli P, Crosti C. Drug-induced lupus: an update on its dermatologic aspects. Lupus. 2009;18:935–940.

Mataix J, Betlloch I. Langerhans cell histiocytosis: an update. G Ital Dermatol Venereol. 2009;144:119–134.

Matusiak Ł, Bieniek A, Szepietowski JC. Hidradenitis suppurativa markedly decreases quality of life and professional activity. J Am Acad Dermatol. 2010;62:706–708.

Matz H, Orion E, Wolf R. Pruritic urticarial papules and plaques of pregnancy: polymorphic eruption of pregnancy (PUPPP). Clin Dermatol. 2006;24:105–108.

Mazereeuw-Hautier J, Bezio S, Mahe E, et al. Segmental and nonsegmental childhood vitiligo has distinct clinical characteristics: a prospective observational study. J Am Acad Dermatol. 2010; 62:945–949.

McIntosh BC, Lahinjani S, Narayan D. Necrobiosis lipoidica resulting in squamous cell carcinoma. Conn Med. 2005;69: 401–403.

Mill J, Wallis B, Cuttle L, et al. Phytophotodermatitis: case reports of children presenting with blistering after preparing lime juice. Burns. 2008;34:731–733.

Mizukawa Y, Shiohara T. Fixed drug eruption: a prototypic disorder mediated by effector memory T cells. Curr Allergy Asthma Rep. 2009;9:71–77.

Mok CC. Update on emerging drug therapies for systemic lupus erythematosus. Expert Opin Emerg Drugs. 2010;15:53–70.

Mold JW, Thompson DM. Management of brown recluse spider bites in primary care. J Am Board Fam Pract. 2004;17:347–352.

Morava E, Guillard M, Lefeber DJ, et al. Autosomal recessive cutis laxa syndrome revisited. Eur J Hum Genet. 2009;17: 1,099–1,110.

Mosher DB, Parrish JA, Fitzpatrick TB. Monobenzylether of hydroquinone: a retrospective study of treatment of 18 vitiligo patients and a review of the literature. Br J Dermatol. 1977;97: 669–679.

Musso CG, Enz PA, Guelman R, et al. Non-ulcerating calcific uremic arteriolopathy skin lesion treated successfully with intravenous ibandronate. Perit Dial Int. 2006;26:717–718.

Neoh CY, Tan AW, Mohamed K, et al. Characterization of the inflammatory cell infiltrate in herald patches and fully developed eruptions of pityriasis rosea. Clin Exp Dermatol. 2010;35: 300–304.

Neogi T. Clinical practice. Gout. N Engl J Med. 2011;364: 443–452.

Newman JS, Fung MA. Elastosis perforans serpiginosa in a patient with trisomy 21. Dermatol Online J. 2006;12:5.

Ng ES, Aw DC, Tan KB, et al. Neutrophilic eccrine hidradenitis associated with decitabine. Leuk Res. 2010;34:e130-e132.

Nigliazzo A, Khoo S, Saxe A. Calciphylaxis. Am Surg. 2009;75: 516–518.

Nishiyama M, Kanazawa N, Hiroi A, et al. Lupus erythematosus tumidus in Japan: a case report and a review of the literature. Mod Rheumatol. 2009;19:567–572.

Nosbaum A, Vocanson M, Rozieres A, et al. Allergic and irritant contact dermatitis. Eur J Dermatol. 2009;19:325–332.

Obradović R, Kesić L, Mihailović D, et al. Malignant transformation of oral lichen planus. A case report. West Indian Med J. 2009;58:490–492.

O'Connell S. Lyme borreliosis: current issues in diagnosis and management. Curr Opin Infect Dis. 2010;23:231–235.

Oh BH, Lee YW, Choe YB, et al. Epidemiologic study of malassezia yeasts in seborrheic dermatitis patients by the analysis of 26S rDNA PCR-RFLP. Ann Dermatol. 2010;22:149–155.

Ohel I, Levy A, Silberstein T, et al. Pregnancy outcome of patients with pruritic urticarial papules and plaques of pregnancy. J Matern Fetal Neonatal Med. 2006;19:305–308.

Ong VH, Denton CP. Innovative therapies for systemic sclerosis. Curr Opin Rheumatol. 2010;22:264–272.

Osterne RL, Matos Brito RG, Pacheco IA, et al. Management of erythema multiforme associated with recurrent herpes infection: a case report. J Can Dent Assoc. 2009;75:597–601.

Owlia MB, Eley AR. Is the role of Chlamydia trachomatis underestimated in patients with suspected reactive arthritis? Int J Rheum Dis. 2010;13:27–38.

Panasiti V, Devirgiliis V, Curzio M, et al. Erythema annulare centrifugum as the presenting sign of breast carcinoma. J Eur Acad Dermatol Venereol. 2009;23:318–320.

Pardanani A, Tefferi A. Systemic mastocytosis in adults: a review on prognosis and treatment based on 342 Mayo Clinic patients and current literature. Curr Opin Hematol. 2010;17:125–132.

Parrillo SJ. Stevens-Johnson syndrome and toxic epidermal necrolysis. Curr Allergy Asthma Rep. 2007;7:243–247.

Paul AY, Creel N, Benson PM. What is your diagnosis? Solitary mastocytoma. Cutis. 2004;74:227, 234–236.

Peñas PF, Fernández-Herrera J, García-Diez A. Dermatologic treatment of cutaneous graft versus host disease. Am J Clin Dermatol. 2004;5:403–416.

Peyri J, Moreno A, Marcoval J. Necrobiosis lipoidica. Semin Cutan Med Surg. 2007;26:87–89.

Phornphutkul C, Introne WJ, Perry MB, et al. Natural history of alkaptonuria. N Engl J Med. 2002;347:2,111–2,112.

Pitt JJ. Newborn screening. Clin Biochem Rev. 2010;31:57–68.

Plomp AS, Toonstra J, Bergen AA, et al. Proposal for updating the pseudoxanthoma elasticum classification system and a review of the clinical findings. Am J Med Genet A. 2010;152A:1,049–1,058.

Poindexter GB, Burkhart CN, Morrell DS. Therapies for pediatric seborrheic dermatitis. Pediatr Ann. 2009;38:333–338.

Postlethwaite AE, Harris LJ, Raza SH, et al. Pharmacotherapy of systemic sclerosis. Expert Opin Pharmacother. 2010;11:789–806.

Powell AM, Sakuma-Oyama Y, Oyama N, et al. Usefulness of BP180 NC16a enzyme-linked immunosorbent assay in the serodiagnosis of pemphigoid gestationis and in differentiating between pemphigoid gestationis and pruritic urticarial papules and plaques of pregnancy. Arch Dermatol. 2005;141:705–710.

Raju S, Hollis K, Neglen P. Use of compression stockings in chronic venous disease: patient compliance and efficacy. Ann Vasc Surg. 2007;21:790–795.

Ranque B, Mouthon L. Geoepidemiology of systemic sclerosis. Autoimmun Rev. 2010;9:A311-A318.

Rath N, Bhardwaj A, Kar HK, et al. Penicillamine induced pseudoxanthoma elasticum with elastosis perforans serpiginosa. Indian J Dermatol Venereol Leprol. 2005;71:182–185.

Ratzinger G, Burgdorf W, Zelger BG, et al. Acute febrile neutrophilic dermatosis: a histopathologic study of 31 cases with review of literature. Am J Dermatopathol. 2007;29:125–133.

Raymond CB, Wazny LD, Sood AR. Sodium thiosulfate, bisphosphonates, and cinacalcet for calciphylaxis. CANNT J. 2009; 19:25–29.

Renner R, Sticherling M. The different faces of cutaneous lupus erythematosus. G Ital Dermatol Venereol. 2009;144:135–147.

Requena L, Yus ES. Erythema nodosum. Dermatol Clin. 2008; 26:425–438.

Rigopoulos D, Larios G, Katsambas AD. The role of isotretinoin in acne therapy: why not as first-line therapy? Facts and controversies. Clin Dermatol. 2010;28:24–30.

Rijal A, Agrawal S. Outcome of Stevens Johnson syndrome and toxic epidermal necrolysis treated with corticosteroids. Indian J Dermatol Venereol Leprol. 2009;75:613–614.

Ringpfeil F. Selected disorders of connective tissue: pseudoxanthoma elasticum, cutis laxa, and lipoid proteinosis. Clin Dermatol. 2005;23:41–46.

Rodrigue-Gervais IG, Saleh M. Generics of inflammasome-associated disorders: a lesson in the guiding principles of inflammasome function. Eur J Immunol. 2010;40:643–648.

Rodriguez-Revenga L, Iranzo P, Badenas C, et al. A novel elastin gene mutation resulting in an autosomal dominant form of cutis laxa. Arch Dermatol. 2004;140:1,135–1,139.

Rosen LB, Muellenhoff M, Tran TT, et al. Elastosis perforans serpiginosa secondary to D-penicillamine therapy with co-existing cutis laxa. Cutis. 2005;76:49–53.

Runge MS, Greganti MA. Netter's Internal Medicine. 2nd ed. Philadelphia: Saunders; 2009:1,045–1,051.

Ryan C, Menter A, Warren RB. The latest advances in pharmacogenetics and pharmacogenomics in the treatment of psoriasis. Mol Diagn Ther. 2010;14:81–93.

Saeki H, Tomita M, Kai H, et al. Necrobiotic xanthogranuloma with paraproteinemia successfully treated with melphalan, prednisolone and skin graft. J Dermatol. 2007;34:795–797.

Saˇlaˇvaˇstru C, Tiplica GS. Therapeutic hotline: ulcerative lichen planus–treatment challenges. Dermatol Ther. 2010;23:203–205.

Sarkany RP, Monk BE, Handfield-Jones SE. Telangiectasia macularis eruptiva perstans: a case report and review of the literature. Clin Exp Dermatol. 1998;23:38–39.

Sasseville D. Clinical patterns of phytodermatitis. Dermatol Clin. 2009;27:299–308.

Satter EK, High WA. Langerhans cell histiocytosis: a review of the current recommendations of the Histiocyte Society. Pediatr Dermatol. 2008;25:291–295.

Sawamura A, Hayakawa M, Gando S, et al. Disseminated intravascular coagulation with a fibrinolytic phenotype at an early phase of trauma predicts mortality. Thromb Res. 2009;124:608–613.

Saxena M, Tope WD. Response of elastosis perforans serpiginosa to pulsed CO_2, Er: YAG, and dye lasers. Dermatol Surg. 2003; 29:677–678.

Schaffer JV. The changing face of graft-versus-host disease. Semin Cutan Med Surg. 2006;25:190–200.

Scheinfeld N. Pruritic urticarial papules and plaques of pregnancy wholly abated with one week twice daily application of fluticasone propionate lotion: a case report and review of the literature. Dermatol Online J. 2008;15;14:4.

Scheinfeld N, Berk T. A review of the diagnosis and treatment of rosacea. Postgrad Med. 2010;122:139–143.

Schiano Lomoriello D, Parravano MC, Chiaravalloti A, et al. Choroidal neovascularization in angioid streaks and pseudoxanthoma elasticum: 1 year follow-up. Eur J Ophthalmol. 2009;19: 151–153.

Schlieper G, Brandenburg V, Ketteler M, et al. Sodium thiosulfate in the treatment of calcific uremic arteriolopathy. Nat Rev Nephrol. 2009;5:539–543.

Schwartz RA, Nervi SJ. Erythema nodosum: a sign of systemic disease. Am Fam Physician. 2007;75:695–700.

Scott AT, Metzig AM, Hames RK, et al. Acanthosis nigricans and oral glucose tolerance in obese children. Clin Pediatr. 2010;49:69–71.

Segelmark M, Selga D. The challenge of managing patients with polyarteritis nodosa. Curr Opin Rheumatol. 2007;19:33–38.

Selva-O'Callaghan A, Grau JM, Gámez-Cenzano C, et al. Conventional cancer screening versus PET/CT in dermatomyositis/polymyositis. Am J Med. 2010;123:558–562.

Shamban AT, Narurkar VA. Multimodal treatment of acne, acne scars and pigmentation. Dermatol Clin. 2009;27:459–471.

Shaw MG, Burkhart CN, Morrell DS. Systemic therapies for pediatric atopic dermatitis: a review for the primary care physician. Pediatr Ann. 2009;38:380–387.

Shen Z, Hao F, Wei P. HAIR-AN syndrome in a male adolescent with concomitant vitiligo. Arch Dermatol. 2009;145:492–494.

Shenefelt PD. Biofeedback, cognitive-behavioral methods, and hypnosis in dermatology: is it all in your mind? Dermatol Ther. 2003;16:114–122.

Shimizu S, Yasui C, Shiroshita K, et al. Calciphylaxis with unusual skin manifestations. Eur J Dermatol. 2010;20:241–242.

Shinkai K, McCalmont TH, Leslie KS. Cryopyrin-associated periodic syndromes and autoinflammation. Clin Exp Dermatol. 2008;33:1–9.

Shiohara T. Fixed drug eruption: pathogenesis and diagnostic tests. Curr Opin Allergy Clin Immunol. 2009;9:316–321.

Silapunt S, Chon SY. Generalized necrobiotic xanthogranuloma successfully treated with lenalidomide. J Drugs Dermatol. 2010; 9:273–276.

Silver MJ, Ansel GM. Femoropopliteal occlusive disease: diagnosis, indications for treatment, and results of interventional therapy. Catheter Cardiovasc Interv. 2002;56:555–561.

Silver RM, Major H. Maternal coagulation disorders and postpartum hemorrhage. Clin Obstet Gynecol. 2010;53:252–264.

Simpson EL. Atopic dermatitis: a review of topical treatment options. Curr Med Res Opin. 2010;26:633–640.

Soter NA. Mastocytosis and the skin. Hematol Oncol Clin North Am. 2000;14:537–555.

Sotozono C, Ueta M, Kinoshita S. Systemic and local management at the onset of Stevens-Johnson syndrome and toxic epidermal necrolysis with ocular complications. Am J Ophthalmol. 2010; 149:354.

Sperling LC, Nguyen JV. Commentary: treatment of lichen planopilaris: some progress, but a long way to go. J Am Acad Dermatol. 2010;62:398–401.

Spicknall KE, Mehregan DA. Necrobiotic xanthogranuloma. Int J Dermatol. 2009;48:1–10.

Spitz JL. Genodermatoses: A Clinical Guide to Genetic Skin Disorders. 2nd ed. Philadelphia: Lippincott Williams & Wilkins; 2005: 334–337.

Stefanaki I, Katsambas A. Therapeutic update on seborrheic dermatitis. Skin Therapy Lett. 2010;15:1–4.

Sugandhan S, Khandpur S, Sharma VK. Familial chylomicronemia syndrome. Pediatr Dermatol. 2007;24:323–325.

Takai T, Matsunaga A. A case of neutrophilic eccrine hidradenitis associated with streptococcal infectious endocarditis. Dermatology. 2006;212:203–205.

Tchernev G, Patterson JW, Nenoff P, et al. Sarcoidosis of the skin–a dermatological puzzle: important differential diagnostic aspects and guidelines for clinical and histopathological recognition. J Eur Acad Dermatol Venereol. 2010;24:125–137.

Thiboutot DM, Fleischer AB, Del Rosso JQ Jr, et al. Azelaic acid 15 % gel once daily versus twice daily in papulopustular rosacea. J Drugs Dermatol. 2008;7:541–546.

Thiboutot DM, Gollnick H, Bettoli V, et al. New insights into the management of acne: an update from the global alliance to improve outcomes in acne group. J Am Acad Dermatol. 2009; 60:S1-S50.

Thompson DF, Montarella KE. Drug-induced Sweet's syndrome. Ann Pharmacother. 2007;41:802–811.

Thyssen JP, Johansen JD, Linneberg A, et al. The epidemiology of hand eczema in the general population–prevalence and main findings. Contact Dermatitis. 2010;62:75–87.

Tlougan BE, Podjasek JO, Dickman PS, et al. Painful plantar papules and nodules in a child. Palmoplantar eccrine hidradenitis (PEH). Pediatr Ann. 2008;37:83–84.

Toh CH, Hoots WK. SSC on disseminated intravascular coagulation of the ISTH. The scoring system of the Scientific and Standardisation Committee on Disseminated Intravascular Coagulation of the International Society on Thrombosis and Haemostasis: a 5-year overview. J Thromb Haemost. 2007;5: 604–606.

Tsai H. Pathophysiology of thrombotic thrombocytopenic purpura. Int J Hematol. 2010;91:1–9.

Uzzan B, Konate L, Diop A, et al. Efficacy of four insect repellents against mosquito bites: a double-blind randomized placebo-controlled field study in Senegal. Fundam Clin Pharmacol. 2009; 23:589–594.

Valencia IC, Falabella A, Kirsner RS, et al. Chronic venous insufficiency and venous leg ulceration. J Am Acad Dermatol. 2001; 44:401–421.

Valent P, Horny HP, Escribano L, et al. Diagnostic criteria and classification of mastocytosis: a consensus proposal. Leuk Res. 2001;25:603–625.

van der Hilst JC, Bodar EJ, Barron KS. Long-term follow up, clinical features, and quality of life in a series of 103 patients with hyperimmunoglobulinemia D syndrome. Medicine. 2008; 87:301–310.

Vanderhooft SL, Francis JS, Holbrook KA, et al. Familial pityriasis rubra pilaris. Arch Dermatol. 1995;131:448–453.

Ventura F, Vilarinho C, da Luz Duarte M, et al. Two cases of annular elastolytic granuloma: different response to the treatment. Dermatol Online J. 2010;16:11.

Vergilis-Kalner IJ, Mann DJ, Wasserman J, et al. Pityriasis rubra pilaris sensitive to narrow band-ultraviolet B light therapy. J Drugs Dermatol. 2008;8:270–273.

Villalón G, Martin JM, Monteagudo C, et al. Eruptive xanthomas after onset of diabetes mellitus. Actas Dermosifiliogr. 2008; 99:426–427.

Wada H, Asakura H, Okamoto K, et al. Expert consensus for the treatment of disseminated intravascular coagulation in Japan. Japanese Society of Thrombosis Hemostasis/DIC subcommittee. Thromb Res. 2010;125:6–11.

Walling HW, Sontheimer RD. Cutaneous lupus erythematosus: issues in diagnosis and treatment. Am J Clin Dermatol. 2009;10:365–381.

Walling HW, Swick BL. Pityriasis rubra pilaris responding rapidly to adalimumab. Arch Dermatol. 2009;145:99–101.

Walton KE, Bowers EV, Drolet BA, et al. Childhood lichen planus: demographics of a U. S. population. Pediatr Dermatol. 2010;27: 34–38.

Warren RB, Griffiths CE. The future of biological therapies. Semin Cutan Med Surg. 2010;29:63–66.

Wedderburn LR, Rider LG. Juvenile dermatomyositis: new developments in pathogenesis, assessment and treatment. Best Pract Res Clin Rheumatol. 2009;23:665–678.

Weedon D. Skin Pathology. Edinburgh: Churchill Livingstone; 1997.

Wetter DA, Camilleri MJ. Clinical, etiologic, and histopathologic features of Stevens-Johnson syndrome during an 8-year period at Mayo Clinic. Mayo Clin Proc. 2010;85:131–138.

Whitton ME, Pinart M, Batchelor J, et al. Interventions for vitiligo. Cochrane Database Syst Rev. 2010;CD003263.

Wilmer WA, Magro CM. Calciphylaxis: emerging concepts in prevention, diagnosis, and treatment. Semin Dial. 2002;15: 172–186.

Windebank K, Nanduri V. Langerhans cell histiocytosis. Arch Dis Child. 2009;94:904–908.

Wolinsky CD, Waldorf H. Chronic venous disease. Med Clin North Am. 2009;93:1,333–1,346.

Wood AJ, Wagner MV, Abbott JJ, et al. Necrobiotic xanthogranuloma: a review of 17 cases with emphasis on clinical and pathologic correlation. Arch Dermatol. 2009;145:279–284.

Yang CC, Shih IH, Lin WL, et al. Juvenile pityriasis rubra pilaris: report of 28 cases in Taiwan. J Am Acad Dermatol. 2008; 59:943–948.

Yang Y, Xu J, Li F, et al. Combination therapy of intravenous immunoglobulin and corticosteroid in the treatment of toxic epidermal necrolysis and Stevens-Johnson syndrome: a retrospective comparative study in China. Int J Dermatol. 2009; 48:1,122–1,128.

Youn SW. The role of facial sebum secretion in acne pathogenesis: facts and controversies. Clin Dermatol. 2010;28:8–11.

Zancanaro PC, Isaac AR, Garcia LT, et al. Localized scleroderma in children: clinical, diagnostic and therapeutic aspects. An Bras Dermatol. 2009;84:161–172.

Zetterström R. Kostman disease–infantile genetic agranulocytosis: historical views and new aspects. Acta Pædiatr. 2002;91: 1,279–1,281.

Ziemer M, Eisendle K, Zelger B. New concepts on erythema annulare centrifugum: a clinical reaction pattern that does not represent a specific clinicopathological entity. Br J Dermatol. 2009;160:119–126.

Zulian F. New developments in localized scleroderma. Curr Opin Rheumatol. 2008;20:601–607.

5 Autoimmune bullöse Erkrankungen

Al-Amoudi A, Frangakis AS. Structural studies on desmosomes. Biochem Soc Trans. 2008;36(Pt 2):181–187.

Alonso-Llamazares J, Gibson LE, Rogers RS 3rd. Clinical, pathologic, and immunopathologic features of dermatitis herpetiformis: review of the Mayo Clinic experience. Int J Dermatol. 2007;46:910–919.

Amagai M. Non-pathogenic anti-desmoglein 3 IgG autoantibodies in Fogo Selvagem. J Invest Dermatol. 2006;126:1,931–1,932.

Anhalt GJ, Kim SC, Stanley JR, et al. Paraneoplastic pemphigus – an autoimmune mucocutaneous disease associated with neoplasia. N Engl J Med. 1990;323:1,729–1,735.

Barnadas M, Roe E, Brunet S, et al. Therapy of paraneoplastic pemphigus with rituximab: a case report and review of literature. J Eur Acad Dermatol Venereol. 2006;20:69–74.

Baroni A, Lanza A, Cirillo N, et al. Vesicular and bullous disorders: pemphigus. Dermatol Clin. 2007;25:597–603.

Billet SE, Grando SA, Pittelkow MR. Paraneoplastic autoimmune multiorgan syndrome: review of the literature and support for a cytotoxic role in pathogenesis. Autoimmunity. 2006;39:617–630.

Bolognia JL, Jorizzo JL, Rapini RP. Dermatology. 2nd ed. Philadelphia: Mosby; 2008:403–446.

Bruch-Gerharz D, Hertl M, Ruzicka T. Mucous membrane pemphigoid: clinical aspects, immunopathological features and therapy. Eur J Dermatol. 2007;17:191–200.

Caldarola G, Annese V, Bossa F, et al. Linear IgA bullous dermatosis and ulcerative colitis treated by proctocolectomy. Eur J Dermatol. 2009;19:651.

Caproni M, Antiga E, Melani L, et al. Guidelines for the diagnosis and treatment of dermatitis herpetiformis. J Eur Acad Dermatol Venereol. 2009;23:633–638.

Chang JH, McCluskey PJ. Ocular cicatricial pemphigoid: manifestations and management. Curr Allergy Asthma Rep. 2005;5: 333–338.

Chung HJ, Uitto J. Type VII collagen: the anchoring fibril protein at fault in dystrophic epidermolysis bullosa. Dermatol Clin. 2010;28:93–105.

Culton DA, Qian Y, Li N, et al. Advances in pemphigus and its endemic pemphigus foliaceus (Fogo Selvagem) phenotype: a paradigm of human autoimmunity. J Autoimmun. 2008;31: 311–324.

Daniel E, Thorne JE. Recent advances in mucous membrane pemphigoid. Curr Opin Ophthalmol. 2008;19:292–297.

Dart J. Cicatricial pemphigoid and dry eye. Semin Ophthalmol. 2005;20:95–100.

Dasher D, Rubenstein D, Diaz LA. Pemphigus foliaceus. Curr Dir Autoimmun. 2008;10:182–194.

de Pereda JM, Lillo MP, Sonnenberg A. Structural basis of the interaction between integrin alpha6beta4 and plectin at the hemidesmosomes. EMBO J. 2009;28:1,180–1,190.

Edgin WA, Pratt TC, Grimwood RE. Pemphigus vulgaris and paraneoplastic pemphigus. Oral Maxillofac Surg Clin North Am. 2008;20:577–584.

Egan CA, Zone JJ. Linear IgA bullous dermatosis. Int J Dermatol. 1999;38:818–827.

Eschle-Meniconi ME, Ahmad SR, Foster CS. Mucous membrane pemphigoid: an update. Curr Opin Ophthalmol. 2005;16: 303–307.

Flores G, Qian Y, Díaz LA. The enigmatic autoimmune response in endemic pemphigus foliaceus. Actas Dermosifiliogr. 2009;100 (Suppl 2):40–48.

Hernandez L, Green PH. Extraintestinal manifestations of celiac disease. Curr Gastroenterol Rep. 2006;8:383–389.

Hingorani M, Lightman S. Ocular cicatricial pemphigoid. Curr Opin Allergy Clin Immunol. 2006;6:373–378.

Humbert P, Pelletier F, Dreno B, et al. Gluten intolerance and skin diseases. Eur J Dermatol. 2006;16:4–11.

James WD, Berger TG, Elston DM. Andrews' Diseases of the Skin: Clinical Dermatology. Philadelphia: Saunders; 2006:464–465.

Joly P, Roujeau JC, Benichou J, et al. A comparison of oral and topical corticosteroids in patients with bullous pemphigoid. N Eng J Med. 2002;346:321–327.

Kasperkiewicz M, Schmidt E. Current treatment of autoimmune blistering diseases. Curr Drug Discov Technol. 2009;6:270–280.

Kasperkiewicz M, Zillikens D. The pathophysiology of bullous pemphigoid. Clin Rev Allergy Immunol. 2007;33:67–77.

Kharfi M, Khaled A, Karaa A, et al. Linear IgA bullous dermatosis: the more frequent bullous dermatosis of children. Dermatol Online J. 2010;16:2.

Kitajima Y. Cross-talk between hemidesmosomes and focal contacts: understanding subepidermal blistering diseases. J Invest Dermatol. 2010;130:1,493–1,496.

Korman NJ. New and emerging therapies in the treatment of blistering diseases. Dermatol Clin. 2000;18:127–137.

Lehman JS, Camilleri MJ, Gibson LE. Epidermolysis bullosa acquisita: concise review and practical considerations. Int J Dermatol. 2009;48:227–236.

Lessey E, Li N, Dias L, et al. Complement and cutaneous autoimmune blistering diseases. Immunol Res. 2008;41:223–232.

McDonald HC, York NR, Pandya AG. Drug-induced linear IgA bullous dermatosis demonstrating the isomorphic phenomenon. J Am Acad Dermatol. 2010;62:897–898.

McMillan JR, Akiyama M, Shimizu H. Epidermal basement membrane zone components: ultrastructural distribution and molecular interactions. J Dermatol Sci. 2003;31:169–177.

Mellerio JE. Molecular pathology of the cutaneous basement membrane zone. Clin Exp Dermatol. 1999;24:25–32.

Onodera H, Mihm MC Jr, Yoshida A, et al. Drug-induced linear IgA bullous dermatosis. J Dermatol. 2005;32:759–764.

Ozawa T, Tsuruta D, Jones JC, et al. Dynamic relationship of focal contacts and hemidesmosome protein complexes in live cells. J Invest Dermatol. 2010;130:1,624–1,635.

Remington J, Chen M, Burnett J, et al. Autoimmunity to type VII collagen: epidermolysis bullosa acquisita. Curr Dir Autoimmun. 2008;10:195–205.

Sehgal VN, Srivastava G. Paraneoplastic pemphigus/paraneoplastic autoimmune multiorgan syndrome. Int J Dermatol. 2009;48: 162–169.

Shimizu H. New insights into the immunoultrastructural organization of cutaneous basement membrane zone molecules. Exp Dermatol. 1998;7:303–313.

Shinkuma S, Nishie W, Shibaki A, et al. Cutaneous pemphigus vulgaris with skin features similar to the classic mucocutaneous type: a case report and review of the literature. Clin Exp Dermatol. 2008;33:724–728.

Stirling L, Kirsner RS. Evidence-based pemphigus treatment? J Invest Dermatol. 2010;130:1963.

Stokes DL. Desmosomes from a structural perspective. Curr Opin Cell Biol. 2007;19:565–571.

Templet JT, Welsh JP, Cusack CA. Childhood dermatitis herpetiformis: a case report and review of the literature. Cutis. 2007; 80:473–476.

Woodley DT, Remington J, Chen M. Autoimmunity to type VII collagen: epidermolysis bullosa acquisita. Clin Rev Allergy Immunol. 2007;33:78–84.

Zhu X, Zhang B. Paraneoplastic pemphigus. J Dermatol. 2007;34: 503–511.

6 Infektionskrankheiten

Adams BB. New strategies for the diagnosis, treatment, and prevention of herpes simplex in contact sports. Curr Sports Med Rep. 2004;3:277–283.

Adams EN, Parnapy S, Bautista P. Herpes zoster and vaccination: a clinical review. Am J Health Syst Pharm. 2010;67:724–727.

Alfa M. The laboratory diagnosis of Haemophilus ducreyi. Can J Infect Dis Med Microbiol. 2005;16:31–34.

Anderson AL, Chaney E. Pubic lice (Pthirus pubis): history, biology and treatment vs. knowledge and beliefs of US college students. Int J Environ Res Public Health. 2009;6:592–600.

Andrews MD, Burns M. Common tinea infections in children. Am Fam Physician. 2008;77:1,415–1,420.

Ayyadurai S, Sebbane F, Raoult D, et al. Body lice, Yersinia pestis orientalis, and black death. Emerg Infect Dis. 2010;16: 892–893.

Bacelieri R, Johnson SM. Cutaneous warts: an evidence-based approach to therapy. Am Fam Physician. 2005;72:647–652.

Bachmeyer C, Buot G, Binet O, et al. Fixed cutaneous sporotrichosis: an unusual diagnosis in West Europe. Clin Exp Dermatol. 2006;31:479–481.

Bansal R, Tutrone WD, Weinberg JM. Viral skin infections in the elderly: diagnosis and management. Drugs Aging. 2002;19: 503–514.

Baringer JR. Herpes simplex infections of the nervous system. Neurol Clin. 2008;26:657–674.

Baughn RE, Musher DM. Secondary syphilitic lesions. Clin Microbiol Rev. 2005;18:205–216.

Bechah Y, Capo C, Mege JL, et al. Epidemic typhus. Lancet Infect Dis. 2008;8:417–426.

Benard G. An overview of the immunopathology of human paracoccidioidomycosis. Mycopathologia. 2008;165:209–221.

Biolcati G, Alabiso A. Creeping eruption of larva migrans – a case report in a beach volley athlete. Int J Sports Med. 1997;18: 612–613.

Bolognia JL, Jorizzo JL, Rapini RP. Dermatology. 2nd ed. St. Louis: Mosby; 2008.

Bonilla DL, Kabeya H, Henn J, et al. Bartonella quintana in body lice and head lice from homeless persons in San Francisco, California, USA. Emerg Infect Dis. 2009;15:912–915.

Borelli C, Korting HC, Bödeker RH, et al. Safety and efficacy of sertaconazole nitrate cream 2 % in the treatment of tinea pedis interdigitalis: a subgroup analysis. Cutis. 2010;85:107–111.

Bouvresse S, Chosidow O. Scabies in healthcare settings. Curr Opin Infect Dis. 2010;23:111–118.

Bowman DD, Montgomery SP, Zajac AM, et al. Hookworms of dogs and cats as agents of cutaneous larva migrans. Trends Parasitol. 2010;26:162–167.

Bradsher RW, Chapman SW, Pappas PG. Blastomycosis. Infect Dis Clin North Am. 2003;17:21–40.

Bratton RL, Whiteside JW, Hovan MJ, et al. Diagnosis and treatment of Lyme disease. Mayo Clin Proc. 2008;83:566–571.

Brown M, Paulson C, Henry SL. Treatment for anogenital molluscum contagiosum. Am Fam Physician. 2009;80:864.

Burgess IF. Current treatments for pediculosis capitis. Curr Opin Infect Dis. 2009;22:131–136.

Carpenter JB, Feldman JS, Leyva WH, et al. Clinical and pathological characteristics of disseminated cutaneous coccidioidomycosis. J Am Acad Dermatol. 2010;62:831–837.

Clarridge JE 3rd, Zhang Q. Genotypic diversity of clinical Actinomyces species: phenotype, source, and disease correlation among genospecies. J Clin Microbiol. 2002;40:3,442–3,448.

Coates CM, Boehm AP Jr, Leonheart EE, et al. Malignant transformation of plantar verrucae. Adv Skin Wound Care. 2006;19: 384–385.

Coloe J, Burkhart CN, Morrell DS. Molluscum contagiosum: what's new and true? Pediatr Ann. 2009;38:321–325.

Creed R, Satyaprakash A, Ravanfar P. Varicella zoster vaccines. Dermatol Ther. 2009;22:143–149.

Currie BJ, McCarthy JS. Permethrin and ivermectin for scabies. N Eng J Med. 2010;362:717–725.

Davies HD, Sakuls P, Keystone JS. Creeping eruption. A review of clinical presentation and management of 60 cases presenting to a tropical disease unit. Arch Dermatol. 1993;129:588–591.

Dean D, Bruno WJ, Wan R, et al. Predicting phenotype and emerging strains among Chlamydia trachomatis infections. Emerg Infect Dis. 2009;15:1,385–1,394.

Deps P, Lockwood DN. Leprosy presenting as immune reconstitution inflammatory syndrome: proposed definitions and classification. Lepr Rev. 2010;81:59–68.

Domantay-Apostol GP, Handog EB, Gabriel MT. Syphilis: the international challenge of the great imitator. Dermatol Clin. 2008;26:191–202.

Dourmishev LA, Dourmishev AL. Syphilis: uncommon presentations in adults. Clin Dermatol. 2005;23:555–564.

Elston DM. Topical antibiotics in dermatology: emerging patterns of resistance. Dermatol Clin. 2009;27:25–31.

Fitzpatrick TB, Eisen AZ, Wolff K, et al., eds. Dermatology in General Medicine. 4th ed. New York: McGraw-Hill; 1993: 2,753–2,756.

Frankowski BL, Bocchini JA Jr. Head lice. Pediatrics. 2010;126: 392–403.

Gallo ES, Pehoushek JF, Crowson AN. An exophytic nasal nodule. Coccidioidomycosis. Arch Dermatol. 2010;146:789–794.

Garman ME, Orengo I. Unusual infectious complications of dermatologic procedures. Dermatol Clin. 2003;21:321–335.

Garvey K, Hinshaw M, Vanness E. Chronic disseminated cutaneous blastomycosis in an 11-year old, with a brief review of the literature. Pediatr Dermatol. 2006;23:541–545.

Geria AN, Schwartz RA. Impetigo update: new challenges in the era of methicillin resistance. Cutis. 2010;85:65–70.

Ghaninejad H, Hasibi M, Moslehi H, et al. Primary cutaneous actinomycosis of the elbow with an exceptionally long incubation period. Int J Dermatol. 2008;47:304–305.

Ghigliotti G, Carrega G, Farris A, et al. Cutaneous cryptococcosis resembling molluscum contagiosum in a homosexual man with AIDS. Report of a case and review of the literature. Acta Derm Venereol. 1992;72:182–184.

Goulart LR, Goulart IM. Leprosy pathogenic background: a review and lessons from other mycobacterial diseases. Arch Dermatol Res. 2009;301:123–127.

Gould D. An overview of molluscum contagiosum: a viral skin condition. Nurs Stand. 2008;22:45–48.

Gräser Y, Scott J, Summerbell R. The new species concept in dermatophytes – a polyphasic approach. Mycopathologia. 2008; 166:239–256.

Gupta AK, Cooper EA. Update in antifungal therapy of dermatophytosis. Mycopathologia. 2008;166:353–367.

Hardman S, Stephenson I, Jenkins DR, et al. Disseminated Sporothix schenckii in a patient with AIDS. J Infect. 2005;51:e73-e77.

Harrison LH. Epidemiological profile of meningococcal disease in the United States. Clin Infect Dis. 2010;50(Suppl 2):S37-S44.

Haruna K, Shiraki Y, Hiruma M, et al. A case of lymphangitic sporotrichosis occurring on both forearms with a published work review of cases of bilateral sporotrichosis in Japan. J Dermatol. 2006;33:364–367.

Hay RJ. Scabies and pyodermas–diagnosis and treatment. Dermatol Ther. 2009;22:466–474.

Herman BE, Corneli HM. A practical approach to warts in the emergency department. Pediatr Emerg Care. 2008;24:246–254.

Heukelbach J, Wilcke T, Feldmeier H. Cutaneous larva migrans (creeping eruption) in an urban slum in Brazil. Int J Dermatol. 2004;43:511–515.

Heukelbach J, Wilcke T, Meier A, et al. A longitudinal study on cutaneous larva migrans in an impoverished Brazilian township. Travel Med Infect Dis. 2003;1:213–218.

Hicks MI, Elston DM. Scabies. Dermatol Ther. 2009;22:279–292.

Hochedez P, Caumes E. Hookworm-related cutaneous larva migrans. J Travel Med. 2007;14:326–333.

Hope-Rapp E, Anyfantakis V, Fouéré S, et al. Etiology of genital ulcer disease. A prospective study of 278 cases seen in an STD clinic in Paris. Sex Transm Dis. 2010;37:153–158.

Howell ER, Phillips CM. Cutaneous manifestations of Staphylococcus aureus disease. Skinmed. 2007;6:274–279.

Janowicz DM, Li W, Bauer ME. Host-pathogen interplay of Haemophilus ducreyi. Curr Opin Infect Dis. 2010;23:64–69.

Jones S, Kress D. Treatment of molluscum contagiosum and herpes simplex virus cutaneous infections. Cutis. 2007;79(Suppl 4): S11–S17.

Kakourou T, Uksal U. Guidelines for the management of tinea capitis in children. Pediatr Dermatol. 2010;27:226–228.

Keogh-Brown MR, Fordham RJ, Thomas KS, et al. To freeze or not to freeze: a cost-effectiveness analysis of wart treatment. Br J Dermatol. 2007;156:687–692.

Kil EH, Heymann WR, Weinberg JM. Methicillin-resistant Staphylococcus aureus: an update for the dermatologist, Part 1: Epidemiology. Cutis. 2008;81:227–233.

Kil EH, Heymann WR, Weinberg JM. Methicillin-resistant Staphylococcus aureus: an update for the dermatologist. Part 2: Pathogenesis and cutaneous manifestations. Cutis. 2008;81: 247–254.

Kim KS. Acute bacterial meningitis in infants and children. Lancet Infect Dis. 2010;10:32–42.

Lautenschlager S. Cutaneous manifestations of syphilis: recognition and management. Am J Clin Dermatol. 2006; 7:291–304.

Leatherman M. What is causing a persistent skin boil? Adv Skin Wound Care. 2005;18:30–31.

Lee SY, Kwon HJ, Cho JH, et al. Actinomycosis of the appendix mimicking appendiceal tumor: a case report. World J Gastroenterol. 2010;16:395–397.

Li W, Janowicz DM, Fortney KR, et al. Mechanism of human natural killer cell activation by Haemophilus ducreyi. J Infect Dis. 2009;200:590–598.

Lichon V, Khachemoune A. Plantar warts: a focus on treatment modalities. Dermatol Nurs. 2007;19:372–375.

Lübbe J. Secondary infections in patients with atopic dermatitis. Am J Clin Dermatol. 2003;4:641–654.

Lundqvist A, Kubler-Kielb J, Teneberg S, et al. Immunogenic and adjuvant properties of Haemophilus ducreyi lipooligosaccharides. Microbes Infect. 2009;11:352–360.

Malhotra VL, Sharma SK, Laskhmy A, et al. Case of Waterhouse Friderichsen syndrome during outbreak of meningococcal disease in Delhi in May 2005. J Commun Dis. 2005;37:159–161.

Martinez-Diaz GJ, Kim J, Bruckner AL. A toddler with facial nodules: a case of idiopathic facial aseptic granuloma. Dermatol Online J. 2010;16:9.

McElhaney JE. Herpes zoster: a common disease that can have a devastating impact on patients' quality of life. Expert Rev Vaccines. 2010;9(Suppl 3):S27-S30.

McKinnell JA, Pappas PG. Blastomycosis: new insights into diagnosis, prevention, and treatment. Clin Chest Med. 2009;30: 227–239.

Mele JA 3rd, Linder S, Capozzi A. Treatment of thromboembolic complications of fulminant meningococcal septic shock. Ann Plast Surg. 1997;38:283–290.

Mick G. Vaccination: a new option to reduce the burden of herpes zoster. Expert Rev Vaccines. 2010;9(Suppl 3):S31-S35.

Mohammed TT, Olumide YM. Chancroid and human immunodeficiency virus infection–a review. Int J Dermatol. 2008;47: 1–8.

Mora DJ, dos Santos CT, Silva-Vergara ML. Disseminated histoplasmosis in acquired immunodeficiency syndrome patients in Uberaba, MG, Brazil. Mycoses. 2008;51:136–140.

Morar N, Ramdial PK, Naidoo DK, et al. Lues maligna. Br J Dermatol. 1999;140:1,175–1,177.

Müllegger RR, Glatz M. Skin manifestations of Lyme borreliosis: diagnosis and management. Am J Clin Dermatol. 2008;9: 355–368.

Murray TS, Shapiro ED. Lyme disease. Clin Lab Med. 2010; 30:311–328.

Mustafa MB, Arduino PG, Porter SR. Varicella zoster virus: review of its management. J Oral Pathol Med. 2009;38:673–688.

Naka W, Masuda M, Konohana A, et al. Primary cutaneous cryptococcosis and Cryptococcus neoformans serotype D. Clin Exp Dermatol. 1995;20:221–225.

Newton HR, Lambiase MC. Disseminated cutaneous coccidioidomycosis masquerading as lupus pernio. Cutis. 2010;86:25–28.

Nikkels AF, Pièrard GE. Treatment of mucocutaneous presentations of herpes simplex virus infections. Am J Clin Dermatol. 2002;3:475–487.

Nordlund JJ. Cutaneous ectoparasites. Dermatol Ther. 2009;22: 503–517.

Odell CA. Community-associated methicillin-resistant Staphylococcus aureus (CA-MRSA) skin infections. Curr Opin Pediatr. 2010; 22:273–277.

Ohno S, Tanabe H, Kawasaki M, et al. Tinea corporis with acute inflammation caused by Trichophyton tonsurans. J Dermatol. 2008;35:590–593.

Ooi WW, Srinivasan J. Leprosy and the peripheral nervous system: basic and clinical aspects. Muscle Nerve. 2004;30:393–409.

Ozcan A, Senol M, Saglam H, et al. Comparison of the Tzanck test and polymerase chain reaction in the diagnosis of cutaneous herpes simplex and varicella zoster virus infections. Int J Dermatol. 2007;46:1,177–1,179.

Panackal AA, Halpern EF, Watson AJ. Cutaneous fungal infections in the United States: Analysis of the National Ambulatory Medical Care Survey (NAMCS) and National Hospital Ambulatory Medical Care Survey (NHAMCS), 1995–2004. Int J Dermatol. 2009;48:704–712.

Patel AR, Romanelli P, Roberts B, et al. Treatment of herpes simplex virus infection: rationale for occlusion. Adv Skin Wound Care. 2007;20:408–412.

Patel GA, Wiederkehr M, Schwartz RA. Tinea cruris in children. Cutis. 2009;84:133–137.

Patil D, Siddarampappa B, Manjunathswamy BS, et al. Primary cutaneous actinomycosis. Int J Dermatol. 2008;47:1,271–1,273.

Paul AY, Aldrich S, Scott RS, et al. Disseminated histoplasmosis in a patient with AIDS: case report and review of the literature. Cutis. 2007;80:309–312.

Peel TN, Bhatti D, De Boer JC, et al. Chronic cutaneous ulcers secondary to Haemophilus ducreyi infection. Med J Aust. 2010; 192:348–350.

Pietras TA, Baum CL, Swick BL. Coexistent Kaposi sarcoma, cryptococcosis, and Mycobacterium avium intracellulare in a solitary cutaneous nodule in a patient with AIDS: report of a case and literature review. J Am Acad Dermatol. 2010;62: 676–680.

Pinckney J 2nd, Cole P, Vadapalli SP, et al. Phthiriasis palpebrarum: a common culprit with uncommon presentation. Dermatol Online J. 2008;14:7.

Ramos-E-Silva M, Saraiva Ldo E. Paracoccidioidomycosis. Dermatol Clin. 2008;26:257–269.

Ramos-E-Silva M, Vasconcelos C, Carneiro S, et al. Sporotrichosis. Clin Dermatol. 2007;25:181–187.

Reichenbach J, Lopatin U, Mahlaoui N, et al. Actinomyces in chronic granulomatous disease: an emerging and unanticipated pathogen. Clin Infect Dis. 2009;49:1,703–1,710.

Restrepo A, Benard G, de Castro CC, et al. Pulmonary paracoccidioidomycosis. Semin Respir Crit Care Med. 2008;29: 182–197.

Revenga F, Paricio JF, Merino FJ, et al. Primary cutaneous cryptococcosis in an immunocompetent host: case report and review of the literature. Dermatology. 2002;204:145–149.

Romano C, Castelli A, Laurini L, et al. Case report. Primary cutaneous histoplasmosis in an immunosuppressed patient. Mycoses. 2000;43:151–154.

Rosen T, Brown TJ. Cutaneous manifestations of sexually transmitted diseases. Med Clin North Am. 1998;82:1,081–1,104.

Rosen T, Hwong H. Pedal interdigital condylomata lata: a rare sign of secondary syphilis. Sex Transm Dis. 2001;28:184–186.

Rosen T, Vandergriff T, Harting M. Antibiotic use in sexually transmissible diseases. Dermatol Clin. 2009;27:49–61.

Runge MS, Greganti MA, eds. Netter's Internal Medicine. 2nd ed. Philadelphia: Saunders; 2009:712–715.

Rutman H. Ivermectin versus malathion for head lice. N Engl J Med. 2010;362:2,426–2,427.

Saberi A, Syed SA. Meningeal signs: Kernig's sign and Brudzinski's sign. Hosp Physician. 1999;24:23–24.

Saccente M, Woods GL. Clinical and laboratory update on blastomycosis. Clin Microbiol Rev. 2010;23:367–381.

Salazar JC, Hazlett KR, Radolf JD. The immune response to infection with Treponema pallidum, the stealth pathogen. Microbes Infect. 2002;4:1,133–1,140.

Scheurich D, Woeltje K. Skin and soft tissue infections due to CA-MRSA. Mo Med. 2009;106:274–276.

Schmid DS, Jumaan AO. Impact of varicella vaccine on varicella-zoster virus dynamics. Clin Microbiol Rev. 2010;23:202–217.

Schubach A, Barros MB, Wanke B. Epidemic sporotrichosis. Curr Opin Infect Dis. 2008;21:129–133.

Sehgal VN, Srivastava G. Chancroid: contemporary appraisal. Int J Dermatol. 2003;42:182–190.

Silverberg NB. Human papillomavirus infections in children. Curr Opin Pediatr. 2004;16:402–409.

Snoeck R. Papillomavirus and treatment. Antiviral Res. 2006;71: 181–191.

Tan HH, Goh CL. Viral infections affecting the skin in organ transplant recipients: epidemiology and current management strategies. Am J Clin Dermatol. 2006;7:13–29.

Tan LK, Carlone GM, Borrow R. Advances in the development of vaccines against Neisseria meningitidis. N Engl J Med. 2010; 362:1,511–1,520.

Thomas I, Schwartz RA. Cutaneous manifestations of systemic cryptococcosis in immunosupressed patients. J Med. 2001;32: 259–266.

Thurnheer MC, Weber R, Toutous-Trellu L, et al. Occurrence, risk factors, diagnosis and treatment of syphilis in the prospective observational Swiss HIV Cohort Study. AIDS. 2010;24: 1,907–1,916.

Tucker JD, Shah S, Jarell AD, et al. Lues maligna in early HIV infection: case report and review of the literature. Sex Transm Dis. 2009;36:512–514.

Ulusoy S, Ozkan G, Bektaş D, et al. Ramsay Hunt syndrome in renal transplantation recipient: a case report. Transplant Proc. 2010;42:1,986–1,988.

Vázquez M. Varicella infections and varicella vaccine in the 21st century. Pediatr Infect Dis J. 2004;23:871–872.

Visbal G, San-Blas G, Murgich J, et al. Paracoccidioides brasiliensis, paracoccidioidomycosis, and antifungal antibiotics. Curr Drug Targets Infect Disord. 2005;5:211–226.

Walsh DS, Portaels F, Meyers WM. Recent advances in leprosy and Buruli ulcer (Mycobacterium ulcerans infection). Curr Opin Infect Dis. 2010;23:445–455.

Watkins P. Identifying and treating plantar warts. Nurs Stand. 2006;20:50–54.

Welsh RD. Sporotrichosis. J Am Vet Med Assoc. 2003;223: 1,123–1,126.

Wolf R, Davidovici B. Treatment of scabies and pediculosis: facts and controversies. Clin Dermatol. 2010;28:511–518.

Worobec SM. Treatment of leprosy/Hansen's disease in the early 21st century. Dermatol Ther. 2009;22:518–537.

Wu IB, Schwartz RA. Herpetic whitlow. Cutis. 2007;79:193–196.

Xue SL, Li L. Oral potassium iodide for the treatment of sporotrichosis. Mycopathologia. 2009;167:355–356.

Zargari O, Elpern DJ. Granulomatous diseases of the nose. Int J Dermatol. 2009;48:1,275–1,282.

Zetola N, Francis JS, Nuermberger EL, et al. Community-acquired methicillin-resistant Staphylococcus aureus: an emerging threat. Lancet Infect Dis. 2005;5:275–286.

7 Erkrankungen von Haaren und Nägeln

Avram M, Rogers N. Contemporary hair transplantation. Dermatol Surg. 2009;35:1,705–1,719.

Burk C, Hu S, Lee C, et al. Netherton syndrome and trichorrhexis invaginata – a novel diagnostic approach. Pediatr Dermatol. 2008;25:287–288.

Calderon P, Otberg N, Shapiro J. Uncombable hair syndrome. J Am Acad Dermatol. 2009;61:512–515.

Camacho FM, Randall VA, Proce VH, eds. Hair and Its Disorders: Biology, Pathology, and Management. London: Martin Dunitz Ltd.; 2000.

Cashman MW, Sloan SB. Nutrition and nail disease. Clin Dermatol. 2010;28:420–425.

Chamberlain SR, Odlaug BL, Boulougouris V, et al. Trichotillomania: neurobiology and treatment. Neurosci Biobehav Rev. 2009; 33:831–842.

Chen W, Yang CC, Todorova A, et al. Hair loss in elderly women. Eur J Dermatol. 2010;20:145–151.

Cohen PR, Scher RK. Geriatric nail disorders: diagnosis and treatment. J Am Acad Dermatol. 1992;26:521–531.

DeBerker D. Childhood nail diseases. Dermatol Clin. 2006;24: 355–363.

DeBerker D, Wojnarowska F, Sviland L, et al. Keratin expression in the normal nail unit: markers of regional differentiation. Br J Dermatol. 2000;142:89–96.

Duarte AF, Correia O, Barros AM, et al. Nail matrix melanoma in situ: conservative surgical management. Dermatology. 2010;220: 173–175.

Duke DC, Keeley ML, Geffken GR, et al. Trichotillomania: a current review. Clin Psychol Rev. 2010;30:181–193.

Franklin ME, Edson AL, Freeman JB. Behavior therapy for pediatric trichotillomania: exploring the effects of age on treatment outcome. Child Adolesc Psychiatry Ment Health. 2010;4:18.

Gupta AK, Cooper EA. Psoriatic nail disease: quality of life and treatment. J Cutan Med Surg. 2009;13(Suppl 2):S102-S106.

Hadshiew IM, Foitzik K, Arck PC, et al. Burden of hair loss: stress and the underestimated psychosocial impact of telogen effluvium and androgenetic alopecia. J Invest Dermatol. 2004; 123:455–457.

Harrison S, Bergfeld WF. Diseases of the hair and nails. Med Clin North Am. 2009;93:1,195–1,209.

Harrison S, Sinclair R. Telogen effluvium. Clin Exp Dermatol. 2002;27:389–395.

Heidelbaugh JJ, Lee H. Management of the ingrown toenail. Am Fam Physician. 2009;79:303–308.

Jadhav VM, Mahajan PM, Mhaske CB. Nail pitting and onycholysis. Indian J Dermatol Venereol Leprol. 2009;75:631–633.

Jaks V, Kasper M, Toftgård R. The hair follicle–a stem cell zoo. Exp Cell Res. 2010;316:1,422–1,428.

Kalish RS. Clues from alopecia areata on the role of neuropeptides in the initiation of autoimmunity. J Invest Dermatol. 2007; 127:1,289–1,291.

Kos L, Conlon J. An update on alopecia areata. Curr Opin Pediatr. 2009;21:475–480.

Lee JY. Severe 20-nail psoriasis successfully treated with low dose methotrexate. Dermatol Online J. 2009;15:8.

Mancini C, Van Ameringen M, Patterson B, et al. Trichotillomania in youth: a retrospective case series. Depress Anxiety. 2009;26: 661–665.

Mirmirani P, Samimi SS, Mostow E. Pili torti: clinical findings, associated disorders, and new insights into mechanisms of hair twisting. Cutis. 2009;84:143–147.

Myung P, Andl T, Ito M. Defining the hair follicle stem cell (Part I). J Cutan Pathol. 2009;36:1,031–1,034.

Myung P, Andl T, Ito M. Defining the hair follicle stem cell (Part II). J Cutan Pathol. 2009;36:1,134–1,137.

Rathnayake D, Sinclair R. Male androgenetic alopecia. Expert Opin Pharmacother. 2010;11:1,295–1,304.

Rigopoulos D, Larios G, Gregoriou S, et al. Acute and chronic paronychia. Am Fam Physician. 2008;77:339–346.

Rogers NE, Avram MR. Medical treatments for male and female pattern hair loss. J Am Acad Dermatol. 2008;59:547–568.

Schweizer J. More than one gene involved in monilethrix: intracellular but also extracellular players. J Invest Dermatol. 2006;126: 1,216–1,219.

Seavolt MB, Sarro RA, Levin K, et al. Mees' lines in a patient following acute arsenic intoxication. Int J Dermatol. 2002;41: 399–401.

Stefanato CM. Histopathology of alopecia: a clinicopathological approach to diagnosis. Histopathology. 2010;56:24–38.

Trüeb RM. Chemotherapy-induced alopecia. Semin Cutan Med Surg. 2009;28:11–14.

Wallace MP, de Berker DA. Hair diagnoses and signs: the use of dermatoscopy. Clin Exp Dermatol. 2010;35:41–46.

Wasserman D, Guzman-Sanchez DA, Scott K, et al. Alopecia areata. Int J Dermatol. 2007;46:121–131.

Wegener EE, Johnson WR. Identification of common nail and skin disorders. J Hand Ther. 2010;23:187–198.

Welsh O, Vera-Cabrera L, Welsh E. Onychomycosis. Clin Dermatol. 2010;28:151–159.

Wosicka H, Cal K. Targeting to the hair follicles: current status and potential. J Dermatol Sci. 2010;57:83–89.

Yun SJ, Kim SJ. Hair loss pattern due to chemotherapy-induced anagen effluvium: a cross-sectional observation. Dermatology. 2007; 215:36–40.

8 Ernährungs- und stoffwechselbedingte Erkrankungen

Adams PC, Barton JC. How I treat hemochromatosis. Blood. 2010;116:317–325.

Akikusa JD, Garrick D, Nash MC. Scurvy: forgotten but not gone. J Paediatr Child Health. 2003;39:75–77.

Balotti RF Jr, Malone RJ, Schanzer RJ. Warfarin necrosis. Am J Phys Med Rehabil. 2009;88:263.

Baron JH. Sailors' scurvy before and after James Lind – a reassessment. Nutr Rev. 2009;67:315–332.

Betrosian AP, Thireos E, Toutouzas K, et al. Occidental beri-beri and sudden death. Am J Med Sci. 2004;327:250–252.

Cederbaum S. Phenylketonuria: an update. Curr Opin Pediatr. 2002;14:702–706.

Chacon G, Nguyen T, Khan A, et al. Warfarin-induced skin necrosis mimicking calciphylaxis: a case report and review of the literature. J Drugs Dermatol. 2010;9:859–863.

Chalmers EA. Neonatal coagulation problems. Arch Dis Child Fetal Neonatal Ed. 2004;89:F475-F478.

Champe PC, Harvey RA. Biochemistry. 2nd ed. Philadelphia: Lippincott; 1994:338–340.

Chaudhry SI, Newell EL, Lewis RR, et al. Scurvy: a forgotten disease. Clin Exp Dermatol. 2005;30:735–736.

Chu WC, Leung TF, Chan KF, et al. Wilson's disease with chronic active hepatitis: monitoring by in vivo 31-phosphorus MR spectroscopy before and after medical treatment. Am J Roentgenol. 2004;183:1,339–1,342.

Cope-Yokoyama S, Finegold MJ, Sturniolo GC, et al. Wilson disease: histopathological correlations with treatment on follow-up liver biopsies. World J Gastroenterol. 2010;16:1,487–1,494.

Delgado-Sanchez L, Godkar D, Niranjan S. Pellagra: rekindling of an old flame. Am J Ther. 2008;15:173–175.

Dolberg OJ, Elis A, Lishner M. Scurvy in the 21st century. Isr Med Assoc J. 2010;12:183–184.

Englander L, Friedman A. Iron overload and cutaneous disease: an emphasis on clinicopathological correlations. J Drugs Dermatol. 2010;9:719–722.

Feillet F, van Spronsen FJ, MacDonald A, et al. Challenges and pitfalls in the management of phenylketonuria. Pediatrics. 2010; 126:333–341.

Gabbay KH, Bohren KM, Morello R, et al. Ascorbate synthesis pathway: dual role of ascorbate in bone homeostasis. J Biol Chem. 2010;285:19,510–19,520.

Graham JB, Fagan B, Latessa R. Painful plaques shortly after hospital discharge. Warfarin plaques. Am Fam Physician. 2008; 77:675–676.

Gupta A, Aikath D, Neogi R, et al. Molecular pathogenesis of Wilson disease: haplotype analysis, detection of prevalent mutations and genotype-phenotype correlation in Indian patients. Hum Genet. 2005;118:49–57.

Hanley WB. Adult phenylketonuria. Am J Med. 2004;117:590–595.

Hegyi J, Schwartz RA, Hegyi V. Pellagra: dermatitis, dementia, and diarrhea. Int J Dermatol. 2004;43:1–5

Inayatullah S, Phadke G, Vilenski L, et al. Warfarin-induced skin necrosis. South Med J. 2010;103:74–75.

Ishii N, Nishihara Y. Pellagra among chronic alcoholics: clinical and pathological study of 20 necropsy cases. J Neurol Neurosurg Psychiatry. 1981;44:209–215.

Kannourakis G. Glycogen storage disease. Semin Hematol. 2002;39: 103–106.

Kim HK, Ha SH, Han J. Potential therapeutic applications of tetrahydrobiopterin: from inherited hyperphenylalaninemia to mitochondrial diseases. Ann N Y Acad Sci. 2010;1201:177–182.

Koch RK. Issues in newborn screening for phenylketonuria. Am Fam Physician. 1999;60:1,462–1,466.

Kountchev J, Bijuklic K, Bellmann R, et al. A patient with severe lactic acidosis and rapidly evolving multiple organ failure: a case of shoshin beri-beri. Intensive Care Med. 2005;31:1004.

Lau H, Massasso D, Joshua F. Skin, muscle and joint disease from the 17th century: scurvy. Int J Rheum Dis. 2009;12:361–365.

Levy PA. An overview of newborn screening. J Dev Behav Pediatr. 2010;31:622–631.

Lind, J. A Treatise of the Scurvy. In Three Parts. Edinburgh: Sands Murray and Cochran; 1753.

López Piñero JM. Gaspar Casal: ecological description of pellagra, the leading deficiency disease. Rev Esp Salud Publica. 2006; 80:411–415.

Moini M, Mistry P, Schilsky ML. Liver transplantation for inherited metabolic disorders of the liver. Curr Opin Organ Transplant. 2010;15:269–276.

Morabia A. Joseph Goldberger's research on the prevention of pellagra. J R Soc Med. 2008;101:566–568.

Morin K. Thiamine (vitamin B1) revisited. MCN Am J Matern Child Nurs. 2004;29:200.

Nazarian RM, Van Cott EM, Zembowicz A, et al. Warfarin-induced skin necrosis. J Am Acad Dermatol. 2009;61:325–332.

Nguyen RT, Cowley DM, Muir JB. Scurvy: a cutaneous clinical diagnosis. Australas J Dermatol. 2003;44:48–51.

Okan G, Yaylaci S, Alzafer S. Pellagra: will we see it more frequently? J Eur Acad Dermatol Venereol. 2009;23:365–366.

Pitsavas S, Andreou C, Bascialla F, et al. Pellagra encephalopathy following B-complex vitamin treatment without niacin. Int J Psychiatry Med. 2004;34:91–95.

Popovich D, McAlhany A, Adewumi AO, et al. Scurvy: forgotten but definitely not gone. J Pediatr Health Care. 2009;23:405–415.

Rajakumar K. Pellagra in the United States: a historical perspective. South Med J. 2000;93:272–277.

Ridel KR, Leslie ND, Gilbert DL. An updated review of the long-term neurological effects of galactosemia. Pediatr Neurol. 2005; 33:152–161.

Shah GM, Shah RG, Veillette H, et al. Biochemical assessment of niacin deficiency among carcinoid cancer patients. Am J Gastroenterol. 2005;100:2,307–2,314.

Sommer A. Vitamin A deficiency and clinical disease: an historical overview. J Nutr. 2008;138:1,835–1,839.

Spits Y, De Laey JJ, Leroy BP. Rapid recovery of night blindness due to obesity surgery after vitamin A repletion therapy. Br J Ophthalmol. 2004;88:583–585.

Spitz JL. Genodermatoses: A Clinical Guide to Genetic Skin Disorders. 2nd ed. Philadelphia: Lippincott Williams & Wilkins; 2005.

Tanumihardjo SA. Assessing vitamin A status: past, present and future. J Nutr. 2004;134:290 s-293 s.

Towbin A, Inge TH, Garcia VF, et al. Beriberi after gastric bypass surgery in adolescence. J Pediatr. 2004;145:263–267.

Underwood BA. Vitamin A deficiency disorders: international efforts to control a preventable "pox." J Nutr. 2004;134: 231 s-236 s.

van Spronsen FJ. Phenylketonuria: a 21st century perspective. Nat Rev Endocrinol. 2010;6:509–514.

Vanier MT. Prenatal diagnosis of Niemann-Pick diseases types A, B, and C. Prenat Diagn. 2002;22:630–632.

Vanier MT, Millat G. Niemann-Pick disease type C. Clin Gent. 2003;64:269–281.

Walshe JM. Monitoring copper in Wilson's disease. Adv Clin Chem. 2010;50:151–163.

Zacharski LR. Hemochromatosis, iron toxicity and disease. J Intern Med. 2010;268:246–248.

9 Genodermatosen und Syndrome

Antal Z, Zhou P. Addison disease. Pediatr Rev. 2009;30:491–493.

Barbagallo JS, Kolodzieh MS, Silverberg NB, et al. Neurocutaneous disorders. Dermatol Clin. 2002;20:547–560.

Bleicken B, Hahner S, Ventz M, et al. Delayed diagnosis of adrenal insufficiency is common: a cross-sectional study in 216 patients. Am J Med Sci. 2010;339:525–531.

Bolognia JL, Jorizzo JL, Rapini RP. Dermatology. 2nd ed. St. Louis: Mosby; 2008:623–631.

Burrows NP. The molecular genetics of the Ehlers-Danlos syndrome. Exp Dermatol. 1999;24:99–106.

Callewaert B, Malfait F, Loeys B, et al. Ehlers-Danlos syndromes and Marfan syndrome. Best Pract Res Clin Rheumatol. 2008; 22:165–189.

Casaletto JJ. Is salt, vitamin, or endocrinopathy causing this encephalopathy? A review of endocrine and metabolic causes of altered level of consciousness. Emerg Med Clin North Am. 2010;28:633–662.

Castori M, Camerota F, Celletti C, et al. Natural history and manifestations of the hypermobility type Ehlers-Danlos syndrome: a pilot study on 21 patients. Am J Med Genet A. 2010;152A: 556–564.

Chakera AJ, Vaidya B. Addison disease in adults: diagnosis and management. Am J Med. 2010;123:409–413.

Ehninger D, de Vries PJ, Silva AJ. From mTOR to cognition: molecular and cellular mechanisms of cognitive impairments in tuberous sclerosis. J Intellect Disabil Res. 2009;53:838–851.

Feldman DS, Jordan C, Fonseca L. Orthopaedic manifestations of neurofibromatosis type 1. J Am Acad Orthop Surg. 2010;18: 346–357.

Ferner RE. The neurofibromatoses. Pract Neurol. 2010;10: 82–93.

Figueroa A, Correnti M, Avila M, et al. Keratocystic odontogenic tumor associated with nevoid basal cell carcinoma syndrome: similar behavior to sporadic type? Otolaryngol Head Neck Surg. 2010;142:179–183.

Fujimoto N, Yajima M, Ohnishi Y, et al. Advanced glycation end product-modified? beta2-microglobulin is a component of amyloid fibrils of primary localized cutaneous nodular amyloidosis. J Invest Dermatol. 2002;118:479–484.

García de Marcos JA, Dean-Ferrer A, Arroyo Rodríguez S, et al. Basal cell nevus syndrome: clinical and genetic diagnosis. Oral Maxillofac Surg. 2009;13:225–230.

Gawthrop F, Mould R, Sperritt A, et al. Ehlers-Danlos syndrome. BMJ. 2007;335:448–450.

Giordano R, Picu A, Broglio F, et al. Ghrelin, hypothalamus-pituitary-adrenal (HPA) axis and Cushing's syndrome. Pituitary. 2005;7:243–248.

Goldberg LH, Firoz BF, Weiss GJ, et al. Basal cell nevus syndrome: a brave new world. Arch Dermatol. 2010;146:17–19.

Gonzales EA. Marfan syndrome. J Am Acad Nurse Pract. 2009; 21:663–670.

Greene WB. Netter's Orthopaedics. Philadelphia: Saunders; 2006: 131–133.

Hamidi Asl K, Liepnieks JJ, Nakamura M, et al. A novel apolipoprotein A-1 variant, Arg173Pro, associated with cardiac and cutaneous amyloidosis. Biochem Biophys Res Commun. 1999;257: 584–588.

Horvath A, Bertherat J, Groussin L, et al. Mutations and polymorphisms in the gene encoding regulatory subunit type 1-alpha of protein kinase A (PRKAR1A): an update. Hum Mutat. 2010;31: 369–379.

Isaacs H. Perinatal (fetal and neonatal) tuberous sclerosis: a review. Am J Perinatol. 2009;26:755–760.

Jacobson L. Hypothalamic-pituitary-adrenocorticol axis regulation. Endocrinol Metab Clin North Am. 2005;34:271–292.

James WD, Berger TG, Elston DM. Andrews' Diseases of the Skin: Clinical Dermatology. Philadelphia: Saunders; 2006:650–652.

Jett K, Friedman JM. Clinical and genetic aspects of neurofibromatosis 1. Genet Med. 2010;12:1–11.

Keane MG, Pyeritz RE. Medical management of Marfan syndrome. Circulation. 2008;117:2,802–2,813.

Madan V, Williams J, Lear JT. Dermatological manifestations of Down's syndrome. Clin Exp Dermatol. 2006;31:623–629.

Mann JA, Siegel DH. Common genodermatoses: what the pediatrician needs to know. Pediatr Ann. 2009;38:91–98.

Muñoz-Pérez MA, Camacho F. Acanthosis nigricans: a new cutaneous sign in severe atopic dermatitis and Down syndrome. J Eur Acad Dermatol Venereol. 2001;15:325–327.

Newell-Price J, Bertagna X, Grossman AB, et al. Cushing's syndrome. Lancet. 2006;367:1,605–1,617.

Oldfeld EH. Cushing disease. J Neurosurg. 2003;98:948–951.

Orlova KA, Crino PB. The tuberous sclerosis complex. Ann N Y Acad Sci. 2010;1184:87–105.

Pitak-Arnnop P, Chaine A, Oprean N, et al. Management of odontogenic keratocysts of the jaws: a ten-year experience with 120 consecutive lesions. J Craniomaxillofac Surg. 2010;38:358–364.

Pivonello R, De Martino MC, De Leo M, et al. Cushing's syndrome. Endocrinol Metab Clin Nprth Am. 2008;37:135–149.

Pursnani AK, Levy NK, Benito M, et al. Carney's complex. J Am Coll Cardiol. 2010;55:1395.

Rabin KR, Whitlock JA. Malignancy in children with trisomy 21. Oncologist. 2009;14:164–173.

Raff H, Findling JW. A physiological approach to diagnosis of the Cushing syndrome. Ann Intern Med. 2003;138:980–991.

Ruggieri M. The different forms of neurofibromatosis. Childs Nerv Syst. 1999;15:295–308.

Santos-Briz A, Cañueto J, Antúnez P, et al. Primary cutaneous localized amyloid elastosis. Am J Dermatopathol. 2010;32: 86–90.

Shott SR. Down syndrome: common otolaryngologic manifestations. Am J Med Genet C Semin Med Genet. 2006;142:131–140.

Siraqusa M, Romano C, Cavallari V, et al. Localized elastosis perforans serpiginosa in a boy with Down syndrome. Pediatr Dermatol. 1997;14:244–246.

Spitz JL. Genodermatoses: A Clinical Guide to Genetic Skin Disorders. 2nd ed. Philadelphia: Lippincott Williams & Wilkins; 2005.

Staser K, Yang FC, Clapp DW. Mast cells and the neurofibroma microenvironment. Blood. 2010;116:157–164.

Storr HL, Chan LF, Grossman AB, et al. Paediatric Cushing's syndrome: epidemiology, investigation and therapeutic advances. Trends Endocrinol Metab. 2007;18:167–174.

Valin N, De Castro N, Garrait V, et al. Iatrogenic Cushing's syndrome in HIV-infected patients receiving ritonavir and inhaled fluticasone: description of 4 new cases and review of the literature. J Int Assoc Physicians AIDS Care. 2009;8:113–121.

Vandersteen A, Turnbull J, Jan W, et al. Cutaneous signs are important in the diagnosis of the rare neoplasia syndrome Carney complex. Eur J Pediatr. 2009;168:1,401–1,404.

Weyers W, Weyers I, Bonczkowitz M, et al. Lichen amyloidosus: a consequence of scratching. J Am Acad Dermatol. 1997;37: 923–928.

Williams A, Davies S, Stuart AG, et al. Medical management of Marfan syndrome: a time for change. Heart 2008;94: 414–421.

Wiseman FK, Alford KA, Tybulewicz VL, et al. Down syndrome – recent progress and future prospects. Hum Mol Genet. 2009; 18:R75-R83.

Zhang L, Smyrk TC, Young WF, et al. Gastric stromal tumors in Carney triad are different clinically, pathologically, and behaviorally from sporadic gastric gastrointestinal stromal tumors: findings in 104 cases. Am J Surg Pathol. 2010;34:53–64.

Register

Symbole
1, 25-Dihydroxyvitamin D3   7
α-Galaktosidase A   101
5α-Reduktase   199
25-Hydroxyvitamin-D3   7

A
ABCDE-Regel   63
Acanthosis nigricans   72
– Down-Syndrom   234
– klassische   72
– maligna   72
Acetobacter   6
Acne   73
– aestivalis   73
– androgenetica   73
– cosmetica   73
– excoriée   73
– fulminans   73
– infantum   73
– inversa   108
– medicamentosa   73
– neonatorum   73
– vulgaris   73
Acne scleroticans nuchae, *Siehe* Folliculitis scleroticans nuchae
Addison-Krankheit   227
Adenoma sebaceum   239
Adherens Junctions   151
Adnexkarzinom   52
Agranulozytose, infantile genetische   126
Akrolentiginöses Melanom   63
Aktinomykose   162
– disseminierte   162
– pulmonale   162
– zervikofaziale   162
Akustikusneurinom   237
Albright-Osteodystrophie   43
Alkaptonurie   124
Allopurinol   104
Alopecia androgenetica   199
– männlicher Typ   199
– weiblicher Typ   199
Alopecia areata   198
– Down-Syndrom   234
– Ophiasis-Typ   198
– totalis   198
– universalis   198
Amelanotisches Melanom   63
Amyloidelastose   228
Amyloidose, systemische   228
Amyloidosis cutis nodularis atrophicans   228
Anagenes Effluvium   206
Anagenphase   204
Anämie, perniziöse   126
Anatomie   3
Ancylostoma braziliense   167
Ancylostoma caninum   167
Ancylostoma duodenale   167
Angiofibrom   25
Angioid Streaks   133
Angiokeratoma corporis diffusum   101
Angioleiomyom   31
Angiolipom   33
Angiosarkom   53
Aphthöses Ulkus   144, 145
APOE-Gen   94
Apolipoprotein E   94
Arachnodaktylie   236

Arterielle Verschlusskrankheit   116
Arteriolopathie, urämische kalzifizierende   85
Arthritis
– Psoriasis   135
– reaktive   138
Arzneimittelexanthem, fixiertes   102
Ascorbinsäure   218
– Funktion   219
– Mangel   218
ASM-Gen   213
Asteroide   141
Atherom   45
ATP7B-Gen   223
Atrophodermia vermiculata   110
Auspitz-Zeichen   134
Ausrufezeichenhaare   198
Autoinflammatorische Syndrome   81

B
Bacillus   6
Balanitis circinata   138
Bartonella quintana   177
Basalmembran   150
Basalzellkarzinom   54, 55, 229
– Behandlung   55
– Histologie   55
– klinisches Bild   54
– noduläres   55
– Pathogenese   55
– superfizielles   55
Basalzellkarzinomsyndrom, nävoides   229
Basalzellschicht   2
Basedow-Krankheit   107
Bazex-Dupré-Christol-Syndrom   38
Bazex-Syndrom   55
Beau-Reil-Querfurchen   202
Becker-Nävus   15
Beriberi   210
– nasse   210
– trockene   210
Besnier-Krankheit, *Siehe* Pityriasis rubra pilaris
Bettwanzen   83
Birbeck-Granula   112
Birt-Hogg-Dubé-Syndrom   24
Bitot-Flecke   220
Blaschko-Linien   23
Blase   11
Blastomyces dermatitidis   163
Blastomykose   163
– südamerikanische   183
Blutgerinnsel   9
Borkenkrätze   184
Borrelia burgdorferi   178
Borrelia recurrentis   177
Bourneville-Pringle-Syndrom   239
Bowen-Krankheit   56, 69
Bowenoide Papulose   57, 69
Braune Einsiedlerspinne   84
Breslow-Dicke   64
Bronchialkarzinom, kleinzelliges   231, 232
Bronzediabetes   212
Bronzehautkrankheit   227
Brooke-Spiegler-Syndrom   18
Brudzinski-Zeichen   180
Brushfield-Flecke   234
Büffelnacken   231, 232

Bulla   11
Bullöses Pemphigoid   152

C
Café-au-lait-Flecke   39, 237
Carcinoma in situ   56, 69
Carney-Komplex   35, 230
Carpet Tack Sign   86
Casal-Halsband   214
Ceramid-Trihexosidase-Mangel, *Siehe* Angiokeratoma corporis diffusum
Chagrinflecke, lederartige   239
Chalazion   68
Chalazodermie, *Siehe* Cutis laxa
Chilblain-Lupus   87
Chlamydia trachomatis   179
Cholecalciferol   7
Churg-Strauss-Vaskulitis   113
CIAS1-Gen   82
Cimex lectularius   83
CINCA-Syndrom   81
Civatte-Körperchen   32, 102, 114
Clutton-Hydrarthrose   189
Coccidioides immitis   165
Coeruloplasmin   223
COL3A1-Gen   235
COL5A1-Gen   235
COL5A2-Gen   235
Colitis ulcerosa   144, 145
Compound-Nävus   36
Condylomata acuminata   194
Condylomata lata   188
Cornea verticillata   101
Corticotropin-Releasing-Hormon   232
Corynebacterium   6
Crohn-Krankheit, metastasierende   144, 145
Cryptococcus gattii   166
Cryptococcus neoformans   166
Cushing-Krankheit   231
Cushing-Syndrom   231
– Pathophysiologie   232, 233
Cutis laxa   89
– autosomal-dominante Form   89
– autosomal-rezessive Form   89
Cutis verticis gyrata   120
CYLD-Gen   18

D
Darier-Zeichen   117
Demodex brevis   6
Demodex folliculorum   6
Dercum-Krankheit   33
Dermatitis
– atopische   79
– contusiformis, *Siehe* Erythema nodosum
– herpetiformis   154
– lichenoides purpurica et pigmentosa   128
– papillaris capillitii, *Siehe* Folliculitis scleroticans nuchae
– seborrhoische   143
– Wiesengräser   127
Dermatochalasis, *Siehe* Cutis laxa
Dermatofibrom   16
Dermatofibrosarcoma protuberans   16, 59
Dermatographismus   11
Dermatomegalie, *Siehe* Cutis laxa
Dermatomyositis   90, 91
Dermatophytosen   168, 169, 170

Dermatose
– akute febrile neutrophile   76
– chronische bullöse bei Kindern   156
Dermatosis papulosa   49
Dermis   3
– Histologie   4
– papilläre   4
– retikuläre   4
Desmocolin   151
Desmoglein 1   158
Desmoglein   151
Desmoplakine   151
Desmosom   151
Desquamation   5
Disseminierte intravasale Koagulopathie   92
Dornwarzen   194
Down-Syndrom   234

E
Eccema herpeticatum   172
Effloreszenzen   10, 11
– primäre   10, 11
– sekundäre   11
Effluvium
– anagenes   206
– telogenes   206
Ehlers-Danlos-Syndrom   235
Ekchymosen, periorbitale   228
Ekkrines Porom   17
Ektoderm   2
Ekzem, seborrhoisches   143
Elastolysis generalisata, *Siehe* Cutis laxa
Elastosis perforans serpiginosa   93, 133, 234, 236
– Ehlers-Danlos-Syndrom   235
ELN-Gen   89
Embryologie   2
Endokardkissendefekt   234
Enterobacter coli   6
Enteropathie, glutensensitive   154
Epheliden   20, 21
– Pathogenese   21
Epidermalzyste, rupturierte   22
Epidermis, Anatomie   3
Epidermolysis bullosa acquisita   152, 155
Epidermophyton floccosum   168
Epikanthus
– Down-Syndrom   234
– Ehlers-Danlos-Syndrom   235
Epitheloidhistiozytom   48
Ergocalciferol   7
Erosion   11
Erysipel   187
Erythema
– ab igne, *Siehe* Erythema e calore
– anulare centrifugum   97
– e calore   96
– exsudativum multiforme major   98, 99
– exsudativum multiforme minor   98, 99
– migrans   178
– nodosum   100, 140, 144, 145, 165
Erythrodermia psoriatica   135
Erythromelanosis follicularis faciei et colli   110
Erythroplasie   56, 69
Eschenlaubfleck   239
Eumelanin   3
Exanthem   10

Exkoriation 11
Exophthalmus 107

F
Fabry-Krankheit, *Siehe* Angiokeratoma corporis diffusum
Familiäres Mittelmeerfieber 81
FBLN5-Gen 89
FBN1-Gen 236
Fibrillin-1 236
Fibrodysplasia ossificans progressiva 43
Fibrofollikulom 24
Fibrom, weiches 14, 24
Fibroma molle 14, 24
Fieberbläschen 171
Filzläuse 176, 177
Fissur 11
Fleck 10
Fleckfieber, epidemisches 177
Flöhe 83
Fogo Selvagem 158
Folliculitis keloidalis, *Siehe* Folliculitis scleroticans nuchae
Folliculitis scleroticans nuchae 75
Follikulitis 186, 187
Fotobiologie 8
Frankl-Linie 219
Freckling 39, 237
Fumarathydratase 31
Furosemid, Nebenwirkungen 210
Furunkel 186, 187

G
Galaktosämie 213
Gänge 11
Ganglion 26
Gap Junctions 151
Gerstenkorn 68
Gesichtsplethora 233
Gicht 103
– akute 103
– Allopurinol 104
– chronische 103
– Podagra 103
Giftsumachgewächse 77
Gingivostomatitis herpetica 171
Glaswollhaare 203
GLI1-Gen 55
Glioma-Associated Oncogene Homolog 1 55
GLMN-Gen 27
Glomangiom 27
Glomustumor 27
Glykogenose Typ I 213
GNAS-Gen 43
Gorlin-Goltz-Syndrom 54, 229
Gottron-Papeln 90
Graft-versus-Host Disease 105
– akute 105
– chronische 105
Granuloma
– anulare 106
– pyogenicum 47
– trichophyticum 169
Gummen 189
Gürtelrose 192
Guthrie-Test 217

H
Haarausfall 199, 206
– anagenes Effluvium 206
– männlicher Typ 199
– telogenes Effluvium 206
– weiblicher Typ 199

Haarfarbe 204
Haarfollikel 3
– Embryologie 2
Haarschaftveränderungen 203
Haarstruktur 204
Haemophilus ducreyi 164
Hakenwurmkrankheit 167
Halb-und-halb-Nägel 202
Hämangiom, sklerosierendes 16
Hamartin 239
Hamartom 42
Hämatom, subunguales 200
Hamilton-Norwood-Schema 199
Hämochromatose 212
Hand-Schüller-Christian-Krankheit 111, 112
Hansen-Krankheit 175
Haut
– Anatomie 3
– Dicke 3
– Flora, normale 6
– Fotobiologie 8
– Histologie 4
– Keratinisierung 5
– Metastasen 58
– Wundheilung 9
Hautanhängsel 14
Hautanhangsgebilde
– Anatomie 3
– Histologie 4
Heerfordt-Syndrom 140
Hemidesmosom 151
Henderson-Patterson-Körperchen 182
Hepatolentikuläre Degeneration 223
Herpes
– genitalis 171
– labialis 171
– neonatalis 172
Herpes gestationis, *Siehe* Pemphigoid gestationis
Herpes-simplex-Virus 171
– Eccema herpeticatum 172
– Enzephalitis 172
– Herpes genitalis 171
– Herpes labialis 171
– Herpes neonatalis 172
– Panaritium 172
– Pathogenese 172
– Primärinfektion 171
– Tzanck-Test 172
HFE-Gen 212
Hidradenitis suppurativa 108
Hidradenitis, neutrophile ekkrine 123
Hidradenom, poroides 17
Hidradenoma papilliferum 28
Hidroakanthom 17
Hidrozystom 29
Higoumenakis-Zeichen 189
Hildreth-Zeichen 27
Histiozytom 16
Histiozytosis X, *Siehe* Langerhans-Zell-Histiozytose
Histoplasma capsulatum 174
Histoplasmose 174
Homogentisat-Dioxygenase-Defekt 124
Hot-Foot-Syndrom 123
HPRT1-Gen 103
Hunter-Glossitis 126
Hutchinson-Zeichen 192, 200
Hypercortisolismus 231, 232, 233
Hyper-IgD-Syndrom 81
Hyperkeratose, subunguale 202
Hyperlipoproteinämie, familiäre 94
Hyperthyreose, Basedow-Krankheit 107

Hypertrichose 15
Hyperurikämie 103
Hypervitaminose A 220
Hypocortisolismus 227
Hypodermis 3
Hypohidrose 101
Hyponychium 205
Hypophysenadenom 231
Hypothyreose 120
Hypoxanthin-Guanin-Phosphoribosyltransferase 103

I
Ichthyosis linearis circumflexa 203
Ichthyosis scrophulosorum, *Siehe* Keratosis follicularis
Id-Reaktion 170
Impetigo 186, 187
Ink-Spot-Lentigo 20
Insekten 83
Insektenbisse 83
Intermediärschicht 2
Irishamartome 237
Ixodes scapularis 178

J
Jarisch-Herxheimer-Reaktion 190
Juckreiz 115
Junktionsnävus 36

K
Kälteurtikaria, familiäre 81
Kalziphylaxie 85
Kalzitriol 7
Kamino-Körperchen 50
Kandidose, orale 144, 145
Kaposi-Sarkom 61
– endemisches kutanes 61
– epidemisches 61
– iatrogenes 61
Karbunkel 186, 187
Käseschmiere 2
Katagenphase 204
Kayser-Fleischer-Korneairinge 223
Keloid 30
Keratinisierung 5
Keratinozyten 3, 4, 150
– basale 9
– Physiologie 5
Keratoacanthoma centrifugum marginatum 62
Keratoakanthom 62, 69
– klassisches solitäres 62
– nichtklassisches 62
– Typ Ferguson-Smith 62
– Typ Gryzbowski 62
– Typ Witten-Zak 62
Keratoderma blennorrhagicum 138
Keratoma palmoplantaris mutilans 5
Keratose
– aktinische 69
– lichenoide 32
– seborrhoische 49
Keratosis follicularis 110
– serpiginosa, *Siehe* Elastosis perforans serpiginosa
– spinulosa decalvans 110
Kernig-Zeichen 180
Kissing Ulcer 164
Kleiderläuse 176, 177
Koebner-Phänomen 134
Koenen-Tumoren 239
Kogoj-Mikroabszesse 136
Koilonychie 202, 212

Koilozyt 195
Kokzidioidomykose 100, 165
Komedo 10
Kontaktekzem
– allergisches 77, 78
– toxisches 109
Kopfläuse 176
Korallenperlen-Zeichen 48
Koryza 189
Kostmann-Krankheit 126
Krallennagel 202
Krätze 132, 184
Kruste 11
Kryopyrinopathie 81
Kryptokokkose 166
– Histologie 221
Kveim-Test 141

L
LAMB-Syndrom 35, 230
Lamina rara 150
Laminin 150
Langerhans-Zellen 3, 4
Langerhans-Zell-Histiozytose 111, 112
– extrakutane 111
– klinisches Bild 111
Lanugohaar 204
Larva migrans, kutane 167
Latrodectus mactans 84
Läuse 176, 177
Leiomyom 31
– genitales 31
– kutanes 31
Lentigo 20, 21
– Ink-Spot 20
– Pathogenese 21
– PUVA 20
– retikuläre 20
– simplex 20
– solaris 20
Lentigo-maligna-Melanom 63
LEOPARD-Syndrom 21
Lepra 175
– asturia 214
– indeterminata 175
– lepromatosa 175
– tuberculoides 175
Lesch-Nyhan-Syndrom 103
Leser-Trélat-Syndrom 49
Letterer-Siwe-Krankheit 111, 112
Leukämie, akute 126
– megakaryoblastische 234
Leukozytoklase 113
Lichen
– amyloidosus 228
– aureus 128
– planopilaris 114
– ruber, *Siehe* Lichen planus
– simplex chronicus 115
Lichenifikation 11
Lichen planus 114
– bullosus 114
– mucosae 114
– verrucosus 114
Lineare IgA-Dermatose 156
Linsenektopie 236
Lipom 33
Lipomatose
– benigne symmetrische 33
– familiäre multiple 33
Lipomatosis dolorosa 33
Lisch-Knötchen 39, 237
Livedo reticularis 92, 131
Löffelnägel 212

Löfgren-Syndrom 140
Loxosceles reclusa 84
Lues, Siehe Syphilis
Lues connata 189
Lunula 205
Lupus erythematodes 86
– discoides 86, 88
– kutaner 87
– neonatales Syndrom 87
– profundus 87
– subakut-kutaner 87
– systemischer 88
– tumidus 87
Lupus pernio 140
Lupus-Pannikulitis 87
Lutz-Miescher-Krankheit, Siehe Elastosis perforans serpiginosa
Lyme-Krankheit 178
Lymphogranuloma venereum 179

M
Macula 10
Madelung-Fetthals 33
Makroglossie 234
Malassezia furfur 6
Malignes Melanom 63
– ABCDE-Regel 63
– akrolentiginöses 63
– amelanotisches 63
– Behandlung 64
– hereditäres 64
– Histologie 64
– klinisches Bild 63
– Lentigo-maligna-Melanom 63
– Pathogenese 64
– subunguales 200
– superfiziell spreitendes 63
Mammahypoplasie 15
Mantelom 24
Marfan-Syndrom 236
Mastozytom, solitäres 117
Mastozytose
– kutane 117
– systemische 117
Mastzellleukämie 117
Mastzellsarkom 117
Maulbeermolaren 189
Mees-Streifen 202
MEFV-Gen 82
Melanose, neurokutane 36
Melanozyten 3, 4
– Anatomie 3
– Embryologie 2
– Proliferation 20
Melorheostose 119
Menaquinon 221
Meningitis 180
Meningokokkämie, Meningitis 180
Merkel-Zellen 3, 4
Merkel-Zell-Karzinom, Metastasen 65
Merkel-Zell-Polyomavirus 65
Merlin 238
Mesoderm 2
Methicillinresistenter Staphylococcus aureus (MRSA) 186, 187
Micrococcus 6
Mikulicz-Syndrom 141
Milben 83
Milchschorf 143
Milien, kongenitale 38
Mokassin-Form 169
Molluscum contagiosum 182
Molluscum-contagiosum-Virus 182
Mondgesicht 231

Mongolenfleck 41
Monilethrix-Syndrom 203
Mosaikwarze 194
mTOR-Signalweg 239
Mückenstiche 83
Muckle-Wells-Syndrom 81
Muir-Torre-Syndrom 52, 62, 68
Munro-Mikroabszesse 136
MVK-Gen 82
Mycobacterium leprae 175
Mycosis fungoides 66
– Behandlung 67
– Histologie 67
– klinisches Bild 66
– Pathogenese 66
Mykid 170
Myofibroblasten 9
Myxödem
– adultes generalisiertes 120
– prätibiales 107

N
Nachtblindheit 220
Naevus
– fuscoceruleus acromiodeltoideus 41
– fuscoceruleus ophthalmomaxillaris 41
– Hoffman-Zurhelle 40
– lipomatodes cutaneus superficialis 40
– sebaceus 28, 42
Nagel
– Anatomie 3
– Bett 205
– eingewachsener 200
– Embryologie 2
– Falz 205
– Matrix 205
– Platte 205
– Struktur 205
Nagelerkrankungen 200, 201
– Hämatom 200
– malignes Melanom 200
– Ölflecke 202
– Onychomykose 201
– Panaritium 201
– Paronychie 201
– Psoriasis 202
– Tüpfelnägel 202
– Unguis incarnatus 200
Nagelpsoriasis 135
Nahrungsquellen
– Niacin 215
– Thiamin 210
– Vitamin D 7
NAME-Syndrom 35, 230
Narbe 11
– hypertrophische 30
Natural Moisturizing Factor 5
Nävus
– Becker 15
– epidermaler 23
– Ito 41
– Ota 41
– Spitz 50
Nävus, melanozytärer 35
– Behandlung 37
– blauer 35
– Compund-Nävus 36
– erworbener 35
– Histologie 36, 37
– Junktionsnävus 36
– kongenitaler 36
– Pathogenese 37
Nebennierenrindeninsuffizienz, chronische primäre 227

Necator americanus 167
Necrobiosis lipoidica 121
Neisseria meningitidis 180
Nekrolyse, toxische epidermale 99
Netherton-Syndrom 203
Neuralgie, postzosterische 192
Neurofibrom, plexiformes 39, 237
Neurofibromatose 237, 238
– Typ I 39, 237, 238
– Typ II 237, 238
Neurofibrom 39, 237
Neurofibromin 39, 238
Neurolues 189
Neurom, umkapseltes 44
NF1-Gen 238
NF2-Gen 238
Niacin 214, 215
– Nahrungsquellen 215
Nidogen 5
Niemann-Pick-Krankheit 213
Nikolsky-Zeichen 99
Nikotinsäure 214, 215
– Funktion 215
– Mangel 214, 215
NLRP3-Gen 82
Nodulus 10, 11
NPC1-Gen 213
NPC2-Gen 213

O
Ochronose 124
Odland-Körperchen 5
Onychogrypose 202
Onychomykose, Siehe Tinea unguium
– oberflächliche weiße 201
– subunguale 201
Onychopathie, azotämische 202
Optikusgliom 39, 237
Osteoma cutis 43
– primäres 43
– sekundäres 43
Osteomalazie 7

P
p53-Gen 55
Paget-Krankheit, extramammäre 60
PAH-Gen 216
Panaritium 201
– herpetisches 172
Panarteriitis nodosa, Siehe Polyarteriitis nodosa
Pannikulitis 140
– Erythema nodosum 100
– lobuläre 122
– primär septale 100
– septale" 145
Papel 10
– fibröse 25
Papulose, bowenoide 57, 69
Paracoccidioides brasiliensis 183
Parakokzidioidomykose 183
Paronychie, akute 201
Parry-Romberg-Syndrom 119
Pastillenaspekt 16
Patched-1-Gen 54
Pautrier-Mikroabszess 67
PDGFB-Gen 59
Pectus excavatum 236
Pediculosis 176, 177
– capitis 176
– corporis 176
– pubis 176
Pediculus humanus capitis 176, 177

Pediculus humanus corporis 176
Pellagra 214, 215
– klinisches Bild 214
Pemphigoid
– bullöses 152
– cicatriales 153
– gestationis 132
– vernarbendes 153
– vernarbendes, Typ Brunsting-Perry 153
Pemphigus
– foliaceus 158
– okulärer 153
– paraneoplastischer 157
– vulgaris 159
Periderm 2
Perniziosa 126
Peutz-Jeghers-Syndrom 21
Phenylalanin 216
Phenylketonurie 216, 217
– Behandlung 217
– klinisches Bild 216
– Pathogenese 217
Pheomelanin 3
Phlegmone 186, 187
Phrynoderm 220
Phthirus pubis 176
Phylloquinon 221
Pili canaliculi 203
Pili torti 203
Pilosebazöse Einheit 204
Pityriasis
– rosea 129
– rosea, papulöse 129
– rubra pilaris 130
Pityrosporum 6
Pityrosporum ovale 6
Planwarzen 194
Plaque 10
Plattenepithelkarzinom 69
– Behandlung 70
– Bowen-Krankheit 56
– Histologie 70
– invasives 69
– klinisches Bild 69
– Pathogenese 69
– subunguales 69
Plektin 150
Podagra 103
Polyarteriitis nodosa 113, 131
Polycythaemia vera 126
Polymyositis, Siehe Dermatomyositis
Porokeratose, disseminierte superfizielle aktinische 46
Porokeratosis
– Mibelli 46
– palmaris et plantaris disseminata 46
– punctata, palmoplantare 46
Porom, ekkrines 17
PRCH1-Gen 54
Primäre pigmentierte noduläre adrenokortikale Erkrankung 230
Primärefloreszenzen 10, 11
– Bulla 11
– Fleck 10
– Komedo 10
– Macula 10
– Nodulus 10, 11
– Papel 10
– Plaque 10
– Pustel 11
– Tumor 11
– Urtika 11
– Vesicula 11

PRKAR1A-Gen 230
Profilaggrin 4, 5
Propionibacterium acnes 6, 74
Provitamin D3 7
Prurigo gestationis 132
Pseudo-Darier-Zeichen 15, 31
Pseudomonas aeruginosa 6
Pseudonissen 176
Pseudoxanthoma elasticum 133
Psoriasis 134
– Arthritis 135
– Behandlung 136
– capillitii 134
– erythroderme 135
– guttata 134
– Histologie 136
– inversa 134
– Nägel 135, 202
– palmoplantare 135
– pustulosa 135
– vulgaris 134
PTCH1-Gen 229
PTPN11-Gen 21
Puppengesicht 213
Purple Toe Syndrome 221
Purpura
– anularis teleangiectodes 128
– ekzematoide 128
– palpable 113, 131
– pigmentosa progressiva 128
– Schoenlein-Henoch 113
– thrombotisch-thrombozytopenische 126
Pustel 11
PUVA-Lentigo 20
Pyoderma gangraenosum 144, 145
– Darmerkrankungen, entzündliche 144, 145

Q
Quaddel 11
Queyrat-Syndrom 56, 69

R
Rachitis 7
Ramsay-Hunt-Syndrom 192
Raphezyste, mediane 34
Raynaud-Phänomen 87
Recklinghausen-Krankheit 237, 238
Reed-Syndrom 31
Reiter-Syndrom 138
Repellents 84
Retikulohistiozytom 48
Retikulohistiozytose, multizentrische 48
Rhinophym 139
Rhodopsin 220
Rickettsia prowazekii 177
Riesenzellen, Touton-Typ 122
Riesenzellgranulom, anuläres elastolytisches 106
Riesenzellsynovialom 26
Ringekzem 109
Robertson-Translokation 234
Rombo-Syndrom 38, 55
Rosazea 139
– erythematöse 139
– fulminante 139
– okuläre 139
– papulopustulöse 139
– phymatöse 139
Rückfallfieber 177
Rumpel-Leede-Zeichen 218

S
Säbelscheidentibias 189
Sandalenlücke 234
Sandflöhe 83
Sandmücken 83
Sapropterin 217
Sarcoptes scabiei 184
Sarkoidose 140
– Heerfordt-Syndrom 140
– Kveim-Test 141
– Löfgren-Syndrom 140
– Lupus pernio 140
– Mikulicz-Syndrom 141
– subkutane 140
Scabies norwegica 184
Schamberg-Syndrom 128
Schamläuse 176, 177
Schanker, weicher 164
Schaumann-Einschlüsse 141
SCH-Gen 238
Schimmelpenning-Feuerstein-Mims-Syndrom 23, 42
Schleimhaut 3
Schleimhautpemphigoid, benignes 153
Schuppe 11
Schwangerschaftsdermatose, polymorphe 132
Schwannom, psammomatöses melanotisches 230
Schwannom, vestibuläres 237
Schwannomin 238
Schwarze Witwe 84
Schweißdrüsen 3
Seborrhoisches Ekzem 143
– adulte Form 143
– infantile Form 143
Sekundäreffloreszenzen 11
– Erosion 11
– Exkoriation 11
– Fissur 11
– Gänge 11
– Kruste 11
– Lichenifikation 11
– Narbe 11
– Schuppe 11
– Ulkus 11
Sézary-Syndrom 66
Shawl-Zeichen 90
Sister Mary Joseph Noduli 58
Skabies 132, 184
Sklerodaktylie 142
Sklerodermie 142
Sklerodermie, zirkumskripte 119
– en coup de sabre 119
– kleinfleckige 119
– lineare 119
Sklerose, progressive systemische 142
Skorbut 218, 219
– Frankl-Linie 219
– klinisches Bild 218
– Pathogenese 219
– Rosenkranz 218
Skrotalzunge 234
SMO-Gen 55
Smoothened Protein 55
Sommersprossen 20
Sonic Hedgehog 55, 229
Sphingomyelin 213
Sphingomyelinase D 84
Spinaliom 69
Spindelzellnävus 50
Spinnen 84
Spiradenom 18
Splitterblutungen 202

Sporothrix schenckii 185
Sporotrichose 185
Sportlerfuß 168
Squama 11
Stammfettsucht 232
Staphylococcus aureus 186, 187
– Follikulitis 186
– Impetigo 186
– methicillinresistenter 6, 186, 187
– Phlegmone 186
– toxisches Schocksyndrom 187
Staphylococcus epidermidis 6
Stauungsdermatitis 146
Stem Cell Factor 118
Sternenhimmel 191
Stevens-Johnson-Syndrom 98, 99
Stewart-Treves-Syndrom 53
Strahlendermatitis 137
– akute 137
– chronische 137
Stratum
– basale 4, 151
– corneum 4, 5, 151
– granulosum 4, 5, 151
– lucidum 4
– spinosum 4
Streptococcus pyogenes 6, 186
Striae distensae 236
Stukkokeratose 49
Superfiziell spreitendes Melanom 63
Sweet-Syndrom 76
Symblepharon 153
Syphilis 188
– Alopezie 188
– Lues connata 189
– Neurolues 189
– Primärstadium 188
– Sekundärstadium 188
– Tabes dorsalis 189
– Tertiärstadium 189
Syringocystadenoma papilliferum 28, 42
Syringom, ekkrines 19

T
Tabes dorsalis 189
Talgdrüsen 3
Talgdrüsenkarzinom 68
Teleangiectasia macularis eruptiva perstans 117
Telogenes Effluvium 206
Telogenhaar 199
Telogenphase 204
Terminalhaar 3, 204
Terry-Nägel 202
Tetrahydrobiopterin 217
Thiamin 210
– Funktion 211
– Mangel 210
– Nahrungsquellen 210
Thrombozytopenie 92
Tight Junctions 151
Tinea 168
– barbae 168
– capitis profunda 169
– capitis superficialis 169
– corporis 168
– faciei 168
– inguinalis 168
– manuum 169
– pedum 168, 169
– unguium, Siehe auch Onychomykose
TNFRSF1A-Gen 82
Torsionshaare 203
Touton-Riesenzellen 122

Toxisches Schocksyndrom 187
TP16-Gen 64
Trachom 179
Transglutaminase I 5
Treponema pallidum 188
Trichiasis 153
Trichilemmalzyste 22, 45
Trichodiskom 24
Trichophyton rubrum 168, 169
Trichophyton tonsurans 168, 169
Trichophyton verrucosum 168
Trichoptilosis 203
Trichorrhexis invaginata 203
Trichorrhexis nodosa 203, 207
Trichotillomanie 207
Triglyzeride 94
Trisomie 21 234
Tryptase im Serum 117
Tryptophan 215
TSC1-Gen 239
TSC2-Gen 25, 239
Tuberöse Sklerose 239
Tuberöse-Sklerose-Syndrom 25
Tuburin 25
Tumor 11
Tüpfelnägel 202
Tyrosin 216
Tzanck-Test 172

U
Ulcus molle 164
Ulerythema ophryogenes 110
Ulkus 11
– aphthöses 144, 145
– Unterschenkel 146
Ultraviolette Strahlung 8
– UVA 8
– UVB 8
– Vitamin-D-Synthese 7
– Wirkung auf die Haut 8
– Zellschädigung 8
Unguis incarnatus 200
Urocaninsäure 5
Urticaria pigmentosa 117
Urtika 11
Urtikaria 147
– primäre 147
– sekundäre 147
Urtikariavaskulitis 113
Urushiolharz 77

V
Varicella-Zoster-Virus 191, 192
Varizellen 191
Vaskulitis
– Churg-Strauss 113
– leukozytoklastische 113
Vellushaar 3, 199, 204
Venöse Insuffizienz 116, 146
Verbrauchskoagulopathie, Siehe Disseminierte intravasale Koagulopathie
Vernix caseosa 2
Verrucae 194
– filiformes 194
– periunguales 194
– planae 194
– plantares 194
– subunguales 194
– vulgares 194
Vesikula 11
Vestibuläres Schwannom 237
Vierfingerfurche 234
Vitamin A, Mangel 220

Vitamin B$_1$ 210
– Funktion   211
– Mangel   210
– Nahrungsquellen   210
Vitamin B$_3$ 214, 215
– Funktion   215
– Mangel   214, 215
– Nahrungsquellen   215
Vitamin C   218, 219
– Funktion   219
– Mangel   218
Vitamin D
– Funktion   7
– Mangel   7
– Nahrungsquellen   7
– Rezeptor   7
– Stoffwechsel   7
Vitamin-B$_{12}$-Mangel   126
Vitamin D$_2$ 7
Vitamin D$_3$ 7
Vitamin K   221
– Antagonisten   221, 222
– Funktion   222
– Mangel   221
Vitamin-K-Epoxid-Reduktase   221
Vitiligo, blaschkoide   148
Vohwinkel-Syndrom   5
Von Gierke-Krankheit   213
Von-Recklinghausen-Krankheit   39

W

Warzen   194
– filiforme   194
– genitale   194
– periunguale   194
– plane   194
– plantare   194
– subunguale   194
– vulgäre   194
Waterhouse-Friderichsen-Syndrom   180
Wegener-Granulomatose   113
Wernicke-Syndrom   211
Wiesengräser-Dermatitis   127
Wilson-Krankheit   223
Windeldermatitis des Säuglings   109
Windpocken   191, 192
Wing-Beating-Tremor   223
Woronoff-Ring   134
Wundheilung   9
– Ablauf   9
– Entzündungsreaktion   9
– Gewebe-Remodeling   9
– Neutrophile   9
– proliferative Phase   9

X

Xanthogranulom, nekrobiotisches   122
Xanthome, eruptive   94
Xeroderma pigmentosum   55
Xerose   234

Y

Yellow-Nail-Syndrom   202

Z

Zecken   83
Zoster, ophthalmicus   192
Zylindromatose, familiäre   18